少见疼痛综合征

[美]史蒂文·沃尔德曼（Steven D.Waldman）◎ 著

卢 光 李水清 张挺杰 ◎ 主译

清华大学出版社

北京

北京市版权局著作权合同登记号　图字：01-2018-0455

ELSEVIER
Elsevier (Singapore) Pte Ltd.
3 Killiney Road, #08–01 Winsland House I, Singapore 239519
Tel: (65) 6349–0200; Fax: (65) 6733–1817

Atlas of Uncommon Pain Syndromes, 3 rd edition
Copyright © 2014, 2008 by Saunders, an imprint of Elsevier Inc. All rights reserved.
ISBN-13: 9781455709991

This translation of Atlas of Uncommon Pain Syndromes, 3 rd edition by Steven D. Waldman was undertaken by Tsinghua University Press and is published by arrangement with Elsevier (Singapore) Pte Ltd.

Atlas of Uncommon Pain Syndromes, 3 rd edition by Steven D. Waldman由清华大学出版社进行翻译，并根据清华大学出版社与爱思唯尔（新加坡）私人有限公司的协议约定出版。

《少见疼痛综合征》（卢光 李水清 张挺杰 主译）

ISBN: 9787302542421

Copyright © 2017 by Elsevier (Singapore) Pte Ltd. and Tsinghua University Press

All rights reserved. No part of this publication may be reproduced or transmitted in any form or by any means, electronic or mechanical, including photocopying, recording, or any information storage and retrieval system, without permission in writing from Elsevier (Singapore) Pte Ltd. and Tsinghua University Press.

Printed in China by Tsinghua University Press under special arrangement with Elsevier (Singapore) Pte Ltd. This edition is authorized for sale in the People's Republic of China only, excluding Hong Kong SAR, Macau SAR and Taiwan. Unauthorized export of this edition is a violation of the contract.

图书在版编目（CIP）数据

少见疼痛综合征 / (美) 史蒂文·沃尔德曼 (Steven D.Waldman) 著；卢光, 李水清, 张挺杰主译. — 北京：清华大学出版社, 2020.4

书名原文: Atlas of Uncommon Pain Syndromes

ISBN 978-7-302-54242-1

Ⅰ. ①少… Ⅱ. ①史… ②卢… ③李… ④张… Ⅲ. ①疼痛 – 诊疗 Ⅳ. ①R441.1

中国版本图书馆CIP数据核字(2019)第270755号

责任编辑：肖　军
封面设计：吴　晋
责任校对：王淑云
责任印制：杨　艳

出版发行：清华大学出版社
　　　　　网　　　址：http://www.tup.com.cn, http://www.wqbook.com
　　　　　地　　　址：北京清华大学学研大厦A座　　邮　　编：100084
　　　　　社 总 机：010-62770175　　邮　　购：010-62786544
　　　　　投稿与读者服务：010-62776969, c-service@tup.tsinghua.edu.cn
　　　　　质量反馈：010-62772015, zhiliang@tup.tsinghua.edu.cn
印 装 者：北京博海升彩色印刷有限公司
经　　销：全国新华书店
开　　本：210mm×285mm　　印　张：23　　字　数：746千字
版　　次：2020 年5月第1版　　印　次：2020年5月第1次印刷
定　　价：198.00元

产品编号：070775-01

献给 Kathy——伟大的妻子、伟大的母亲、杰出的技术专家

Steven D. Waldman, MD, JD

译 者 名 单

主审

朱宏伟　　李勇杰

主译

卢　光　　李水清　　张挺杰

译者

李水清	马云龙	马宏伟	王艺璇
王　凯	王海澎	卢　光	刘益鸣
孙　涛	张挺杰	李　君	杜　涛
杨蕙帆	易　端	倪　兵	郭云观
商澜镨	梅加明	黄　鑫	舒　伟

前言

据说，医学中最危险的三件事是：①拿着利器的医学生；②最近在《新英格兰杂志》发表科研论文的住院医师；③有轶事的主治医生。其中第2点必定备受大家质疑，但这样的场景出现在20世纪40年代的马里兰州巴尔的摩市的马里兰大学医院，医学博士西奥多·伍德沃德巡视病房时说："如果你在格林大街上听到马蹄声，不要寻找斑马"。人们都在猜测，这条对胸怀抱负医生的告诫是如何演变成："当你听到马蹄声时，应该寻找的是马，而不是斑马"。（我的儿子是巴尔的摩的一名眼科住院医师，他也认为这条明智的建议可能伴随着一段冗长又令人困惑的轶事 - 参照第3点。）

从表面上看，我们大多数人都同意伍德沃德博士的逻辑。即"最实用的东西就是最简单的东西"。奥卡姆对此表示赞同，他在14世纪提出了简约的哲学观点，即在同等条件下，几乎所有事情都是"简单的解释比复杂的解释更好"。她用剃刀"剃除"不必要的或无关的数据，得到最简单的解决方案。在14世纪，剃刀作为一种医疗器械风靡一时，所以奥卡姆选择剃刀作为他的首选医疗器械也就不足为奇了。"奥卡姆剃刀"当然比"奥卡姆磁共振"更好，如果他生活在21世纪，"奥卡姆磁共振"无疑会成为他这句格言的名字，因为目前磁共振确实是最受欢迎用来"剃除"无关数据的医疗设备。

这让我们想到了"KISS"——不是吉恩·西蒙斯的摇滚乐队"KISS"，而是"保持简单"的训诫（Keep it simple, stupid）。KISS是由洛克希德航空工程师凯利·约翰逊提出的，当时他给他的设计团队一些简单的工具，并要求他们设计出可以在战斗情况下用简单工具就能轻松修复的战斗机。虽然我仍然不清楚谁是"愚蠢"的，但我当然不希望修理我所乘坐飞机的正是那些家伙们。KISS在设计喷气发动机时是有意义的，但这与患者个体又有什么关联呢？与那个生病的患者有关？那个恐惧的患者有关？还是与你半夜里担心的那个人有关？不幸的是，几乎都无关。因为对于个别诊断困难的患者来说，希卡姆可能比奥卡姆更加正确。

哈里·希卡姆，医学博士，在杜克大学的教学巡讲中告诫他的学生和住院医师："患者可能患有尽可能多的疾病"（同样参照第3点）。他正确地认为，当诊断个体患者时，"奥卡姆剃刀"原则通常可以得到正确的诊断。然而当患者有着复杂的症状和体征时，我们往往不愿意承认"奥卡姆剃刀"原则可能会导致错误的诊断。事实上，过度依赖"奥卡姆剃刀"原则对患者和医生都是非常危险的。在医学诊断中，通常最简单的、最常见的疾病往往恰好是引起患者症状的诊断。但有时在我们近乎偏执的想要做出诊断的时候，简单原则就成了我们的敌人。我们急于使患者符合诊断结果时，诊断却搞错了。少见疾病之所以被称为"少见疾病"就是因为它们是不常见的，而不是"未知的疾病"。从一开始，医生就意识到正确的诊断是患者康复的关键所在。同时作为推论，他们也认识到错误的诊断并不能成为一名"践行者"。这让我们想到乡村音乐传奇人物米奇·吉利。

1976年，米奇·吉利录制了一首经典的乡村民谣"不要让女孩们都在打烊时变得更漂亮"，这是一首关于孤独和深夜绝望的哀歌，以及一个人对事物的看法是如何随着环境的变化而改变的。将一种未知的疾病转变成一种少见疾病的正是知识。当我们面对令人困惑的诊断时，知识改变了我们对于一系列症状和体格检查背后含义的理解。随着我们临床经验的增加，曾经不为人知的事情变得为人所知，甚至司空见惯。我们越是磨砺我们的临床敏锐度就越容易把碎片信息拼凑起来。我们感知到患者呈现给我们诊断信息的变化，从一大堆互不相干的体征和症状到少见疾病的特定诊断——一种我们永远不再错过的疾病！第3版《少见疼痛综合征》力争做到三件事：第一个目标是让临床医生熟悉一组少见的疼痛综合征，这些综合征发生频率足够高，值得认真研究——它们并不是罕见病，而是经常容易被误诊的少见病。第二个目标是帮助临床医生加强他们对常见疼痛综合征的认识，同时有助于那些疾病诊断的碎片信息不太适合"奥卡姆剃刀"原则时的疾病诊断。第三个目标更多的是关于临床医生，而不是患者，这是吸引我们许多人开始学医的原因所在。当面对一个困难的临床问题并把它做好，这具有一种不可抗拒的魅力，是一种多么美妙的感觉啊！我希望你们喜欢读第3版的《少见疼痛综合征》，就像我喜欢写这本书一样。

史蒂文·沃尔德曼（Steven D.Waldman）

医学博士，法学博士

目录

第1节

冰锥样头痛
(ICE PICK HEADACHE)

ICD-9 编码 **784.0**

ICD-10 编码 **R51**

临床综合征

冰锥样头痛是由一组发作性疼痛症状组成的头痛综合征，表现为刀割样、锥刺样疼痛，位于三叉神经第Ⅰ支分布区域。这种发作性疼痛表现为一次到数次的刺痛，持续仅一瞬间，随后是无痛间歇期。冰锥样头痛发作不规律，可间隔数小时到数天。冰锥样头痛是一种发作性疾病，与丛集性头痛类似，疼痛发作呈丛集性，伴有无痛间歇期。疼痛通常出现于同一侧，但是极少数患者疼痛可以转移到对侧相应区域。该病多见于女性，40 岁以前很少发病。但是也有少数文献报道有个别儿童患者。特发性刀割样头痛、戳刺（jab）猛击（jolt）样头痛等都是该病的不同提法。

症状和体征

冰锥样头痛的患者抱怨在眼眶、颞区、顶区如冰锥猛击刺戳样疼痛感（图 1-1）。也有一些患者形容疼痛像一侧头部受到猛力拍击一样。与三叉神经痛类似，冰锥疼痛的患者在疼痛发作时可出现同侧肌肉反应性的不自主痉挛。与累及第Ⅰ支的三叉神经痛不同的是，冰锥样头痛患者没有导致疼痛发作的触发区域。患者神经系统查体一般正常。剧烈的疼痛感会让一些患者怀疑自己有脑部肿瘤，从而表现出焦虑和抑郁。

检查

颅脑 MRI 能很好地显示患者颅腔及其内容物的信息。MRI 精确度高，对识别那些可能引起患者严重后果的大脑及脑干病变非常有用，如肿瘤和脱髓鞘疾病等（图 1-2）。MRA 也有助于识别动脉瘤等引起患者神经系统症状的血管疾病。对于那些不能进行 MRI 检查的患者（如安装起搏器），CT 也是不错的选择。如果考虑到需要与骨折或其他异常性骨病如转移瘤等鉴别，可选择核素骨扫描，CT 以及 X 线等检查。

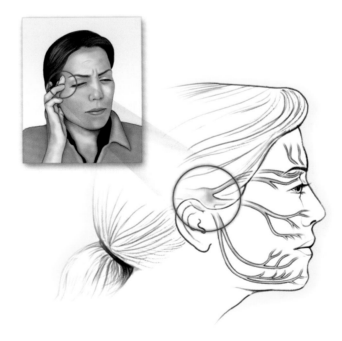

图 1-1 冰锥样头痛以眼眶、颞区、顶区如冰锥猛击刺戳样疼痛为特点

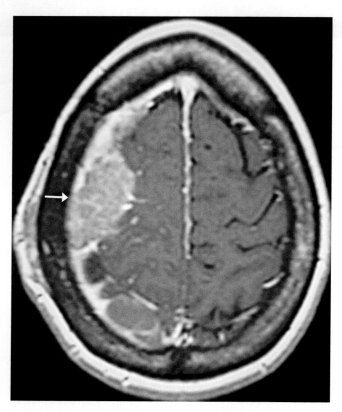

图 1-2　乳腺癌弥漫性硬膜和颅骨转移

轴位 T1 相增强扫描显示在右额顶凸面区域硬膜呈弥漫性结节样、条索样增厚并显著强化（From Haaga JR, Lanzieri CF, Gilkeson RC [eds]: CT and MR Imaging of the Whole Body, 4th ed. Philadelphia, Mosby, 2003, p 198.）

对于诊断不清的冰锥样头痛患者，其他可选的实验室检查包括血液常规检测、红细胞沉降率、血生化等等，若怀疑青光眼还可以进行眼压检测。

鉴别诊断

冰锥样头痛是基于病史、正常的体格检查、X 线、MRI 等信息综合判断作出的临床诊断。其他相似疾病包括累及第 I 支的三叉神经痛、脱髓鞘疾病以及慢性发作性偏头痛。累及第 I 支的三叉神经痛比较少见，特征为有典型的激痛点和痛性抽搐。脱髓鞘疾病通常合并有其他神经系统异常，包括视神经炎以及其他运动感觉异常。慢性发作性偏头痛可伴随同侧眼球红肿流泪，且疼痛持续时间比冰锥样头痛长得多。

治疗

吲哚美辛治疗冰锥样头痛效果比较好。如果吲哚美辛治疗无效，则需要怀疑该病诊断是否正确。建议初始日剂量为 25 mg，2 天后逐步增加至 25 mg 一天 3 次。日最大剂量为 150 mg。溃疡病及肾功能不全的患者要慎重使用吲哚美辛。有文献报道称 COX-2 抑制剂治疗冰锥样头痛有较好效果。如果合并睡眠障碍和抑郁情绪，最好采用三环类抗抑郁药如去甲替林进行治疗。初始剂量可以采用睡前 25 mg 单次口服。

并发症和注意事项

如果错误诊断冰锥样头痛而忽略了其他可出现类似临床表现的疾病，如颅内占位或脱髓鞘等，那患者可能会发生危险。因此，所有怀疑冰锥样头痛的患者都应该行 MRI 检查。青光眼也会出现间断的眼部疼痛，如未能诊断，可能最终导致失明。

临床要点

诊断冰锥样头痛必须基于全面的、特定的头痛发作病史。该病患者神经系统查体多无异常，如果发现异常，则需要重新考虑冰锥样头痛的诊断，并对引起患者神经系统异常的病因进行仔细排查。

原书参考文献

Cutrer FM, Boes CJ: Cough, exertional, and sex headaches, Neurol Clin 22: 133–149, 2004.

Dafer RM: Neurostimulation in headache disorders, Neurol Clin 28:835–841, 2010.

Mathew NT: Indomethacin responsive headache syndromes: headache, J Head Face Pain 21:147–150, 1981.

Pascual J: Other primary headaches, Neurol Clin 27:557–571, 2009.

Tu.ba T, Serap ü, Esra O, et al: Features of stabbing, cough, exertional and sex ual headaches in a Turkish population of headache patients, J Clin Neurosci 15:774–777, 2008.

眶上神经痛
（SUPRAORBITAL NEURALGIA）

ICD-9 编码 **350.1.0**

ICD-10 编码 **G50**

临床综合征

眶上神经痛表现为眶上及前额区域持续性的疼痛，偶尔会有眶上神经支配区域的突发电击样感觉异常。鼻窦（包括额窦）病变导致的疼痛，较眶上神经痛常见得多，可以出现类似眶上神经痛的表现。眶上神经痛是眶上神经出眶上孔后受到压迫或创伤的结果，创伤可以是直接对神经的钝挫伤，比如机动车事故时前额撞到方向盘上，也可以是因为电焊、游泳等活动时戴防护眼镜过紧导致对眶上神经反复微小的损伤。因此这种临床综合征也被称之为游泳者头痛。

症状和体征

眶上神经纤维来源于额神经，而额神经是眼神经的最大分支。额神经通过眶上裂进入眼眶，贴着眶顶骨膜下方向前走行。额神经向外侧发出较大的分支即为眶上神经，向内侧发出较小的分支即滑车上神经。两支神经均向前从眼眶发出。眶上神经向上走行直至颅顶部头皮，支配前额、上眼睑和头皮前部的感觉（图2-1）。眶上神经痛表现为眶上及前额区域的持续性疼痛，并偶尔有眶上神经支配区域的突发电击样感觉异常。该病患者偶尔也会抱怨前额部的头发"疼痛"（图2-2）。眶上神经阻滞有助于诊断眶上神经痛。

检查

颅脑MRI能很好地显示患者颅腔及其内容物的信息。MRI精确度高，对识别那些可能会引起严重后果的大脑及脑干病变非常有用，如肿瘤和脱髓鞘疾病等

（图2-3）。MRA也有助于识别动脉瘤等引起患者神经系统症状的血管性疾病。对于不能行MRI检查的患者（如安装起搏器），CT也是不错的选择。如果考虑到需要与鼻窦疾病、骨折或其他异常性骨病如转移瘤等鉴别，可选择核素骨扫描，CT以及X线等检查。

对于诊断不清的眶上神经痛患者，其他可选的实验室检查包括血液常规检测、红细胞沉降率、血生化等，若怀疑青光眼还可以进行眼压检测（图2-4）。

鉴别诊断

眶上神经痛是基于病史、查体、X线、MRI、CT等检查结果综合判断作出的临床诊断。其他相似疾病包括冰锥样头痛、累及第Ⅰ支的三叉神经痛、脱髓鞘疾病以及慢性发作性偏头痛。累及第Ⅰ支的三叉神经痛比

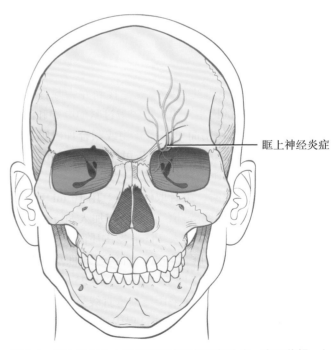

眶上神经炎症

图 2-1　眶上神经向上发出纤维直到颅顶部头皮，支配前额、上眼睑和头皮前部的感觉

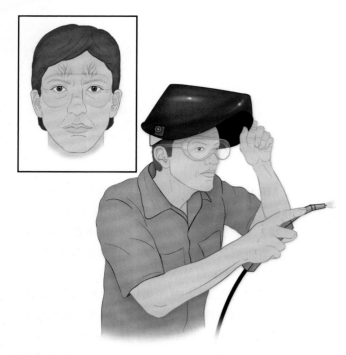

图 2-2　眶上神经痛的患者偶尔会抱怨前额部的头发"疼痛"，眶上神经向上发出纤维直至颅顶部头皮，支配前额、上眼睑和头皮前部的感觉

较少见，特征为有典型的激痛点和痛性抽搐。脱髓鞘疾病通常合并有其他神经系统异常，包括视神经炎以及其他运动感觉异常。慢性发作性偏头痛可伴随同侧眼球红肿流泪，且疼痛持续时间比眶上神经痛长得多。

治疗

治疗眶上神经痛的首要措施是找到并去除任何引起眶上神经受压的因素（如停止佩戴过紧的电焊和游泳眼镜）。也可考虑使用简单镇痛药物或联合加巴喷丁治疗。如果上述治疗无效，下一步可考虑用局部麻醉药和糖皮质激素进行眶上神经阻滞。

眶上神经阻滞时，患者取仰卧位。用 10 ml 无菌注射器抽取 3 ml 局部麻醉药，首次治疗加入 80 mg 糖皮质激素，以后每次阻滞加入 40 mg 糖皮质激素。

触诊扪及患侧的眶上切迹。对切迹表面皮肤进行消毒，操作中防止消毒液流入眼中。用 25 号 5 cm 长穿刺针，在眶上切迹平面采用与其垂直线呈 15° 向内侧进针直到触及下方骨膜，穿刺过程中避免进入眶上孔。（图 2-5）。必须提前告知患者，穿刺过程中可能会出现感觉异常；穿刺针不能进入眶上孔，如果进入眶上孔，

则退针，将穿刺角度调整得更偏内侧一点。轻轻回抽无血后，将 3 ml 药液沿着不同方向扇形注入。如果需要同时阻滞滑车上神经，可将穿刺方向调整至更偏内侧，回抽无血后同样用上述方法注入 3 ml 药液。

因为眼睑为疏松蜂窝样组织，在注射药液之前，需要用纱布轻轻压住上眼睑和眶周组织，防止药液向下扩散进入这些组织中。药液注射之后还需要继续按压一段时间，防止眶周血肿和瘀斑。

如果眶上神经痛合并睡眠障碍和抑郁情绪，最好采用三环类抗抑郁药（如去甲替林）进行治疗。初始剂量可以采用睡前 25 mg 单次口服。

并发症和注意事项

眶上神经痛易误诊，主要是忽略了其他可出现类似临床表现的疾病，如颅内占位或脱髓鞘等，那患者可能会发生危险。因此，所有怀疑眶上神经痛的患者都应该行 MRI 检查。青光眼也会出现间断的眼部疼痛，如未能及时诊断，最终可导致失明。

前额和头皮血供丰富，当进行眶上神经阻滞的时候，临床医师必须仔细计算局部麻醉药的安全剂量，特别是要进行双侧神经阻滞的时候。血供丰富也增加了阻滞后瘀斑和血肿形成的风险。虽然该区域血管丰富，出血风险较高，特别是那些使用抗凝药物的患者，但如果临床上认为其风险 - 收益比良好，也可以采用 25 号或 27 号穿刺针进行安全操作。治疗后马上对穿刺部位进行压迫可以降低这些并发症。阻滞后用冰袋局部冷敷 20 分钟同样可以减少疼痛和出血。

临床要点

眶上神经阻滞可用于诊断和治疗眶上神经痛。对于这种不常见引起头痛的疾病，首先应该矫正游泳镜的不合适佩戴，解除对眶上神经的压迫。如果正确佩戴了泳镜，且进行了上述阻滞治疗后疼痛没有迅速缓解，需要考虑是否合并鼻窦炎。该部位任何严重疼痛，需要进行神经阻滞治疗的患者都需要事先做 MRI 检查，以除外颅内病变。

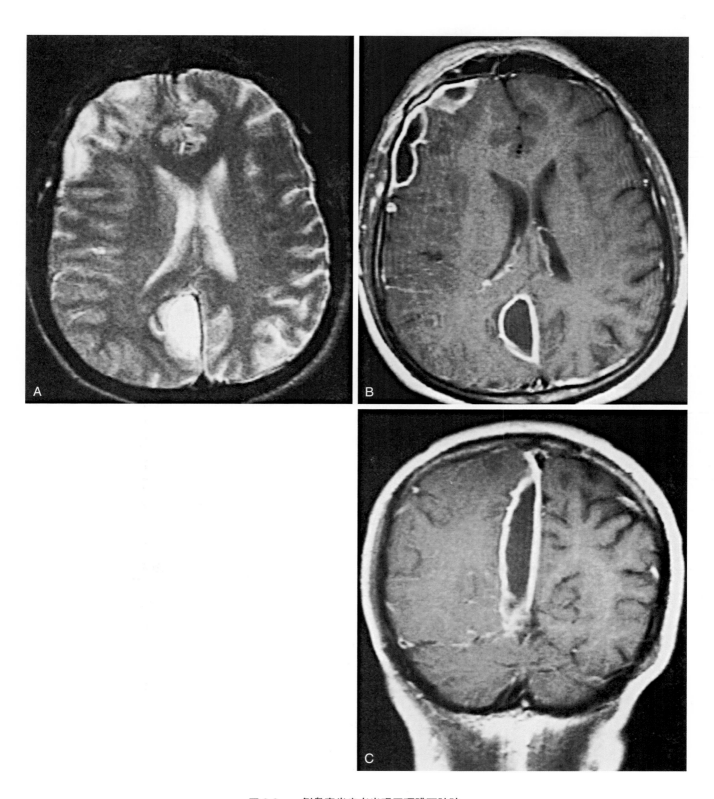

图 2-3　一例鼻窦炎患者出现了硬膜下脓肿

　　A. T2-MRI 显示右额凸面和大脑镰右侧高信号硬膜下积液。B 和 C. 强化 MRI 显示右额凸面和大脑镰处硬膜下积液并伴有边缘强化。积液的信号强度略高于脑脊液（From Haaga JR, Lanzieri CF, Gilkeson RC [eds]: CT and MR Imaging of the Whole Body, 4th ed. Philadelphia, Mosby, 2003, p 209.）

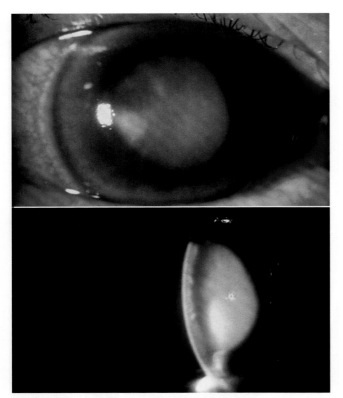

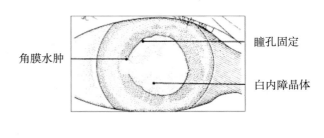

角膜水肿　瞳孔固定　白内障晶体

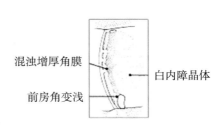

混浊增厚角膜　白内障晶体　前房角变浅

图 2-4　白内障膨胀期引起急性闭角型青光眼。眼球发红，角膜水肿引起前部视物模糊，虹膜阻塞引起瞳孔固定、不规则，部分散大。切面图显示角膜水肿，前房角很浅，缺血引起部分葡萄膜发炎，其必须与晶状体溶解性青光眼鉴别，后者有更多晶状体物质和巨噬细胞浸润（From Spalton DJ, Hitchings RA, Hunter P: Atlas of Clinical Ophthalmology, 3rd ed. London, Mosby, 2005, p 225.）

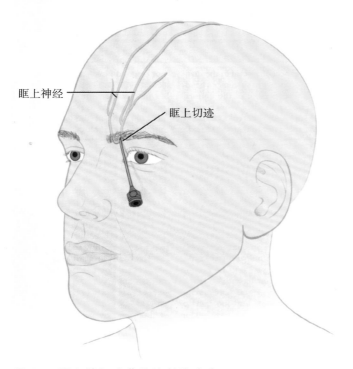

眶上神经　眶上切迹

图 2-5　眶上神经痛药物注射治疗（From Waldman SD: Atlas of Pain Management Injection Techniques, 2nd ed. Philadelphia, Saunders, 2007.）

原书参考文献

Levin M: Nerve blocks and nerve stimulation in headache disorders, Tech Reg Anesth Pain Manage 13:42–49, 2009.

Levin M: Nerve blocks in the treatment of headache, Neurotherapeutics 7:197–203, 2010.

Waldman SD: The trigeminal nerve. In Waldman SD, editor: Pain review, Philadelphia, 2009, Saunders, pp 15–17.

Waldman SD: Swimmer's headache. In Waldman SD, editor: Atlas of pain management injection techniques, Philadelphia, 2007, Saunders, pp 7–10.

慢性发作性偏头痛
（CHRONIC PAROXYSMAL HEMICRANIA）

ICD-9 编码　**784.0**

ICD-10 编码　**R51**

临床综合征

慢性发作性偏头痛和<u>丛集性头痛</u>有很多相似的临床特征，也有很多重要的不同点（表 3-1）。与丛集性头痛类似，慢性发作性偏头痛是一种累及单侧眶周和球后区域的发作性剧烈头痛。不同的是，丛集性头痛发病率男性较女性高 10 倍，而慢性发作性偏头痛则主要是女性发病（图 3-1）。慢性发作性偏头痛每次持续时间比丛集性头痛要短，每次 5~45 分钟，并且没有丛集性头痛那样的时间生物学特征。慢性发作性偏头痛的患者一天有超过 5 次的疼痛发作，且对吲哚美辛反应良好，而丛集性头痛则不是。

症状和体征

在慢性发作性偏头痛发作时，对患侧查体可以发现有类似霍纳综合征的表现。

- 结膜和巩膜充血
- 流泪
- 鼻腔充血
- 鼻漏
- 眼睑下垂

与<u>丛集性头痛</u>类似，该病发作时患者会变得易激惹，而不是像传统偏头痛患者那样喜欢找黑暗和安静的地方容身。与<u>丛集性头痛</u>不同的是饮酒并不会诱发慢性发作性偏头痛发作。在发作间歇期，慢性发作性偏头痛的患者神经系统查体一般无异常。

检查

脑 MRI 能很好地显示患者颅腔及其内容物的信息。MRI 精确度高，对识别那些有可能引起患者灾难后果的大脑及脑干病变非常有用，如肿瘤和脱髓鞘疾病等（图 3-2）。MRA 也有助于识别动脉瘤等引起患者神经系统症状的血管疾病。对于不能行 MRI 检查的患者（如安装起搏器），CT 也是不错的选择。如果考虑到需要与骨折或其他异常性骨病如转移瘤等鉴别，可选择核素骨扫描，CT 以及 X 线等检查。

对于诊断不明确的慢性发作性偏头痛患者，其他可选的实验室检查包括血液常规检测、红细胞沉降率、血生化等，若怀疑青光眼还可以进行眼压检测。

表 3-1

丛集性头痛和慢性发作性偏头痛比较

	丛集性头痛	慢性发作性头痛
好发性别	男性	女性
对吲哚美辛反应	无	有
时间生物学特点	有	无
酒精诱发	有	无
发作持续时间	较长	较短
霍纳综合征	有	有

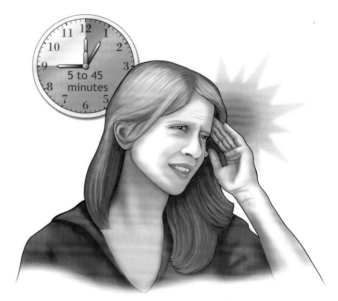

图 3-1　与丛集性头痛主要发生于男性不同，慢性发作性偏头痛主要是女性发病

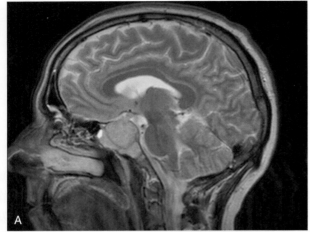
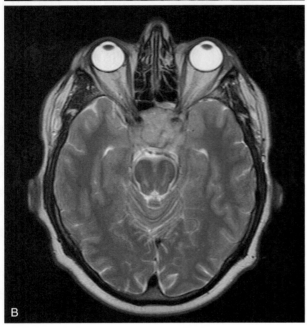

图 3-2　这是一例 41 岁男性的慢性头痛患者

MRI 矢状位（A）和半轴位（B）T2 像显示泌乳素瘤（From Benitez-Rosario MA, McDarby G, Doyle R, Fabby G. Chronic clusterlike headache secondary to prolactinoma: uncommon cephalalgia in association with brain tumors, J Pain Symptom Manage 37:271–276, 2009.）

鉴别诊断

慢性发作性偏侧头痛是基于病史、发作时异常的体格检查、X 线、MRI 等信息综合判断作出临床诊断。类似慢性发作性偏头痛的疼痛综合征包括丛集性头痛、累及第 I 支的三叉神经痛、脱髓鞘疾病以及冰锥样头痛等。累及第 I 支的三叉神经痛比较少见，特点为有典型的激痛点和痛性抽搐。脱髓鞘疾病通常合并有其他神经系统异常，包括视神经炎以及其他运动感觉异常。丛集性头痛发作持续时间比慢性发作性偏头痛长得多，男性多见，发作有时间生物学特征，且吲哚美辛治疗无效。

治疗

慢性发作性偏头痛用吲哚美辛治疗反应良好，如果吲哚美辛治疗无效，则需要警惕诊断是否正确。建议初始日剂量为 25 mg，2 天后开始逐步缓慢调整至 25 mg 一天 3 次。日最大剂量可以增加到 150 mg。消化道溃疡病及肾功能不全的患者要慎重使用吲哚美辛。有文献报道称 COX-2 抑制剂治疗慢性发作性偏头痛有较好效果。如果合并睡眠障碍和抑郁，最好同时采用三环类抗抑郁药如去甲替林等。初始剂量可以采用睡前 25 mg 单次口服。

并发症和注意事项

慢性发作性偏头痛易被误诊，主要是忽略了可出现类似表现的其他疾病，如颅内占位或脱髓鞘等，那患者可能会有风险。因此，所有怀疑慢性发作性偏侧头痛的患者都应该行 MRI 检查。青光眼也会出现间断的眼部疼痛，如未能及时诊断，最终可导致失明。

临床要点

诊断慢性发作性偏头痛必须基于全面的、特定的头痛发作病史。在发作间歇期，该病患者神经系统查体多无异常。如果发作间歇期发现神经系统查体异常，则需要排除慢性发作性偏头痛的诊断，对引起患者神经系统异常的病因进行仔细排查。

原书参考文献

Benitez-Rosario MA, McDarby G, Doyle R, Fabby C: Chronic cluster-like headache secondary to prolactinoma: uncommon cephalalgia in association with brain tumors, J Pain Symptom Manage 37:271–276, 2009.

Benoliel R, Sharav Y: Paroxysmal hemicrania: case studies and review of the literature, Oral Surg Oral Med Oral Pathol Oral Radiol Endodontol 85:285–292, 1998.

Camarda C, Camarda R, Monastero R: Chronic paroxysmal hemicrania and hemicrania continua responding to topiramate: two case reports, Clin Neurol Neurosurg 110:88–91, 2008.

Klasser GD, Balasubramaniam R: Trigeminal autonomic cephalalgias. II. Paroxysmal hemicrania, Oral Surg Oral Med Oral Pathol Oral Radiol Endodontol 104:640–646, 2007.

Sjaastad O: Chronic paroxysmal hemicrania: clinical aspects and controversies. In Blau JN, editor: Migraine: clinical, therapeutic, conceptual and research aspects, London, 1987, Chapman & Hall, pp 135–152.

Talvik I, Koch K, Kolk A, Talvik T: Chronic paroxysmal hemicrania in a 3-year, 10-month-old female, Pediatr Neurol 34:225–227, 2006.

第 4 节

Charlin 综合征
（CHARLIN'S SYNDROME）

ICD-9 编码　**350.1**

ICD-10 编码　**G50.0**

临床综合征

Charlin 综合征，也称为鼻睫神经痛，是引起头面部疼痛的一种少见原因。与大多数头痛综合征一样，鼻睫神经痛的病因还不明确。但也有人认为与蝶腭神经节的功能紊乱引起丛集性头痛的机制类似，鼻睫神经痛的原因是鼻睫神经节的功能障碍。鼻睫神经痛发作时迅速到达高峰，每次持续 45~60 分钟。部分患者通过对其疼痛区域的感觉刺激，可以诱发该病发作。虽然鼻睫神经痛在很多方面与丛集性头痛比较类似，（如疼痛位于眼球后部，明显的单侧流涕，疼痛迅速达到峰值，发作持续时间较短等），但两者也有很多不同点。与丛集性头痛不同，酒精并不会诱发鼻睫神经痛的发作，而且也没有丛集性头痛那么典型的季节性和时间生物学特征（表 4-1）。蝶腭神经节阻滞对丛集性头痛治疗非常有效，而对鼻睫神经痛基本无效。鼻睫神经阻滞治疗鼻睫神经痛效果非常良好，详见后文描述。

症状和体征

鼻睫神经痛的患者表现为发作性的眼球、球后部剧烈疼痛，向同侧前额、鼻和上颌区域放散。疼痛伴随同侧鼻黏膜充血、大量流涕及眼部炎症（图 4-1）。

检查

颅脑 MRI 能很好地显示患者颅腔及其内容物的信息。MRI 精确度高，对识别那些有可能引起患者灾难后果的大脑及脑干病变非常有用，如肿瘤和脱髓鞘疾病等（图 4-2）。MRA 也有助于识别动脉瘤等引起患者神经系统症状的血管疾病。对于不能行 MRI 检查的患者（如安装起搏器），CT 也是不错的选择。如果考虑到需要与骨折或其他异常性骨病如转移瘤等鉴别，可选择核素骨扫描，CT 以及 X 线等检查。

对于诊断不清的鼻睫神经痛患者，其他可选的实验室检查包括血液常规检测、红细胞沉降率、血生化等等，若怀疑青光眼还可以进行眼压检测。

鉴别诊断

鼻睫神经痛是基于病史、正常的体格检查、X 线、MRI 等信息综合判断作出的临床诊断。其他类似疾病包括丛集性头痛、颞动脉炎、累及第 I 支的三叉神经痛、脱髓鞘疾病以及慢性发作性偏头痛等。累及第 I 支的三叉神经痛比较少见，特点为有典型的激痛点和痛性抽搐。脱髓鞘疾病通常合并有其他神经系统异常，包括视神经炎以及其他运动感觉异常。慢性发作性偏头痛的发作持续时间比鼻睫神经痛长得多。

表 4-1

丛集性头痛和鼻睫神经痛的比较

	丛集性头痛	鼻睫神经痛
眼部及球后部疼痛	是	是
单侧发病	是	是
疼痛出现迅速到峰值	是	是
疼痛强度剧烈	是	是
疼痛出现呈发作性	是	是
发作持续短暂	是	是
发作间歇期无痛	是	是
发作时流涕	是	是
酒精诱发发作	是	否
存在触觉诱发区域	否	是
季节性特征	是	否
发作的时间生物学特征	是	否
严重的眼部炎症	否	是
蝶腭神经节阻滞反应	好	差
鼻睫神经阻滞反应	差	好

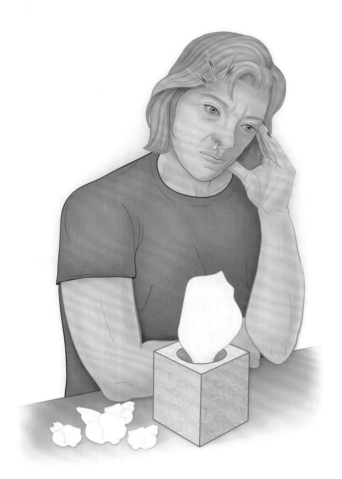

图 4-1　鼻睫神经痛的患者表现为发作性的眼球、球后部剧烈疼痛，向同侧前额、鼻和上颌区域放散。疼痛伴随同侧鼻黏膜充血、大量流涕及眼部炎症

治疗

鼻睫神经痛的治疗类似于三叉神经痛。使用抗惊厥药如卡马西平、加巴喷丁等是比较好的首选治疗。有文献报道在 10 天内缓慢加大剂量进行糖皮质激素治疗也能缓解疼痛。对于上述方法无效的患者，可每日用局部麻醉药物进行鼻睫神经阻滞治疗。如果合并睡眠障碍和抑郁，最好同时采用三环类抗抑郁药如去甲替林等。初始剂量可以采用睡前 25 mg 单次口服。

并发症和注意事项

错误诊断鼻睫神经痛而忽略了其他可出现类似临床表现的疾病，如颅内占位或脱髓鞘等，那患者可能会有相关风险。因此，所有怀疑鼻睫神经痛的患者都应该行 MRI 检查。青光眼也会出现间断的眼部疼痛，如未能及时诊断，最终可导致失明。

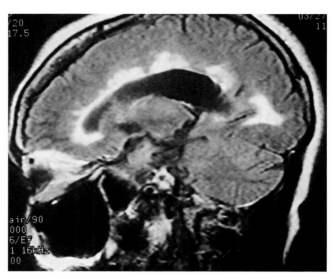

图 4-2　多发性硬化症

快速液体衰减反转回复序列技术（FLAIR）旁矢状位显示进展期多发性硬化症的广泛脱髓鞘斑块（From Haaga JR, Lanzieri CF, Gilkeson RC [eds]: CT and MR Imaging of the Whole Body, 4th ed. Philadelphia, Mosby, 2003, p 466.）

临床要点

经眼眶内侧进行鼻睫神经阻滞对于诊断和缓解鼻睫神经痛非常有效。因为该病相对少见，并且与丛集性头痛及其他神经系统疾病，如海绵窦血栓以及颅内和球后肿瘤等，症状有相似之处，因此，鼻睫神经痛只能是个排除性诊断。所有怀疑鼻睫神经痛的患者都需要行 MRI 平扫或增强检查，并进行彻底的眼科和神经科评估。经眼眶内侧鼻睫神经阻滞只能由那些熟悉局部解剖结构的临床医师操作。

原书参考文献

Becker M, Kohler R, Vargas MI, Viallon M, Delavelle J: Pathology of the trigeminal nerve, Neuroimaging Clin N Am 18:283–307, 2008.

Craven J: Anatomy of the cranial nerves, Anaesth Intensive Care Med 11:529–534, 2010.

Lewis DW, Gozzo YF, Avner MT: The "other" primary headaches in children and adolescents [review], Pediatr Neurol 33:303–313, 2005.

Waldman SD: The trigeminal nerve. In Waldman SD, editor: Pain review, Philadelphia, 2009, Saunders, pp 15–17.

Waldman SD: Charlin's syndrome. In Waldman SD, editor: Atlas of pain management injection techniques, Philadelphia, 2007, Saunders, pp 20–24.

第 5 节

性相关头痛
（SEXUAL HEADACHE）

ICD-9 编码 **784.0**

ICD-10 编码 **R51**

临床综合征

性相关头痛是与性活动相关头痛的疾病描述。临床医师已经将性相关头痛分为以下三大类：

- 暴发型
- 钝型
- 体位型

上述各类型的性相关头痛先前被称为良性性交头痛，但是现在用性相关头痛取代性交头痛的提法，是因为各种类型的性相关头痛可以在性交以外的性活动时出现（图 5-1）。总体上性相关头痛为良性疾病，但是偶尔有患者在性活动时出现急性蛛网膜下隙出血，被误诊为良性暴发型性相关头痛。该病没有性别差异，所有类型的性相关头痛的自然病史都是发作性而不是慢性。在同一个患者身上，很少会出现两种类型或以上的性相关头痛。

症状和体征

不同类型的性相关头痛患者有不同的表现。各种类型的临床表现见以下描述。

暴发型性相关头痛

暴发型性相关头痛是临床最常见的类型。患者就诊时往往担心自己是否为脑卒中。出于隐私考虑，患者往往不愿意提供头痛发作时的周围环境信息，需要通过有技巧性的提问来确定真实的临床病史。暴发型性相关头痛在性高潮前或期间突然出现，并迅速到达峰值，头痛性质剧烈，很像急性蛛网膜下隙出血引起的疼痛。头痛通常位于枕部，但是也有一些患者形容疼痛为"头顶将要炸裂"的感觉。头痛通常为双侧，但是也有个别

单侧暴发型头痛的病例报道。剧烈头痛通常持续 10~15 分钟后逐渐缓解。部分患者残余痛可持续两天。

钝型性相关头痛

钝型性相关头痛在性活动的早期出现。头痛呈持续性，起源于枕部。随着性活动进入高潮，疼痛扩张至全头部。头痛可在性高潮时到达峰值，但是与暴发型不同，钝型在性高潮后迅速消失。中断性活动通常可阻止钝型性相关头痛的进展。一些专家认为钝型性相关头痛只是一种比较轻的暴发型性头痛。

体位型性相关头痛

体位型性相关头痛类似于暴发型，也出现于性高潮前或期间，同样起病迅速，性质剧烈。但与后者不同的是患者起身站立时疼痛会再次出现，类似于硬膜穿刺后的头痛表现。该特点可能是因为剧烈性活动导致硬膜细微撕裂所引起。

检查

颅脑 MRI 能很好地显示患者颅腔及其内容物的信息。MRI 精确度高，对识别那些有可能引起患者灾难

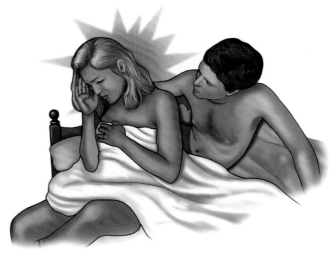

图 5-1　**性相关头痛没有性别差异，而且通常是良性的**

后果的大脑及脑干病变非常有用，如肿瘤和脱髓鞘疾病等。更重要的是 MRI 可以帮助识别颅内动脉瘤渗漏引起的出血情况。MRA 也有助于识别动脉瘤等引起患者神经系统症状的血管疾病。对于不能行 MRI 检查的患者（如安装起搏器），CT 也是不错的选择。即使 CT 和 MRI 没有出血表现，如果怀疑颅内出血，也可以行腰穿检查。

对于诊断不清的性相关头痛患者，其他可选的实验室检查包括血液常规检测、红细胞沉降率、血生化等，若怀疑青光眼还可以进行眼压检测。

鉴别诊断

性相关头痛是基于病史、正常的体格检查、X 线、MRI 等信息综合判断作出的临床诊断。其他相似疾病包括累及第 I 支的三叉神经痛、脱髓鞘疾病以及慢性发作性偏头痛。累及第 I 支的三叉神经痛比较少见，特征为有典型的激痛点和痛性抽搐。脱髓鞘疾病通常合并有其他神经系统异常，包括视神经炎以及其他运动感觉异常。性相关头痛通常没有上述这些表现。虽然偏头痛患者可伴或不伴有与疼痛无关的其他神经系统症状，即先兆，但其往往诉有某些全身症状，比如恶心和畏光等，而性相关头痛患者中这种情况比较少见。

治疗

通常认为中止性行为数周可以减少性行为诱发头痛的倾向。如果该方法无效或者有些患者不愿意采用，下一步可以使用普萘洛尔，初始剂量从每日 20~40 mg 开始，每次增加 20 mg，逐步滴定到每日 200 mg，分次服用，直到产生预防疾病效果，此方法可以治疗大部分患者。对于哮喘、心衰、糖尿病的患者要慎用普萘洛尔。

如果普萘洛尔治疗无效，可以尝试吲哚美辛。建议初始剂量为每日 25 mg，2 天后逐步缓慢增加至 25 mg 一日 3 次。最大日剂量为 150 mg。消化道溃疡病及肾功能不全的患者要慎重使用吲哚美辛。有报道称 COX-2 抑制剂治疗性相关头痛有较好效果。如果合并睡眠障碍和抑郁，最好同时采用三环类抗抑郁药如去甲替林等，初始剂量可以采用睡前 25 mg 单次口服。

并发症和注意事项

错误诊断性相关头痛而忽略了其他可出现类似临床表现的疾病，如颅内占位或脱髓鞘等，那患者可能会存在风险。因此，所有怀疑该病的患者都应该行 MRI 和 MRA 检查。青光眼也会出现间断的眼部疼痛，如未能及时诊断，最终可导致失明。

临床要点

诊断性相关头痛必须基于全面的、特定的头痛发作病史。如前所述，患者可能不愿意提供头痛发作时候的周围环境情况，临床医师需要警惕这点。该病患者神经系统查体多无异常。如果发作间歇期出现神经系统查体异常，则需要排除该病诊断，同时对引起患者神经系统异常的病因进行仔细排查。

原书参考文献

Evans RW: Diagnostic testing for migraine and other primary headaches, Neurol Clin 27:393–415, 2009.

Hu CM, Lin YJ, Fan YK, et al: Isolated thunderclap headache during sex: orgasmic headache or reversible cerebral vasoconstriction syndrome? J Clin Neurosci 17:1349–1351, 2010.

Jolobe OMP: The differential diagnosis includes reversible cerebral vasoconstrictor syndrome, Am J Emerg Med 28:637, 2010.

Kim HJ, Seo SY: Recurrent emotion-triggered headache following primary headache associated with sexual activity, J Neurol Sci 273:142–143, 2008.

Tu.ba T, Serap ü, Esra O, et al: Features of stabbing, cough, exertional and sexual headaches in a Turkish population of headache patients, J Clin Neurosci 15:774–777, 2008.

咳嗽相关性头痛
（COUGH HEDACHE）

ICD-9 编码 `784.0`

ICD-10 编码 `R51`

临床综合征

咳嗽相关性头痛是指那些由咳嗽或其他 Valsalva 动作相关的活动（如大笑、用力排便、举重物、过度低头等）所诱发的头痛（图 6-1）。临床医师将咳嗽相关性头痛分为两种：

- 良性
- 症状性

最初，咳嗽相关性头痛被认为与性相关头痛和用力性头痛相关，而现在则认为三者是各自独立的临床类型。良性咳嗽相关性头痛男性多见，而症状性则没有性别差异。

症状和体征

不同类型的咳嗽相关性头痛患者有不同的表现。下面分别讨论。

良性咳嗽相关性头痛

良性咳嗽相关性头痛没有明确的神经系统或肌肉骨骼系统疾病。超过 80% 的该型患者是男性，而症状性患者则没有性别差异。该型患者起病突然，在咳嗽及其他 Valsalva 动作后马上出现。虽然头痛性质剧烈且迅速到达峰值，但是持续时间只有数秒到数分钟。头痛的性质为撕裂样痛或锐痛，多位于双侧枕部，有时位于颅顶部。与丛集性头痛及偏头痛不一样，该型头痛没有相关的神经系统或全身症状。良性咳嗽相关性头痛通常在 50~60 岁起病。如果 50 岁之前出现该病，临床上需要警惕是否有症状性咳嗽相关性头痛的可能，或者有后颅窝病变如 Arnold-Chiari 畸形以及肿瘤等。枕骨大

孔附近肿瘤也可出现类似良性咳嗽相关性头痛的症状，而且可以没有神经系统体征。

症状性咳嗽相关性头痛

症状性咳嗽相关性头痛几乎都伴随颅内结构性病变，如颅内肿瘤或 Arnold-Chiari 畸形等（图 6-2）。该类型头痛伴随的症状，被认为是由于小脑扁桃体通过枕骨大孔形成枕骨大孔疝，占据了正常情况下上颈段脊髓的空间所引起的。与良性咳嗽相关性头痛类似，该型起病突然，在咳嗽及其他 Valsalva 动作后马上出现，头痛性质剧烈且迅速到达峰值，持续时间只有数秒至数分钟。但与前者不同的是，症状性咳嗽相关性头痛会伴有相应神经系统症状，如吞咽困难、眩晕、面部或上肢麻木等。这些症状需要仔细采集，因为这提示颅内压增高和颅内容物疝出。

该类型头痛的性质为撕裂样痛或锐痛，多位于双侧枕部，偶尔会位于颅顶部。虽然该病通常见于 30 岁以上人群，但是由于其发病取决于神经损害程度，因此也可以出现在任何年龄段。与良性咳嗽相关性头痛主要发生在男性不同，该类型没有性别差异。

检查

颅脑 MRI 能很好地显示患者颅腔及其内容物的信息。MRI 精确度高，对发现那些有可能引起患者灾难后果的大脑及脑干病变非常有用，如肿瘤和脱髓鞘疾病等。要特别注意枕骨大孔区域，识别出引起后颅窝症状和体征的细微病变。MRI 也可以帮助判定颅内动脉瘤渗漏引起的出血等情况，这类疾病可有相似的临床表现。MRA 也有助于识别动脉瘤等引起患者神经系统症状的血管疾病。对于不能行 MRI 检查的患者（如安装起搏器），CT 也是不错的选择。即使 CT 和 MRI 没有出血表现，如果怀疑颅内出血，也可以行腰穿检查。颈椎 X 线也可以帮助评估是否有 Arnold-Chiari 畸形等，可以作为该病的常规检查。

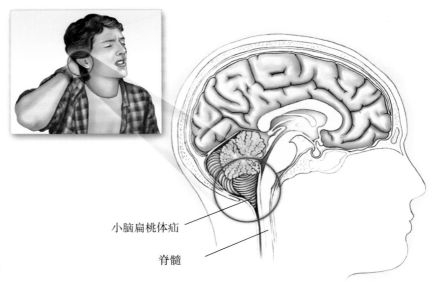

小脑扁桃体疝

脊髓

图 6-1 咳嗽相关性头痛

　A. 良性咳嗽相关性头痛很少 50 岁之前起病。B. 症状性咳嗽相关性头痛通常伴随结构异常，比如 Arnold-Chiari 畸形

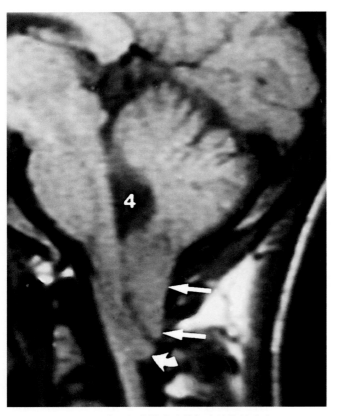

图 6-2 咳嗽相关性头痛伴颅内结构性病变

　自旋回波序列 T1 相矢状位图像显示 Chiari 畸形患者的低位小脑扁桃体（直箭头）通过枕骨大孔向下疝入，将延髓（弯箭头）挤压变形。4，第四脑室（From Stark DD, Bradley WG Jr [eds]: Magnetic Resonance Imaging, 3rd ed. St Louis, Mosby, 1999, p 1841.）

　对于诊断不清的咳嗽相关性头痛患者，其他可选的实验室检查包括血液常规检测、红细胞沉降率、血生化等，若怀疑青光眼还可以进行眼压检测。

鉴别诊断

　　咳嗽相关性头痛是基于病史、体格检查、X 线、MRI 和 MRA 等信息综合判断作出的临床诊断。其他相似疾病包括良性用力性头痛、冰锥样头痛、性相关头痛、累及第 I 支的三叉神经痛、脱髓鞘疾病以及慢性发作性偏头痛。累及第 I 支的三叉神经痛比较少见，特征为有典型的激痛点和痛性抽搐。脱髓鞘疾病通常合并有其他神经系统异常，包括视神经炎以及其他运动感觉异常。慢性发作性偏头痛和丛集性头痛可有同侧眼球红肿流泪，鼻充血以及流涕等伴随症状。而该病则没有这些表现。虽然偏头痛患者可伴或不伴有跟疼痛无关的其他神经系统症状，即先兆，但其往往诉有某些全身症状，比如恶心和畏光等，而咳嗽相关性头痛患者中这种情况比较少见。

治疗

　　良性咳嗽相关性头痛患者可选择吲哚美辛进行治疗。建议初始日剂量为 25 mg，两天后开始逐步增加到 25 mg，1 天 3 次。日最大剂量为 150 mg。消化道溃疡病和肾功能损害的患者要慎用吲哚美辛。有报道称 COX-2 抑制剂治疗该病有良好效果。合并睡眠障碍和抑郁症的患者可以通过三环类抗抑郁药（如去甲替林）治疗，每晚 25 mg 睡前口服。

　　对症状性咳嗽相关性头痛唯一有效的治疗办法是枕骨大孔区的手术减压。手术采用枕下颅骨切除术。手术减压后解除了进行 Valsalva 动作时，处于低位的小脑扁桃体对脑脊液由颅腔流向脊髓蛛网膜下隙的阻碍。

并发症和注意事项

错误诊断咳嗽相关性头痛而忽略了其他可能存在的颅内疾病或脱髓鞘疾病等（可有类似临床表现），患者存在风险。因此，所有怀疑该病的患者都应该行 MRI 和 MRA 检查。青光眼也会出现间断的眼部疼痛，如未能及时诊断，最终可导致失明。

临床要点

所有用力后或 Valsalva 动作后出现头痛的患者都需要仔细检查。虽然数据表明大部分该类患者病因为良性，但也有少数患者有潜在致命疾病的风险。诊断咳嗽相关性头痛必须基于详细、专业的头痛病史及仔细的体格检查。临床医师必须将良性咳嗽相关性头痛和症状学咳嗽相关性头痛区分开。前者神经系统检查一般正常。如果神经系统检查有异常，则应排除该诊断，随后仔细寻找引起神经系统异常的病因。

原书参考文献

Berciano J, Poca M-A, García A, Sahuquillo J: Paroxysmal cervicobrachial cough-induced pain in a patient with syringomyelia extending into spinal cord posterior gray horns, J Neurol 54:678–681, 2007.

Chen YY, Lirng JF, Fuh JL, et al: Primary cough headache is associated with posterior fossa crowdedness: a morphometric MRI study, Cephalalgia 24:694–699, 2004.

Pascual J: Primary cough headache, Curr Pain Headache Rep 9:272–276, 2005.

Pascual J, Rubén Martín A, Oterino A: Headaches precipitated by cough, prolonged exercise or sexual activity: a prospective etiological and clinical study, J Headache Pain 9:259–266, 2008.

Waldman SD: Arnold Chiari malformation type I. In Waldman SD, Campbell RS, editors: Imaging of pain, Philadelphia, 2011, Saunders, pp 27–28.

Waldman SD: Arnold Chiari malformation type II. In Waldman SD, Campbell RS, editors: Imaging of pain, Philadelphia, 2011, Saunders, pp 29–30.

第7节

SUNCT 综合征
（Sudden Unilateral Neuralgiform Conjunctival Injection Tearing Headache）

ICD-9 编码 **350.1**

ICD-10 编码 **G50.0**

临床综合征

SUNCT综合征（Sudden unilateral neuralgiform conjunctival injection tearing，SUNCT）全称为伴结膜充血和流泪的短暂性单侧类神经痛样头痛，这是一种不常见的原发性头痛，是三类三叉神经自主性头痛中的其中一类（表7-1）。SUNCT 综合征具体是一种独立的头痛疾病，还是只是其他三叉神经自主性头痛伴随症状的延续，目前仍有争论（图 7-1）。正如大多数头痛那样，SUNCT 综合征的病因不明，但目前学术界认为这种不常见头痛的发病机制是由于三叉神经自主反射功能障碍导致。

SUNCT 综合征头痛发作后迅速达到高峰，发作持续 5 秒到 4 分钟，发作频率为每天 20~200 次。部分患者的发作可由受累区域的感觉刺激触发，如洗脸、刷牙等等。尽管临床表现与丛集性头痛的症状有很多相似之处（如单侧起病、眶周、额部的疼痛、伴巩膜充血、疼痛迅速达到峰值、发作时间短、有发作间歇期），但 SUNCT 综合征也有许多不同之处。与丛集性头痛相比，SUNCT 综合征患者饮酒不会诱发头痛发作，虽然 SUNCT 综合征常在早上和下午发作，但总体上来讲没有丛集性头痛那样的季节性和时间生物学模式（表7-2）。

蝶腭神经节阻滞对治疗丛集性头痛非常有效，但对 SUNCT 综合征疗效甚微。使用局部麻醉药阻滞三叉神经对 SUNCT 综合征有效，后面会详细介绍。

症状和体征

SUNCT 综合征表现为极为剧烈的眼睛或眶周疼痛，并放射至同侧颞部、额部、鼻、面颊、喉和上颌区，伴有受累眼部的严重炎症反应（图 7-2）。这是一种神经性

头痛，程度剧烈，使患者极度痛苦（表 7-3）。SUNCT 综合征有 70% 的概率发生在右侧，这与三叉神经痛相似。SUNCT 综合征双侧发病比较罕见，且一旦起病很少转移到对侧，这也与三叉神经痛类似。男性比女性发病率略高。SUNCT 综合征可出现在任何年龄，50~60 岁是发病的高峰年龄段。

检查

颅脑 MRI 能很好地显示患者颅腔及其内容物的病变。MRI 精确度高，对识别那些可能引起患者严重后果的大脑及脑干病变非常有用，如肿瘤和脱髓鞘疾病等。MRA 也有助于识别动脉瘤等引起患者神经系统症状的血管疾病。对于那些不能行 MRI 检查的患者（如安装起搏器），CT 也是不错的选择。如果考虑到需要与骨折或其他异常性骨病如转移瘤等鉴别，可选择核素骨扫描和 X 线等检查。

对于诊断不清的 SUNCT 综合征患者，其他可选的实验室检查包括血液常规检测、红细胞沉降率、血生化等，若怀疑青光眼还可以进行眼压检测。

表 7-1

三叉神经自主性头痛

丛集性头痛

慢性发作性偏头痛

SUNCT 综合征

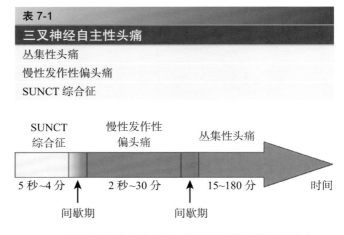

图 7-1　三叉神经自主性头痛中三类头痛的发作持续时间（From Leone M, Bussone G: Pathophysiology of trigeminal autonomic cephalalgias, Lancet Neurol 8:755–774, 2009.）

鉴别诊断

SUNCT 综合征是基于病史、体格检查、X 线、MRI 等信息综合判断作出的临床诊断。其他相似疾病包括丛集性头痛、颞动脉炎、累及第 Ⅰ 支的三叉神经痛、脱髓鞘疾病、原发性刺痛性头痛、睡眠性头痛以及慢性发作性偏头痛。由于这些头面部疼痛的特征相似，因此 SUNCT 综合征很容易误诊为其他类型的头面痛（图 7-3 和 7-4）。累及第 Ⅰ 支的三叉神经痛比较少见，特征为有典型的激痛点和痛性抽搐。脱髓鞘疾病通常合并有其他神经系统异常，包括视神经炎以及其他运动感觉异常。慢性发作性偏头痛发作持续时间比 SUNCT 综合征更长。

表 7-2

丛集性头痛和 SUNCT 综合征的比较

	丛集性头痛	SUNCT 综合征
眼部和眶周疼痛	是	是
单侧疼痛	是	是
迅速到达高峰	是	是
疼痛剧烈	是	是
发作性疼痛	是	是
发作持续短暂	是	是
发作间歇期无痛	是	是
发作时伴明显流涕	是	否
酒精诱发发作	是	否
触觉诱发区域	无	有
季节性特征	有	无
发作的时间生物学特征	有	无
严重的眼部炎症	无	有
蝶腭神经节阻滞反应	好	差
三叉神经阻滞反应	差	好

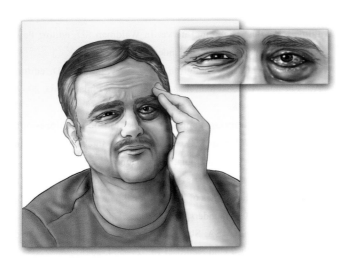

图 7-2　SUNCT 患者表现为极为剧烈的暴发性头痛，疼痛主要位于眼睛、眶周，并放射至同侧颞部、面颊、鼻、喉和上颌区，伴有受累眼部的严重炎症反应

治疗

SUNCT 综合征与三叉神经痛的治疗方式相似，但这种不常见的头痛对药物治疗的反应不尽如人意。抗惊厥药如拉莫三嗪和加巴喷丁可作为起始治疗方式。也有报道称使用大剂量糖皮质激素冲击并逐渐减量使用 10 天可使疼痛缓解。如果对上述口服药物无效，每天使用局部麻醉药和糖皮质激素对三叉神经进行阻滞可作为进一步治疗。

有时临床上也会应用经皮半月神经节后根甘油注射、半月神经节球囊压迫和显微血管减压术等手段来缓解疼痛发作。SUNCT 综合征伴随的潜在睡眠障碍和抑郁最好使用三环类抗抑郁药治疗，如去甲替林等，由 25 mg 的起始剂量睡前服用。

并发症和注意事项

如果错误诊断 SUNCT 综合征而忽略了其他可出现类似临床表现的疾病，如颅内占位或脱髓鞘等，那患者可能会发生危险。因此，所有怀疑 SUNCT 综合征的患者都应该行 MRI 检查。青光眼和颞动脉炎也会出现间断的眼部疼痛，如未能及时诊断，最终可导致失明。

临床要点

三叉神经阻滞对于诊断和治疗 SUNCT 综合征均有很大的帮助。鉴于 SUNCT 综合征比较少见，且与其他很多疾病都有相似之处，如丛集性头痛、其他神经系统疾病包括海绵窦血栓形成、颅内和眶后肿瘤等，因此，SUNCT 综合征只能作为一种排除诊断。所有怀疑患有 SUNCT 综合征的患者都应该行颅脑平扫或增强 MRI 检查，并进行严格的眼科和神经科评估。三叉神经阻滞应由熟悉相关区域解剖的医师进行操作。

表 7-3

SUNCT 综合征的头痛性质

戳刺样（Stabbing）
枪击样（Shooting）
枪刺样（Lancinating）
电击样（Shocklike）
锐痛（Sharp）
刺骨样（Piercing）
针刺样（Pricking）
断断续续样的（Staccato-like）

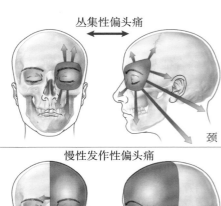

丛集性偏头痛

颈

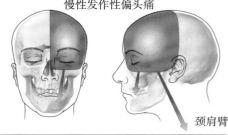

慢性发作性偏头痛

颈肩臂

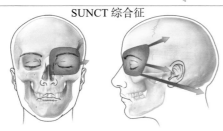

SUNCT 综合征

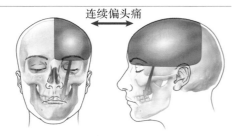

连续偏头痛

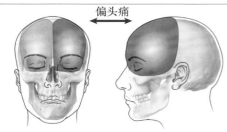

偏头痛

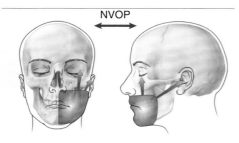

NVOP

图 7-3　三叉神经自主性疼痛和神经血管源性颌面部疼痛的部位。三叉神经自主性疼痛的特征是眼部和眶周疼痛。发作性偏头痛和持续性偏头痛可导致大面积邻近区域受累。偏头痛大多数为单侧，双侧疼痛比例小于 30%（图中对侧用浅色区域表示）。神经血管源性颌面部疼痛的区域在面部下 2/3，主要以口内和口周区域的原发疼痛为主。图中双箭头表示在某些特殊种类的头痛患者中，疼痛侧别可以交换。

表 7-4
SUNCT 综合征的鉴别诊断
丛集性头痛
颞动脉炎
三叉神经痛
脱髓鞘病变
原发性刺痛样头痛
睡眠性头痛
慢性发作性偏头痛

原书参考文献

Leone M, Bussone G: Pathophysiology of trigeminal autonomic cephalalgias, Lancet Neurol 8:755–774, 2009.

Levin M: Nerve blocks and nerve stimulation in headache disorders, Tech Reg Anesth Pain Manage 13:42–49, 2009.

Levin M: Nerve blocks in the treatment of headache, Neurotherapeutics 7:197–203, 2010.

Klasser GD, Balasubramaniam R: Trigeminal autonomic cephalalgias. III. Short-lasting unilateral neuralgiform headache attacks with conjunctival injection and tearing, Oral Surg Oral Med Oral Pathol Oral Radiol Endodontol 104: 773–771. 2007.

Rozen TD: Trigeminal autonomic cephalalgias, Neurol Clin 27:537–557, 2009.

Waldman SD: The trigeminal nerve. In Waldman SD, editor: Pain Review, Philadelphia, 2009, Saunders, pp 15–17.

Waldman SD: Gasserian ganglion block. In Waldman SD, editor: Atlas of interventional pain management, ed 3, Philadelphia, 2009, Saunders, pp 32–38.

Waldman SD: Gasserian ganglion block: balloon compression technique. In Waldman SD, editor: Atlas of interventional pain management, ed 3, Philadelphia, 2009, Saunders, pp 43–47.

Waldman SD: Trigeminal nerve block: coronoid approach. In Waldman SD, editor: Atlas of interventional pain management, ed 3, Philadelphia, 2009, Saunders, pp 47–50.

Williams MH, Broadley SA: SUNCT and SUNA: clinical features and medical treatment, J Clin Neurosci 15:527–534, 2008.

原发性霹雳性头痛
（PRIMARY THUNDERCLAP HEADACHE）

ICD-9 编码　**339.43**

ICD-10 编码　**G44.53**

临床综合征

霹雳性头痛是一种临床少见的头痛类型，可由颅内血管或非血管性异常引发，亦或由不明原因引起的原发头痛综合征。引起霹雳性头痛的常见和不常见原因在表 8-1 中列出。尽管原发性霹雳性头痛的性质为良性，但疼痛程度严重，发病率亦是继发性霹雳性头痛的 3 倍。由于造成继发性霹雳性头痛的病因通常非常紧急（如蛛网膜下隙出血、脑静脉血栓形成），如果怀疑有霹雳性头痛，应立即行头部 CT 或 MRI、脑脊液检查。

霹雳性头痛是临床中最剧烈的头痛之一，特点是在 1 分钟之内迅速达到头痛高峰，头痛可持续 1~10 天。由于头痛极为剧烈，患者常会立即赶往医院就诊，并在开始总会被误诊为急性蛛网膜下隙出血或其他灾难性头痛综合征（表 8-2 和表 8-3）。这并不奇怪，因为原发性霹雳性头痛与蛛网膜下隙出血在临床表现上很难区分，而后者是最具灾难性的脑血管意外之一，因此，考虑到误诊的严重后果，原发性霹雳性头痛应该仔细做排除诊断。

症状和体征

如上所述，原发性霹雳性头痛的特征是在 1 分钟内快速到达疼痛的高峰，且无明显的诱发因素（如性活动、咳嗽、用力排便）。患者常会被确认为得了卒中，并表现为极度的恐慌和焦虑。疼痛可位于头或颈的任何部位。75% 的患者会出现恶心、呕吐。但像急性蛛网膜下隙出血或其他严重的神经系统疾病所表现的颈强直或其他局部神经系统体征都不会出现。

检查

怀疑有原发性霹雳性头痛的患者检查时有两个要立即实现的目标：①确认是否存在与原发性霹雳性头痛症状相似，且可能需要紧急处理的颅内隐匿性病变或其他疾病；②确认是否有蛛网膜下隙出血。所有近期发生严重头痛，并考虑继发于原发性霹雳性头痛的患者都应立即行 CT 检查以排除任何可能引起头痛的病变（图 8-1）。采用现代多排螺旋 CT 扫描并同时进行脑血管成像对于诊断蛛网膜下隙出血的准确率接近 100%。如果考虑行介入手术干预或出血位置无法准确判断，还需要进行脑血管造影。

表 8-1

霹雳性头痛的常见和不常见病因

常见病因	不常见病因
血管疾病	
蛛网膜下隙出血	垂体卒中、动脉炎、脉管炎
脑出血	未破裂的血管畸形、动脉瘤
静脉窦血栓形成	高血压
自发性低颅压综合征	脑节段性血管收缩
颈动脉夹层	
非血管疾病	
	枕大神经痛
	胶样囊肿引起的间歇性脑积水
感染	
脑膜炎、脑炎	埃尔维病毒
	鼻窦炎
原发性头痛	
偏头痛	丛集性头痛
原发性霹雳性头痛	紧张头痛，新症每日持续性头痛
原发性用力性头痛	
原发性咳嗽性头痛	

Linn FHH: Primary thunderclap headache. In: Aminoff MJ, editor: Handbook of clinical neurology, vol 97, New York, 2010, Elsevier, pp 473–481.

表 8-2

原发性霹雳性头痛和蛛网膜下隙出血的鉴别

比较因素	原发性霹雳性头痛	蛛网膜下隙出血
重度头痛	是	是
恶心和呕吐	是	是
局部神经系统体征	否	是
颈强直	否	是
畏光	否	是
眩晕	否	是
颈、背部痛	否	是

表 8-3

与原发性霹雳性头痛相似的疾病

出血
缺血
肿瘤
感染
脑膜炎
脑炎
脑脓肿
寄生虫
高血压危象
脑脊液丢失
腰椎穿刺术后头痛
自发性脑脊液漏
免疫性疾病
狼疮性脑炎
血管炎
多肌炎
头痛
丛集性头痛
原发性用力性头痛
原发性咳嗽性头痛
偏头痛
冰锥样头痛
性相关头痛

如果 CT 无法确定是否有动脉瘤和动静脉畸形，头颅 MRI 和 MRA 可提供更准确的信息（图 8-2）。如果有蛛网膜下隙出血，还需要进行的实验室检查包括红细胞沉降率、全血细胞计数、凝血、生化。如果计划手术或之前就有贫血，要检查血型和交叉配血。蛛网膜下隙出血的患者还要进行一系列眼科检查，以明确视盘水肿的情况。

腰椎穿刺可以检测脑脊液是否含有血细胞，但在高颅压的情况下穿刺风险很大，应禁行腰椎穿刺。蛛网膜下隙出血的患者常有心电图异常，这是由于循环中高浓度的儿茶酚胺和下丘脑功能紊乱引起，这种现象在原发性霹雳性头痛中很罕见。

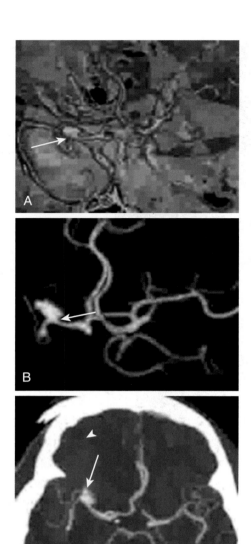

图 8-1　CT 扫描显示蛛网膜下隙出血（SAH）。58 岁男性患者，右侧大脑中动脉瘤和颅内血肿（IH）。A. CTA 三维重建显示动脉瘤与骨质结构、邻近血管分支和动脉瘤颈的关系（箭头）。B. CTA 最大强度投影（MIP）图像清晰显示了动脉瘤的关系（箭头）。C. CTA 薄层 MIP 图像显示动脉瘤与 IH 的关系（短箭头），破裂的动脉瘤形成小的乳头样结构（长箭头）（From Chen W, Yang Y, Xing W, et al: Applications of multislice CT angiography in the surgical clipping and endovascular coiling of intracranial aneurysms, J Biomed Res 24:467–473, 2010.）

鉴别诊断

原发性霹雳性头痛的鉴别诊断可以说是两害相权取其轻，因为与原发性霹雳性头痛相似的疾病都有很高的死亡率和并发症。表 8-3 中列出了容易误诊为原发性霹雳性头痛的相关疾病，其中大多数为蛛网膜下隙出血、卒中、免疫性疾病、感染、肿瘤、高血压危象、脑脊液漏和各类良性头痛。

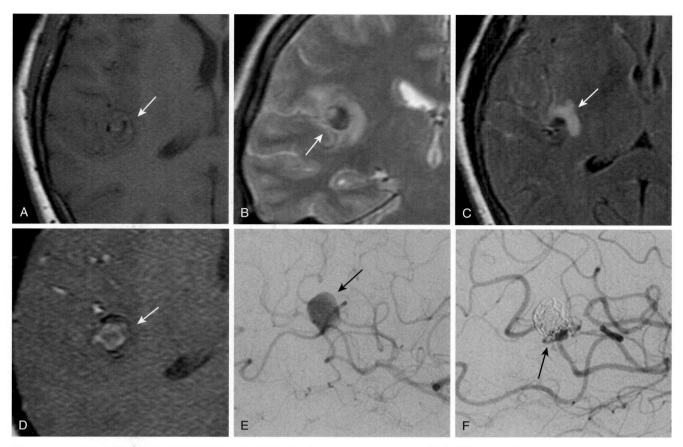

图 8-2   MRI 显示动静脉畸形。右侧颅顶动脉瘤相关的假性动脉瘤（FA）。T1-MRI 血管造影轴位相（A）和 T2-MRI 冠状位相（B）显示圆形病灶（箭头）伴液体空洞及中心和外周混杂信号。FLAIR（C）显示一病变区域周边伴有水肿（箭头）。D. 2D-TOF-MRA 显示在 FA 的中心为液体（箭头）。E. 栓塞前 DSA。F. 栓塞后 DSA 显示流入 FA 的残余造影剂（箭头）（From Brzozowski K, Frankowska E, Piasecki P, et al. The use of routine imaging data in diagnosis of cerebral pseudoaneurysm prior to angiography, Eur J Radiol. 80:e401–e409, 2011.）

治疗

虽然目前还没有普遍认可的治疗原发性霹雳性头痛的方法，但下面的指南可能会对治疗这种不常见的头痛有所帮助。第一位也是最重要的，如果检查结果未发现颅内病变或其他严重威胁生命疾病的证据，则需后续持续反复再确认患者没有卒中或者颅内肿瘤。一般而言，应该避免使用治疗头痛的常规药物，因为其主要作用机制是收缩血管（如麦角类和曲坦类药物），有报道显示静脉内输注尼莫地平可能有助于终止急性发作和预防复发。鉴于加巴喷丁有良好的风险收益比，也被提倡用于治疗原发性霹雳性头痛。

并发症和注意事项

诊断和治疗原发性霹雳性头痛的并发症和注意事项总体来讲可以分为三方面。第一，未识别出蛛网膜下隙出血的前哨出血，在严重并发症和死亡发生之前未进行评估和治疗。第二，误诊导致的非必需的检查，尤其是脑血管造影，这种检查本身就有较高的并发症甚至死亡。第三，包括医源性因素以及由于使用药物（如麦角类；曲坦类）治疗原发性霹雳性头痛而导致的罕见死亡，这类药物不仅不能治疗此类疼痛，而且有显著的不良反应。

临床要点

原发性霹雳性头痛是一种排他型诊断。它很容易误诊为蛛网膜下隙出血的前哨性头痛，考虑到蛛网膜下隙出血的高发病率和死亡率，临床医师常会进行紧急检查以确认。如果缺少阳性的神经系统体征应提示医师朝着良性原发性头痛的方向考虑，包括原发性霹雳性头痛、咳嗽性头痛、用力性头痛、非典型偏头痛，以及性相关头痛，但这不意味着紧急检查头部 CT 和脑脊液没有必要。

原书参考文献

Anderson T: Current and evolving management of subarachnoid hemorrhage, Crit Care Nurs Clin North Am 21:529–539, 2009.

Chih-Ming H, Ya-Ju L, Yang-Kai F, Shih-Pin C, Tzu-Hsien L: Isolated thunderclap headache during sex: orgasmic headache or reversible cerebral vasoconstriction syndrome? J Clin Neurosci 17:1349–1351, 2010.

de Bruijn SFTM, Stam J, Kappelle LJ: CVST Study Group: Thunderclap headache as first symptom of cerebral venous sinus thrombosis, Lancet 348:1623–1625, 1996.

Janardhan V, Biondi A, Riina HA, et al: Vasospasm in aneurysmal subarachnoid hemorrhage: diagnosis, prevention, and management, Neuroimaging Clin N Am 6:483–496, 2006.

Linn FHH: Primary thunderclap headache. In: Aminoff MJ, editor: Handbook of clinical neurology, vol 97, New York, 2010, Elsevier, pp 473–481.

Manno EM: Subarachnoid hemorrhage, Neurol Clin 22:347–366, 2004.

Newfield P: Intracranial aneurysms: vasospasm and other issues. In Atlee JL, editor: Complications in anesthesia, ed 2, Philadelphia, 2007, Saunders, pp 719–723.

Palestrant D, Connolly ES: Subarachnoid hemorrhage, Neurobiol Dis 265–270, 2007.

Pouration N, Dumont AS, Kassell NF: Subarachnoid hemorrhage. In Alves W and Skolnick B, editors: Handbook of neuroemergency clinical trials, New York, 2006, Elsevier, pp 17–44.

第 9 节

睡眠性头痛
（HYPNIC HEADACHE）

ICD-9 编码 **339.81**

ICD-10 编码 **G44.81**

临床综合征

睡眠性头痛也称为"闹钟头痛"，这种头痛的特点是总会在每晚睡觉时同一时间被头痛扰醒，是一种不常见的头痛。睡眠性头痛的持续时间比较短，一般不超过 15 分钟，常在患者睡着后出现（图 9-1）。研究显示睡眠性头痛最常发生于睡眠的快速动眼期（REM）。其发作频繁，平均每个月会发作至少 15 次以上。疼痛的位置不固定，程度为中度，性质为酸痛。丛集性头痛也会发生在睡眠时间，但不同的是睡眠性头痛没有自主神经症状和体征。睡眠性头痛发病年龄段是 50~60 岁，平均发病年龄是 63 岁，在女性中常见。

症状和体征

睡眠性头痛与神经系统疾病和骨骼肌肉疾病没有明显的关系。比较特别的是睡眠性头痛没有自主神经症状或体征，这点与丛集性头痛不同。另外，丛集性头痛和偏头痛可有局部神经系统体征和全身症状，而睡眠性头痛没有，仅仅会有比较罕见的恶心感。睡眠性头痛的发病年龄段是 50~60 岁。头痛没有特定的位置，有 66% 的患者疼痛发生在双侧。如果头痛是单侧，更倾向于每晚都发生在同一侧。临床医师感到惊奇的是，患者烦恼的睡眠性头痛几乎在每晚熟睡的同一时间发生。由于睡眠性头痛一般发生在中老年患者身上，因此在诊断时一定要排除其他疾病，例如咳嗽性头痛和霹雳性头痛。临床医师必须仔细寻找其他可能引起头痛的原因，如颅内病变和全身性疾病。

检查

头 MRI 能很好地显示患者颅腔及其内容物的信息。MRI 精确度高，对发现那些可能造成患者灾难后果的大脑及脑干病变非常有用，包括肿瘤和脱髓鞘疾病等。MRI 也可以判定与睡眠性头痛症状相似的颅内动脉瘤渗漏引起的出血病变。MRA 也有助于发现动脉瘤等引起患者神经系统症状的血管疾病。对于那些不能行 MRI 检查的患者（如安装起搏器），CT 也是不错的选择。如果怀疑有颅内出血，即使在 MRI 或 CT 中未发现出血，也应行腰椎穿刺检查。睡眠性头痛患者都应行颈椎 X 线检查，可以帮助评估是否有 Chiari 畸形。

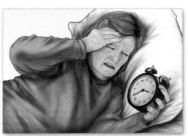
第 1 天深夜：2:34 AM

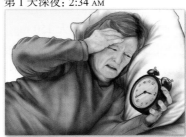
第 2 天深夜：2:34 AM

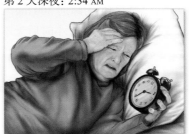
第 3 天晚上：2:34 AM

图 9-1　睡眠性头痛又称闹钟头痛，患者倾向于每晚在同一时间被头痛扰醒

如果对于睡眠性头痛的诊断仍存在疑问，可以进行实验室检查，包括血液常规检测、红细胞沉降率、血生化检查。如怀疑青光眼可以检测眼压。

鉴别诊断

睡眠性头痛是综合临床症状、查体、X 线、MRI、MRA 得出的诊断。虽然通过其特有的夜间相同时间的头痛可以帮助医师轻松诊断，但也应注意与睡眠性头痛症状相似的头痛综合征进行鉴别，包括不常见的良性用力性头痛、冰锥样头痛、性相关头痛。医师必须考虑其他发病率更高的夜间头痛的疾病，如丛集性头痛、睡眠呼吸暂停引起的头痛、夜间高血压、镇痛药反弹性头痛、颅内压升高等（表 9-1）。

睡眠性头痛偶尔会与累及第 I 支的三叉神经痛或脱髓鞘疾病混淆。累及第 I 支的三叉神经痛不常见，其特点是有激痛点和痛性抽搐。脱髓鞘病变常伴有其他神经系统体征，包括视神经炎和其他运动、感觉异常。慢性发作性偏头痛和丛集性头痛会出现一侧眼睛发红流泪、鼻塞、流涕，这些症状在睡眠性头痛不会出现。偏头痛可伴或不伴有神经系统体征，我们称为先兆，患者常出现一些全身性症状，如恶心、畏光，睡眠性头痛不会出现这些症状。

治疗

吲哚美辛和碳酸锂可用于治疗睡眠性头痛，其中吲哚美辛对于单侧头痛的患者效果略佳。吲哚美辛的起始剂量为每天 25 mg，使用 2 天后逐渐调整至 25 mg 每天 3 次，剂量逐渐增加最多不超过每天 150 mg。吲哚美辛应小心使用，以防出现消化性溃疡和肾功能受损。治疗头痛的专家还发现 COX-2 抑制剂对良性睡眠性头痛有效。碳酸锂可以治疗丛集性头痛，且以同样的方式，已证实碳酸锂对以时间生物学为基础的疾病有效，如丛集性头痛和双向情感障碍。但应注意碳酸锂的治疗浓度范围很窄，应谨慎使用，起始剂量为睡前 300 mg，48 小时后增加至 300 mg 每天 2 次。如果 48 小时后无不良反应，剂量可增加至 300 mg 每天 3 次。有学者报道加巴喷丁和普瑞巴林可减少睡眠性头痛的发作频率和疼痛程度。与丛集性头痛不同的是，吸氧对治疗睡眠性头痛没有效果。

并发症和注意事项

如果没有正确诊断睡眠性头痛，同时忽略了可出现类似临床表现的其他疾病，如颅内占位或脱髓鞘等可有类似临床表现，那会对患者造成危险。所有怀疑睡眠性头痛的患者都应该行 MRI 和 MRA 检查。青光眼也会出现间断的眼部疼痛，如未能及时诊断，可能最终导致失明。

临床要点

任何表现为夜间头痛的患者都应被认真对待。虽然统计显示大多数夜间头痛都是由良性疾病引起，但少数患者有潜在威胁生命的疾病。诊断睡眠性头痛需要采纳完整的、特定的头痛病史，并进行详细的体格检查。医师必须能将睡眠性头痛和其他颅内病变鉴别开来，如肿瘤、全身性疾病（夜间高血压）。睡眠性头痛应常规进行神经系统查体，如果有神经系统异常，就不应考虑良性的睡眠性头痛的诊断，而是仔细寻找其他病因。

原书参考文献

Alberti A: Headache and sleep, Sleep Med Rev 10:431–437, 2006.

Berciano J, Poca M-A, García A, Sahuquillo J: Paroxysmal cervicobrachial hypnicinduced pain in a patient with syringomyelia extending into spinal cord posterior gray horns, J Neurol 254:678–681, 2007.

Chen Y-Y, Lirng J-F, Fuh J-L, et al: Primary hypnic headache is associated with posterior fossa crowdedness: a morphometric MRI study, Cephalalgia 24: 694–699, 2004.

Fowler MV, Capobianco DJ, Dodick DW: Headache in the elderly, Semin Pain Med 2:123–128, 2004.

Manni R, Ghiotto N: In Aminoff M, editor: Handbook of clinical neurology, New York, 2010, Elsevier, pp 469–472.

Pascual J: Primary hypnic headache, Curr Pain Headache Rep 9:272–276, 2005.

Pascual J, González-Mandly A, Martín R, Oterino A: Headaches precipitated by cough, prolonged exercise or sexual activity: a prospective etiological and clinical study, J Headache Pain 9:259–266, 2008.

Waldman SD: Arnold Chiari malformation type I. In Waldman SD, Campbell RS, editors: Imaging of pain, Philadelphia, 2011, Saunders, pp 27–28.

Waldman SD: Arnold Chiari malformation type II. In Waldman SD, Campbell RS, editors: Imaging of pain, Philadelphia, 2011, Saunders, pp 29–30.

表 9-1
与睡眠性头痛相似的夜间头痛
丛集性头痛
睡眠呼吸暂停相关的头痛
夜间高血压相关的头痛
颅内压增高引起的头痛
镇痛药反弹性头痛

第 10 节

硬币状头痛
（NUMMULAR HEADACHE）

ICD-9 编码 **784.0**

ICD-10 编码 **R51**

临床综合征

硬币状头痛是一种不常见慢性头痛综合征，其特点是发生在头皮局部如同硬币形状的疼痛，为持续性交杂着发作性颠簸刺戳样（jabs and jolts）的轻到中度疼痛。疼痛大多位于头顶区域，为单侧的单一区域的疼痛，很少转换至对侧。头痛所在的头皮区域可对触摸和刺激比较敏感，比如梳头会加重疼痛。硬币状头痛在女性中发生的频率略高一些，很少在 40 岁之前出现，但有文献报道偶尔出现在儿童时期。硬币样头痛也称之为硬币形状样头痛。

症状和体征

硬币状头痛表现为单一区域的疼痛和敏感性，最常见于头顶区域（图 10-1）。疼痛常为单侧，且极少转换至对侧，罕有报道为双侧发病。一些患者描述头痛区域持续性钝痛和敏感性，并叠加有阵发性刺痛感。硬币状头痛为一种慢性头痛，偶尔会自行缓解。长期的疼痛使得患者总认为自己患有脑肿瘤，所以一些患者常常伴有焦虑和抑郁。

检查

头 MRI 能很好地显示患者颅腔及其内容物的病变。MRI 精确度高，能够发现那些可造成患者灾难性后果的颅内及脑干病变，包括肿瘤和颅骨病变（图 10-2）。MRA 有助于识别动脉瘤等引起患者神经系统症状的血管疾病。对于那些不能行 MRI 检查的患者（如安装起搏器），CT 也是不错的选择。如果考虑到需要与骨折或骨性异常如转移瘤等鉴别，可选择核素骨扫描和 X 线

等检查。

如果对于硬币状头痛的诊断还存在疑问，可以进行实验室检查，包括血液常规检测、红细胞沉降率、血生化检测。

鉴别诊断

硬币状头痛是基于临床症状、体格检查、X 线和 MRI 综合得出的诊断。与硬币状头痛相似的疾病包括慢性发作性偏头痛和颠簸刺戳样头痛。累及第 I 支的三叉神经痛不常见，其特点是有激痛点和痛性抽搐。脱髓鞘疾病常会发现其他神经系统体征，包括视神经炎和其他运动、感觉异常。慢性发作性偏头痛的持续时间比硬币状头痛的持续时间长，并会伴有一侧眼睛的发红和流泪。

治疗

吲哚美辛对治疗硬币状头痛有效果。如果对吲哚美辛没有反应，就应对诊断提出质疑。吲哚美辛的起

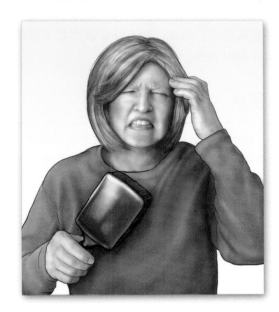

图 10-1　硬币状头痛的患者表现为头皮单一区域的疼痛和敏感

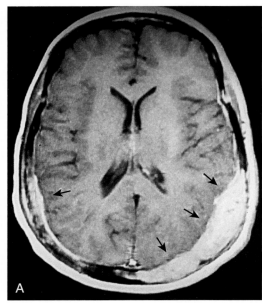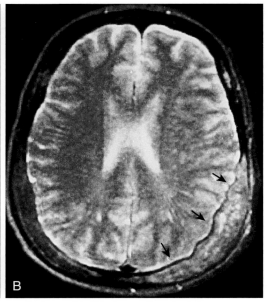

图 10-2　颅骨转移瘤

A. T1 加强 MRI 显示板障内异常的增强信号（箭头）。左侧颅顶骨肿胀，内板受累较外板重。B. T2 相显示颅顶骨内不均匀的高信号（箭头）。在更高层面的图像中已经无法看到右侧颅顶骨的损伤

始剂量为每天 25 mg，使用 2 天后逐渐滴定至 25 mg 每天 3 次，剂量逐渐增加最多不超过每天 150 mg。吲哚美辛应小心使用，以防出现消化性溃疡和肾功能受损。有报道 COX-2 抑制剂和加巴喷丁对良性睡眠性头痛有效。如果有睡眠障碍和抑郁情绪可使用三环类抗抑郁药，如去甲替林，起始剂量为睡前 25 mg。

并发症和注意事项

如果没有正确诊断硬币状头痛，同时忽略了可出现类似临床表现的疾病，如颅内占位或颅骨病变等，会对患者造成危险。因此，所有怀疑硬币状头痛的患者都应该行 MRI 检查。

临床要点

诊断硬币状头痛需要仔细询问是否有特征性的病史。患者的神经系统查体应正常。如果神经系统查体异常，就不应考虑硬币状头痛，并仔细寻找其他可能的神经系统病因。

原书参考文献

Cohen GL: Nummular headache: what denomination? Headache 10:1417–1418, 2005.

Evens RW, Pareja JA: Nummular headache, Headache 45:164–165, 2005.

Mathew NT: Indomethacin responsive headache syndromes, Headache J Head Face Pain 21:147–150, 1981.

Pareja JA, Caminero AB, Serra J, et al: Nummular headache: a coin-shaped cephalgia, Neurology 58:1678–1679, 2002.

Pareja JA, Pareja J, Barriga FJ, et al: Nummular headache: a prospective series of 14 new cases, Headache 44:611–614, 2004.

Pareja JA, Pareja J, Yangüela J: Nummular headache, trochleitis, supraorbital neuralgia, and other epicranial headaches and neuralgias: the epicranias, J Headache Pain 4:125–131, 2003.

颞动脉炎相关头痛
(HEADACHE ASSOCIATED WITH TEMPORAL ARTERITIS）

ICD-9 编码　**7446.5**

ICD-10 编码　**M31.6**

临床综合征

顾名思义，颞动脉炎相关头痛主要位于颞部，额部和枕部通常也会有继发性疼痛。颞动脉炎通常在 60 岁以后起病，男女性别比为 1:3。因为在含弹性蛋白的动脉（包含颞动脉、眼动脉及颈外动脉等）有多核巨细胞浸润，颞动脉炎也称为巨细胞性动脉炎（图 11-1，A）。大约一半的颞动脉炎患者同时合并风湿性多肌痛（polymyalgia rheumatica）。

症状和体征

大部分颞动脉炎患者会出现头痛，通常位于颞部，呈持续性。颞动脉炎相关头痛的性质通常为轻中度酸痛。颞动脉炎患者也可表现为头皮疼痛，以至于梳头、触碰枕部的动作都令患者不适。

虽然大多数颞动脉炎患者有颞部疼痛，但是间歇性下颌跛行才是诊断疾病的特定症状（图 11-1，B）。除非有其他明确原因，老年患者出现咀嚼时下颌疼痛，应该考虑继发于颞动脉炎的可能。临床如果高度怀疑颞动脉炎，建议立即开始糖皮质激素治疗（详见治疗）。之所以要立即治疗的原因，是因为是颞动脉炎有可能出现视神经缺血，从而造成无痛性单侧眼睛视力减退。

除了上述症状和体征，颞动脉炎患者还会有肌痛

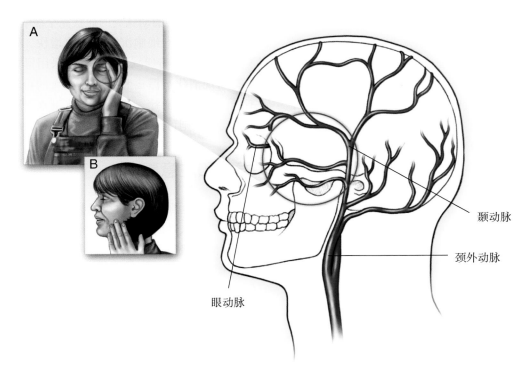

颞动脉

颈外动脉

眼动脉

图 11-1　**颞动脉炎**
A. 颞动脉炎通常在 60 岁以后起病，男女性别比为 1:3。B. 诊断颞动脉炎的必要条件是间歇性下颌跳痛

和晨僵。除非患者因为其他系统性疾病（如风湿性多肌痛等）长期使用激素治疗，否则炎性肌肉疾病和很多其他免疫性疾病相关的肌肉无力症状不应该在颞动脉炎患者身上出现。患者同时合并一些非特异症状，如疲劳、体重减轻、夜间盗汗、抑郁等。

查体可触及肿胀、坚硬呈结节样的颞动脉，其搏动通常减弱，并有触痛，患者常有头皮触痛。眼底检查可见视神经盘苍白、水肿。颞动脉炎患者通常表现为慢性病容，抑郁，或两者兼有。

检查

所有怀疑颞动脉炎的患者都需要查红细胞沉降率。有超过 90% 的患者红细胞沉降率快于 50 mm/h。经过活检证实为颞动脉炎的患者中只有不足 2% 的患者红细胞沉降率正常。理想情况下，查红细胞沉降率最好在开始糖皮质激素治疗之前，因为疾病早期红细胞沉降率增快不仅有助于诊断，也是判断治疗是否有效的指标。红细胞沉降率是个非特异的指标，其他疾病如恶性肿瘤和感染等亦可出现类似颞动脉炎的临床表现，其红细胞沉降率亦明显增快。临床若需要明确颞动脉炎的诊断，必须行颞动脉活检。

因为颞动脉活检简单易行且安全性好，所以最好所有怀疑颞动脉炎的患者都进行活检。在活检动脉中发现巨细胞炎性浸润是该疾病的典型表现。动脉内膜水肿及内弹力层破坏更有助于确定诊断。少部分患者有典型颞动脉炎的临床症状和体征，且红细胞沉降率显著增快，但颞动脉活检却为阴性。前文已经提到，临床高度怀疑颞动脉炎的患者需要马上检查红细胞沉降率，然后进行激素治疗。所有怀疑该病的患者都需要进行血液常规检测、血生化检查，包括甲状腺功能检查等，旨在帮助排除一些在临床表现上很像颞动脉炎的疾病。

如果颞动脉炎的诊断存在疑问，则颅脑 MRI 可为临床医师提供关于患者颅腔及其内容物的最好信息。MRI 可精确度高地识别那些可能造成患者继发神经系统灾难性后果的大脑及脑干病变，包括肿瘤和脱髓鞘疾病等；更重要的是，MRI 有助于识别颅内动脉瘤渗漏引起的出血等情况。MRA 有助于发现动脉瘤等引起患者神经系统症状的血管疾病。对于不能行 MRI 检查的患者（如安装起搏器），CT 也是不错的选择。即便在 CT 和 MRI 上未见颅内出血表现，如果临床仍然怀疑颅内出血，可行腰椎穿刺检查。如怀疑青光眼可以进行眼压检测。

鉴别诊断

颞动脉炎相关头痛的临床诊断需要基于病史、颞动脉查体异常、影像学无异常、红细胞沉降率增快，以及阳性的颞动脉活检结果综合而定。可出现颞动脉炎类似头痛症状的综合征包括紧张性头痛、脑肿瘤、其他类型动脉炎、累及第 I 支的三叉神经痛、脱髓鞘疾病、偏头痛、丛集行头痛以及慢性发作性偏头痛等。累及第 I 支的三叉神经痛比较少见，有典型的激痛点和痛性抽搐。脱髓鞘疾病通常合并其他神经系统异常，包括视神经炎以及其他运动及感觉异常。慢性发作性偏头痛和丛集性头痛的疼痛可伴随同侧眼球红肿流泪，鼻充血以及流涕。颞动脉炎相关头痛无任何上述表现。偏头痛可伴或不伴无痛的神经系统表现，称之为先兆，但患者通常有某些全身系统症状，比如恶心和畏光，而这些症状在颞动脉炎相关头痛是不常见的。

治疗

颞动脉炎及其相关头痛的主要治疗是早期使用激素。如果有视觉症状，建议初始采用 80 mg 甲泼尼龙。该剂量需要维持到颞动脉炎的症状完全缓解。之后如果临床症状稳定，红细胞沉降率不再增快，则剂量按每周 5 mg 的速度进行递减。同时需要采用胃黏膜保护剂，因为有出现消化道溃疡和胃肠道出血的可能。如果患者不能耐受激素治疗，或在其维持量水平下仍出现较大不良反应，则可用咪唑硫嘌呤进行下步治疗。

并发症和注意事项

如果临床医师未能及时识别诊断并治疗颞动脉炎，有可能导致永久性的失明。若未能正确诊断颞动脉炎相关头痛，同时遗漏了可能存在的颅内疾病或脱髓鞘疾病（可以类似颞动脉炎相关头痛的表现），那患者可能会发生危险。所有怀疑颞动脉炎相关头痛的患者都要进行 MRI 检查。如漏诊青光眼，则会出现间断的眼部疼痛，最终导致永久性失明。

临床要点

颞动脉炎相关头痛的诊断需要一个详细的、特征性的头痛病史。如上所述，下颌跳痛是颞动脉炎诊断的特定症状，故所有老年头痛患者都需要检查是否有下颌跳痛。未能及时有效地识别、诊断和治疗颞动脉炎将可能导致永久性失明。

原书参考文献

Hazelman BL: Polymyalgia rheumatica. In Waldman SD, editor: Pain management, Philadelphia, 2009, Saunders, pp 449–454.

Paget SA, Spiera RF: Polymyalgia rheumatica and temporal arteritis. In Goldman L, Ausiello D, editors: Cecil medicine, 23rd ed, Philadelphia, 2007, Saunders, pp 1123–1127.

Waldman SD: Connective tissue diseases. In Waldman SD, editor: Pain review, Philadelphia, 2009, Saunders, pp 431–448.

Waldman SD: Temporal arteritis. In Waldman SD, editor: Pain review, Philadelphia, 2009, Saunders, pp 222–223.

第 12 节

硬膜穿刺后头痛
（POST-DURAL PUNCTURE HEADACHE）

ICD-9 编码 **349.0**

ICD-10 编码 **G97.1**

临床综合征

当硬膜因意外或穿刺时次剖之后，就可能引起头痛的。硬膜穿刺后头痛的临床表现比较典型，因此如果能考虑到这种可能性，则诊断并不困难。当硬膜在罕见的情况下（如突然咳嗽、喷嚏）破裂时，临床医师如果未能意识到存在硬膜破裂的可能，则诊断会比较困难。硬膜穿刺后头痛的症状和较少临床的体征，究其原因是由于脑脊液持续从蛛网膜下隙渗漏后的低颅压造成的。

硬膜穿刺后头痛的症状在患者自平卧位转为直立位的即刻就可出现，1~2 分钟到达疼痛峰值，而患者恢复平卧后，数分钟内逐渐消退。头痛呈搏动样，性质剧烈，且随患者直立位时间延长而加重。头痛通常为双侧，位于额、颞和枕区。伴随头痛的通常有眩晕、恶心和呕吐，特别是患者保持直立位较长时间以后。如果出现脑神经麻痹，则可表现为视力障碍。

症状和体征

诊断硬膜穿刺后头痛通常是基于病史而不是体格检查，大部分患者神经系统查体无异常。如果持续存在脑脊液漏，或患者直立位时间过长，可出现脑神经麻痹，最容易累及的是第 VI 组脑神经。这些症状可以是一过性的，也可能永久性的，特别在那些神经本身易受累及的患者如糖尿病患者。如果神经系统查体出现异常体征，则需要考虑其他原因造成的头痛，比如蛛网膜下隙出血等。

硬膜穿刺后头痛诊断的必要条件是：头痛以及恶心、呕吐等伴随症状出现于患者从平卧位变成直立位的时候（图 12-1）。如果有硬膜穿刺（如腰穿、腰麻、脊髓造影），或者意外硬膜破裂如硬膜外阻滞失误、脊柱手术

损伤硬膜等病史，通常明确支持该诊断。还有前文及类似于硬膜穿刺后头痛，自发性姿势性头痛可出现于剧烈的咳嗽、打喷嚏之后被认为与硬膜创伤性撕裂有关。这种情况下，诊断硬膜穿刺后头痛是一种排他性诊断。

检查

MRI 平扫或强化对于确定诊断硬膜穿刺后头痛非常有帮助。通常存在硬膜强化以及小脑扁桃体下移。还能看到脑池和硬膜下腔显影不佳，以及硬膜外积液。

如果患者有硬膜穿刺的病史，并出现典型的硬膜穿刺后头痛，则不需要进一步检查，除非怀疑感染或者蛛网膜下隙出血。在这种情况下，可以进行腰穿、血液常规检测及红细胞沉降率等检查。

鉴别诊断

如果临床医师注意到患者有硬膜穿刺病史，通常能做出硬膜穿刺后头痛的诊断。诊断不明通常是因为没有怀疑到与硬膜穿刺有关。偶尔，硬膜穿刺后头痛可因为其伴随的恶心、呕吐以及视物模糊等症状被误诊为偏头痛。任何硬膜穿刺的患者都有感染的可能，如果患者有高热，腰穿和血液常规检测检查必不可少，并开始使用可覆盖耐药葡萄球菌的抗生素。合并高热情况下，采用 MRI 检查可以帮助除外硬膜外脓肿。蛛网膜下隙出血也可以出现类似硬膜穿刺后头痛的症状，但是 MRI 头颅检查通常可以识别。

治疗

硬膜穿刺后头痛的主要治疗方法是采用自体血进行硬膜外注射。这种技术被称作硬膜外血膜片，对于治疗硬膜穿刺后头痛非常有效。在严格无菌情况下，将 12~18 ml 的自体血缓慢注射到硬膜穿刺部位的硬膜外腔。患者保持平卧位 12~24 小时。90% 的患者 2~3 小时后症状即开始减轻。约 10% 的患者短暂减轻，但恢

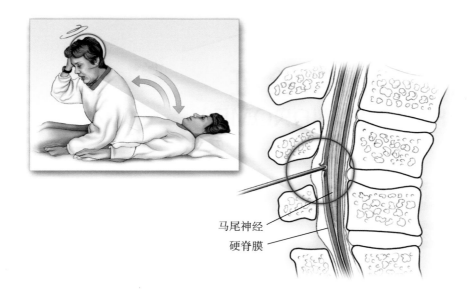

马尾神经
硬脊膜

图 12-1　硬膜穿刺后头痛诊断的必要条件是头痛出现于患者从平卧位变成直立位的时候

复直立位时症状复发，这些患者需要在 24 小时内再进行一次治疗。

　　如果患者有较严重的恶心和呕吐，则止吐、补液治疗可以帮助其加速康复。一些临床医师建议用酒精饮料抑制抗利尿激素的分泌从而增加脑脊液分泌。也有报道咖啡因能有效治疗硬膜穿刺后头痛。

并发症和注意事项

　　未能及时识别、诊断和治疗硬膜穿刺后头痛可让患者遭受很大痛苦。如果脑脊液压力持续偏低，可以出现脑神经功能损伤。通常脑神经功能损伤是暂时的，但是少数患者可能持续存在，特别本身神经系统脆弱的患者，如糖尿病患者。所有怀疑硬膜穿刺后头痛的患者，都需进行头颅 MRI 检查。如未能诊断中枢神经系统感染，则会导致严重的病死率。

临床要点

　　硬膜穿刺后头痛的诊断需要仔细询问头痛相关病史。体位相关性头痛为其特异性症状，其存在强烈提示临床医师要考虑该诊断。采用更细的穿刺针，平行硬膜纤维斜向进针，有可能降低腰穿、脊髓造影或腰麻等操作后头痛的发生率。特制的无损伤穿刺针可更进一步降低硬膜穿刺后头痛的发生率。

原书参考文献

Ghaleb A, Pablo C, Mandoff VL, Albataniah J, Candido K: Postdural puncture cephalgia, Semin Pain Med 2:215–219, 2004.

Harrington BE: Postdural puncture headache, Adv Anesth 28:121–146, 2010.

Neal JM: Update on postdural puncture headache, Tech Reg Anesth Pain Manage 2:202–210, 1998.

Waldman SD, Feldstein GS, Allen ML: Cervical epidural blood patch for treatment of cervical dural puncture headache, Anesth Rev 14:23–25, 1987.

第 13 节

Ramsay Hunt 综合征
（RAMSAY HUNT SYNDROME）

ICD-9 编码　**053.11**

ICD-10 编码　**B02.21**

临床综合征

Ramsay Hunt 综合征指的是累及膝状神经节的水痘 - 带状疱疹病毒（varicella-zoster virus，VZV）感染，该综合征是由于膝状神经节内的 VZV 再次激活造成的。VZV 也是水痘的病因，对 VZV 无免疫的个体，首次感染 VZV 临床表现为儿童期出现水痘。在 VZV 首次感染期间，病毒有可能侵入膝状神经节并潜伏。通常病毒在膝状神经节内保持休眠状态，可没有明显临床表现。部分患者由于免疫力下降等情况，病毒可再次激活，沿膝状神经节纤维分布区播散，造成带状疱疹典型的疼痛和皮肤损伤。为什么只有部分患者病毒会再次激活，其原因尚不明确，但理论上可能是细胞介导的免疫功能下降造成病毒在膝状神经节复制，并播散到相应的感觉神经。恶性肿瘤的患者（特别是淋巴瘤）、免疫抑制治疗的患者（放疗、化疗、使用激素等），以及慢性病患者比健康人群更容易发生急性带状疱疹。这些患者的共同特点是细胞介导的免疫功能下降，这可能是 VZV 发生再次激活的原因。同样也可以解释为什么 60 岁以上人群带状疱疹发病率大大提高，而 20 岁以下人群并不常见。

三叉神经第 I 支分布区是容易发生急性带状疱疹的第二常见部位，仅次于胸部皮节区域。偶尔病毒会侵犯膝状神经节，造成面部疼痛、听力丧失、眩晕、耳部疱疹和疼痛。这一系列症状称为 Ramsay Hunt 综合征，必须与累及三叉神经第 I 支的带状疱疹进行鉴别。

症状和体征

病毒再次激活后，导致神经节炎和外周神经炎，造成疼痛，一般分布在膝状神经节感觉纤维支配区。疼痛可伴随流感样症状，可由钝痛、酸痛逐步进展至神经炎性触痛。大部分患者在皮肤疱疹出现前 3~7 天就会出现疼痛，常常导致错误诊断（见鉴别诊断部分）。而当典型的皮肤带状疱疹出现以后，临床诊断就比较容易了。与水痘一样，带状疱疹的皮疹首先为片状斑疹，迅速变成丘疹，然后出现水疱（图 13-1）。

随着疾病进展，水疱逐渐皱缩，发生结痂。受累区域皮肤疼痛剧烈，任何活动或触碰（如衣服或床单）都会加剧疼痛。开始愈合后，结痂逐渐脱落，在皮疹区域遗留粉红色瘢痕，随之颜色逐渐变浅并萎缩。

大部分患者随着皮肤损伤的修复，痛觉过敏和疼痛也逐渐消失；而有部分患者在皮肤愈合后疼痛和神经症状仍持续存在（图 13-2）。急性带状疱疹最常见、也最让患者痛苦的后遗症是带状疱疹后神经痛，其在老年人的发生率较一般人群更高。带状疱疹后神经痛症状可为

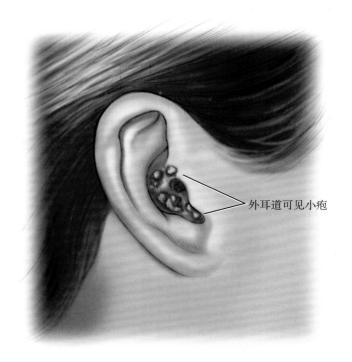

外耳道可见小疱

图 13-1　Ramsay Hunt 综合征是由膝状神经节水痘 - 带状疱疹病毒感染导致

轻微的自限性疼痛，也可为严重的持续的烧灼样疼痛，轻触、活动、焦虑甚至温度变化都会加重疼痛。疼痛剧烈、持续不缓解，可完全破坏患者的正常生活，甚至造成患者自杀。为了避免带状疱疹这种临床自限性的疾病发展成灾难性的后遗痛，临床医师必须对膝状神经节带状疱疹的患者采用任何可能的措施进行治疗。

检查

虽然大部分膝状神经节带状疱疹感染依靠临床情况很容易做出诊断，但偶尔也需要一些检查来确定诊断。对于可能造成混淆的由于其他疾病导致的皮肤破损，如 AIDS 患者出现了 Kaposi 肉瘤，这些检查是必须的。对于这些患者，从新鲜水疱基底取样涂片镜检，若发现多核巨细胞以及嗜酸性粒细胞浸润，可确定诊断急性带状疱疹。若要将急性带状疱疹与单纯疱疹感染鉴别，可对水疱液进行免疫荧光检查。

鉴别诊断

所有膝状神经节带状疱疹感染的患者需要仔细临进行床评估，包括完整的病史和体格检查，以除外那些造成患者免疫力下降的肿瘤和全身性疾病。同时通

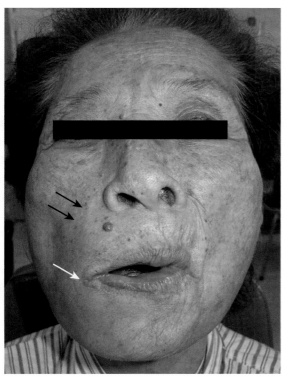

图 13-2　神经检查示右侧鼻唇沟消失（黑色尖头）和右侧嘴角下垂（白色箭头）(From Taguchi T, Ueda S, Kudo T, et al: Ramsay-Hunt syndrome, J Infect 62:180–181, 2011.)

过观察临床表现，可早期发现可能出现的并发症，如脊髓炎或病毒播散等。膝状神经节分布区域疼痛的其他原因还包括三叉神经痛、鼻窦炎、青光眼、球后肿瘤、感染性疾病如 Tolusa-Hunt 综合征，以及颅内肿瘤等。

治疗

对于膝状神经节急性带状疱疹患者的治疗主要分为以下两方面：①迅速缓解急性疼痛和其他症状；②防止出现并发症，包括带状疱疹后神经痛。大部分疼痛专家的共识是，越在疾病的早期开始治疗，发生带状疱疹后神经痛的可能性越小。由于老年人更容易发生带状疱疹后神经痛，因此尤其需要早期干预。

神经阻滞

用局部麻醉药和糖皮质激素对星状神经节注射治疗，阻滞交感神经，似乎可缓解膝状神经节急性带状疱疹的症状，防止出现带状疱疹后神经痛。交感神经阻滞起作用的原因认为是阻断了由病毒浸润神经节和神经造成的交感神经兴奋。如果不进行干预，交感神经张力过高会造成神经内毛细血管供血减少，神经缺血水肿，从而进一步加重缺血，直至神经发生不可逆损伤。

随着疱疹开始结痂，可在局部麻醉药基础上增加糖皮质激素使用量，可减少神经瘢痕形成，减少远期疱疹后神经痛的发生率。对交感神经的阻滞需要持续进行，直到患者疼痛消失，如果疼痛复发，需要再次进行阻滞。若未能早期迅速持续地进行交感神经阻滞，患者（特别是老年人）容易终身遭受带状疱疹后神经痛折磨。偶尔有患者对星状神经节阻滞无效，而对三叉神经阻滞有效。

阿片类镇痛药

在带状疱疹急性期，在进行神经阻滞的同时应用阿片类药物有助于缓解疼痛，但对神经炎性疼痛效果不佳。在星状神经节阻滞的同时，口服长效阿片类镇痛药（如口服吗啡控释片或美沙酮）可辅助镇痛，注意要按时给药，而不是按需给药。由于大部分急性带状疱疹患者为老年人或伴严重多系统疾病，口服阿片类药物必须严密监测不良反应（如眩晕、意识模糊等，可造成患者摔倒）。注意添加日常纤维素饮食和氧化镁乳剂等，防止出现便秘。

辅助镇痛药

抗惊厥药如加巴喷丁，可作为治疗膝状神经节急性

带状疱疹患者神经炎性疼痛的一线用药。有研究表明加巴喷丁也有助于防止发生带状疱疹后神经痛。在疾病早期就应使用加巴喷丁，若无明显神经系统不良反应，可与神经阻滞、阿片类镇痛药和其他辅助镇痛药（如抗抑郁药）合用。加巴喷丁的起始剂量为 300 mg 一次睡前口服，然后以每次 300 mg 的增加量逐步滴定剂量，在不良反应允许的前提下，最大日剂量为 3600 mg。若患者神经病理性疼痛明显，且星状神经节阻滞和加巴喷丁效果不佳，可考虑卡马西平。若使用卡马西平，则需要经常查血液常规检测，特别是那些同时接受放射化学治疗的患者。苯妥英钠对治疗神经病理性疼痛也有一定效果，但不能用于淋巴瘤患者，因为苯妥英钠会造成假性淋巴细胞增多状态，造成患者病情难以判断。

抗抑郁药也可以作为疾病一开始治疗的辅助用药。抗抑郁药有助于缓解急性期患者普遍存在的睡眠障碍。此外，抗抑郁药也可缓解一部分神经病理性疼痛，这种疼痛使用阿片类药物治疗效果不佳。治疗数周后，抗抑郁药可对部分患者发挥心境调节作用。患者必须仔细评估有无神经系统不良反应。这类药物可造成尿潴留和便秘，有可能会被误认为带状疱疹脊髓炎。

抗病毒治疗

一部分抗病毒药物如泛昔洛韦和阿昔洛韦等，可缩短急性带状疱疹病程，也有可能阻止病情进展。对于免疫抑制患者，抗病毒药有可能助于减轻症状。抗病毒治疗也可以与上述治疗措施合用。治疗同时必须严密监测药物不良反应。

辅助治疗

疱疹部位使用冰袋可缓解部分患者疼痛。大部分患者在局部热敷时疼痛会加重，可能是细纤维传导加速所致，但对于冷敷无效的患者可能有效，可尝试使用。部分患者经皮神经电刺激或震动治疗可能有效。由于这些治疗方式风险极小，对于那些不能进行交感神经阻滞以及不能耐受药物不良反应的患者，可作为替代治疗。

局部应用硫酸铝软皂有助于疱疹干燥结痂，大多数患者会感觉疼痛减轻。氧化锌油可以作为局部保护剂，特别是针对愈合期对温度敏感这个问题。局部用一次性可吸收性衬垫可保护愈合部位不被衣服或床单碰到。

并发症和注意事项

大部分患者膝状神经节急性带状疱疹是自限性的。在免疫抑制患者或老年人可出现并发症。对于已经合并严重多系统疾病的患者，病毒可出现皮肤和全身播散，程度从轻的水痘样皮疹到致命的全身感染不等。脊髓炎可造成直肠、膀胱麻痹和下肢瘫痪。若累及三叉神经第 I 支，可出现严重的畏光，乃至角膜炎造成失明。

临床要点

由于带状疱疹疼痛通常较皮疹早出现 5~7 天，因此常常被误诊为其他疾病（如三叉神经痛、青光眼等）。在这种情况下，临床医师要嘱咐患者，一旦出现皮疹，马上复诊。部分疼痛专家认为，对于少数免疫力正常患者，病毒激活后，快速的免疫反应可弱化疾病自然病程，可没有急性带状疱疹典型的皮疹表现。若膝状神经节感觉纤维分布区只有疼痛而没有皮疹，则称为无疱疹型带状疱疹，而这只能是排他性诊断。在诊断急性带状疱疹之前，先要除外别的病因。由于 Ramsay Hunt 综合征有造成失聪可能，必须告知患者不要将该并发症误认为是由于星状神经节阻滞造成的。

原书参考文献

Bhagra A, Stead LG: Ramsay Hunt syndrome: a rare entity, Ann Emerg Med 47:579, 2006.

Gantz BJ, Redleaf MI, Perry BP, Gubbels SP: Management of Bell's palsy and Ramsay Hunt syndrome. In Brackmann DE, et al: Otologic surgery, ed 3, Philadelphia,2010, Saunders, pp 335–346.

Persson A, Bergström T, Lindh M, Namvar L, Studahl M: Varicella-zoster virus CNS disease: viral load, clinical manifestations and sequels, J Clin Virol 46:249–253, 2009.

Taguchi T, Ueda S, Kudo T, et al: Ramsay-Hunt syndrome, J Infect 62:180–181, 2011.

Ulusoy Ç, Özkan G, Bektaç D, et al: Ramsay Hunt syndrome in renal transplantation recipient: a case report, Transplant Proc 42:1986–1988, 2010.

Eagle 综合征
（EAGLE SYNDROME）

ICD-9 编码　**756.71**

ICD-10 编码　**M62.89**

临床综合征

Eagle 综合征，（也称为茎突舌骨综合征），是面部疼痛的一种少见疾病，是由于过长的茎突或钙化的茎突舌骨韧带对颈内动脉及其周边结构（如舌咽神经分支）的压迫所造成。Eagle 综合征的疼痛为锐、刺痛，活动下颌或转动颈部的时候诱发疼痛。疼痛自下颌角区域向扁桃体窝、颞下颌关节以及舌根部放射，在扁桃体窝处可存在激痛点。用局部麻醉药和糖皮质激素在茎突舌骨韧带的茎突附着处注射是诊断和治疗 Eagle 综合征的一种办法。

症状和体征

Eagle 综合征是一种排他性诊断。患者表现为突然出现的尖锐神经性疼痛，疼痛自下颌角区域向扁桃体窝、颞下颌关节以及舌根部放射。疼痛由吞咽、活动下颌及转动颈部所诱发（图 14-1）。为中到重度的不愉快感觉。神经系统查体阴性。触及扁桃体窝可诱发疼痛。

检查

对于 Eagle 综合征的患者，茎突区域 X 线及 CT 扫描可以发现过长的茎突，通常伴随茎突舌骨韧带的钙化。用局部麻醉药对茎突舌骨韧带的茎突附着处注射有助于诊断 Eagle 综合征。注射后疼痛缓解提示疼痛的病因在局部，而不是来源于更远处部位，比如舌咽神经痛或者咽后部神经肿瘤（图 14-2）。

鉴别诊断

舌咽神经痛的典型症状是发作性的电击样疼痛，类似于三叉神经痛，而不是 Eagle 综合征因活动所诱发的尖锐刺痛。因为舌咽神经痛可以合并严重的心动过缓和晕厥，所以临床医师必须将两者区分开来。

对于在该解剖区域出现疼痛的患者，临床医师必须评估有无潜在恶性病变的可能。咽喉部、颈前三角区的肿瘤可以有类似 Eagle 综合征的表现。因为与继发于该区域恶性疾病相比，Eagle 综合征发病率低，因此其诊断必须除外其他可能疾病。

治疗

用局部麻醉药和糖皮质激素在茎突舌骨韧带的茎突附着处作多次治疗性注射后，可以缓解很多 Eagle 患者的症状。做该操作前，先画出一条从乳突尖到下颌角的虚拟连线（图 14-3）。茎突一般正好位于连线中点深方。常规皮肤消毒，采用 22 号 5 cm 长穿刺针，接 10 ml 无菌注射器，在虚拟连线中点处垂直皮肤进针，

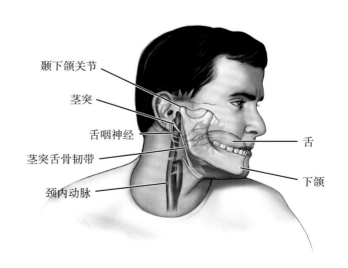

图 14-1　Eagle 综合征疼痛由吞咽、活动下颌及转动颈部所诱发

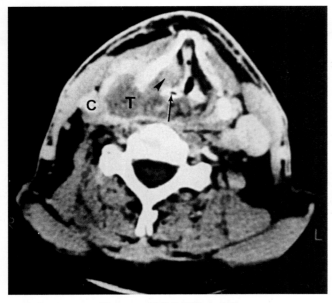

图 14-2　梨状隐窝肿瘤（T）

病变突入甲状软骨和杓状软骨间的甲杓间隙（长箭头）。从正常侧声门旁间隙的脂肪相对比，肿瘤侵犯上喉部声门旁间隙（短箭头）。C. 颈动脉（From Haaga JR, Lanzieri CF, Gilkeson RC [eds]: CT and MR Imaging of the Whole Body, 4th ed. Philadelphia, Mosby, 2003, p 611.）

进针约 3 cm 针尖可触及茎突。触及茎突后，穿刺针稍后撤，退出骨膜或钙化的韧带组织，仔细回抽无血和脑脊液后，缓慢注射 5 ml 的 0.5% 利多卡因，加 80 mg 甲泼尼龙。以后每天按照类似操作治疗，只是甲泼尼龙剂量改为 40 mg。

Eagle 综合征的尖锐刺痛也可以采用加巴喷丁治疗。加巴喷丁初始日计量为 300 mg，睡前单次服用。以后可以每 2 天增加 300 mg 的日剂量进行滴定，直到疼痛缓解或日剂量达到 3600 mg。卡马西平和苯妥英钠也可以作为备选。

并发症和注意事项

该注射技术的主要并发症是损伤颈内静脉和颈动脉。常见操作并发症是局部麻醉药注入血管造成毒性反应以及局部血肿形成。对舌咽神经运动纤维的不可逆阻滞会造成茎突咽肌麻痹从而导致吞咽困难。如果对迷走神经进行了不可逆阻滞，会造成同侧声带麻痹从而导致发声困难。部分患者由于迷走神经阻滞出现反射性心动过速。舌下神经和副神经的不可逆阻滞会导致舌肌和斜方肌无力。

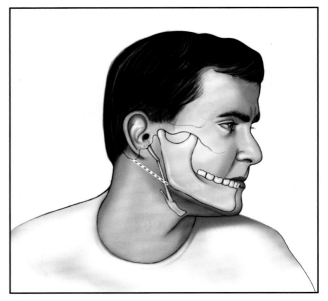

图 14-3　假想的自乳突尖到下颌角连线，在对 Eagle 综合征患者注射治疗时作为进针点的辅助定位

临床要点

Eagle 综合征是面部疼痛的少见原因。因为与继发于该区域恶性疾病相比，Eagle 综合征发病率低，因此其必须是一个排他性诊断。对于在该解剖区域出现疼痛的患者，临床医师必须首先评估有无潜在恶性病变的可能。咽喉部、颈前三角区的肿瘤可以有类似 Eagle 综合征的临床表现。

原书参考文献

Blythe JN, Matthews NS, Connor S: Eagle's syndrome after fracture of the elongated styloid process, Br J Oral Maxillofac Surg 47:233–235, 2009.

Callahan B, Kang J, Dudekula A, Eusterman V, Rabb CH: New Eagle's syndrome variant complicating management of intracranial pressure after traumatic brain injury, Injury Extra 41:41–44, 2010.

Johnson GM, Rosdy NM, Horton SJ: Manual therapy assessment findings in patients diagnosed with Eagle's syndrome: a case series, Man Ther 16:199–202, 2011.

Klécha A, Hafian H, Devauchelle B, Lefévre B: A report of post-traumatic Eagle's syndrome, Int J Oral Maxillofac Surg 37:970–972, 2008.

非典型牙痛
（ATYPICAL ODONTALGIA）

ICD-9 编码	**525.9**
ICD-10 编码	**K08.9**

临床综合征

非典型牙痛（也称为持续性牙齿疼痛综合征）是一组疼痛综合征，其共同特点是牙痛为不能归类为经典的三叉神经痛，呈持续性，但强度可能不同。非典型牙痛多为单侧的疼痛或痉挛，而经典三叉神经痛常为电击样神经痛。绝大多数患非典型牙痛的患者为女性。它可发生在任何年龄，但在 40~50 岁发病率最高。非典型牙痛好发于单个牙齿或其周围区域，其中于上颌区最常见（图 15-1）。

非典型牙痛可伴有头痛，且临床上无法将其与紧张型头痛区分。心理压力是非典型牙痛发生发展中常见的诱发或加剧因素。许多患者也患有抑郁和睡眠障碍。非典型牙痛患者常有牙齿或面部创伤史，包括拔牙、根管治疗、感染或头颈部肿瘤等，但也有很大一部分非典型牙痛的发生无明显诱因。

症状及体征

表 15-1 比较了非典型牙痛和三叉神经痛。三叉神经痛的特征是突然发作的电击样神经痛，而非典型牙痛是恒定的、强度不同的钝痛。三叉神经痛的疼痛几乎是分布在三叉神经某分支的支配范围内，而非典型牙痛通常仅涉及单个牙齿及其周围的牙龈组织或骨骼，且非典型牙痛患者不存在三叉神经痛特征的激痛点。最重要的是，体格检查时未发现疼痛牙齿或邻近牙龈组织有病理改变。

检查

患非典型牙痛患者的头颅 X 线检查通常正常，但它可用于与肿瘤或骨质异常鉴别。脑和鼻窦的磁共振成像（MRI）可帮助鉴别颅内病变，如肿瘤、鼻窦疾病和感染（图 15-2）。如果怀疑有炎性关节炎或颞动脉炎，则需进行全血细胞计数，红细胞沉降率和抗核抗体检测。疼痛牙齿处注射少量局部麻醉剂，可以辅助判断牙齿或相邻结构是否是患者疼痛的来源。选择性神经阻滞可以帮助区分原发性牙齿病变、非典型牙痛及面部反射性交感神经营养不良（表 15-2）。用局部麻醉剂注射疼痛牙齿后，若疼痛完全缓解，表明病变在局部，若疼痛不完全缓解则表明病变位置更靠近中枢。因此，非典型牙痛的诊断是预测三叉神经、相邻骨骼、大脑或脑干存在潜在病变的重要依据。同侧星状神经节阻滞后疼痛的完全缓解高度提示面部反射性交感神经营养不良。如果同时存在明显的抑郁或睡眠障碍，则应考虑进行心理评估。

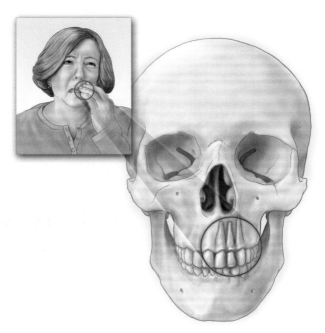

图 15-1 **非典型牙痛的患者经常揉搓患处，而三叉神经痛患者不会**

表 15-1

三叉神经痛与非典型牙痛的比较

疼痛因素	三叉神经痛	非典型牙痛
疼痛模式	突发突止、间歇性	持续性
疼痛特点	电击样和神经痛	钝痛、痉挛
无痛间隔	常有	罕见
疼痛分布	三叉神经某分支的支配范围	单个牙齿及其周围区域
触发区域	存在	罕有
潜在病变	罕见	常见

鉴别诊断

　　非典型牙痛的临床症状易与牙齿或窦源性疼痛混淆，亦可被误诊为三叉神经痛。仔细询问和体格检查有助于临床医师区分这些相似的疼痛综合征。颧骨、上颌骨和下颌骨以及后颅窝和咽后肿瘤可产生归因于非典型牙痛的不明确的疼痛。对于任何牙痛患者的诊断都必须排除这些可能危及生命的疾病（图 15-2）。创伤、感染或中枢神经系统损伤后，患有不明确的牙痛的患者也应考虑面部反射性交感神经营养不良的可能。如

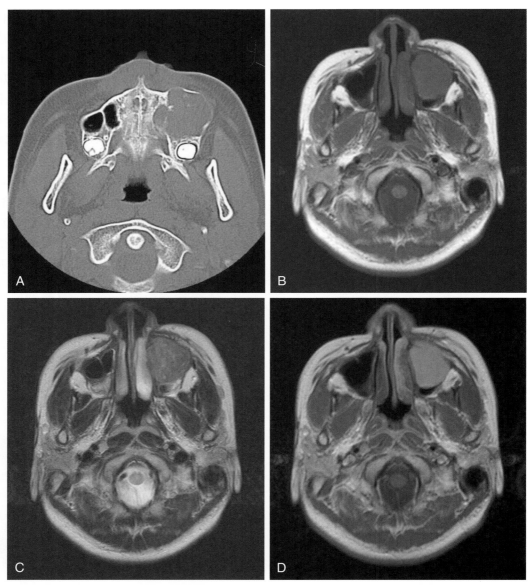

图 15-2　病灶的计算机断层扫描（CT）扫描和磁共振成像

CT 显示明确的膨胀性病变，皮质边缘薄且高密度（A）；病变的 MRI 显示，在 T2 加权成像中边界清晰（B）；均匀且相对低信号（C）；病变部位轻微增强（D）（From Nozaki S, Yamazaki M, Koyama T, et al: Primary extracranial meningioma of the maxillary sinus presenting as buccal swelling, Asian J Oral Maxillofac Surg 23:134–137, 2011.）

表 15-2

选择性神经阻滞在非典型牙痛诊断中的应用

1. 使用 VAS0-10 分评估记录患者的疼痛等级。
2. 用棉球和颊牵开器隔离疼痛部位。
3. 用纱布擦干疼痛部位。
4. 在疼痛部位涂抹 20% 外用苯佐卡因凝胶。
5. 每 3 分钟记录患者的疼痛 VAS 评分，共记录 15 分钟。
6. 若患者的疼痛未完全缓解，用 1.5 ml 1% 利多卡因在疼痛牙齿处行局部阻滞。
7. 每 3 分钟记录患者的疼痛 VAS 评分，共记录 15 分钟。
8. 若患者的疼痛未完全缓解，用 7~10 ml 0.5% 利多卡因行同侧星状神经节阻滞。
9. 每 3 分钟记录患者的疼痛 VAS 评分，共记录 15 分钟。
10. 反复进行以上测试以确认结果。

上所述，非典型牙痛是钝痛，而面部反射性交感神经营养不良导致灼痛，并且经常出现明显的触刺激诱发痛。星状神经节阻滞有助于区分这两种疼痛综合征；星状神经节阻滞对于面部反射性交感神经营养不良有效，而非典型牙痛则无效。非典型性牙痛也必须与颞动脉炎相关的间歇性下颌疼痛区分。

治疗

主要治疗方法是药物治疗（三环类抗抑郁药）与器械治疗（如口腔矫形器）及物理治疗相结合。三叉神经阻滞和颞下颌关节内少量局部麻醉剂及糖皮质激素的注射亦可有效。单次睡前给予 25 mg 去甲替林等抗抑郁药可帮助缓解睡眠障碍，并治疗潜在的肌筋膜疼痛综合征。矫形器可以帮助患者避免牙关紧闭及磨牙症，但这可能会加剧临床症状。同时，抑郁和焦虑的治疗也是必须的。

并发症及注意事项

非典型牙痛患者的主要诊疗注意事项是未能诊断出可能导致患者疼痛的潜在病变。非典型牙痛本质是一种排他性诊断。如果三叉神经阻滞或颞下颌关节内注射是治疗计划的一部分，则须谨记，该区域的血供丰富、靠近主要血管操作可导致阻滞后瘀斑和血肿形成的发生率增加，应提前告知患者这些潜在并发症。

临床要点

非典型牙痛需要仔细评估才能设计出合理的治疗方案。必须排除包括风湿免疫类疾病在内的感染和炎症原因。压力和焦虑常伴有非典型牙痛，必须给予解决及治疗。非典型牙痛的肌筋膜疼痛最好应用三环类抗抑郁药治疗（如阿米替林）。咬合不正、夜间磨牙症应使用丙烯酸咬合器具进行治疗。非典型牙痛患者应避免使用阿片类镇痛药和苯二氮䓬类药物。

原书参考文献

Clark GT: Persistent orodental pain, atypical odontalgia, and phantom tooth pain: when are they neuropathic disorders? J Calif Dent Assoc 34:599–609, 2006.

Marbach JJ: Is phantom tooth pain a deafferentation (neuropathic) pain syndrome? Oral Surg Oral Med Oral Pahtol 75:95-105, 1993.

Marbach JJ: Orofacial phantom pain: theory and phenomenology, JADA127:221–229, 1996.

Marbach JJ, Raphael KG: Phantom tooth pain: a new look at an old dilemma, Pain Med 1:68–77, 2000.

Matwychuk MJ: Diagnostic challenges of neuropathic tooth pain, J Can Dent Assoc 70:542–546, 2004.

McQuay HJ, Tramér M, Nye BA, et al: A systematic review of antidepressants in neuropathic pain, Pain 68:217–227, 1996.

Melis M, Lobo SL, Ceneviz C, et al: Atypical odontalgia: a review of the literature, Headache 43:1060–1074, 2003.

Pertes RA, Bailey DR, Milone AS: Atypical odontalgia: a nondental toothache, J N J Dent Assoc 66:29–31, 33, 1995.

第 16 节

灼口综合征
（BURNING MOUTH SYNDROME）

ICD-9 编码 **529.6**

ICD-10 编码 **K14.6**

临床综合征

灼口综合征是引起口腔严重疼痛的罕见原因之一。口腔疼痛有许多原因，常见的易被证实病因的，如单纯疱疹感染、口疮性溃疡，而灼口综合征是对诉口腔和舌疼痛但体检却正常的患者的诊断。因此，灼口综合征是排他性诊断。灼口综合征是包括灼热舌综合征、舌痛、口腔痛及口腔感觉迟钝综合征的一系列临床综合征。灼口综合征的女性患病率比男性高 7~8 倍，好发于 40 岁以上人群。灼口综合征的疼痛特征是口腔和舌头的灼热感、烫伤感，可能伴有刺痛感。最常见于舌的前 2/3、上腭及上下牙槽区域牙龈和嘴唇，但舌下区域极少受累。导致灼口综合征的确切病理生理机制尚未明确，且大多数患者的病因是多因素的。灼口综合征患者的口腔检查即使完全阴性，但可存在潜在的营养障碍、精神疾病、过敏性口炎、口腔干燥症、糖尿病、更年期及其他内分泌疾病。

症状及体征

灼口综合征的特点是没有临床可证实的口腔病变的前提下，患者出现口腔和舌灼痛。患者常存在抑郁症或隐匿性癌症的恐惧症，以及口腔干燥症。灼口综合征患者可能患有营养缺乏症，如缺铁、缺锌、恶性贫血、维生素 B 复合物缺乏，这需要通过适当的实验室检查确定。临床医师应密切观察患者的舌和嘴的异常运动，如磨牙症，舌痉挛，舌的反复运动，这些均为可能导致患者疼痛症状的异常行为（图 16-1）。

检查

灼口综合征没有特异的检查，只有在①临床检查正常和②所有潜在病理检查结果未能确定患者疼痛症状的原因时，才能进行推定诊断。表 16-1 概述了基于梅奥诊所经验的建议检查，并且应包括维生素缺乏及糖尿病的实验室检查，以及念珠菌感染的培养。

鉴别诊断

目前，已发现了很多导致口腔和舌灼痛的原因，其中许多是可以治疗的（表 16-2）。因此，当临床医师面对患有灼烧样口腔和舌疼痛的患者时，必须充分了解其病史、考虑到这些疾病并进行口腔检查。应当注意的是，灼口综合征患者往往有多种病变导致疼痛，应始终考虑多种诊断的可能性。

治疗

灼口综合征的成功治疗需要临床医师努力找出导致患者疼痛的潜在病变。所有潜在病变（如糖尿病、营

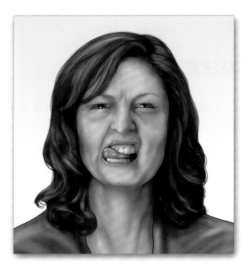

图 16-1　灼口综合征的特点是没有临床可证实的口腔病变，而存在的口腔和舌灼痛

养素缺乏综合征）均须治疗，并去除所有局部刺激物因素，如漱口水、辛辣食物、肉桂及薄荷产品。若想缓解症状，为患者提供支持和积极的情绪环境，并确保癌症不是造成疼痛的原因是至关重要的。与疾病共存的行为和精神异常也必须积极治疗加以解决。经验性治疗，包括抗念珠菌药物、维生素 B 复合物补充剂和低剂量抗抑郁药也应当考虑。

治疗通常包括消除局部刺激物、治疗潜在病变、药物治疗与行为治疗相结合。

首先，必须识别并去除任何导致交感神经功能障碍并引发症状的组织损伤病灶。其次，必须实施用局部麻醉剂药物行星状神经节阻滞，以中断对面部的交感神经支配。这可能需要在相当长的一段时间内每天行星状神经节阻滞。受影响的黏膜的触觉脱敏治疗也是有价值的。最好使用三环类抗抑郁药如去甲替林（睡前单次 25 mg 给药）治疗潜在的抑郁症和睡眠障碍。加巴喷丁可能有助于缓解任何神经炎性疼痛，最好以睡前单次 300 mg 开始，缓慢加量至最大剂量每天 3600 mg。

普瑞巴林是加巴喷丁的合理替代药，在某些患者中耐受性更好。普瑞巴林的起始量为 50 mg，每日三次，在病情允许的情况下可加量至 100 mg，每日三次。普瑞巴林主要经肾排泄，故肾功能受损患者应减量。

避免使用阿片类镇痛药和苯二氮䓬类药物，以防止药物依赖。

表 16-1
灼口综合征的检查

充分了解病史及症状
引起口腔干燥症的药物
　口腔治疗或义齿
　口腔护理、口腔用品
　口腔习惯或功能失调的行为
抑郁症、焦虑症、癌症恐惧症病史
口腔癌家族史、精神病诊断、结缔组织病
口腔检查
　红斑、念珠菌病、口腔干燥症或其他黏膜异常
　舌疾病，如地图样舌、裂隙舌或萎缩舌
　口腔治疗或义齿
实验室检查
　全血细胞计数
　铁、总铁结合力、铁饱和度、铁蛋白
　维生素 B_{12}，叶酸，锌
　葡萄糖，糖化血红蛋白
念珠菌培养
斑贴试验
　包括标准系列、金属系列、食用香料和防腐剂
经询问病史及系统回顾后，如有需要，进一步求助
　心理测试和精神病咨询
　口腔科
　神经内科
　耳鼻咽喉科

Drage LA, Rogers RSR III: Burning mouth syndrome, Dermatol Clin 21:135–145, 2003.

表 16-2
灼口综合征的病因

全身性	局部	心理性、精神性、特发性
营养素缺乏	义齿	精神病
铁	口腔治疗	抑郁症
维生素 B_{12}	机械性损伤	焦虑症
叶酸	口腔习惯或功能失调的行为	强迫症
锌	牙关紧闭	躯体形式障碍
B 族维生素	磨牙症	癌症恐惧症
内分泌	吐舌习惯	心理压力
糖尿病	肌筋膜疼痛	
甲状腺功能减退症	过敏性接触性口炎	
更年期或激素改变	牙齿修复或义齿材料	
	食物	
口腔干燥症	防腐剂、添加剂、调味料	
结缔组织病	神经	
Sjögren's 综合征	扁桃体至牙齿	
干燥综合征	舌神经病变	
毒品相关	舌咽神经病变	
焦虑或应激	听神经瘤	
药物	感染	
血管紧张素转化酶抑制剂	念珠菌	
食管反流	抗生素相关	
贫血	义齿相关	
	局部创伤	
	糖皮质激素	
	糖尿病	
	梭状螺旋体性	
	口腔干燥症	
	放射线	
	局部疾病	

Drage LA, Rogers RSR III: Burning mouth syndrome, Dermatol Clin 21:135–145, 2003.

并发症及注意事项

　　灼口综合征治疗过程中的主要并发症是与其误诊相关的并发症。药物依赖、抑郁和多次治疗失败是常态而不是例外。只有仔细排除所有躯体因素之后，才能诊断患者是精神性的灼口综合征。

临床要点

　　诊断灼口综合征的关键是对临床诊断的高度批判性怀疑。一旦明确的导致口腔和舌灼痛病变因素排除后，就可启动合理治疗计划，以解决患者疼痛的多因素特性。如果要减轻症状，一个支持性的治疗环境至关重要。

原书参考文献

Drage LA, Rogers RSR III: Burning mouth syndrome, Dermatol Clin 21:135–145, 2003.

Miziara ID, Araújo Filho BC, Oliveira R, Rodrigues dos Santos RM: Group psychotherapy:an additional approach to burning mouth syndrome, Psychosom Res 67:443–448, 2009.

Mock D: Burning tongue/mouth syndrome, J Oral Maxillofac Surg 67(Suppl 1):5, 2009.

Moore PA, Guggenheimer J, Orchard T: Burning mouth syndrome and peripheral neuropathy in patients with type 1 diabetes mellitus, J Diabetes Complications 21:397–402, 2007.

中间神经痛
（NERVUS INTERMEDIUS NEURALGIA）

ICD-9 编码　**053.11**

ICD-10 编码　**B02.21**

临床综合征

中间神经是面神经的较小分支，位于主根与前庭蜗神经之间，中间神经痛是原发性耳痛的少见原因，亦称膝状神经痛。中间神经痛被认为是异常血管或肿瘤压迫第Ⅶ脑神经（面部）的中间神经部分而引起的类似于三叉神经痛、舌咽神经痛的疾病。尽管第Ⅶ脑神经主要是包含支配面部肌肉的特殊内脏传出纤维的运动神经，但也存在少量感觉和副交感神经纤维。这些感觉纤维支配外耳道皮肤、鼻腔和鼻咽部的黏膜部分以及舌前三分之二的感觉。当中间神经及其相关的膝状神经节被带状疱疹病毒感染时，就会出现 Ramsey Hunt 综合征的临床表现（见第 13 节）。

中间神经痛的疼痛严重程度与三叉神经痛、舌咽神经痛和丛集性头痛相似。疼痛似冰镐反复刺入耳朵。这种严重、不受控制的疼痛可致自杀，因此应当视为急症，积极治疗。与外耳道或耳郭接触的日常活动可触发疼痛。同时，患侧卧位亦可触发中间神经痛发作（图 17-1）。部分患者的疼痛可通过药物控制，但大约50% 的患者需要手术切除中间神经。多发性硬化和三叉神经痛之间的关联在中间神经痛患者中并不显著，但亦有一例相关报道。

症状及体征

中间神经痛是侵及中间神经所支配的听觉区域而引起的严重的阵发性疼痛。疼痛为单侧，其特征是电击样疼痛发作，持续数秒至 2 分钟。起病后瞬间进展至高峰。

中间神经痛患者会尽力避免碰触了可触发疼痛的区域。相反，其他类型面部疼痛的患者，如颞下颌关节功能障碍，往往会不断地揉擦患处或进行冷敷、热敷。中间神经痛患者常需住院治疗以快速控制疼痛。在疼痛发作间期，患者相对无痛感。剧烈疼痛消退后仍存在钝痛则提示病变持续压迫神经。这种疾病在 30 岁以下的人群中罕见。

中间神经痛的患者常有严重的抑郁症（有时甚至达到自杀的程度），急性发作期间伴有高水平的叠加焦虑，发作期间的疼痛导致的睡眠剥夺可使以上两种疾病症状加重。

检查

所有初次诊断为中间神经痛的患者均应进行脑和脑干的磁共振成像检查，无论增强与否，以排除后颅窝或脑干病变及脱髓鞘疾病（图 17-2）。磁共振血管成像也可用于确认异常血管对中间神经或膝状神经节的压迫。存在隐匿性或伴随鼻窦疾病时，应考虑增加鼻窦影像学检查。如果三叉神经的第一次分支受累，需要测量眼压和排除眼内病变。如果对三叉神经痛的诊断有疑问，应进行包括全血细胞计数，红细胞沉降率

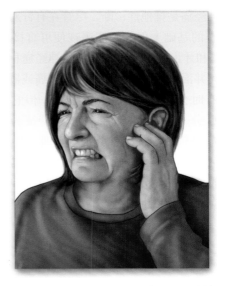

图 17-1　**中间神经痛的特征是累及通道听觉区域的严重发作性神经痛**

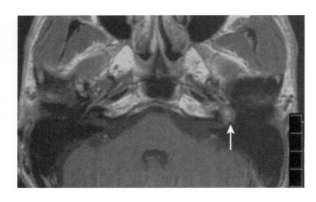

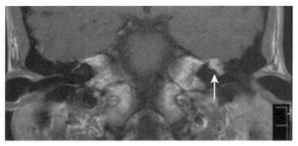

图 17-2　膝状神经节磁共振增强成像

图像显示膝状神经节中央强化病灶（箭头），直径为 5 mm×10 mm（From Miyashita T, Hoshikawa H, Kagawa M, Mori N: A case report of facial nerve hemangioma, Auris Nasus Larynx 34:519–522, 2007.）

和自动血液化学分析等实验室检查。在开始用卡马西平治疗之前，需要行全血细胞计数作为基线对照（参见治疗）。

鉴别诊断

中间神经痛是排他性诊断，尽管在有针对性的病史和体格检查的基础上仅靠临床表现便可直接诊断。眼、耳、鼻、喉和牙齿的疾病可能与中间神经痛相似，或可能与其共存并混淆诊断。非典型面部疼痛或颞下颌关节功能障碍有时会与中间神经痛相混淆，但它可以通过疼痛特征区分——非典型面部疼痛的特征为钝痛，而中间神经痛是锐痛和神经性疼痛。此外，中间神经痛的疼痛发生在中间神经的分布区域，而非典型面部疼痛不遵循特定的神经分布。所有 50 岁以下中间神经痛的患者均应考虑多发性硬化。

治疗

卡马西平

卡马西平被认为是治疗中间神经痛的一线药物。事实上，对此种药物的快速反应有助于确认临床诊断。尽管卡马西平安全有效，但在其使用方面仍存在注意的问题。卡马西平可能是控制患者疼痛的最佳药物，有时却因为实验室检查结果异常而中断使用。因此，开始服药前，应行全血细胞计数、尿液及血液生物化学检查，以明确患者的基线水平。

在疼痛并非失控状态下，应缓慢开始服用卡马西平，前 2 晚以睡前 100~200 mg 作为起始剂量。应告诉患者服药的不良反应，包括头晕、镇静、意识模糊及皮疹。在不良反应可耐受的情况下，药物在 2 天内以等分的 100~200 mg 的量递增，直至疼痛缓解或达到每天 1200 mg 的总剂量。必须监测实验室检查指标，以免出现罕见的危及生命的血液恶病质。在首次发现血细胞计数异常或皮疹后，应停用该药。未对服用卡马西平的患者进行监测，其后果可能是灾难性的，因为可发生再生障碍性贫血。疼痛缓解后，患者应服用该剂量的卡马西平至少 6 个月，而后可逐渐减量。应告知患者未在医师指导下禁止调整药量、重新开始服药或停止用药。

加巴喷丁

极少情况下，卡马西平无法充分缓解疼痛，可考虑使用加巴喷丁；与卡马西平一样，应在开始服药前进行血液检查，并应警告患者潜在的不良反应，包括头晕、镇静，意识模糊和皮疹。前 2 晚以睡前 300 mg 作为起始剂量。在不良反应允许的情况下，以 300 mg 的量递增，在 2 天内以等分剂量给药，直至疼痛缓解或达到每天 2400 mg 的总剂量。此时，若患者的疼痛仅部分缓解，监测血液指标，并以 100 mg 片剂增加剂量。每天总剂量大于 3600 mg 的情况极为罕见。

普瑞巴林

普瑞巴林是加巴喷丁的合理替代药物，且在部分患者中有更好的耐受性。普瑞巴林的起始剂量为 50 mg，每日三次，在可耐受不良反应的情况下，可增加至 100 mg，每日三次。普瑞巴林主要由肾排泄，故肾功能受损患者应减量。

巴氯芬

对于卡马西平、加巴喷丁或普瑞巴林疗效不佳的部分患者，巴氯芬可能有效。与上述药物相似，用药前应行血液检查，明确基线水平。并应警告患者相同的潜在不良反应。前 2 晚为睡前以 10 mg 作为起始剂量，然后在 7 天内以等分的 10 mg 的量递增，在不良反应可耐受的情况下，直至疼痛缓解或达到每天 100 mg 的总剂量。该药有明显的肝脏及中枢神经系统不良反应，包括虚弱、镇静作用。与卡马西平相似，服用巴氯芬时须密切监测实验室检查结果。

使用这些药物进行治疗时，医师应告知患者，过早减药或停药可导致疼痛的复发，且疼痛将更难控制。

有创治疗

中间神经切断

该方法是保守药物疗效不佳的患者的首选有创治疗方法。识别并分离中间神经和膝状神经节，并将中间神经切为两部分。部分外科医师亦提倡切除膝状神经节。75%~90% 的病例中，仅行中间神经切断就可缓解疼痛。

并发症及注意事项

中间神经痛的患者疼痛剧烈，可导致自杀；因此，必须将其视为急症，并应充分考虑此病患者需住院治疗。若剧烈的疼痛发作之间仍有钝痛，临床医师应高度怀疑患者疼痛的病灶是由于脑干肿瘤或神经鞘瘤等结构性病变持续压迫神经引起。

临床要点

中间神经痛是耳痛的少见原因。如果耳痛的常见原因（如肿瘤、颞骨、脑干或鼻咽）被忽略后，潜在后果严重，因此中间神经痛的诊断必须是排他性诊断。由于该综合征引起的疼痛十分剧烈，因此需要在患者住院后进行积极的药物治疗。手术治疗即中间神经切断术通常是患者完全和持久缓解疼痛的最佳选择。

原书参考文献

Alcaraz N, King WA, Wackym PA: Endoscopy during neurotomy of the nervus intermedius for geniculate neuralgia, Otolaryngol Head Neck Surg 121:334–336, 1999.

Bhagra A, Stead LG: Nervus intermedius neuralgia: a rare entity, Ann Emerg Med 47:579, 584, 2006.

Gantz BJ, Redleaf MI, Perry BP, Gubbels SP: Management of Bell's palsy and nervus intermedius neuralgia. In Brackmann DE, Shelton C, Arriaga MA, editors:Otologic surgery, ed 3, Philadelphia, 2010, Elsevier, pp 335–346.

Persson A, Bergström T, Lindh M, Namvar L, Studahl M: Varicella-zoster virus CNS disease: viral load, clinical manifestations and sequels, J Clin Virol 46:249–253, 2009.

Taguchi T, Ueda S, Kudo T, et al: Ramsay-Hunt syndrome, J Infect 62:180–181, 2011.

Ulusoy Ş, Özkan G, Bektaş D, et al: Nervus intermedius neuralgia in renal transplantationrecipient: a case report, Transplant Proc 42:1986–1988, 2010.

第 18 节

红耳综合征
(RED EAR SYNDROME)

ICD-9 编码　**350.1**

ICD-10 编码　**G50.0**

临床综合征

红耳综合征是一种不常见的原发性疼痛，被认为是三叉神经自主性头痛综合征（表 18-1）的三种头痛综合征之一的变体。红耳综合征究竟是耳自主神经功能紊乱引起的一种独特的疼痛综合征，还是仅仅一组与其他三叉神经自主神经性头痛一起出现的一系列症状，这一直是头痛和疼痛管理专家持续争论的焦点所在。与大多数头痛和面部疼痛综合征相似，红耳综合征疼痛的确切原因尚不明确，但这种罕见的头部和面部疼痛的发病机制被认为是三叉神经自主神经反射的功能障碍。耳朵发红和疼痛的快速发作可能是由第 3 颈神经根末端传入纤维的血管活性肽逆向释放引起的，其发出感觉神经支配耳郭。

顾名思义，红耳综合征的特征事实上是单侧红耳（图 18-1）。这种发红涉及整个耳朵，包括耳郭，并伴有神经样疼痛，让人联想到 SUNCT 综合征（见第 7节）。红耳综合征相关的疼痛和红斑起病急，并迅速达高峰，发作时间为 15 秒至 5 分钟，发作频率为每天 20~200 次。部分患者中，发作可由受累区域的感觉刺激诱发，如梳头发时。尽管在许多方面与 SUNCT 综合征相似（如单侧、快速发作达高峰、发作持续时间短、发作间期无痛），但也存在许多不同之处，包括红耳出现部位和明显的自主神经现象。

表 18-1

三叉神经自主神经性头痛
- 丛集性头痛
- 发作性偏头痛
- SUNCT 综合征

症状及体征

红耳综合征的患者出现严重阵发性突然发作的单侧耳朵发红，并伴有同侧耳痛。疼痛为剧烈的神经痛。类似三叉神经痛，红耳综合征的疼痛很少转换至对侧。红耳综合征在男性的发病率略高，它可发生在任何年龄，40~50 岁发病率最高。

检查

头颅磁共振成像为临床医师提供关于颅骨及其内容物的最佳影像信息。MRI 具有高度准确性，有助于识别继发于颅内和脑干病变（包括肿瘤和脱髓鞘疾病）的神经系统异常情况。磁共振血管成像（MRA）亦可帮助识别与患者神经系统症状相关的动脉瘤，对不进行 MRI 检查的患者，如心脏起搏器患者，计算机断层扫描（CT）是合理的第二选择。如果在鉴别诊断中考虑到骨折或骨质异常如转移性疾病，则需放射性核素骨扫描和 X 线检查。

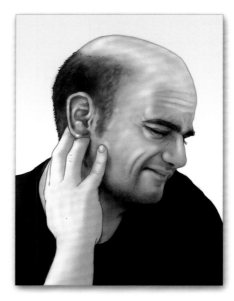

图 18-1　**红耳综合征的特征是严重阵发性突然发作的单侧红耳并伴有同侧耳痛**

若对红耳综合征的诊断有疑问，应进行实验室检查，包括全血细胞计数，红细胞沉降率和自动血液化学分析。若怀疑患者患多软骨炎，则需进一步检查以排除免疫性疾病。

鉴别诊断

红耳综合征的诊断需要临床病史、体检、X 线和 MRI 相结合。与红耳综合征相似的疼痛综合征包括耳部红斑性肢痛症、多软骨炎、丛集性头痛、颞动脉炎、三叉神经痛、脱髓鞘疾病、原发性刺痛性头痛、SUNCT 综合征和慢性发作性偏头痛。然而，由于所有头痛和面部疼痛综合征的重叠特征，红耳综合征很容易被误诊为其他类型的头痛或面部疼痛。三叉神经痛更常见，其特征在于激痛点和痉挛样动作。脱髓鞘疾病通常与其他神经病变相关，包括视神经炎及其他运动、感觉异常。慢性发作性偏头痛的疼痛持续时间比红耳综合征长。

治疗

红耳综合征的治疗与三叉神经痛的治疗方案类似，尽管对于这种罕见头痛药物治疗的疗效不佳。使用抗惊厥药物如拉莫三嗪和加巴喷丁是一个合理的出发点，有报道称在 10 天内逐渐减量的高剂量糖皮质激素治疗可以缓解症状。一些病例报道表明，每天使用局部麻醉和糖皮质激素阻滞同侧 C_2-C_3 小关节可以缓解疼痛和自主神经功能障碍。与红耳综合征疼痛相关的潜在睡眠障碍及抑郁，最好用三环类抗抑郁药如去甲替林治疗，以睡前单次 25 mg 的剂量起始。

并发症及注意事项

若颅内病变或脱髓鞘疾病（可与红耳综合征有相似临床表现）被忽视，未正确诊断红耳综合征可使患者处于危险状况。所有红耳综合征患者均需进行 MRI 检查。此外，还需对耳部仔细评估以排除局部病变，若怀疑患有多软骨炎，则针对免疫性疾病进行实验室检查。

临床要点

鉴于传统用于治疗三叉神经痛的药物疗效差，患有红耳综合征的患者可考虑使用局部麻醉药和糖皮质激素阻滞同侧 C_2-C_3 小关节。考虑到这种头痛综合征的罕见性，以及与其他三叉神经自发性头痛及其他更严重形式的颅内病变（如肿瘤和血管异常）的重叠，红耳综合征仍为排除性诊断。所有红耳综合征患者均需行脑部 MRI（视情况是否增强）、彻底的耳部和神经学评估。颈部关节突关节阻滞仅可由熟悉局部解剖结构的临床医师进行。

原书参考文献

Kumar N, Swanson JW: The 'red ear syndrome' revisited: two cases and a review of literature, Cephalalgia 24:305–308, 2004.

Lance JW: The red ear syndrome, Neurology 47:617–620, 1996.

Leone M, Bussone G: Pathophysiology of trigeminal autonomic cephalalgias, Lancet Neurol 8:1855–1884, 2009.

Purdy RA, Dodick DW: Red ear syndrome, Curr Pain Headache Rep 11:313–316, 2007.

Waldman SD: Cervical facet block. In Waldman SD, editor: Atlas of interventional pain management, ed 3, Philadelphia, 2009, Saunders, pp 165–168.

舌咽神经痛
（GLOSSOPHARYNGEAL NEURALGIA）

ICD-9 编码　**352.1**

ICD-10 编码　**G52.10**

临床综合征

临床上舌咽神经痛比较少见，其特点是第 IX 脑神经感觉纤维支配区域的发作性疼痛。虽然舌咽神经痛的性质类似于三叉神经痛，但其发病率不足三叉神经痛的1%。通常在 50 岁以上的人群中出现。疼痛分布于扁桃体、喉部及舌根。大部分患者疼痛为单侧，有 2% 左右为双侧疼痛。少数情况下，还伴随心动过缓，部分患者可出现晕厥，这些心脏症状被认为是由于舌咽神经对迷走神经过度刺激所致。疼痛伴随心律失常虽然少见，但可能是致命的。

症状和体征

舌咽神经痛疼痛分布在第 IX 脑神经感觉纤维支配区域（图 19-1），部分患者疼痛可以扩展到三叉神经和上颈段神经的支配区域。98% 患者为单侧疼痛，性质呈神经病理性疼痛，通常患者描述成过电样、刀割样，性质剧烈，通常由吞咽、咀嚼、咳嗽或讲话等触发。除了在舌咽神经感觉纤维支配区有触发疼痛之外，神经系统查体通常没有阳性体征。因为桥小脑角区域肿瘤可以产生类似舌咽神经痛的症状，如果查体有阳性体征，则需要认真鉴别（图 19-2）。在舌咽神经痛的发作间期如果存在持续的酸痛、钝痛，则高度提示占位病变的可能，需要进一步评估。

检查

怀疑舌咽神经痛的患者都需要行颅脑 MRI 检查。颅脑 MRI 为临床医师提供了患者颅腔及其内容物的信息。MRI 对识别那些可能造成患者继发灾难性事件的大脑及脑干病变非常有帮助，包括肿瘤和脱髓鞘疾病等（图 19-2）。MRA 有助于发现引起患者神经系统症状的动脉瘤等造成患者症状的血管病变。对于不能行 MRI 检查的患者（如安装起搏器），CT 也是不错的选择。

实验室检查包括血液常规检测、生化全项、红细胞沉降率，旨在除外感染、颞动脉炎以及类似舌咽神经痛的恶性疾病。下咽喉部的内镜检查，特别是梨状隐窝的检查，可以发现潜在的恶性病变。对舌咽神经的选择性阻滞可以帮助强化该诊断。

鉴别诊断

舌咽神经痛在基于特定病史和体格检查的情况下，通常比较容易确定诊断。眼、耳、鼻、喉、牙等疾病的表现都可类似舌咽神经痛，或者与舌咽神经痛并存，干扰诊断。下咽部、桥小脑角、梨状隐窝等部位肿瘤均可出现类似舌咽神经痛的症状。偶尔脱髓鞘疾病亦可以出现类似舌咽神经痛的表现。下颌间歇疼痛伴颞动脉炎以及三叉神经痛都可能干扰临床诊断。

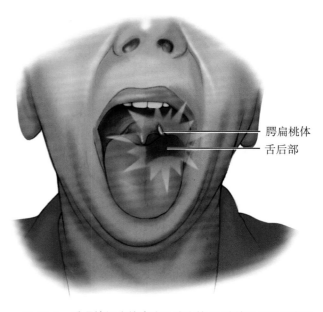

腭扁桃体

舌后部

图 19-1　舌咽神经痛的疼痛区域为第 IX 脑神经感觉分布区

治疗

药物治疗

卡马西平

卡马西平是治疗舌咽神经痛的一线药物。卡马西平起效快，有助于证实舌咽神经痛的诊断。虽然同其他治疗舌咽神经痛药物相比，卡马西平的安全性和有效性都很好，但是临床对其使用仍然存在很多混乱。该药可能是控制疼痛的最佳选择，然而有时候会因为某些实验室检查结果异常而被停用，实际上这些实验室检查结果的异常可能并不是由卡马西平造成的。所以在开始用药之前，需要进行一些实验室检查，包括血液常规检测、尿常规、生化全项等。

在疼痛并非失控的状态下，卡马西平应缓慢加量，可以用 100~200 mg 初始日剂量，睡前单次用药，维持 2 天；患者需要注意药物不良反应如头晕、镇静、困倦以及皮疹等。药物按每 2 天 100~200 mg 的日剂量增加，直到疼痛消失或日剂量达到 1200 mg。用药同时必须进行密切实验室检测，以防止出现罕见但是致命的全血恶病质（blood dyscrasia）并发症。一旦出现血常规异常及皮疹，必须马上停药。服用卡马西平治疗而不监测，

可能出现再生障碍性贫血，这一后果是灾难性的。当疼痛缓解后，患者可维持药物剂量至少 6 个月，之后再考虑调整药物。患者在未经医师许可情况下，在任何时候都不能停用或改变药物剂量。

加巴喷丁

在卡马西平不能完全控制患者疼痛的情况下，可以考虑服用加巴喷丁。与卡马西平一样，用药前必须有相关的实验室检查。加巴喷丁初始日剂量为 300 mg，睡前单次服用，维持 2 天；患者须注意可能的不良反应如头晕、镇静、困倦和皮疹。药物按每 2 天 300 mg 的日剂量增加，在药物不良反应可耐受的情况下，药量增加到疼痛缓解或达到 2400 mg 的日剂量，如果此时患者只是疼痛部分缓解，须再次进行实验室检查，药物逐渐采用 100 mg 进行增加，很少有患者需要 3600 mg 的日剂量。

巴氯芬

在上述药物无效的情况下，巴氯芬可能对部分患者有效。同样，用药前需要进行相关实验室检查。药物初始日剂量为 10 mg，睡前服用维持 2 天；患者也需要注意可能出现和上述药物类似的不良反应。在不良反应

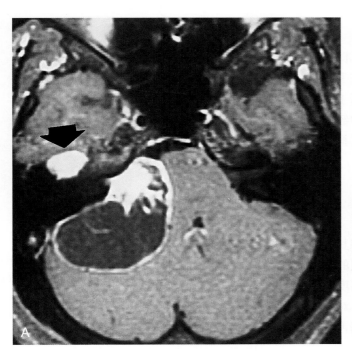
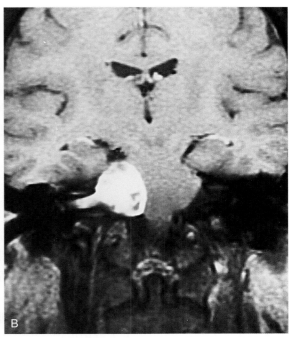

图 19-2　囊实性混合的听神经瘤，合并膝状神经节实性神经鞘瘤

A. 轴位增强脂肪抑制序列，右侧桥小脑角区巨大占位，含有实性和囊性增强成分。另外在右侧膝状神经节区域有一孤立的侵袭性实性肿瘤（箭头）。B. 冠状位增强脂肪抑制序列，可清楚看到内听道内向桥小脑角扩张生长、蕈样外观的听神经瘤。该内听道切面比较靠前没有显示肿瘤的囊性成分，但可见肿瘤对脑干的压迫（From Stark DD, Bradley WG Jr [eds]:Magnetic Resonance Imaging, 3rd ed. St Louis, Mosby, 1992, p 1219.）

可耐受的情况下，按每 7 天 10 mg 的日剂量增加，增加到疼痛缓解或达到 80 mg 的最大日剂量。该药有明显的肝脏和中枢神经系统不良反应，包括无力和镇静。与卡马西平一样，开始用药之后就需要密切监测实验室检查监测。

当患者采取上述任何药物治疗后，临床医师必须提醒患者，不恰当地停药或减药可以导致疼痛复发，会使后续疼痛控制更加困难。

介入治疗

舌咽神经阻滞

采用局部麻醉药和糖皮质激素类药物对舌咽神经进行阻滞，是对舌咽神经痛药物治疗的很好辅助方式（图 19-3）。当调整药物剂量至有效水平过程中，该技术可以帮助迅速缓解疼痛。初试阻滞可以采用丁哌卡因和甲泼尼龙。后续每日阻滞采用相同办法，只是减少甲强龙的剂量。该技术也可以用于控制暴发痛。

舌咽神经射频毁损

舌咽神经射频毁损可以在 X 线透视引导下进行。该技术适用于对上述已提及所有治疗方法无效，又不适合舌咽神经根显微血管减压手术的患者。

舌咽神经根显微血管减压术

舌咽神经根显微血管减压术，也称 Jannetta 技术，是难治性舌咽神经痛神经外科治疗的主要办法。该手术基于舌咽神经痛是一种压迫性单支神经病，类似于三叉神经痛（图 19-4）。该术式主要包括识别舌咽神经根靠脑干区域，分离压迫的责任血管。采用垫棉材料置于血管和神经之间，解除压迫和疼痛。

并发症及注意事项

舌咽神经痛患者疼痛剧烈，可导致自杀，必须将其视为医疗紧急情况，并强烈推荐住院治疗。如剧烈的发作性疼痛缓解后患者仍存在钝痛，临床医师应高度怀疑可能存在脑干肿瘤或神经鞘瘤等结构性病变，对于神经的持续性压迫，除非存在多发性硬化，否则舌咽神经痛几乎不会在 30 岁以下人群中出现，因此这些患者均应接受颅脑 MRI 检查以确定有无脱髓鞘疾病。

舌咽神经阻滞的主要并发症与颈内动脉和颈动脉损伤有关，对患者而言，血肿形成和局部麻醉药误入血管所继发的毒性反应是严重的问题。舌咽神经运动支阻

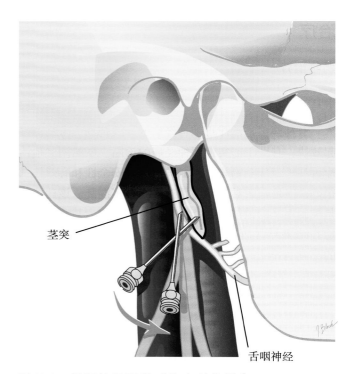

图 19-3　舌咽神经阻滞时的穿刺位置（From Waldman SD: In Waldman SD, editor: Atlas of interventional pain management techniques, 3rd ed, Philadelphia, 2009, Saunders.）

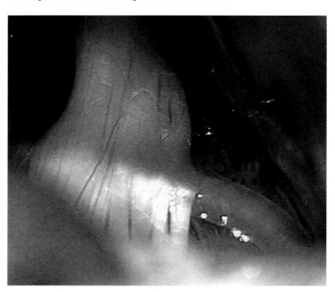

图 19-4　三叉神经与桥小脑池小脑上动脉的血管关系
术中显微镜下照片可见三叉神经根部被挤压扭曲（From Franzini A, Ferroli P, Messina G, Broggi G: Surgical treatment of cranial neuralgias. In Bruyn G, Vinken P, editors: Handbook of clinical neurology, vol 97, New York, 2010, Elsevier, pp 679–692.）

滞可导致由于茎突咽肌无力而导致吞咽困难。舌咽神经阻滞时，经常会发生。如果迷走神经不经意的被同时阻滞，可能会出现继发于同侧声带麻痹的发声困难，在一些患者中也可以观察到由于迷走神经阻滞剂继发的反射性心动过速，舌咽神经阻滞过程中如舌下神经

和副神经不小心被阻滞，则会出现舌和斜方肌无力。

　　在注射过程中，舌咽神经容易受到针尖、血肿或压迫因素的损伤，这些并发症虽然通常是暂时的，但可以引起患者严重的不安。感染虽然不常见，但风险始终存在，特别是对于癌症和免疫功能低下的患者，早期发现感染对于避免可能危及生命的后遗症至关重要。

临床要点

　　舌咽神经痛是人类遭受的最严重疼痛之一，必须当成临床紧急情况来处理。未很好控制的舌咽神经痛甚至可以导致患者自杀，因此此类患者需要收入院治疗。在疼痛发作的间歇期，患者通常无痛。如果疼痛发作间期仍然有钝痛和酸痛，则高度提示有结构性的病变对神经进行压迫，如脑干肿瘤或神经鞘瘤等。30 岁以下的人群几乎不会患有舌咽神经痛，除非与多发性硬化有关，而所有这些患者都需要行颅脑 MRI 检查，并选择针对脱髓鞘疾病的相关系列检查。

原书参考文献

Benoliel R, Eliav E: Neuropathic orofacial pain, Oral Maxillofac Surg Clin North Am 20:237–254, 2008.

Franzini A, Ferroli P, Messina G, Broggi G: Surgical treatment of cranial neuralgias. In Bruyn G, Vinken P, editors: Handbook of clinical neurology, vol 97, New York, 2010, Elsevier, pp 679–692.

Khan NU, Iyer A: Glossopharyngeal neuralgia associated with anomalous glossopharyngealnerve, Otolaryngol Head Neck Surg 136:502–503, 2007.

Waldman SD: Glossopharyngeal nerve block. In Waldman SD, editor: Atlas of interventional pain management, ed 3, Philadelphia, 2009, Saunders, pp 93–97.

The surgical treatment of microvascular compression syndromes, Operative Tech Neurosurg 4:137–141, 2001.

第 20 节

斜坡脊索瘤综合征
（CLIVAL CHORDOMA SYNDROME）

ICD-9 编码 **213.0**

ICD-10 编码 **D16.4**

临床综合征

斜坡脊索瘤是一种罕见肿瘤，起源于沿脊髓轴的脊索胚胎残余。虽然也有侵袭性斜坡脊索瘤的报道，但该瘤多为良性。斜坡脊索瘤包括 1/3 的中枢神经系统脊索瘤，往往生长缓慢，通过压迫相邻的脑干和脑神经产生症状。尽管如此，斜坡脊索瘤的发生部位及反复复发的倾向，使该瘤患者的预后很差。斜坡脊索瘤可发生在任何年龄，这进一步使诊断复杂化。这些罕见肿瘤在男性中更常见。斜坡脊索瘤的早期诊断对避免急性神经系统疾病具有重要意义；然而，因其生长缓慢，从发现症状到明确诊断的平均时间为 2 年。

症状及体征

头痛是斜坡脊索瘤患者最常见的症状。与斜坡脊索瘤相关的其他常见症状表明了肿瘤压迫邻近神经结构，导致面部疼痛、面部麻木、面部感觉异常和复视（表 20-1）。共济失调、吞咽困难、视觉障碍、声音嘶哑和四肢无力也常发生。

神经系统检查（如脑神经损伤、锥体束功能障碍、偏瘫、反射亢进、阵挛、Babinski 征阳性、包括共济失调在内的小脑体征）也可反映这种生长缓慢的肿瘤对神经结构的压迫（图 20-1）。偶尔会发现视盘水肿和视神经萎缩。

检查

所有斜坡脊索瘤患者均应行大脑和脑干的磁共振成像（图 20-1）。MRI 是反映颅腔及其内容物的最佳检查方法。MRI 具有高度准确性，有助于识别患者可能面临的继发于颅内和脑干病变（包括肿瘤和脱髓鞘疾病）的神经系统疾病（图 20-2）。磁共振血管成像（MRA）有助于识别导致患者神经症状的动脉瘤。对不能行 MRI 检查的患者，如有心脏起搏器患者，计算机断层扫描（CT）是合理的第二位选择。

全血细胞计数、自动化学分析和红细胞沉降率组成的临床实验室检查可排除感染、颞动脉炎和其他类似斜坡脊索瘤的恶性肿瘤。针对鼻咽部和下咽部的内镜检查应特别注意梨状窝，亦可排除隐匿性恶性肿瘤。

表 20-1

斜坡脊索瘤相关的常见症状
头痛
面部麻木
面部疼痛
面部感觉异常
复视
构音障碍
吞咽困难
共济失调
肢体无力
声音嘶哑
视觉障碍

鉴别诊断

斜坡脊索瘤通常是回顾性的临床诊断。由于神经系统症状体征的出现与最终明确诊断之间的时间间隔平均为 2 年，因此诊断该瘤需要高度的临床质疑性以避免误诊。有针对性的病史采集及仔细查体至关重要。眼、耳、鼻、喉和牙齿的疾病可能与三叉神经痛相似或共存并混淆诊断。鼻咽和下咽部的肿瘤，包括扁桃体窝和梨状窝，或小脑脑桥角的肿瘤可与斜坡脊索瘤的疼痛类似。有时脱髓鞘疾病亦可产生与斜坡脊索瘤相似的临床综合征。与颞动脉炎相关的下颌疼痛、三叉神经痛有时也可混淆临床表现。

治疗

斜坡脊索瘤的治疗需要手术、放射治疗或两者兼而有之。尽管斜坡脊索瘤几乎均为良性且很少转移，但其相对于相邻神经结构的位置关键，使得两种形式的治疗均有挑战性。通常，肿瘤的位置和术后放疗、伽马刀立体定向手术、放射性粒子的植入等原因使肿瘤完全

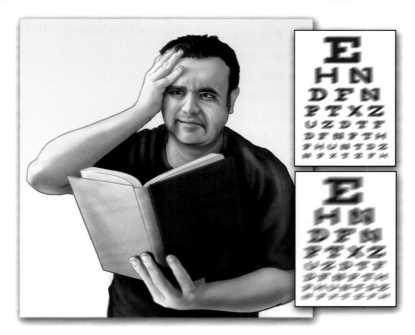

图 20-1　斜坡脊索瘤的患者常有头痛、相关的面部疼痛、麻木及复视

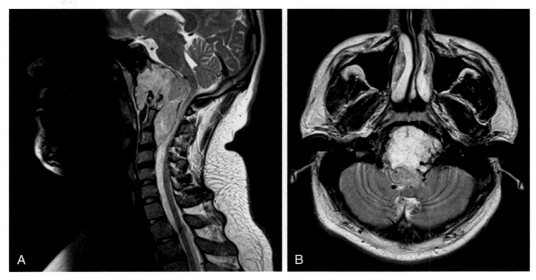

图 20-2　斜坡脊索瘤

矢状未（A）和轴位（B）T2 加权磁共振成像，显示脊髓和脑干的明显受压及颈椎的破坏（From Chau T, Lazzaro A, Mobbs RJ, Teo C: Surgical treatment of cranial neuralgias: combined endoscopic endonasal and posterior cervical approach to a clival chordoma, J Clin Neurosci 17:1463–1465, 2010.）

切除的可能极小。

并发症及注意事项

由于斜坡脊索瘤的生长缓慢，故始终存在延迟诊断的可能，使已经困难的治疗方案更加复杂。这种胚胎起源肿瘤的临床表现容易混淆，即斜坡脊索瘤的症状和体征与许多临床综合征相似，使其难以诊断。

临床要点

斜坡脊索瘤是一种罕见肿瘤，尽管有侵袭性的斜坡脊索瘤的报道，但它多为良性肿瘤。斜坡脊索瘤往往生长缓慢，并通过压迫邻近的脑干和脑神经产生症状。尽管如此，这些肿瘤的位置和无论选择何种治疗方法均易复发的倾向，使斜坡脊索瘤患者的长期预后仍然很差。斜坡脊索瘤可发生在任何年龄。

原书参考文献

Aminoff M, Boller F, Swaab D: Cytogenetic analysis of three variants of clival chordoma, Cancer Genet Cytogenet 154:124–130, 2004.

Chau T, Lazzaro A, Mobbs RJ, Teo C: Surgical treatment of cranial neuralgias: combined endoscopic endonasal and posterior cervical approach to a clival chordoma, J Clin Neurosci 17:1463–1465, 2010.

Chugh R, Tawbi H, Lucas DR, et al: Chordoma: the nonsarcoma primary bone tumor, Oncologist 12:1344–1350, 2007.

Feng K, Qiuhang Z, Qiuyi Q: Transclival cerebrospinal fluid rhinorrhea as the initial presenting symptom of a tiny intradural chordoma, J Clin Neurosci 17:1083–1085, 2010.

痉挛性斜颈
(Spasmodic Torticollis)

ICD-9 编码　**33.83**

ICD-10 编码　**G24.8**

临床综合征

痉挛性斜颈是一种以头部不自主运动为表现的少发疾病，被纳入局灶性或节段性肌张力障碍范畴，发病率约每万人中 3 例，一般在成年早期发病。痉挛性斜颈分三大类：

- 强直型，表现为头部不自主向一侧偏转。
- 阵挛型，表现为头部的不自主晃动。
- 强直/阵挛型，包括两种类型的不自主运动。

痉挛性斜颈也能通过头部的特殊运动形式分成几大类：①旋转，表现为头部向一侧不自主转动；②侧屈，头部向一侧肩膀倾斜；③后仰，头部向背部后倾；④前倾，头部向胸部屈曲。痉挛性斜颈更常见于女性，一开始通常诊断为癔症或抽动症。

痉挛性斜颈的病因是中枢神经系统异常，而不是所累及肌肉的疾病，通常起病时只是头部的轻微不自主运动，早期肌张力障碍为间歇性，随着疾病进展，症状开始加重，患者往往难以掩饰。不自主运动开始变得更持久，并伴随所累及肌肉的持续酸痛。疼痛往往是患者就医的主要原因，而不自主运动往往不受患者重视。不自主运动通常在入睡后消失；晨起时症状较轻，疼痛和不自主运动在活动后逐渐加重。虽然痉挛性斜颈有自发缓解的报道，但整体来说，治疗较困难，成功率低。

体征和症状

痉挛性斜颈的患者表现为头部的不自主、肌张力障碍样运动。在严重的病例里，持续的肌张力障碍使头侧屈，患侧耳朵紧贴于同侧肩膀（图 21-1）。疼痛可以是患者的首发症状，但也常常会伴有颈部椎旁肌、颈部舌骨下肌群和胸锁乳突肌的痉挛，有时可见受累肌肉

肥大。查体时，除了肌张力障碍样运动外，没有其他神经系统阳性体征。触摸对侧的面部和下巴能短暂地缓解症状。

检查

所有怀疑痉挛性斜颈的患者，都应行大脑和脑干的 MRI 检查。颅脑 MRI 为临床医师提供了患者颅腔及其内容物的有效图像信息。MRI 精确度高，可有效识别大脑及脑干的病变，包括肿瘤和脱髓鞘疾病等。MRA 有助于发现引起患者神经系统症状的动脉瘤等。对于不能行 MRI 检查的患者（如安装起搏器），可选择 CT 检查。实验室检查包括血液常规检测、血生化，及红细胞沉降率等，可以除外感染和恶性肿瘤。

鉴别诊断

通过典型的病史和查体，痉挛性斜颈的诊断并不困难。这一类的运动障碍病的标志即是其特殊的不自主运动形式，这有助于与抽动症和习惯性痉挛相鉴别。抽动症和习惯性痉挛都为可受意志自主控制的运动（volitional movement），习惯性痉挛在紧张时加重。还需要与行为异常相鉴别（如癔症等）。颈部扭伤后颈部肌肉的痉挛和疼痛可酷似痉挛性斜颈，但起病急，数天至一周即能缓解。阵挛型的痉挛性斜颈在疾病初期也可能被误诊为帕金森病。

治疗方法

总体上，痉挛性斜颈的疗效尚不理想。采用肌肉松弛剂进行药物治疗，包括作用于脊髓的药物如巴氯芬，以及作用于中枢的药物如抗惊厥药和左旋多巴等，可使部分症状较轻的患者得到改善。也可以采用苯海索（安坦）和地西泮。

对于药物治疗无效的患者，对受累肌肉进行肉毒素注射也是合理的治疗措施。但多次的注射可以导致体

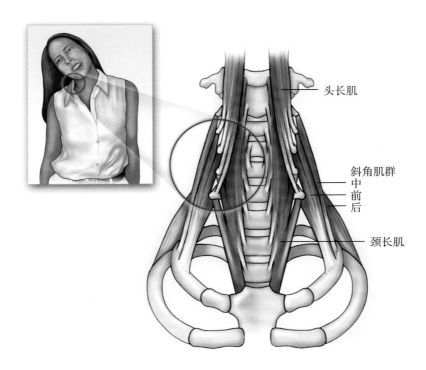

头长肌

斜角肌群
中
前
后

颈长肌

图 21-1　痉挛性斜颈的肌张力障碍表现造成严重的疼痛和功能障碍

内产生肉毒素抗体而降低疗效。通过更换不同亚型的肉毒素，可以恢复一定的疗效。对于难治性病例，可采用双侧丘脑毁损手术，这种根治性治疗的效果在患者是有差异的。

并发症和注意事项

痉挛性斜颈是基于特定的病史和查体做出的临床诊断，但临床医师首先需要排除其他与中枢神经系统相关的疾病。痉挛性斜颈治疗起来较困难，也同时需要采取抗抑郁治疗。

临床要点

痉挛性斜颈是一种对治疗反应很差的疾病。对大多数患者来说，对受累肌肉进行肉毒素注射产生化学性的去神经效应，可能是最好的治疗选择。该病诊断简单。所有怀疑痉挛性斜颈的患者都要进行 MRI 检查。

原书参考文献

Bradley LA: Pathophysiology of fibromyalgia, Am J Med 122(Suppl 1):S22–S30, 2009.

Ge HU, Nie H, Madeleine P: Contribution of the local and referred pain from active myofascial trigger points in fibromyalgia syndrome, Pain 147:233–240, 2009.

Monach PA: Shoulder pain. In Mushlin SB, Greene HL II, editors: Decision making in medicine, 3rd ed, New York, 2010, Elsevier, pp 522–523.

Waldman SD: Scapulocostal syndrome. In Waldman SD, editor: Atlas of pain management injection techniques, 2nd ed, Philadelphia, Saunders, pp 123–126.

颈胸椎棘间滑囊炎
(Cervicothoracic Interspinous Bursitis)

ICD-9 编码　**727.3**

ICD-10 编码　**M71.50**

临床综合征

颈胸椎棘间滑囊炎是造成下颈段和上胸段脊柱疼痛的少见原因。通常发生在下颈段和上胸段棘间韧带及相关肌肉过度活动后，出现急慢性疼痛。该疼痛综合征的原因主要是滑囊炎。患者往往在长时间保持颈部紧张的活动后（如粉刷天花板、长时间面对屏幕的高处某点等动作），抱怨下颈部的中线处疼痛，疼痛局限于 $C_7\sim T_1$ 的棘突间区域，不向远端放射，为持续的酸痛、钝痛。往前用力探头的驼背姿势，可以缓解这种持续疼痛（图 22-1）。颈胸椎棘间滑囊炎引起的疼痛往往活动后减轻，而休息、放松时加重。

症状和体征

颈胸椎棘间滑囊炎的患者主诉下颈部和上胸部、背部疼痛，定位模糊，性质为钝痛。疼痛从中线波及附近椎旁肌肉，但不会产生明显的放射性疼痛。患者常常固定颈部，将头用力往前伸，以固定累及的韧带和滑膜囊而减少疼痛。下颈椎和上胸椎的屈曲或伸展动作比转头更易引起疼痛。

颈胸椎棘间滑囊炎患者的神经系统体格检查应该无异常。若出现局灶性或神经根性的神经系统阳性体征，则提示疼痛是中枢或脊髓源性的，因此需要对相应解剖区域行 MRI 检查。

检查

所有怀疑是颈胸椎棘间滑囊炎的患者都需要做下颈段和上胸段的 MRI 检查（图 22-2）。如果神经系统查体异常或疼痛放射到上肢，则需要行臂丛和上肢的肌电图检查。实验室检查如血液常规检测、血生化、抗核抗体、红细胞沉降率等有助于排除感染、免疫性疾病（如强直性脊柱炎）以及有类似表现的恶性疾病。对受累的棘突间滑膜囊行局部麻醉药和糖皮质激素注射，既可以帮助确定诊断，也是有效的治疗方法。如果需要与强直性脊柱炎鉴别，则行骶髂关节 X 线检查。

鉴别诊断

颈胸椎棘间滑囊炎的诊断基于临床表现，是一种排除性诊断。临床医师需要除外脊髓源性疾病，包括脊髓空洞症及肿瘤，这些疾病可以引起类似颈胸椎棘间滑囊炎的症状。强直性脊柱炎也可以有类似表现。纤维肌痛可以并存颈胸椎棘间滑囊炎，通过其特异的压痛点可以鉴别。

治疗

针对颈胸椎棘间滑囊炎引起的疼痛和功能障碍，起始治疗应该包括非甾体抗炎药或环氧化酶 -2（COX-2）抑制剂，并结合物理治疗。局部应用热敷冷敷也有一定效果。对于上述方法无效的患者，可以考虑局部注射治疗。

$C_7\sim T_1$ 椎体棘突间皮肤常规消毒。采用 20 ml 注射器，内含 0.25% 丁哌卡因和 40 mg 甲泼尼龙，接 25 号 5 cm 长针头。针头穿过棘上韧带和棘间韧带（图 22-3）。必须注意穿刺针保持在中线，但不能过深，否则药物将注入硬膜外腔或蛛网膜下隙。回抽无血后缓慢注入 2~3 ml 药液。同时告知患者，要完全缓解颈胸椎棘间滑囊炎的症状，需要注射 2~5 个疗程。

并发症和注意事项

该区域靠近脊髓和神经根，因此注射治疗需要由熟悉局部解剖结构，由丰富注射经验的临床医师来操作。该区域邻近椎动脉以及其他血管，因此容易出现局部麻

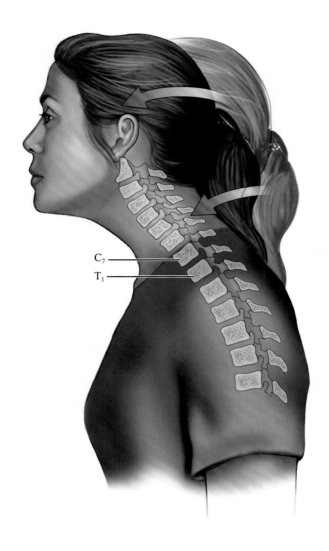

图 22-1　颈胸椎棘间滑囊炎的患者尝试采用往前用力探头的驼背姿势来缓解疼痛

醉药进入血管。即使少量的局部麻醉药注射入椎动脉也会诱发癫痫发作。由于注射部位比较靠近小脑和脑干，注射治疗后，局部血运对局部麻醉药的吸收经常造成共济失调。有很多患者还会抱怨注射后上述区域一过性疼痛加重。如果穿刺针过长，还可能出现气胸。

由于邻近硬膜外腔和蛛网膜下隙，如果穿刺针过深，会造成椎管内阻滞。如临床医师未能及时判断穿刺针已经进入硬膜外或蛛网膜下隙，可以造成严重的感觉和运动障碍，可能出现意识丧失、低血压及呼吸困难。如果将上述剂量的药物注入硬膜下腔，则症状类似注入蛛网膜下隙，但是感觉和运动阻滞程度不尽相同。

临床要点

　　上述的注射技术对治疗颈胸椎棘间滑囊炎非常有效。如果临床医师特别注意了该注射区域的解剖结构，该注射技术是很安全的。必须严格无菌操作防止感染，同时也注意医师的自我保护。注射治疗颈胸椎棘间滑囊炎的大多数并发症，是穿刺针对穿刺部位和下方结构的损伤。穿刺后马上压迫穿刺部位有助于减少血肿和瘀斑的发生。避免使用过长的穿刺针有助于减少下方结构的损伤。因为该部位邻近胸膜腔，特别注意避免发生气胸。物理治疗，包括热敷及轻柔地伸展训练等，可在注射治疗数天后实施。患者需避免重体力活动，以免症状加重。注射治疗同时，可以使用镇痛药物，非甾体抗炎药，以及肌肉松弛剂。

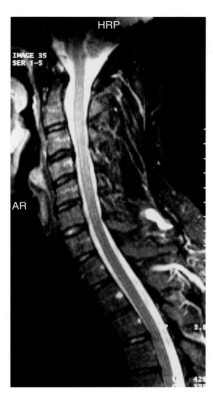

图 22-2　MRI（T2）显示 C_{6-7} 棘突间滑液囊，大小为 2 cm×2 cm×2.5 cm

原书参考文献

Hull JJ, Tomaski SM: Osteomyelitis of the cervical spine: case report and literature review, Otolaryngol Head Neck Surg 113:193, 1995.

Perka C, Schneider SV, Buttgereit F, Matziolis G: Development of cervical interspinous bursitis after prolonged sports trauma: a case report, Joint Bone Spine 73:118–120, 2006.

Reckelhoff KE, Green MN, Kettner NW: Cervical spine osteochondroma: rare presentation of a common lesion, J Manipulative Physiol Ther 33:711–715, 2010.

Waldman SD: Cervicothoracic interspinous bursitis. In Waldman SD, editor: Pain review, Philadelphia, 2009, Saunders, pp 238–239.

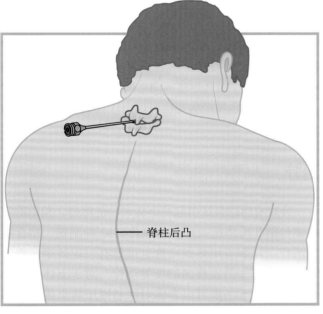

脊柱后凸

图 22-3　注射治疗颈胸椎棘间滑囊炎时穿刺针的正确位置

第 23 节

肩肋综合征
（Scapulocostal Syndrome）

ICD-9 编码 `726.2`

ICD-10 编码 `M75.80`

临床综合征

肩肋综合征表现为肩胛骨内侧区域疼痛，并向颈部、肱三头肌上部、胸壁及上肢远端放射。疼痛性质呈烧灼样、酸痛，疼痛程度为中度。

肩肋综合征也称为旅行商人肩，认为是肩部肌肉过度活动（包括前锯肌、肩胛提肌、胸小肌以及菱形肌）后所引发的疲劳综合征，比如越过后排座位取车后部东西的动作，或者经常将电话夹在脖子和肩膀之间通话等活动（图 23-1），使用球拍的体育运动均可能诱发肩肋综合征。

症状和体征

查体可发现在菱形肌、冈下肌、肩胛下肌部位有肌筋膜压痛点。让患者将患侧手臂贴胸口，手放于对侧肩膀上时，这些压痛点会更明显。沿肩胛骨内侧缘对压痛点进行触诊，可以诱发疼痛向同侧上肢放射。肩肋综合征患者神经系统体格检查无异常。如果不加以治疗，肩肋综合征患者肩部和肩胛骨的活动范围会逐渐减小，导致功能障碍及疼痛。

检查

所有怀疑肩肋综合征的患者都要做 X 线检查。根据患者的临床表现，可以再进行血液常规检测、红细胞沉降率、抗核抗体等实验室检查。怀疑肩袖损伤的患者，可以行肩关节 MRI 检查。如果怀疑肩关节原发或转移性骨肿瘤，可以行核素骨扫描检查。怀疑肺上沟瘤，可行胸部 X 线（前弓位）检查。肌电图及神经传导速度检查有助于除外神经根性病变、臂丛神经病变及神经压迫损伤。

鉴别诊断

肩肋综合征最容易被误诊为颈神经根病。颈神经根病多伴有受累皮节区域的麻木和无力，而肩肋综合征患者上肢神经系统体格检查无异常。其他容易与肩肋综合征混淆的常见疾病包括肩关节骨性关节炎、类风湿关节炎、创伤后关节炎、肩袖损伤后关节病等。其他少见的关节炎造成的肩部疼痛还有免疫性疾病、感染、绒毛结节样滑膜炎以及莱姆病等。急性感染性关节炎通常伴随明显的全身症状，如发热、疲劳，有经验的临床医师很容易识别，治疗是采用血培养和抗生素，而不是局部注射疗法。免疫性疾病通常累及多个关节，而不是只限于肩关节，而且疼痛不向上肢放射。Pancoast 瘤（肺上沟瘤）及臂丛神经病变也可以出现类似肩肋综合征的表现。

治疗

针对肩肋综合征引起的疼痛和功能障碍，起始治疗应该包括非甾体抗炎药或环氧化酶 -2 抑制剂，结合物理治疗。局部应用热敷冷敷也可能有一定效果。患者需要避免那些诱发疼痛的反复动作。对于上述方法无效的患者，下一步可以考虑对肌筋膜压痛点进行局部注射治疗。

并发症和注意事项

对肩肋综合征患者诊疗过程中最大的并发症是误诊。鉴别诊断中必须考虑肺上沟肿瘤，以及肩部和肩胛骨的原发或继发的肿瘤。

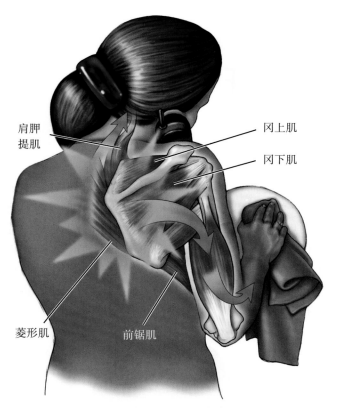

肩胛
提肌

冈上肌

冈下肌

菱形肌　　　前锯肌

图 23-1　**肩肋综合征是由于过度活动稳定肩关节的肌肉所引起的**

原书参考文献

Bradley LA: Pathophysiology of fibromyalgia, Am J Med 122(Suppl 1):S22–S30, 2009.

Ge HU, Nie H, Madeleine P: Contribution of the local and referred pain from active myofascial trigger points in fibromyalgia syndrome, Pain 147:233–240, 2009.

Monach PA: Shoulder pain. In Mushlin SB, Greene HL II, editors: Decision making in medicine, 3rd ed, New York, 2010, Elsevier, pp 522–523.

Waldman SD: Scapulocostal syndrome. In Waldman SD, editor: Atlas of pain management injection techniques, 2nd ed, Philadelphia, Saunders, pp 123–126.

临床要点

　　肩肋综合征是肩部和上肢疼痛的少见病因，更常见的病因是颈神经根病变。该疼痛必须和其他导致肩部疼痛的病因区分开，包括肩袖损伤。共存的滑囊炎以及关节炎也会导致疼痛，则需要用局部麻醉药和糖皮质激素进行更加精确的注射。如果操作医师特别熟悉注射区域的临床解剖结构，注射技术是很安全的。操作医师必须严格无菌原则，同时也需注意自我保护。穿刺后马上压迫穿刺部位有助于减少血肿和瘀斑的发生。物理治疗，包括热敷及轻柔地伸展训练，可在注射治疗数天后实施。需要避免诱发疼痛的活动，否则会导致症状复发。避免重体力活动，以免加重症状。也可在注射治疗时同时使用镇痛药物，非甾体抗炎药，或环氧化酶-2 抑制剂。

第 24 节

Parsonage-Turner 综合征
（Parsonage-Turner Syndrome）

ICD-9 编码　**353.0**

ICD-10 编码　**G54.0**

临床综合征

Parsonage-Turner 综合征为肩部和上肢的疼痛，于 1948 年作为一种独立疾病被发现，并以发现的人名命名。Parsonage-Turner 综合征急性起病，疼痛呈烧灼样，程度剧烈，范围包括肩部和上臂，数小时或数天后可出现肌肉无力（图 24-1）。患者通常有睡眠障碍，随着疾病进展，肩部和上臂肌肉（包括三角肌、冈下肌、冈上肌和肱二头肌）出现无力，部分患者可出现严重肌肉松弛、瘫痪。Parsonage-Turner 综合征的病因可能是病毒感染，也可能是免疫性疾病，但目前这些病因假说都没有得到证实。

症状和体征

Parsonage-Turner 综合征患者表现为突发的肩部疼痛，向下放射至上臂，疼痛剧烈，随后出现肌力降低。查体皮肤正常，没有急性带状疱疹的表现。与神经根型颈椎病的表现相反，在颈椎活动范围内的活动不会引起疼痛、上肢麻木等表现。随着疾病进展，肩部和上臂肌肉包括三角肌、冈下肌、冈上肌和肱二头肌出现无力，甚至瘫痪。通常会累及多支臂丛神经的分支，也可仅累及其中一支。

鉴别诊断

臂丛神经病变的原因很多，其共同的特点是累及锁骨上区域和上臂的神经病理性疼痛，以及肌肉无力。臂丛神经病变比较常见的原因是颈肋或异常肌肉对神经的压迫（如胸廓出口综合征）、肿瘤侵袭（Pancoast 肿瘤）、直接损伤臂丛（牵拉或撕脱）、炎症因素（如 Parsonage-

Turner 综合征），以及放疗后臂丛损伤等。与 Parsonage-Turner 综合征相比，颈神经根病变是造成上肢疼痛和无力的更常见原因。表 24-1 对两种疾病进行了鉴别。对于仅累及单个臂丛神经分支的 Parsonage-Turner 综合征患者，需要与神经卡压鉴别。对于表现为急性肩部和上肢疼痛的患者，肌电图检查是进行各种鉴别诊断的基石。

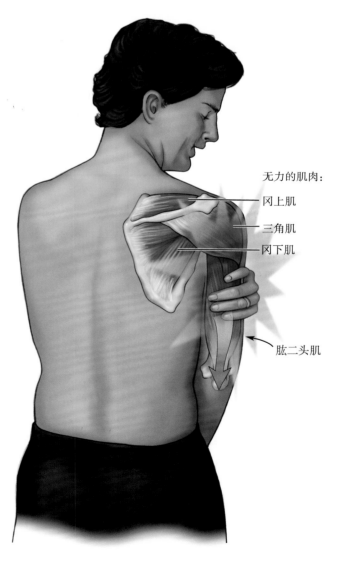

无力的肌肉：

冈上肌

三角肌

冈下肌

肱二头肌

图 24-1　Parsonage-Turner 综合征的疼痛包括肩部和上臂，数小时到数天后可出现肌肉无力

颈椎间盘、颈椎骨质和颈髓病变也可出现类似 Parsonage-Turner 综合征的临床表现。MRI 和肌电图等适当的检查有助于对这些疾病进行鉴别，但临床医师也必须认识到患者同时合并多种疾病的可能。脊髓空洞症、颈髓肿瘤、以及颈神经根肿瘤（如神经鞘瘤）等可隐匿起病，诊断有时非常困难。对于那些没有明确外伤史，但有吸烟史的患者，若出现臂丛神经损伤的表现，需要高度怀疑 Pancoast 肿瘤的可能。颈椎间盘突出、转移瘤或颈椎病压迫神经根等都可类似臂丛神经损伤的表现。肺尖部感染偶尔会压迫和刺激臂丛神经。

检查

所有表现为 Parsonage-Turner 综合征的患者都需要查颈椎和臂丛神经 MRI（图 24-2）。若患者不能做 MRI，CT 可以作为备选。肌电图和神经传导速度检查敏感性很高，有经验的医师可通过该检查识别出损伤的臂丛神经分支。如果怀疑有局部炎症活动，可以动态复查肌电图。若怀疑 Pancoast 肿瘤或臂丛其他占位病变，可行胸片检查，前弓位片更有助于发现病变。同时可行血液常规检测、红细胞沉降率、抗核抗体、血生化等实验室检查，有助于排除其他原因造成的疼痛。

治疗

药物治疗

加巴喷丁

加巴喷丁是治疗 Parsonage-Turner 综合征神经病理性疼痛的一线用药。药物起始日剂量为 300 mg，睡前口服，维持 2 天；患者需要注意有无药物不良反应如头晕、镇静、意识模糊、皮疹等；随后药物每两天增加 300 mg 的日剂量，平均分次服用，在药物不良反应允许的前提下加量，直到疼痛缓解，或最大日剂量到

2400 mg。若此时，患者疼痛只有部分缓解，可行相关血液检查，然后用 100 mg 的片剂缓慢滴定增加，很少有患者需要超过 3600 mg 的日剂量。

卡马西平

对于加巴喷丁无效的 Parsonage-Turner 综合征患者，卡马西平可能有效。虽然同其他治疗 Parsonage-Turner 综合征的措施相比，卡马西平安全性和有效性都很好，但目前对它的使用仍然存在很多混乱。该药可能是患者疼痛控制的最佳选择，然而有时会因为实验室检查异常而被停用，实际上这些异常可能并不是卡马西平造成的。在开始用药之前，同样需要进行实验室检查的基线检查，包括血液常规检测、尿常规、生化全项等。

如果疼痛没有剧烈到失去控制的程度，卡马西平的剂量需要缓慢增加，初始可以用 100~200 mg 的日剂量，睡前服用，维持 2 天；患者需要注意药物不良反应如头晕、镇静、困倦以及皮疹。药物每两天增加 100~200 mg 的日剂量，在一天内分次服用，直到疼痛消失或达到 1200 mg 的日剂量。必须进行密切实验室监测，以防止出现罕见而致命的血液恶病质并发症。一旦出现血象异常及皮疹，必须马上停药。由于有可能发生再生障碍性贫血，若采用卡马西平治疗而不进行监测，可能会导致灾难性的后果。当疼痛缓解后，患者可维持药物剂量，至少 6 个月后再考虑调整药物。患者在未经医师许可情况下，在任何时候都不能停用或改变药物剂量。

巴氯芬

在上述药物无效的情况下，有研究报道过巴氯芬对部分患者有效。同样，用药前需要进行相关的实验室检查。药物初始日剂量为 10 mg，睡前服用，维持 2 天；患者也需要注意那些与上述药物类似的不良反应。

在不良反应允许的前提下，每 7 天增加 10 mg 的日剂量，直到疼痛缓解或达到 80 mg 的日最大剂量。该药

表 24-1

Parsonage-Turner 综合征与颈神经根病变比较

	病史	查体	实验室检查
Parsonage-Turner 综合征	急性起病，肩部和前臂剧烈烧灼样疼痛；颈部活动不影响疼痛	神经系统体征提示为多支神经受累，肌肉无力可发展成完全瘫痪	肌电图提示臂丛神经损伤；颈椎 MRI 没有阳性结果
颈神经根病变	疼痛起源于颈部，放散至上肢；活动颈部后疼痛加重；疼痛同时出现肌肉无力	肌肉无力和麻木部位为单支神经分布区	颈椎 MRI 可发现颈椎间盘突出或颈椎骨质增生等

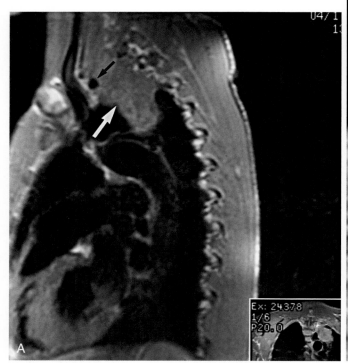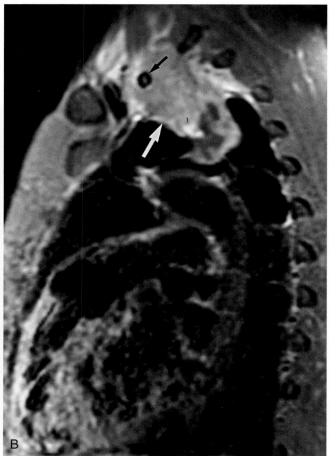

图 24-2　一例 46 岁男性，Pancoast 肿瘤

A. 为矢状位 T1 相，B. 为钆强化后 T1 相脂肪抑制序列。显示左侧肺尖支气管源性肿瘤（白色箭头），侵入锁骨上窝，包括臂丛神经，同时包绕锁骨下动脉（黑箭头）

有明显的肝脏和中枢神经系统不良反应，包括无力和镇静。与卡马西平一样，开始用药之后就需要实验室检查监测。

当患者采取上述任何药物治疗后，临床医师必须提醒患者，过早地停药或减药可以导致疼痛复发，会使后续疼痛控制更加困难

介入治疗

臂丛神经阻滞

用局部麻醉药和糖皮质激素进行臂丛神经阻滞，是对药物治疗 Parsonage-Turner 综合征的有效补充。在药物逐步滴定至有效剂量的同时，神经阻滞可以快速缓解疼痛。最开始的阻滞可以采用丁哌卡因和甲泼尼龙，后续每天的阻滞可采用相同办法，只是减少甲泼尼龙的剂量。该注射技术也可以用于控制暴发痛。

物理疗法

对于 Parsonage-Turner 综合征的患者，物理治疗和作业疗法是整个治疗措施里很重要的一部分，有助于维持功能、缓解疼痛。肩部异常如关节不全脱位和粘连性滑囊炎等需要仔细检查和治疗。作业疗法有助于维持日常生活中的活动，避免进一步损伤功能。

并发症和注意事项

Parsonage-Turner 综合征是一种难治性的疼痛，对阿片类及上述药物治疗后都有疗效不佳的可能。若疼痛控制不佳，患者甚至会考虑自杀，因此这类患者需要入院治疗。正确诊断臂丛神经病变的病因有助于更好地治疗疼痛和缓解功能障碍，因为臂丛神经拉伤或挫伤会随时间逐渐恢复，而肿瘤或神经撕脱造成的臂丛神经病变则需要积极治疗。

临床要点

对于那些正在等待药物起效的 Parsonage-Turner 综合征患者来说，用局部麻醉药和糖皮质激素进行臂丛神经阻滞治疗这种空档期疼痛是非常好的办法。如前所述，正确的诊断是制订治疗方案的前提。

原书参考文献

Marshall GB, McKenna E, Mahallati H: Parsonage–Turner syndrome, Eur J Radiol Extra 6:51–53, 2005.

Mileto A, Gaeta M: Calcific tendonitis of supraspinatus simulating acute brachial neuritis (Parsonage-Turner syndrome), Clin Radiol 66:578–581, 2011.

Wendling D, Sevrin P, Bouchaud-Chabot A, et al: Parsonage–Turner syndrome revealing Lyme borreliosis, Joint Bone Spine 76:202–204, 2009.

第 25 节

舌骨综合征
(Hyoid Syndrome)

ICD-9 编码　**728.89**

ICD-10 编码　**M62.89**

临床综合征

舌骨综合征是由于茎突舌骨韧带于舌骨附着处的钙化和炎症所造成。茎突舌骨韧带的头侧附着于茎突，尾侧附着于舌骨体。其他附着于舌骨处肌肉的肌腱炎也可能参与了这种疼痛的发生。舌骨综合征也可以合并 Eagle 综合征（见第 14 节），疼痛为尖锐、刀割样，通常在活动下颌、转头、吞咽时出现。

症状和体征

舌骨综合征疼痛自下颌角开始，向前外侧颈部放散。咀嚼、转动颈部、吞咽等动作可诱发或加重疼痛（图 25-1）。疼痛呈尖锐、刀割样，且经常放散到同侧耳部。部分患者会抱怨有喉部异物感。用局部麻醉药和糖皮质激素在茎突舌骨韧带和舌骨附着的舌骨大角区域进行注射可以作为诊断和治疗的措施。

检查

MRI 对颈部软组织的检查可以发现茎突舌骨韧带尾侧在舌骨附着处的钙化和炎症。在韧带附着处注射局部麻醉药物有助于确定诊断。

鉴别诊断

该区域的软组织损伤可出现类似表现。在疾病的进程中，颈部的局部创伤是很容易发生的，因此其他软组织牵拉或扭伤造成的综合征可以与舌骨综合征合并出现，如肩胛舌骨综合征（见第 26 节）。颈部及咽喉的原发或转移肿瘤，以及甲状舌管囊肿的占位效应也可以出现类似舌骨综合征的临床表现，因此在颈部没有或仅有轻微外伤病史的情况下，需要高度怀疑这些诊断的可能。舌咽神经痛虽然有类似舌骨综合征的临床表现，但其疼痛性质类似三叉神经痛，为发作性过电样疼痛，而不是舌骨综合征随运动相关的尖锐、刀割样疼痛。因为舌咽神经痛可能合并严重的心动过缓及晕厥。临床医师必须熟悉两种疾病的鉴别。

治疗

舌骨综合征的起始治疗是采用非甾体抗炎药及环氧化酶 -2 抑制剂。在合并睡眠障碍时，也可以采用三环类抗抑郁药（如去甲替林 25 mg），临睡前口服。如果疼痛持续，第二步可以采用茎突舌骨韧带尾侧舌骨附着处注射治疗。

注射前，患者取仰卧位。标记患侧的下颌角。舌骨大角一般位于下颌角下方 2.5 cm 处。轻压颈部对侧相应部位能固定舌骨，有助于识别舌骨大角，同时方便后续注射（图 25-2）。皮肤用无菌溶液消毒。用 22 号 5 cm 长穿刺针，接 10 ml 注射器，在下颌角下 2.5 cm 部位垂直皮肤平面进针。进针 2.5~3 cm 后针尖可触及舌骨大角（图 25-3）。确定触及舌骨大角后，穿刺针稍微退出舌骨骨膜和钙化韧带组织。如回抽未见血液及脑脊液，可缓慢注射 5 ml 的 0.5% 利多卡因和 80 mg 甲泼尼龙。之后每天采用相同方法进行神经阻滞，只是将甲泼尼龙剂量减量为 40 mg。

并发症和注意事项

误诊是诊治该病的主要问题。颈部创伤后，很有可能出现隐匿性颈椎骨折或者外伤后颈椎不稳定。如果遗漏这些损伤，可能会让患者发生永久性神经系统后遗症。前文提到过，如果怀疑有颈部创伤，舌骨综合征只能是排除性诊断。需要仔细排查有无颈部、肺尖、颈前三角区域、咽喉部的肿瘤。如果患者有明确的呕吐病史，还需要考虑食管撕裂伤。

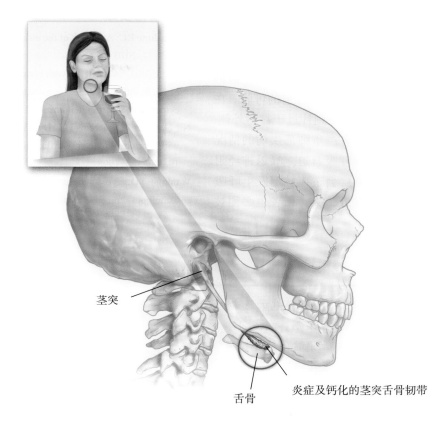

茎突

炎症及钙化的茎突舌骨韧带

舌骨

图 25-1　**舌骨综合征疼痛自下颌角开始，向颈部前外侧区域放散。疼痛可以由咀嚼、转动颈部、吞咽等动作诱发或加重**

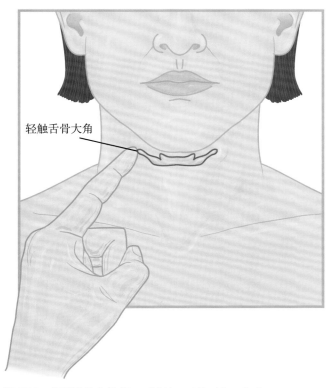

轻触舌骨大角

图 25-2　**识别舌骨大角**（From Waldman SD: Atlas of pain management injection techniques, 2nd ed, Philadelphia, 2007, Saunders, p 18.）

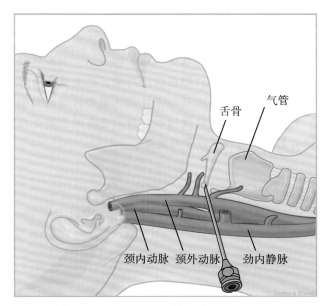

舌骨　气管

颈内动脉　颈外动脉　劲内静脉

图 25-3　**缓解舌骨综合征的注射技术**（From Waldman SD: Atlas of pain management injection techniques, 2nd ed, Philadelphia, 2007, Saunders, p 17.）

虽然注射治疗舌骨综合征比较安全，但也有出现并发症的可能。除了对颈部血管可能的损伤之外，如果穿刺针过于靠外，那邻近的臂丛、脊髓及膈神经等可能受到牵连。在正确操作情况下这些并发症很罕见，但仍然有出现硬膜外、硬膜下及蛛网膜下隙注射的可能。在注射治疗舌骨综合征的时候如果穿刺针过于靠后外侧，可能会出现膈神经阻滞。在没有严重肺部疾病的情况下，单侧膈神经阻滞很少造成呼吸窘迫。喉返神经阻滞造成的声带麻痹合并膈肌麻痹会造成肺部及上呼吸道的分泌物清除困难。由于靠近肺尖，患者也必须被告知发生气胸的风险。

临床要点

对于那些表现为颈部该解剖区域疼痛的患者，临床医师必须要评估可能的恶性疾病。喉、咽部及颈前三角区域的肿瘤可以与舌骨综合征有相同的临床表现。由于与该区域恶性疾病造成的疼痛相比，舌骨综合征发病率较低，因此舌骨综合征必须是排他性诊断。

舌骨综合征的注射技术是比较容易的，可以极大缓解这些患者的疼痛。如前所述，舌骨大角邻近颈部大血管，因此阻滞后有可能出现局部血肿和瘀斑。虽然这些并发症多是一过性的，但是会因为看上去比较明显而让患者非常苦恼；因此，阻滞前必须告知患者该并发症。该区域丰富的血管也增加了麻醉药物进入血管的可能。如果麻醉药物进入颈动脉，即便很小剂量，也会造成局部麻醉药毒性反应以及癫痫发作。操作时仔细监测患者生命体征，缓慢增加注射剂量有助于避免局部麻醉药毒性反应等并发症。

原书参考文献

Auvenshine RC: Anatomy of the airway: an overview, Sleep Med Clin 5:45–57, 2010.

Ernest EA III, Salter EG: Hyoid bone syndrome: a degenerative injury of the middle pharyngeal constrictor muscle with photomicroscopic evidence of insertion tendinosis, J Prosthet Dentist 66:78–83, 1991.

Nir D, Hefer T, Joachims HZ: Hyoid bone syndrome and its treatment with non-steroidal anti-inflammatory drugs, Am J Otolaryngol 19:296–300, 1998.

Waldman SD: Hyoid syndrome. In Atlas of pain management injection techniques, 2nd ed, Philadelphia, 2007, Saunders. pp 16–19.

第 26 节

肩胛舌骨综合征
(Omohyoid Syndrome)

ICD-9 编码 **726.2**

ICD-10 编码 **M79.7**

临床综合征

肩胛舌骨综合征的患者往往都伴有外伤史。该综合征通常见于近期剧烈呕吐或是颈椎和颈前肌肉受到持续屈曲 / 伸展活动损伤的患者。肩胛舌骨综合征的疼痛来源于肩胛舌骨肌下肌腹纤维的损伤。疼痛性质为肌筋膜源性，呈持续性，肌肉活动受累时加重。在肩胛舌骨肌的下肌腹处通常有痛点，也是治疗的解剖基础。疼痛从胸锁乳突肌锁骨附着处的外上方开始，可放散到颈部的前外侧。在肩胛舌骨肌的下肌腹痛点注射局部麻醉药和糖皮质激素可以作为诊断和治疗的措施。

症状和体征

对于肩胛舌骨综合征的患者，疼痛位于胸锁乳突肌锁骨附着处的外上方（图 26-1）。疼痛常常放散到颈部的前外侧，随肩胛舌骨肌的活动而加重。即使没有肌肉活动，疼痛也持续存在，程度为轻到中度。在肩胛舌骨肌的下肌腹处通常有痛点。除非合并颈神经根或臂丛损伤，一般肩胛舌骨综合征的患者神经系统查体正常。

检查

颈部软组织的 MRI 可以显示急性期肩胛舌骨肌血肿形成，以及演变成慢性肩胛舌骨综合征后的局部钙化和纤维化。在肩胛舌骨肌处注射局部麻醉药物是一种有助于诊断的方法。

鉴别诊断

相同区域的软组织损伤可出现类似肩胛舌骨综合征

的表现。肩胛舌骨综合征往往伴有外伤史，因此其他软组织牵拉或扭伤造成的临床症状可以与肩胛舌骨综合征并存，颈部及咽喉的原发或转移肿瘤等，也可以出现类似肩胛舌骨综合征的临床表现，因此在颈部没有或仅有轻微外伤病史的情况下，需要高度怀疑这些诊断的可能。

治疗

针对肩胛舌骨综合征，较理想的第一步治疗是采用非甾体抗炎药或环氧化酶 -2 抑制剂。在合并睡眠障碍的情况下，也可以采用三环类抗抑郁药（如去甲替林 25 mg），临睡前口服。在肩胛舌骨肌的下肌腹痛点注射治疗可以显著改善患者的疼痛症状

注射治疗肩胛舌骨综合征的关键标记点是胸锁乳

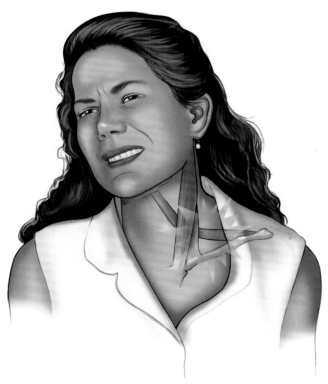

图 26-1 **肩胛舌骨综合征的疼痛位于胸锁乳突肌锁骨附着处的外上方**

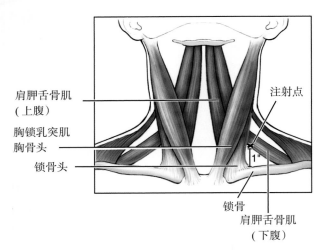

图 26-2　治疗肩胛舌骨综合征的注射部位

突肌锁骨端的外侧缘（图 26-2）。肩胛舌骨肌位于胸锁乳突肌锁骨端外侧缘略靠外的深方，高出锁骨上缘 2~2.5 cm。由于肩胛舌骨肌靠近颈部大血管，在该解剖区域进行注射操作时必须十分小心。

　　患者取仰卧位，头部转向对侧。采用 5 ml 无菌注射器，抽取 3 ml 局部麻醉药，当第一次治疗时，加 80 mg 糖皮质激素，后续每次注射时糖皮质激素剂量改为 40 mg。患者需要稍微抬头对抗临床医师的手部力量，以便于准确触及胸锁乳突肌。先辨认出胸锁乳突肌锁骨端附着处的外侧缘。稍微往外并向上 2.5 cm，选择该处为进针点，皮肤用无菌溶液消毒，用 5 cm 长穿刺针垂直进针。穿刺部位邻近颈部大血管和臂丛，因此需要缓慢进针。当穿破肩胛舌骨肌筋膜时会有突破感；此时进针 1~2 cm。如果注意操作，严密观察，且进针角度不过度靠外，一般不会碰触臂丛神经。因为靶点位置邻近臂丛，所以需要告知患者穿刺过程中可能会有麻木感，患者一旦感觉有麻木，就立即向操作医师报告。进针方向不能过于朝向内下，否则很容易出现气胸。

　　确认进针点和针尖深度之后，轻轻回抽看有没有血液或脑脊液。如果回抽无异常，也没有穿到臂丛神经的麻木感，缓慢注射 3 ml 药液。期间严密观察患者有无局部麻醉药毒性及药物入椎管的征兆。

并发症和注意事项

　　误诊是诊治该病的主要问题。颈部创伤后很有可能出现隐匿的颈椎骨折或者颈椎不稳定。若未能及时诊断这些损伤，可能会造成患者遗留永久神经系统后遗症。如前所述，如果患者没有明确颈部外伤史，肩胛舌骨综合征只能是个排他性诊断。需要仔细排查有无颈部、肺尖、颈前三角区域、咽喉部的肿瘤。如果有明确的呕吐病史，还需要考虑食管撕裂伤。

　　虽然注射治疗肩胛舌骨综合征比较安全，但也可能出现并发症。除了与局部血管有关的潜在风险以外，如果穿刺针过于靠外，可能影响到臂丛、椎管内结构以及膈神经从而出现不良反应和并发症。虽然正确操作的情况下这些并发症很罕见，但是仍有药物进入硬膜外、硬膜下及蛛网膜下隙的可能。注射治疗肩胛舌骨综合征时，穿刺针如果过于靠后外侧，可能造成膈神经阻滞。在没有严重肺部疾病的情况下，单侧膈神经阻滞很少造成呼吸窘迫。喉返神经阻滞造成的声带麻痹合并膈肌麻痹会造成肺部及上呼吸道的分泌物清除困难。由于靠近肺尖，也必须告知患者有可能出现气胸。

临床要点

　　肩胛舌骨综合征虽然比较少见，但临床特点显著，容易诊断。由于肩胛舌骨综合征用局部注射治疗效果显著，如果有外伤病史或是长期的强力呕吐病史，可以考虑该诊断。如果呕吐后出现剧烈的急性疼痛，则要考虑食管撕裂伤。在很多次呕吐后出现的慢性疼痛才更符合肩胛舌骨综合征。

　　要安全进行注射操作，关键是明确掌握局部解剖结构，以及仔细辨别操作所需的局部解剖标记点。臂丛神经在进行阻滞的部位非常表浅，除非患者很胖，一般穿刺深度不要超过 2 cm。如果严格按照操作规则，穿刺针方向在胸锁乳突肌锁骨端附着处的外侧缘处不过于靠内，则气胸发生率只有 0.5%。

　　如果没有明确的颈前部外伤史，肩胛舌骨综合征只能是个排他性诊断。临床医师需要对该区域疼痛的患者仔细评估有无隐匿的恶性疾病。颈前三角区域、咽喉部的肿瘤可能出现类似肩胛舌骨综合征的临床表现。在颈部软组织或颈椎受过屈曲 / 伸展或其他暴力损伤的情况下，临床医师也需要通过仔细查体以及肌电图等除外臂丛神经损伤的可能。

原书参考文献

Bradley LA: Pathophysiology of fibromyalgia, Am J Med 122(Suppl 1):S22–S30, 2009.

Ge HU, Nie H, Madeleine P, et al: Contribution of the local and referred pain from active myofascial trigger points in fibromyalgia syndrome, Pain 147:233–240, 2009.

Waldman SD: Omohyoid syndrome. In Waldman SD, editor: Atlas of pain management injection techniques, ed 2, Philadelphia, 2007, Saunders, pp 29–31.

Wong DSY, Li HJC: The omohyoid sling syndrome, Am J Otolaryngol 21:318–322,2000.

第 27 节

颈舌综合征
(Neck-Tongue Syndrome)

ICD-9 编码 **729.2**

ICD-10 编码 **M79.2**

临床综合征

颈舌综合征是少见的疾病，典型的临床表现为颈部疼痛合并同侧舌部麻木，活动上颈椎的时候疼痛加重。这一系列症状被认为是由于寰枢关节对 C_2 神经根的挤压造成的。挤压可以是由于寰枢关节不稳定所造成的关节侧方半脱位，以及骨性异常如先天性骨融合或狭窄，或是结核感染等。舌部的麻木主要是由于舌部传入纤维的损伤或间歇性受压所造成，感觉纤维通过舌下神经支配舌部，其中也含有本体感觉纤维，因此颈舌综合征的患者也会表现为舌部的假性徐动症。颈舌综合征常见于 50 岁以上人群，但也有少部分儿童患者。

症状和体征

颈舌综合征的疼痛分布在 C_2 支配区域。疼痛是间歇性的，可以由某些颈部活动所诱发。这类患者在体格检查时，体征并不明确，部分颈舌综合征的患者可表现出颈椎活动范围受限，或上颈部椎旁肌肉有压痛点。颈舌综合征主要的客观体征是同侧舌部的感觉减退（图 27-1）。通常和该体征伴随的是由于本体感觉纤维受损造成的假性舌部徐动。

检查

所有怀疑颈舌综合征的患者，都应行大脑和脑干的 MRI 检查。颅脑 MRI 为临床医师提供了关于患者颅腔及其内容物的最好信息。MRI 精确度高，可有效识别大脑及脑干的病变，包括肿瘤和脱髓鞘疾病等。MRA 也有助于发现动脉瘤等造成患者神经系统症状的血管疾病。对于不能行 MRI 检查的患者（如安装起搏器），可选择 CT 检查。

为了除外那些有类似颈舌综合征表现的疾病如感染、颞动脉炎以及恶性疾病等，需要做包括血液常规检测、血生化、红细胞沉降率等实验室检查。咽喉部内镜检查，特别是梨状隐窝处的观察有助于除外恶性肿瘤。C_2 神经根的选择性阻滞有助于颈舌综合征的诊断。

鉴别诊断

颈舌综合征是基于特定的病史和查体做出的临床诊断。因为该综合征少见，所以临床医师必须把颈舌综合征作为一个排他性诊断，眼部、耳部、鼻部、喉部以及牙的疾病可以与之合并存在并干扰颈舌综合征的诊断。咽喉部包括扁桃体窝、梨状隐窝处的肿瘤可以出现类似颈舌综合征的疼痛表现。颞动脉炎的下颌痛症状以及舌咽神经痛有时也需要鉴别。

治疗

对于颈舌综合征，起始治疗时需要用软质的颈托固定颈部并制动。下一步可以使用非甾体抗炎药或环氧酶 -2 抑制剂治疗。也可考虑用局部麻醉药和糖皮质激素对寰枢关节和 C_2 神经根进行阻滞。对于无效患者，可能需要行上段颈椎融合。

并发症和注意事项

由于颈舌综合征罕见，因此常被误诊，令其诊断更为复杂和混乱的状况是许多和颈舌综合征的表现类似的疾病本身也难以做出诊断，尤其是下咽部疾病，基于这些原因，颈舌综合征的诊断应该特别谨慎。

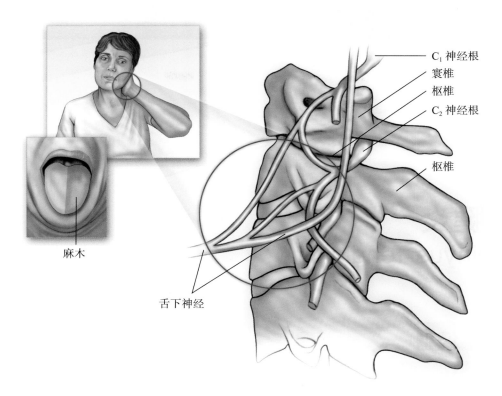

图 27-1　颈部疼痛以及同侧舌部麻木，并可由上段颈椎活动可加重

临床要点

　　颈舌综合征较为少见。伴随的同侧舌部麻木是诊断的必要因素。在贝尔面瘫的患者也可以见到类似的本体感觉性麻木。考虑到其罕见性，临床医师在诊断颈舌综合征之前必须仔细寻找患者出现这些临床症状的可能原因。

原书参考文献

Bogduk N: An anatomical basis for the neck-tongue syndrome, J Neurol Neurosurg Psychiatry 44:202–208, 1981.

Borody C: Neck-tongue syndrome, J Manipulative Physiol Ther 27:367, 2004.

Chedrawi AK, Fishman MA, Miller G: Neck-tongue syndrome, Pediatr Neurol 22:397–399, 2000.

Orrell RW, Marsden CD: The neck-tongue syndrome, J Neurol Neurosurg Psychiatry 57:348–352, 1994.

第 28 节

冈上肌腱炎
（Supraspinyus Tendinitis）

ICD-9 编码	726.10
ICD-10 编码	M75.10

临床综合征

冈上肌腱炎可以表现为肩部的急性或慢性疼痛。急性冈上肌腱炎通常见于年轻人，源于过度或不当活动肩关节。诱发因素包括在身前方搬运重物，投掷损伤以及暴力使用健身器械等。慢性冈上肌腱炎更常见于老年人，通常没有明确的创伤病史，起病更渐进和隐匿。冈上肌腱炎导致的疼痛持续、剧烈，经常影响睡眠，起初疼痛位于三角肌附近，程度为中到重度，逐渐影响肩关节的活动范围。夜间睡眠时，当影响到患侧肩部（如翻身），患者往往会痛醒。

症状和体征

冈上肌腱炎的患者通常采用抬高患侧肩胛骨来减少韧带的张力，从而缓解疼痛，致使患者呈现"耸肩"外观（图 28-1）。患者在肱骨大结节部位通常有压痛点。当患者外展肩关节时，会出现疼痛弧，表现为在肩外展至中间时突然出现疼痛，源于肱骨头对冈上肌肌腱的撞击。冈上肌腱炎的患者表现为道班（Dawbarn）征阳性，即上肢下垂时，肱骨大结节有压痛点，而上肢完全外展时压痛点消失。在疾病早期，肩关节被动活动时无活动范围异常及疼痛。

随着疾病进展，患侧肩关节活动能力逐渐减退，活动范围减小，很简单的日常活动如梳头、系内衣、摸额头等动作都变得很困难。随着肩关节持续制动，可出现肌肉萎缩、冰冻肩。

检查

所有肩痛的患者都需要行肩部 X 线检查。基于患者的临床表现，可以做血液常规检测、红细胞沉降率以及抗核抗体等实验室检查。肩部 MRI 检查有助于除外肩袖损伤，也能帮助确定冈上肌腱炎的诊断（图 28-2）。本节介绍的注射技术可以作为诊断和治疗的措施。

鉴别诊断

有时即使轻微的创伤也会导致的冈上肌腱炎，或有些患者的病情发展较缓慢，因此诊断常常有滞后性。肩部肌腱炎往往合并肩关节滑囊炎，进一步加重疼痛和功能障碍。持续性疼痛造成患者刻意夹紧患侧肩关节，从而造成肩关节的异常活动，而这又增加了肩袖的张力。这些张力可以导致整个肩袖进一步损伤。肩袖损伤后，肩关节被动活动正常，但是主动活动范围受限，而冰冻肩主动、被动活动范围均受限。肩袖拉伤很少发生在 40 岁以前，除非合并肩关节的急性严重损伤。神经根型颈椎病引起的疼痛很少只局限于肩部，大部分患者合并颈部及上肢的疼痛和麻木。

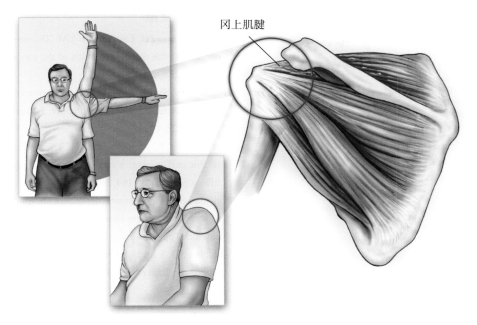

冈上肌腱

图 28-1　冈上肌腱炎的患者在大结节处有压痛点，外展肩关节时有疼痛弧

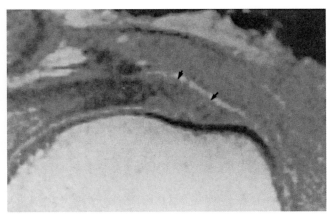

图 28-2　肩袖肌腱变性。斜冠状位蛋白密度加权成像显示冈上肌肌腱远端信号增高（箭头）。在 T2 加权相上信号没有进一步增高。关节囊周围脂肪完整

治疗

针对冈上肌腱炎引起的疼痛和功能障碍，起初治疗应该包括非甾体抗炎药或环氧化酶 -2 抑制剂，结合物理治疗。局部应用热敷、冷敷也有一定效果。对于上述方法无效的患者，可以考虑局部注射治疗。物理治疗，包括轻柔地伸展训练，可以在注射治疗数天后实施。患者需要避免重体力活动，以免加重症状。

进行冈上肌腱注射时，患者采用仰卧位，前臂内旋置于后背。前臂置于该体位后，肱骨外髁位于最前方，因此更容易被识别。触及肱骨外髁后，沿着肱骨往上直到触及肩峰前缘。肩峰前缘下方的微小凹陷，就是冈上肌腱贴附于肱骨大结节上面的标记点。用记号笔标记该点。

用消毒溶液对肩部、肩峰下及关节区域仔细消毒。用含 1 ml 的 0.25% 丁哌卡因溶液加 40 mg 甲泼尼龙的无菌注射器，接 25 号、5 cm 长针头。在严格无菌操作下，先触诊标记位点，再次确认冈上肌腱的附着位置。自该点进针，垂直皮肤，穿过皮下组织和肩关节囊，直至抵达骨性结构（图 28-3）。然后将针从肱骨骨膜退出1~2 mm，缓慢将药液注入。在推注过程中有轻微的阻力。若无阻力，考虑针尖可能位于关节腔内，或者冈上肌腱已经断裂。若阻力很大，考虑针尖可能位于韧带或肌腱内，可稍微前进或后退，直到没有很大阻力。注射完毕后拔针，无菌敷料覆盖穿刺部位。

并发症和注意事项

该注射技术主要的并发症是感染，如果严格遵守无菌操作，其发生率非常低。注射操作可能导致冈上肌腱的损伤。当针尖直接穿刺到高度炎症水肿或先前损伤过的肌腱，就有可能导致肌腱断裂。如果临床医师操作轻柔，并在注射阻力很大时暂停注射，肌腱断裂的发生率非常低。大约 25% 的患者在注射治疗后会出现一过性疼痛加重，这一点必须在治疗前告知患者。

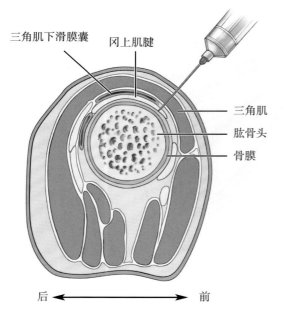

三角肌下滑膜囊　　冈上肌腱

三角肌

肱骨头

骨膜

后 ←——→ 前

图 28-3　穿刺冈上肌腱时穿刺针的正确位置

原书参考文献

Chen SK, Chou PH, Lue YL, Lu YM: Treatment for frozen shoulder combined with calcific tendinitis of the supraspinatus, Kaohsiung J Med Sci 2880;24: 78-84.

Gimblett PA, Saville J, Ebrall E: A conservative management protocol for calcific tendinitis of the shoulder, J Manipulative Physiol Ther 22:622–627, 1999.

Hsu HC, Wu JJ, Jim YF, Chang CY, et al: Calcific tendinitis and rotator cuff tearing: a clinical and radiographic study, J Shoulder Elbow Surg 3:159–164, 1994.

Waldman SD: Supraspinatus tendinitis. In Waldman SD, editor: Atlas of pain management injection techniques, ed 3, Philadelphia, 2007, Saunders, pp 64–67.

Waldman SD: Functional anatomy of the shoulder joint. In Waldman SD, editor: Pain review, Philadelphia, 2009, Saunders, pp 80–81.

临床要点

　　多种因素导致了肩关节的肌腱容易发生肌腱炎。首先，肩关节活动范围广，经常需要做反复动作。其次，肌腱单位的活动空间受肩袖所限制，在过度活动肩关节时会相互撞击。再次，肌腱单位的血供较差，微小损伤后愈合比较困难。所有这些因素都容易造成肩关节的单根或多根肌腱炎。如果炎症持续存在，可出现肌腱周围钙质沉积，使治疗更困难。肩关节肌腱炎往往合并肩关节滑囊炎，进一步加重了疼痛和功能障碍。

　　上述的注射技术治疗肩关节病变导致的疼痛非常有效。共存的滑囊炎以及关节炎也会导致疼痛，则需要用局部麻醉药和糖皮质激素进行更加精确的注射。如果操作医师特别熟悉注射区域的临床解剖结构，注射技术是很安全的。操作医师必须严格无菌原则，同时也需注意自我保护。穿刺后马上压迫穿刺部位有助于减少血肿和瘀斑的发生。

第 29 节

冈下肌腱炎
（Infraspinatus Tendinitis）

ICD-9 编码　**726.10**

ICD-10 编码　**M75.10**

临床综合征

冈下肌腱炎可表现为肩部的急性或慢性疼痛。急性冈下肌腱炎通常见于年轻人，源于过度或不当的肩关节运动。诱发因素包括反复外展和外旋肩关节的动作，比如在流水线上安装汽车刹车片、暴力使用健身器械等。冈下肌腱炎表现为持续、剧烈的疼痛，局限于三角肌区域，经常影响睡眠。慢性冈下肌腱炎更容易发生于老年人，通常没有明确创伤病史，起病渐进和隐匿。冈下肌腱炎可合并患侧肩关节活动范围受限。当夜间睡眠时，影响到患侧肩部（如翻身），患者往往会痛醒。

症状和体征

冈下肌腱炎的患者通常将患侧肩胛骨旋前，来减少韧带的张力，从而缓解疼痛（图 29-1），在肱骨大结节处通常有压痛点。当患者外展肩关节时，会出现疼痛弧，表现为在肩外展至中间时突然出现疼痛。在疾病早期，肩关节被动活动范围不受影响。随着疾病进展，患侧肩关节活动能力逐渐减退，活动范围减小，很简单的日常活动如梳头、系衣扣、摸额头等动作都受影响。随着肩关节持续制动，可出现肌肉萎缩、粘连性肩关节囊炎。

检查

所有肩痛的患者都需要行肩部 X 线检查。基于患者的临床表现，可以做血液常规检测、红细胞沉降率，以及抗核抗体等实验室检查。肩部 MRI 检查有助于除外肩袖损伤，也能帮助确定冈下肌腱炎的诊断（图 29-2）。本节介绍的注射技术可以作为诊断和治疗的措施。

鉴别诊断

轻微的创伤也会导致冈下肌腱炎，或因病情发展缓慢，所以此病的诊断往往有滞后性。肩部肌腱炎往往合并肩关节滑囊炎，进一步加重疼痛和功能障碍。持续性疼痛造成患者刻意夹紧患侧肩关节，从而造成肩关节的异常活动，而这又增加了肩袖的张力。这些张力可以导致整个肩袖进一步损伤。肩袖损伤后，肩关节被动活动正常，但是主动活动范围受限，而粘连性肩关节囊炎则主动、被动活动范围均受限。肩袖拉伤很少发生在 40 岁以前，除非合并肩关节的急性严重损伤。神经根型颈椎病引起的疼痛很少只局限于肩部，大部分患者合并颈部及上肢的疼痛和麻木。

治疗

针对冈下肌腱炎引起的疼痛和功能障碍，基础治疗应该包括非甾体抗炎药或环氧化酶 -2 抑制剂，结合物理治疗。局部应用热敷冷敷也有一定效果。对于上述方法无效的患者，可以考虑局部注射治疗。物理治疗，包括轻柔地伸展训练，可以在注射治疗数天后实施。患者需要避免重体力活动，以免加重症状。

进行冈下肌腱注射之前，先对肩后部皮肤消毒。用 0.25% 丁哌卡因溶液 1 ml 加 40 mg 甲泼尼龙，接 25 号，5 cm 长针头的无菌注射器。在严格无菌条件下，先触诊注射标记位点，再次确认冈下肌腱的附着位置。穿刺针穿过皮肤及皮下组织，贴着三角肌边缘，穿过下方的冈下肌直到触及骨性结构（图 29-3）。穿刺针撤回

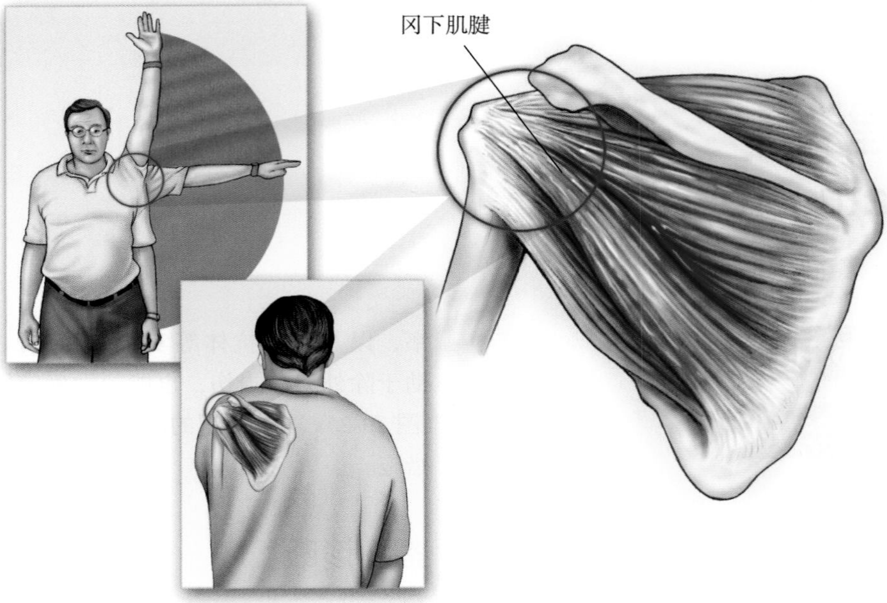

冈下肌腱

图 29-1 冈下肌腱炎患者表现为肱骨大结节下部压痛及外展疼痛弧

1~2 mm 退出肱骨骨膜，注入药液，在推注过程中有轻微的阻力。如果注射没有阻力，针尖可能位于关节腔内，也可能是冈下肌腱断裂。如果阻力很大，针尖可能位于韧带或肌腱内，可稍微前进或后退，直到没有很大阻力。注射后拔针，无菌敷料覆盖穿刺部位。

并发症和注意事项

该注射技术主要的并发症是感染，如果严格遵守无菌操作，其发生率非常低。注射操作可能导致冈下肌腱的损伤。当针尖直接穿刺到高度炎症水肿或曾损伤过的肌腱内，就有可能导致肌腱断裂。如果临床医师操作轻柔，并在注射阻力很大时暂停注射，肌腱断裂的发生率非常低。大约 25% 的患者在注射治疗后会出现一过性疼痛加重，这一点必须在治疗前告知患者。

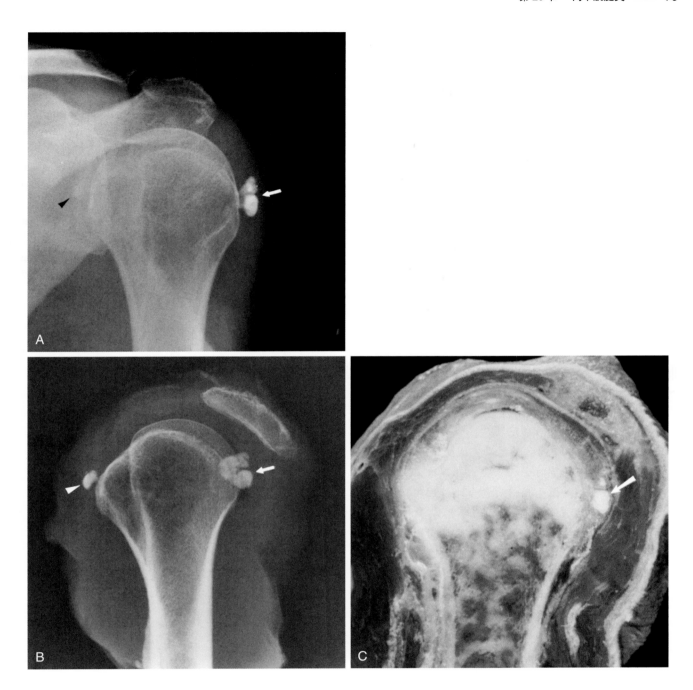

图 29-2　关节周围结晶沉积：肩部——冈下肌、小圆肌及肩胛下肌肌腱钙化。A. 内旋状态，冈下肌和小圆肌肌腱钙沉积位于肱骨头外侧（箭头），肩胛下肌肌腱钙化靠近小结节，位于关节腔上方（楔形）。B 和 C. X 线和肱骨头切面可以清楚看到这些钙化（箭头、楔形）

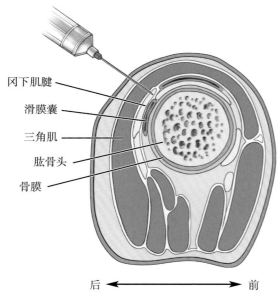

冈下肌腱

滑膜囊

三角肌

肱骨头

骨膜

后 ←—————→ 前

图 29-3　冈下肌腱穿刺时穿刺针的正确位置

原书参考文献

Gimblett PA, Saville J, Ebrall P: A conservative management protocol for calcific tendinitis of the shoulder, J Manipulative Physiol Ther 22:622–627, 1999.

Hsu HC, Wu JJ, Jim YF, et al: Calcific tendinitis and rotator cuff tearing: a clinical and radiographic study, J Shoulder Elbow Surg 3:159–164, 1994.

Toriyama K, Fukuda H, Hamada K, Noguchi T: Calcifying tendinitis of the infraspinatus tendon simulating a bone tumor, J Shoulder Elbow Surg 3:165–168, 1994.

Waldman SD: Functional anatomy of the shoulder joint. In Waldman SD, editor: Pain review, Philadelphia, 2009, Saunders, pp 80–81.

Waldman SD: Infraspinatus tendinitis. In Waldman SD, editor: Atlas of pain management injection techniques, ed 3, Philadelphia, 2007, Saunders, pp 71–75.

临床要点

　　多种因素导致了肩关节的肌腱容易发生肌腱炎。首先，肩关节活动范围广，经常需要做反复动作。其次，肌腱单位的活动空间受肩袖所限制，在过度活动肩关节时会相互撞击。再次，肌腱单位的血供较差，微小损伤后愈合比较困难。所有这些因素都容易造成肩关节的单根或多根肌腱炎。如果炎症持续存在，可出现肌腱周围钙质沉积，使治疗更困难。肩关节肌腱炎往往合并肩关节滑囊炎，进一步加重了疼痛和功能障碍。

　　上述的注射技术治疗肩关节病变导致的疼痛非常有效。共存的滑囊炎以及关节炎也会导致疼痛，此时则需要用局部麻醉药和糖皮质激素进行更加精确的注射。如果操作医师特别熟悉注射区域的临床解剖结构，注射是很安全的。操作医师必须严格无菌原则，同时也需注意自我保护。穿刺后马上压迫穿刺部位有助于减少血肿和瘀斑的发生率。

第 30 节

肩峰下撞击综合征
（Subacromial Impingement Syndrome）

ICD-9 编码 **719.41**

ICD-10 编码 **M25.519**

临床综合征

肩峰下间隙位于肩峰、喙突、肩锁关节和喙肩韧带下方（图 30-1）。肩峰下间隙在正常人中比较狭窄，为肩峰下滑膜囊所润滑，其周围的解剖结构有助于维持肩关节的静态和动态稳定性。肩峰和肱骨头上缘之间的区域称为撞击间隙，肩关节外展时会进一步缩窄该间隙（图 30-2）。任何造成该间隙狭窄的病理过程（如骨赘、肩峰解剖异常、韧带钙化以及先天性肩峰发育缺陷等）可增加肩峰下撞击综合征的发生率（图 30-3）。造成肩峰下撞击的常见原因列于表 30-1 中。

在统计学上，三叶草形椎管的先天解剖变异的患者椎管狭窄的发生率也增高，类似地，肩峰的多种正常解剖变异容易发展成肩峰下撞击综合征，包括 2 型和 3 型肩峰（图 30-4）。"正常"的 1 型肩峰相对较平，2 型

肩峰向下弯曲，3 型肩峰呈半月形钩状向下。2 型和 3 型肩峰向下弯曲的形状缩小了肩峰下间隙（图 30-5）。除了这些解剖变异，先天性肩峰突出未融合（称为肩峰骨），也常常伴随肩峰下撞击综合征（图 30-6）。

患者表现为肩部弥漫性疼痛，伴肩部无力及活动范围减小。疼痛在夜间加重，患者往往无法以患侧卧位睡眠。临床上，一般患者起病隐匿，往往没有明确的患侧肩部外伤史，但外伤后也会发生肩峰下撞击综合征。如果不进行治疗，肩峰下撞击综合征可导致肩袖发生进行性病变、肩关节不稳定和功能障碍恶化。50 岁以上的患者随着疾病的进展可导致肩袖撕裂。

症状和体征

肩峰下撞击综合征的患者，在做任何肩关节外展和外旋的动作时都会表现为肩部疼痛，如安装电灯泡或从高于肩部的壁橱中取盘子等（图 30-7）。患者 Neer 试验阳性，检查时患者取坐位，检查者将患者肩部用力往前拉，同时将上肢举高过头（图 30-8）。当上肢举高超过 60° 时患者即感觉疼痛，为 Neer 试验阳性。虽然 Neer 试验不能确诊肩峰下撞击综合征，但临床医师必须想到对这些 Neer 试验阳性的患者检查肩关节 MRI 以进一步确定诊断。

检查

肩部 MRI 可为临床医师提供该部位任何病理表现的最好信息。MRI 可以高度精确地识别出那些可能持续损伤肩袖和肱骨头的病变。受累解剖区域的 MRI 检查有助于排除那些可能严重损害患者的病变，如原发或继发肿瘤。对于那些不能做 MRI 检查的患者（如安装了起搏器），可以选择 CT 检查作为备选。如果怀疑局部骨折、肿瘤骨转移等病变，可以行 X 线和核素骨扫描检查。

如果对诊断肩峰下撞击综合征仍有疑问，可以进行

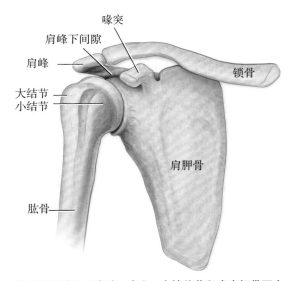

图 30-1　肩峰下间隙位于肩峰、喙突、肩锁关节和喙肩韧带下方

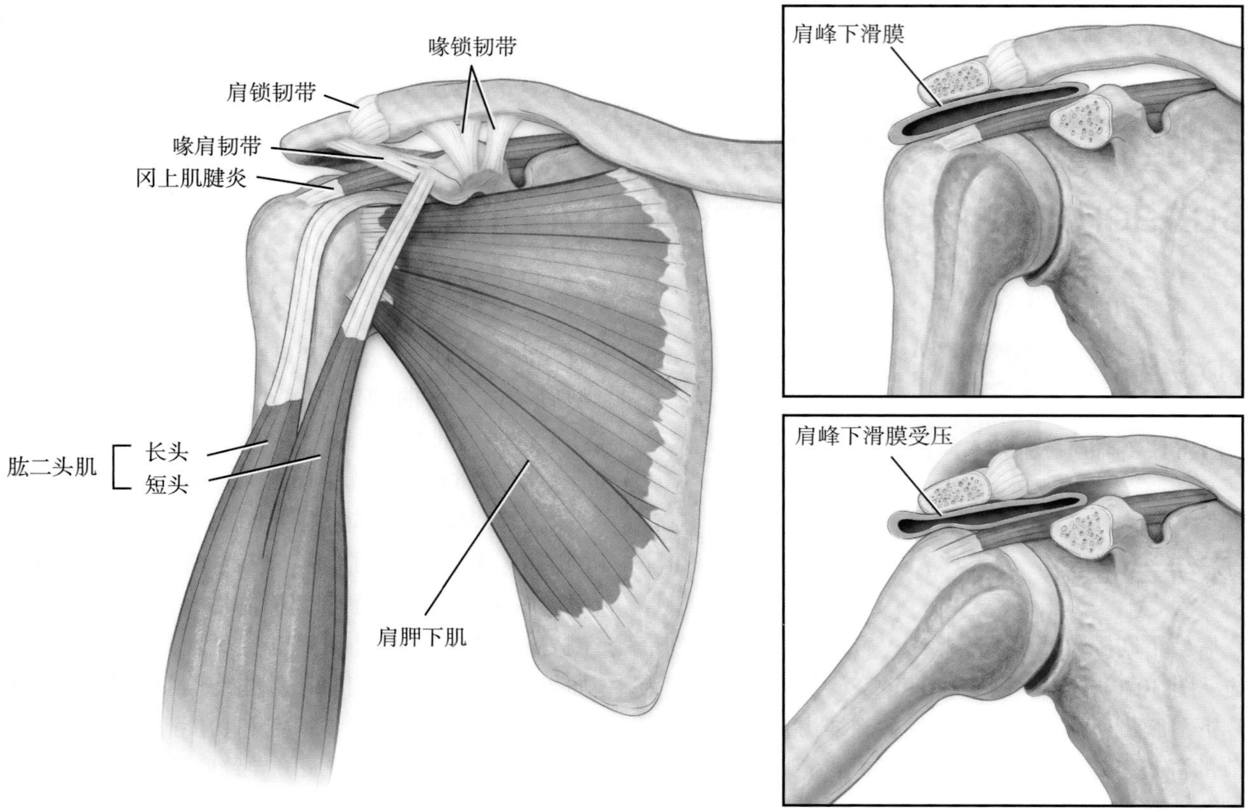

图 30-2　肩峰和肱骨头上缘之间的区域称为撞击间隙，肩关节外展会进一步缩窄该间隙

血液常规检测、红细胞沉降率、血生化等实验室检查。若怀疑肩关节感染性或晶体性关节炎（常见为痛风性关节炎、假性痛风、羟磷灰石沉积病、糖皮质激素关节炎等），可行盂肱关节腔穿刺。

鉴别诊断

肩峰下撞击综合征是结合临床病史、查体、X 线和 MRI 等做出的临床诊断。其他可出现类似临床表现的疼痛综合征包括肩峰下滑膜炎、肩袖肌腱炎、喙肩韧带增厚钙化、肩关节炎等。粘连性肩关节囊炎，以及特发性臂丛神经病变（Parsonage-Turner 综合征，见第 24 节）也可能混淆诊断。所有肩部疼痛的患者都需要先排除肩部原发或转移肿瘤。

治疗

针对肩峰下撞击综合征引起的疼痛和功能障碍，基础治疗应该包括非甾体抗炎药或环氧化酶 -2 抑制剂，结合物理治疗。采用局部冷敷或热敷也有一定效果。对于上述治疗无效的患者，在等待 MRI 及其他检查结果的同时，可采用糖皮质激素和局部麻醉药对肩峰下间隙进行注射。注射治疗数天后可采用物理治疗，包括热敷以及局部小范围活动锻炼等。患者需要避免重体力活动，以免加重症状。如果对这些治疗都无效，或者影像学检查显示肩峰骨解剖异常导致肩袖和肩关节进行性损伤，可考虑开放或在关节镜下行肩峰成形术。

并发症和注意事项

若临床医师未能准确诊断肩峰下撞击综合征，有可能会漏诊那些造成肩关节持续损伤的其他综合征，同时也可能忽略了该区域的肿瘤，如 Pancoast 肿瘤，原发或转移瘤等。所有怀疑肩峰下撞击综合征的患者都需行肩关节 MRI 检查，如果肩峰下撞击需要外科手术纠正，则尽早手术，以免造成肩袖损伤。

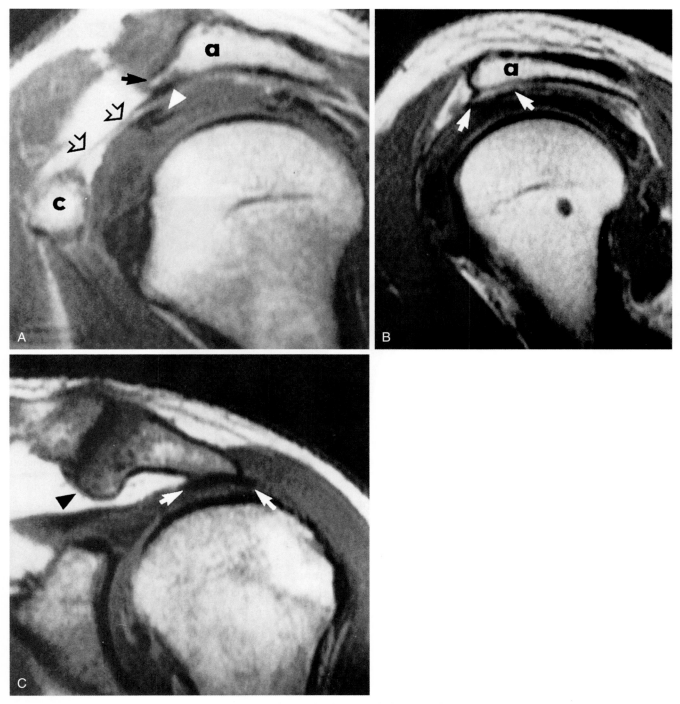

图 30-3　肩峰下撞击综合征：肩外展 MRI 表现

A. 斜矢状位 T1 相 MRI，肩峰下含有骨髓成分的骨质增生（实心箭头）从肩峰（a）前缘突向喙突（c）。注意其与喙肩韧带（空心箭头）和冈上肌肌腱（楔形）的关系；B. 另 1 例患者，斜矢状位 T1 相 MRI 显示巨大的肩峰下骨质增生（箭头），可清楚看到肩峰（a）；C. 第 3 例患者，SE 序列斜冠状位（TR/TE，2000/30），箭头所指为肩峰下骨质增生，特点是轮廓扁平，为低信号。同时可以看到肩锁关节关节炎，骨赘形成（楔形），以及肱骨头抬高，提示有肩袖拉伤。其他图像上显示肩袖拉伤更清楚，但此处没有列上

表 30-1

肩峰下撞击综合征的病因

肩峰下骨赘

肩袖撕裂

解剖异常（如Ⅱ、Ⅲ型肩峰）

先天性肩峰缺陷（如肩峰骨）

获得性肩峰异常（如分离骨折）

肩锁关节感染性关节炎

肱骨头上缘异常

盂肱关节不稳定

肩锁关节晶体性关节病

粘连性肩关节囊炎（冰冻肩）

喙肩韧带病变

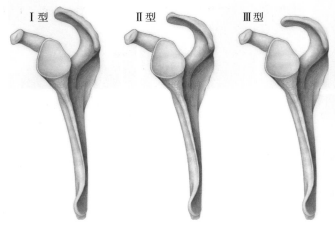

图 30-4　肩峰的解剖学变异

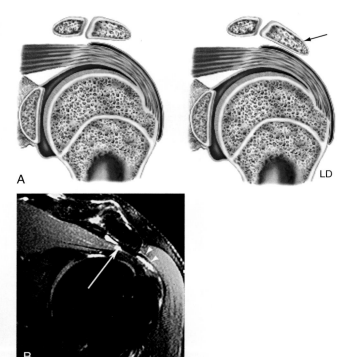

图 30-5　肩峰结构图示

A. 冠状切面可见肩峰前部向外下倾斜（lateral downsloping，LD）。B. 冠状位 T2 脂肪抑制相可见 LD。同时注意肩袖滑膜囊表面结构改变，以及三角肌下滑膜囊增厚积液（楔形）（From Zlatkin MB: MRI of the Shoulder, 2nd ed. Philadelphia, Lippincott Williams & Wilkins, 2003.）

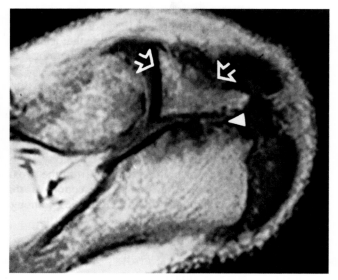

图 30-6　肩峰骨

轴位梯度回波（TR/TE，1000/20）MRI 显示三角形肩峰骨（箭头）与锁骨成关节，并于肩峰不规则融合（楔形）（From Resnick D [ed]: Diagnosis of Bone and Joint Disorders, 4th ed. Philadelphia, Saunders, 2002, p 4577.）

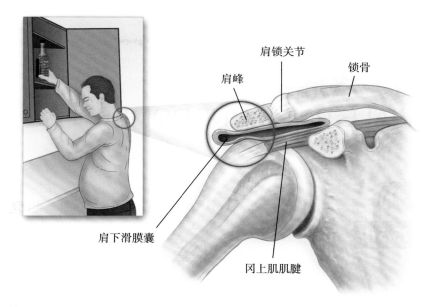

图 30-7 **肩峰下撞击综合征的患者在做任何肩关节外展和外旋的动作时都会表现为肩部疼痛**

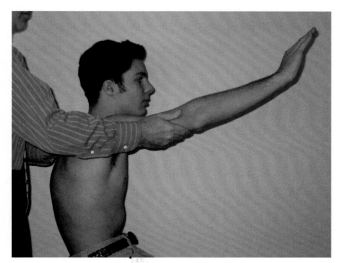

图 30-8 **检查肩峰下撞击综合征的 Neer 试验**（From Waldman SD: Physical Diagnosis of Pain: An Atlas of Signs and Symptoms. Philadelphia, Saunders, 2006, p 71.）

原书参考文献

Dickens VA, Williams JL, Bhamra MS: Role of physiotherapy in the treatment of subacromial impingement syndrome: a prospective study, Physiotherapy 91:159–164, 2005.

Michener LA, McClure PW, Karduna AR: Anatomical and biomechanical mechanisms of subacromial impingement syndrome, Clin Biomech 18:369–379, 2003.

Neagle CE, Bennett JB: Subacromial anatomy and biomechanics related to the impingement syndrome, Oper Tech Sports Med 2:82–88, 1994.

Waldman SD: Functional anatomy of the shoulder joint. In Waldman SD, editor: Pain review, Philadelphia, 2009, Saunders, pp 80–81.

临床要点

多种因素导致了肩关节的肌腱容易发生肌腱炎。首先，肩关节活动范围广，经常需要做反复动作。其次，肌腱单位的活动空间受肩袖所限制，在过度活动肩关节时会相互撞击。第三，肌腱单位的血供较差，微小损伤后愈合比较困难。所有这些因素都容易造成肩关节的单根或多根肌腱炎。如果炎症持续存在，可出现肌腱周围钙质沉积，使治疗更困难。肩关节肌腱炎往往合并肩关节滑囊炎，进一步加重了疼痛和功能障碍。若肩峰下撞击综合征的患者未进行治疗，可发生肩关节的不可逆损伤，最后损伤肱骨头和肩袖。

第 31 节

肩峰（小骨）疼痛综合征
（OS ACROMIALE PAIN SYNDROME）

ICD-9 编码　**719.41**

ICD-10 编码　**M25.519**

临床综合征

　　肩峰下间隙位于肩峰、喙突、肩锁关节和喙肩韧带下方（图 30-1）。肩峰下间隙在正常人比较狭窄，为肩峰下滑膜囊所润滑，其周围的解剖结构有助于维持肩关节的静态和动态稳定性。肩峰和肱骨头上缘之间的区域被称为撞击区间，该区间损害后使得肩关节外展受限（图 30-2）。任何造成该间隙狭窄的病理因素（如骨赘、肩峰解剖异常、韧带钙化以及先天性肩峰发育缺陷等），均可增加肩峰下撞击损伤的发生率（图 30-3 和表 30-1）。

　　肩峰先天性发育缺陷是由于肩峰远端骨化中心与主体骨未融合所致（图 31-1）。这块未融合的小骨被称为肩峰小骨，导致出现第二个肩峰关节。这种"第二关节"可产生撞击综合征，加重肩关节不稳定。

　　肩峰小骨疼痛的患者表现为弥漫性的肩部疼痛，伴有肩部无力及活动范围减小。疼痛在夜间加重，患者往往无法以患侧卧位睡眠。临床起病隐匿，往往没有明确的患侧肩部外伤史，相比于其他肩峰撞击综合征的患者，这些患者相对年轻。如果不进行治疗，可导致肌腱袖发生进行性病变，加重肩关节不稳定和功能障碍。50 岁以上的患者随着疾病的进展可导致肌腱袖撕裂。

症状和体征

　　肩峰骨疼痛的患者，在做任何肩关节外展和外旋的动作时都会表现为肩部疼痛，如安装电灯泡或从高于肩部的壁橱中取盘子等动作（图 31-2）。肩峰小骨疼痛的患者肩部撞击试验阳性，如 Neer 和 Hawking 试验（图 31-3）。虽然 Neer 试验和 Hawking 试验不能确诊肩峰小骨疼痛综合征，但临床医师对试验阳性患者需要安排肩部 MRI 检查，以进一步确定诊断。

检查

　　肩部 MRI 扫描能为任何肩部病理改变提供最好的信息（图 31-4）。MRI 可以高度精确地识别出那些可能持续损伤肌腱袖和肱骨头的病变。肩部 MRI 检查还有助于排除那些严重损伤患者的其他病变，如肩关节及周围结构的原发或转移性肿瘤等。对于那些不能做 MRI 检查的患者（如安装了起搏器），可以选择行 CT 检查。如果怀疑肩部骨折、肿瘤骨转移等病变，可以考虑行核素骨扫描检查。

　　如果诊断肩峰小骨疼痛综合征仍有疑问，可以进行血液常规检测、红细胞沉降率、血生化等实验室检查。若怀疑肩关节感染性或结晶性关节炎，可行盂肱关节腔穿刺。

鉴别诊断

　　肩峰小骨疼痛综合征是一种结合临床病史、查体、X 线和 MRI 做出的临床诊断。其他可出现类似肩峰小骨疼痛综合征表现的疾病包括肩峰下撞击综合征、肩峰下滑膜炎、肌腱袖肌腱炎、喙肩韧带钙化和增厚、肩关节炎等。粘连性滑囊炎、粘连性肩关节囊炎，以及特发性臂丛神经病变（Parsonage-Turner 综合征）也有可能混淆诊断。肩峰应力骨折、隐匿性锁骨骨折以及肩峰下异常血管造成的肩峰下撞击综合征等也可出现类似肩峰小骨疼痛综合征的表现。此外，所有肩部疼痛患者都需要排除肩部及周围结构原发或转移性肿瘤的可能。

治疗

　　肩峰小骨疼痛综合征造成的疼痛和功能障碍，一开始应该应用非甾体抗炎药或环氧化酶 -2 抑制剂，联合

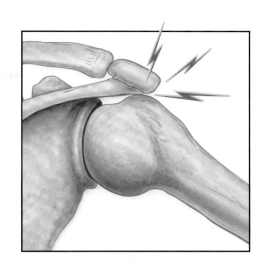

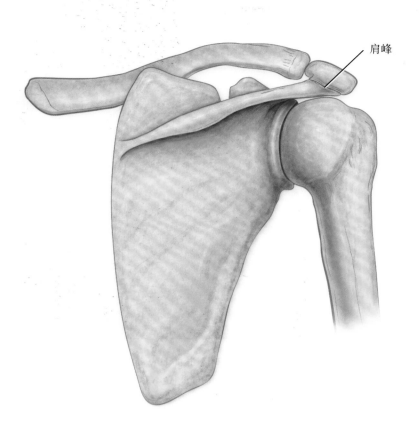

肩峰

图 31-1　肩峰小骨是肩峰远端骨化中心未融合造成的先天缺陷

温和的物理治疗。采用局部冷敷或热敷也有一定益处。对于上述治疗无效的患者，在等待 MRI 及其他检查结果的同时，可采用糖皮质激素和局部麻醉药对肩峰下间隙进行注射。注射治疗数天后可采用物理治疗，包括热敷以及局部小范围活动锻炼。患者需要避免剧烈运动，以免加重症状。如果这些治疗都无效，或者影像学检查显示肩峰小骨解剖异常导致肌腱袖和肩关节进行性损伤，可考虑开放或关节镜下行肩峰成形术。

并发症和注意事项

　　若临床医师未能准确诊断出肩峰小骨疼痛综合征，有可能会漏诊那些造成肩关节持续损伤的其他综合征，同时也可能忽略了该解剖区域的肿瘤，如 Pancoast 肿瘤，原发或转移瘤等。所有可疑肩峰小骨疼痛综合征的患者都需要查肩关节 MRI，如果肩峰下撞击能通过外科手术纠正，则需要早期手术，以免造成肩关节不可逆损伤。

临床要点

　　肩峰有 3 个不同的骨化中心：①基底 - 后部肩峰骨化中心，位于最近端的；②中 - 后部肩峰骨化中心，位于中间；③前 - 中部肩峰骨化中心，位于最远端。前 - 中部骨化中心未融合是形成肩峰小骨的根本原因。

　　肩关节的肌肉肌腱单元容易发生肌腱炎。原因如下：首先，肩关节活动范围广，需要经常做重复性动作。其次，肌肉肌腱单位的活动空间受肌腱袖所限制，在过度活动肩关节的时候会出现相互冲击。再次，肌肉肌腱单元血供比较差，微小损伤愈合比较困难。以上因素均可造成肩关节发生一根或多根肌腱炎。如果炎症持续存在，即可出现肌腱周围钙质沉积，使治疗更困难。肩部的肌腱炎往往合并肩关节滑膜炎，进一步加重疼痛和功能障碍。若肩峰小骨疼痛患者未进行治疗，可导致肩关节不可逆损伤，最后导致肱骨头损伤和肩袖撕裂。

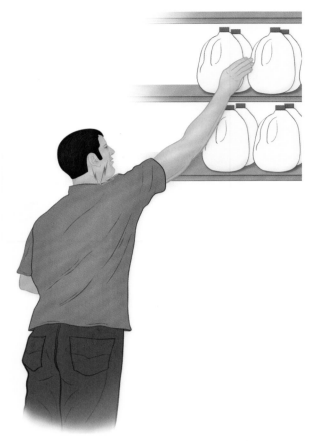

图 31-2　肩峰小骨疼痛患者在肩关节外展和外旋时都会加重肩部疼痛

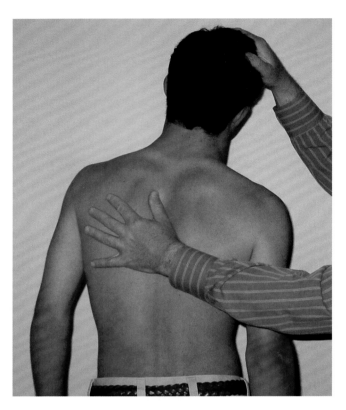

图 31-3　检查肩关节撞击的 Hawking 实验（From Waldman SD: Physical Diagnosis of Pain: An Atlas of Signs and Symptoms. Philadelphia, Saunders, 2006, p 72.）

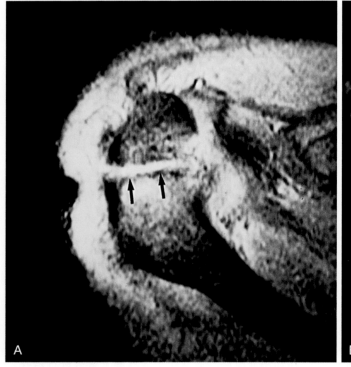

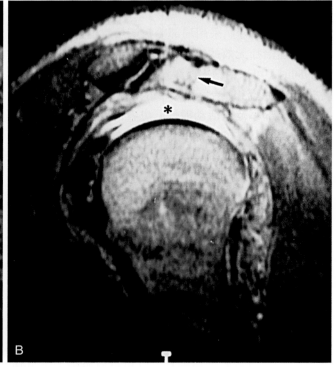

图 31-4　肩峰小骨

A. T2 相 MRI 显示一条高信号线（箭头）将肩峰前端骨质与肩峰体部分离。B. T2 相斜矢状位显示穿过肩峰的分界线（箭头）。同时可看到全层肌腱袖撕裂（星号）（From Haaga JR, Lanzieri CF, Gilkeson RC [eds]: CT and MR Imaging of the Whole Body, 4th ed. Philadelphia, Mosby, 2003, p 1955.）

原书参考文献

Case DT, Burnett SE, Nielsen T: Os acromiale: population differences and their etiological significance, HOMO 57:1–18, 2006.

Nicholson GP, Goodman DA, Flatow EL, Bigliani LU: The acromion: morphologic condition and age-related changes—a study of 420 scapulas, J Shoulder Elbow Surg 5:1–11, 1996.

Nissen CW: The acromion: fractures and os acromiale, Oper Tech Sports Med 12:32–34, 2004.

Pagnani MJ, Mathis CE, Solman CG: Painful os acromiale (or unfused acromial apophysis) in athletes, J Shoulder Elbow Surg 15:432–435, 2006.

肩部血管球瘤
（GLOMUS TUMOR OF THE SHOULDER）

ICD-9 编码　**228.00**

ICD-10 编码　**D18.00**

临床综合征

　　肩部血管球瘤是肩部疼痛的一种少见病因。血管球瘤是由血管球体形成的肿瘤，而血管球体是神经肌肉血管性结构，具有调节皮肤外周血供的功能。血管球瘤最常发生于手指甲床，但也可发生在机体血管球结构不丰富的部位，比如肌肉、骨骼、血管、神经等。尽管血管球瘤倾向于单发且体积小，但也可能很大。

　　大部分血管球瘤患者为 30~50 岁女性，此病疼痛性质剧烈，呈撕裂样，严重影响生活。其临床症状具有典型的三联征，即：间断性的剧烈疼痛、畏寒和叩击痛。如果瘤体位置表浅，受累部位皮肤会变成蓝色，同时遇冷后会诱发疼痛加剧。因为血管球瘤发病罕见，故而难以早期诊断。

症状和体征

　　肩部血管球瘤的诊断主要基于以下三点临床特征：①剧烈疼痛局限于肿瘤所在区域；②触压受累区域能诱发疼痛，如拥抱试验；③明显畏寒，如冰冷诱导试验。Hildreth 试验有助于此病诊断，即在可疑病变的近端扎一个止血带，那么在其远端的缺血区域就会复制出血管球瘤特征性的尖锐撕裂痛。如果肿瘤位于皮肤浅层，甚至肉眼都能识别。对于患有肩部血管球瘤者，患者会下意识地对该区域进行保护，避免受到刺激而诱发疼痛。

检查

　　MRI 检查通常能发现血管球瘤，同时可能发现其下方指骨的受侵蚀或穿孔样改变，瘤体在 T2 相表现为均一的高信号（图 32-1）。如果与健侧的肩部进行仔细对比观察，X 线检查可能观察到血管球瘤造成的骨质改变。核素骨扫描也可以看到局限的骨质破坏。如果肿瘤位置表浅，先前提到的冰水实验有助于临床医师确定诊断。依据患者临床症状，需完善血液常规检测、尿酸、红细胞沉降率、抗核抗体等辅助检查。如果怀疑患者同时合并尺管或腕管综合征，可以行肌电图检查。通常而言，对受累区域的瘤床进行外科探查，有利于确诊。

鉴别诊断

　　局限间断性的撕裂样剧痛、触诊压痛以及畏寒三联征，对于训练有素的临床医师来说不难诊断手部血管球瘤。肩部血管球瘤需要与肩部局限性疼痛的有关病因相鉴别。如果患者有外伤史，还需要考虑骨折、骨髓炎、腱鞘炎和异物性滑囊炎。如果没有外伤史，需要考虑肿瘤、盂肱关节及其附属软组织疾病。交感反射性营

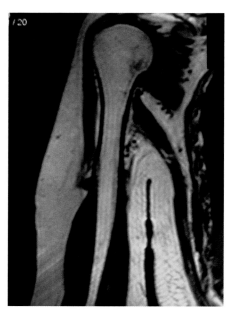

图 32-1　MRI 表现

　　冠状位 T1 相显示在血管球瘤区域的三角肌远端附着点处可见钙化灶（From Boretto J-G, Lazerges C, Coulet B, Baldet P, Chammas M: Calcified glomus tumor of the shoulder: a case report, Chir Main 4:183-186, 2008.）

养不良比较容易与血管球瘤鉴别，因为交感反射性营养不良疼痛部位没有那么局限，常伴随远端皮肤和甲床的营养不良，以及血管收缩和汗腺分泌的异常。

治疗

血管球瘤最主要的治疗是外科切除，药物治疗普遍效果不佳。在受累部位压痛最明显的区域进行注射有助于短暂缓解血管球瘤引起的疼痛，并且可以阻断对冰水实验的阳性反应，有助于确定诊断。

并发症和注意事项

肩部血管球瘤最主要并发症源于对其误诊，会造成骨质和肿瘤邻近软组织被持续破坏。虽然这些肿瘤局限且包膜完整，也可表现出罕见的侵袭倾向性，这种情况下必须完整切除肿瘤并密切随访。

临床要点

临床医师可根据其独特的临床表现，对肩部血管球瘤进行比较直观的诊断。由于此类肿瘤具有罕见的侵袭特性，因此需要完整切除和密切随访。

原书参考文献

Abela M, Cole AS, Hill GA, Carr AJ: Glomus tumor of the scapular region, J Shoulder Elbow Surg 9:532–533, 2000.

Boretto JG, Lazerges C, Coulet B, Baldet P, Chammas M: Calcified glomus tumor of the shoulder: a case report, Chir Main 27:183–186, 2008.

Ghaly RF, Ring AM: Supraclavicular glomus tumor, 20-year history of undiagnosed shoulder pain: a case report, Pain 83:379–382, 1999.

Nebreda CL, Urban BJ, Taylor AE: Upper extremity pain of 10 years duration caused by a glomus tumor, Reg Anesth Pain Med 25:69–71, 2000.

Roberts SN, Carter C, Brown JN, Hayes MG, Saies A: Enormous glomus tumor of the shoulder, J Shoulder Elbow Surg 8:365–366, 1999.

Yoshikawa I, Murakami M, Ishizawa M, Matsumoto K, Hukuda S: Glomus tumor of the musculotendinous junction of the rotator cuff, Clin Orthop 326:250–253, 1996.

第 33 节

胸大肌拉伤综合征
（PECTORALIS MAIJOR TEAR SYNDROME）

胸大肌拉伤

ICD-9 编码	**840.9**
ICD-10 编码	**S46.919A**

胸大肌肌腱断裂

ICD-9 编码	**848.9**
ICD-10 编码	**T14.90**

临床综合征

胸大肌很容易受到外力创伤，从过度用力造成的肌肉组织细微拉伤，到宏观上肌肉的部分撕裂，直到肌肉完全撕脱，造成局部血肿和外观畸形（图 33-1~图 33-3）。另外，胸大肌肌腱可能在其附着于肱骨大结节嵴的部位发生断裂（图 33-4）。胸大肌宽大、肥厚，纤维排列呈扇形，其纤维从近端锁骨的前缘，胸骨的前缘和第 2~6（偶尔为第 7）肋骨与软骨结合处以及腹外斜肌腱膜处发出。这些纤维互相交织重叠，有的往上走行，有的往下走行，有的水平往外走行，最后全部汇合成宽大扁平的肌腱，进入肱骨大结节嵴。

胸大肌拉伤综合征因病因不同，而临床表现轻重不一，症状严重程度与肌肉和肌腱损伤的程度成比例。当从事平卧推举、抓绳攀岩等活动时，对胸大肌的损伤可以引发急性前胸壁疼痛（图 33-5）。疼痛程度与外伤程度成正比。胸大肌拉伤综合征的患者也会表现出不同程度的肱骨内收无力。当肌肉完全撕脱或肌腱断裂时，前胸壁迅速出现肿胀，肌肉挛缩，类似肱二头肌肌腱断裂后肌肉向下挛缩肿胀，像大力水手鼓出的肌肉（Ludington 征）（图 33-6 和图 33-7）。如果肌腱断裂没有得到及时修复，后期肌肉收缩和钙化会加重功能障碍和外观畸形。

症状和体征

患者在胸大肌或（和）肌腱受到创伤后出现急性前胸壁疼痛。如果创伤严重，可以明显看到局部血肿形成，如果是肌腱在进入肱骨大结节嵴部位断裂，上肢和胸壁出现淤血瘀斑等程度可以与患者自身对损伤的感知程度不成比例。患者做主动肱骨内旋动作以对抗外力时可感觉力弱。如果肌肉肌腱严重损伤，患者不能用患侧手触摸自己后背（图 33-8）。前文已经提到，如果肌肉完全撕脱或肌腱完全断裂，由于没有对抗的力量，肌肉会挛缩造成前胸鼓包样外观。虽然这种体征不能完全诊断胸大肌拉伤综合征，但临床医师需要马上对患侧的肩部、胸部和肱骨近端进行 MRI 检查，以进一步支持诊断。

检查

对肩部、肱骨近端和前胸的 MRI 扫描，为临床医师提供了该区域病理改变最好的信息。MRI 可以高度精确地识别那些需要外科尽早干预的病变，如大范围的肌肉拉伤或肌腱断裂等。受累区域 MRI 检查有助于排除那些有可能严重影响患者的病变，如原发性和转移性肿瘤等。对于那些不能做 MRI 检查的患者（如安装了起搏器），可以选择 CT 检查作为备选。如果怀疑局部骨折或肱骨、肩和前胸的肿瘤骨转移，可以行核素骨扫描检查。如果诊断胸大肌拉伤综合征仍有疑问，可以进行血液常规检测、红细胞沉降率、血生化等实验室检查。

鉴别诊断

胸大肌拉伤综合征是一种基于临床病史、查体、X线和 MRI 检查做出的临床诊断。与胸大肌综合征表现类似的疼痛综合征包括：胸小肌、肩胛下肌、背阔肌以及盂肱韧带的损伤等。加速/减速损伤造成胸骨柄和胸

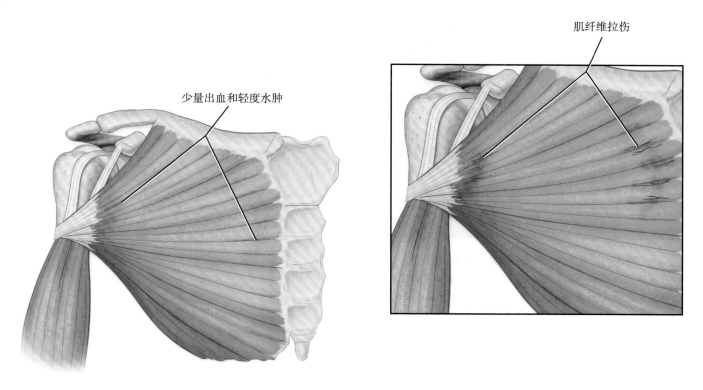

少量出血和轻度水肿

肌纤维拉伤

图 33-1　胸大肌轻微撕裂造成轻度的出血和肿胀

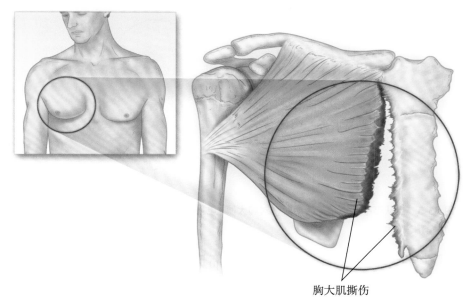

胸大肌撕伤

图 33-2　胸大肌全层撕裂伴血肿形成和外观畸形

骨体分离也有可能混淆诊断。所有胸大肌肌纤维起源处的骨折（如胸骨、肋骨以及肱骨解剖颈或外科颈部位）也可能出现类似胸大肌拉伤综合征的表现。所有患者都需要除外肩部、肱骨和前胸附近结构的原发性或转移性肿瘤。

治疗

尽管胸大肌轻微的拉伤造成的疼痛和功能障碍可以通过非甾体抗炎药或 COX-2 抑制剂联合物理疗法进行保守治疗，但是在广泛胸大肌拉伤或断裂的情况下，

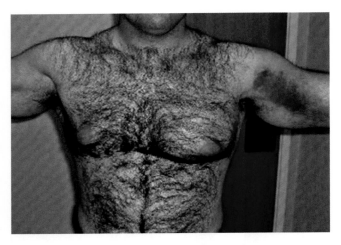

图 33-3　患者胸大肌附着点处肌腱完全断裂后

　　临床图片显示：左侧胸大肌回缩、腋襞轮廓异常以及整个上臂内侧瘀斑（From Hasegawa K, Schofer JM: Rupture of the pectoralis major: a case report and review, J Emerg Med 38:196-200, 2010.）

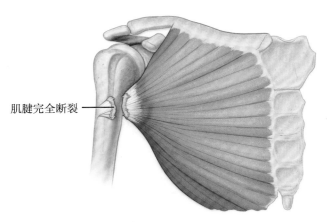

图 33-4　胸大肌附着于肱骨大结节嵴处肌腱发生断裂

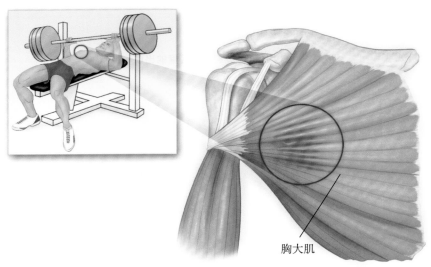

图 33-5　当从事平卧推举等活动时，对胸大肌的创伤造成胸大肌拉伤综合征，可以引发急性前胸壁疼痛

为了防止永久性外观畸形和功能障碍的产生，还是需要外科进行尽早修复。

并发症和注意事项

　　如果临床医师未能准确诊断胸大肌拉伤综合征，可能增加造成肩部持续性损伤其他疾病的漏诊风险，或是忽略了该解剖区域病变（如肩部、肱骨和前胸壁、原发或转移瘤等）而对患者造成的严重伤害。所有疑似胸大肌拉伤综合征的患者都要行 MRI 检查，为了防止出现永久性的局部畸形和功能障碍，需要积极的外科干预修复治疗。

临床要点

　　胸大肌拉伤综合征是肩部和前胸壁疼痛的少见病因，比较容易诊断。胸大肌完全撕脱或肌腱断裂的患者，可以明显看到局部形成血肿和瘀斑，严重程度可以和患者自身对创伤的感知程度不成比例，同时要安慰患者不至于出血致死。这些患者需要外科尽早修复，术后细心康复，有助于防止永久性外观畸形和功能障碍的出现。

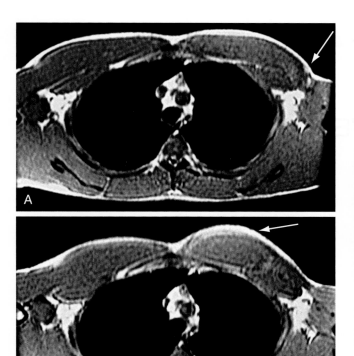

图 33-6　胸大肌 MRI

A. 静息状态下，轴位 GRE 序列 MRI，显示一例胸大肌肌腱在靠近左侧肱骨端断裂的患者，可看到双侧胸大肌轻度不对称，在腋前线处胸大肌明显不连续（箭头）。B. 同一例患者，损伤侧肌肉持续最大力收缩时，轴位 GRE 序列 MRI 显示左侧胸大肌靠中线侧明显的隆起（箭头）（From Edelman RR, Hesselink JR, Zlatkin MB, et al [eds]: Clinical Magnetic Resonance Imaging, 3rd ed. Philadelphia, Saunders, 2006, p 3468.）

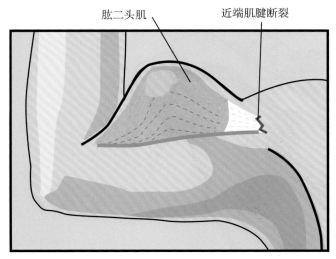

图 33-7　肱二头肌肌腱断裂造成的"大力水手"征象（From Waldman SD: Physical Diagnosis of Pain: An Atlas of Signs and Symptoms. Philadelphia, Saunders, 2006, p 83.）

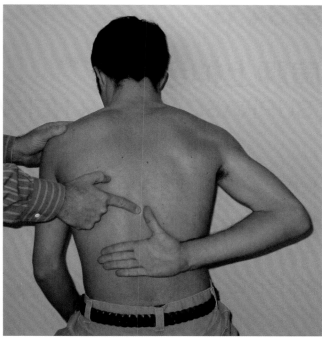

图 33-8　患者做肱骨主动内旋动作时可感觉力弱。如果肌肉肌腱严重损伤，患者手无法触及背部（From Waldman SD: Physical Diagnosis of Pain: An Atlas of Signs and Symptoms. Philadelphia, Saunders, 2006, p 50.）

原书参考文献

Beloosesky Y, Grinblat J, Katz M, Hendel D, Sommer R: Pectoralis major rupture in the elderly: clinical and sonographic findings, Clin Imaging 27:261–264, 2003.

ElMaraghy AR, Devereaux MW: A systematic review and comprehensive classification of pectoralis major tears, J Shoulder Elbow Surg 21:412–422, 2012.

Mellado JM, Calmet J, Giné J, Saurí A: Pectoralis major muscle and tendon tears: report of two cases with surgical correlation and postoperative follow-up, Eur J Radiol Extra 50:101–104, 2004.

Petilon J, Ellingson CI, Sekiya JK: Pectoralis major muscle ruptures, Oper Tech Sports Med 13:162–168, 2005.

Weaver JS, Jacobson JA, Jamadar DA, et al: Sonography of the pectoralis major tear, Ultrasound Med Biol 29:S15, 374–383, 2003.

第 34 节

肩胛上神经卡压
（SUPRASCAPULAR NERVE ENTRAPMENT）

ICD-9 编码　**355.9**

ICD-10 编码　**G58.9**

临床综合征

肩胛上神经卡压是造成肩部疼痛的少见原因，但随着越来越多的人用双肩背包取代手提包，临床病例日益增多。肩胛上神经卡压是由于肩胛上神经经过肩胛上切迹的时候受到压迫所至。在肩胛上切迹受卡压的最常见原因为长期背沉重双肩背包的压迫，以及该部位神经受到直接打压伤，如橄榄球运动损伤或者从蹦床跌落等（图 34-1）。肩胛上神经卡压综合征也常见于棒球投手以及足球后卫的进攻球员。

肩胛上神经卡压综合征最常表现为肩部剧烈、深在酸痛，并从肩胛骨顶部向同侧肩部放散。通常在患者肩胛切迹处有压痛。肩部活动，特别是上肢向胸部贴近的时候疼痛加剧。如果不进行针对性治疗，岗上肌和冈下肌会出现力弱和萎缩。

症状和体征

肩胛上神经卡压患者最重要的症状是冈上肌和冈下肌无力。这两块肌肉力弱可以表现为同侧肩关节外展和外旋无力。当肩胛上神经受明显压迫时，冈下肌的萎缩会更明显，因为其更表浅。患者症状会被同侧肩胛骨外展，同时颈部偏离患侧的动作所加重。在肩胛上切迹处通常有压痛。

检查

肌电图检查有助于将肩胛上神经卡压与颈源性神经根性病变、Parsonage-Turner 综合征（特发性臂丛神经痛）相鉴别。所有患者均需要行 X 线检查以除外可能的骨性病变。超声检查也有助于对引起肩部疼痛非

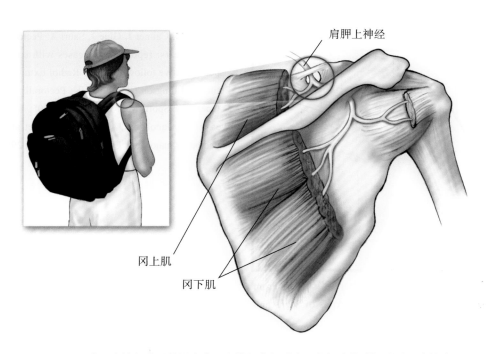

肩胛上神经

冈上肌

冈下肌

图 34-1　**肩胛上神经卡压是因为肩胛上神经在经过肩胛上切迹的时候受到压迫所致**

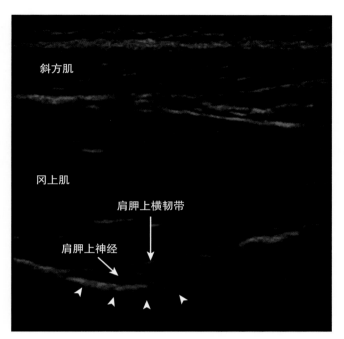

图 34-2　肩胛切迹（箭头）、肩胛上横韧带和肩胛上神经（SSN）的横向声波图（From Herring AA, Stone MB, Nagdev A: Ultrasound-guided suprascapular nerve block for shoulder reduction and adhesive capsulitis in the ED, Am J Eerg Med 8:e1-e3, 2011.）

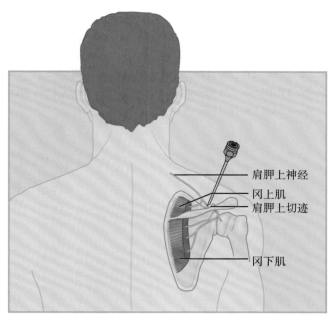

图 34-3　肩胛上神经注射治疗缓解疼痛（From Waldman SD: Atlas of Pain Management Injection Techniques. Philadelphia, Saunders, 2000, p 169.）

常见病因的鉴别（图 34-2）。基于患者的临床表现，其他检查包括血液常规检测、尿酸、红细胞沉降率以及抗核抗体等均可以采用。如果怀疑有原发的肩关节病变或局部占位，可行肩部 MRI 检查。本节介绍的注射技术可以作为一个检查和治疗的手段。

鉴别诊断

肩胛上神经卡压症往往被误诊为滑囊炎、肌腱炎或肩关节炎。C5 节段神经根病也可出现类似肩胛上神经卡压的临床表现。Parsonage-Tuner 综合征，也称为特发性臂丛神经痛，也可以表现为突发的肩部疼痛，容易与肩胛上神经卡压症混淆。此外，还应与累及肩胛上神经或者肩部的肿瘤相鉴别。

治疗

非甾体抗炎药或环氧化酶 -2 抑制剂可以作为治疗肩胛上神经卡压综合征的第一步。在患者存在睡眠障碍的情况下，可采用三环类抗抑郁药（如去甲替林，睡前一次口服 25 mg），逐步滴定增加剂量，通常效果很好。特别是那些职业运动员，需要避免那些造成肩胛上神经卡压损伤的重复性动作。如果这些方法不能快速止痛，

下一步可以采用局部麻醉药和糖皮质激素对肩胛上神经进行注射治疗（图 34-3）。如果症状仍没有缓解，可考虑手术探查，对肩胛上神经进行松解。

并发症和注意事项

由于肩胛上神经毗邻肩胛上动静脉，局部麻醉药物可能误入静脉或通过血管快速吸收而造成毒性。临床医师须仔细计算该操作所需要局部麻醉药物总的安全剂量。由于靠近肺尖，如果穿刺针自肩胛上切迹进入过深，则可能造成气胸。因为副神经经过斜方肌的背侧面，如果进行肩胛上神经外科探查减压，则需要防止损伤副神经。

临床要点

避免那些造成肩胛上神经卡压的持续动作，在治疗中常被忽略。用手提包取代双肩包可避免对神经造成持续的损伤。注射治疗方法能使肩关节处于感觉缺失状态。临床医师必须让理疗和职业治疗师明确知道经过肩胛上神经阻滞的患者的肩带和肩关节都会处于感觉缺失状态。在进行热透及运动锻炼时必须十分小心，以免损伤肩部。

原书参考文献

Fehrman DA, Orwin JF, Jennings RM: Suprascapular nerve entrapment by gan- glion cysts: a report of six cases with arthroscopic findings and review of the literature, Arthroscopy 11:727–734, 1995.

Moore TP, Hunter RE: Suprascapular nerve entrapment, Oper Tech Sports Med 4:8–14, 1996.

Toussaint CP, Zager EL: What's new in common upper extremity entrapment neuropathies, Neurosurg Clin North Am 19:573–581, 2008.

Waldman SD: Suprascapular nerve block. In Waldman SD, editor: Pain review, Philadelphia, 2009, Saunders, pp 439–440.

四边孔综合征
(QUADRILATERAL SPACE SYNDROME)

ICD-9 编码　**355.9**

ICD-10 编码　**G58.9**

临床综合征

四边孔综合征是造成肩部和上臂疼痛的少见原因，1983 年由 Cahill 和 Palmer 首先描述该综合征。由于 MRI 的开展，该检查比先前肩和上臂部血管造影更容易确定诊断，因而临床病例也越来越多。四边孔综合征是由于腋神经通过四边孔时受到卡压所造成（图 35-1 和图 35-2）。

四边孔综合征起病隐匿，患者往往没有明显的创伤病史。患者常抱怨肩部不明确的疼痛伴感觉异常，并向上臂后部及肩外侧放散。患侧上肢外展和外旋时疼痛通常会加重。随着病情进展，患者可以感觉到患侧上肢力量逐渐减退，外展和外旋动作费力。大部分四边孔综合征发生在那些 20~30 岁的常做投掷运动的运动员中（图 35-3）。四边孔综合征也偶尔发生于老年人，一般是由于别的原因对腋神经穿行四边孔部位造成压迫所致，比如关节盂囊肿或肿瘤。四边孔综合征比较轻微者会逐渐自行缓解，但对于那些比较严重的病例而言，如果不加以治疗，会导致永久性的三角肌及小圆肌萎缩（图 35-4）。

症状和体征

四边孔综合征的患者最重要的症状是冈上肌和冈下肌无力，表现为患侧肩部外展和外旋无力。如果腋神经受卡压明显，查体可见三角肌和小圆肌明显萎缩。患侧上肢外展和外旋时疼痛加重。四边孔区域触诊常有压痛。

检查

肌电图有助于识别出腋神经卡压，尽管存在一些神经麻痹明显而肌电图正常的轻症患者。此外，肌电图还有助于四边孔综合征与颈神经根病变、Parsonage-Turner 综合征相鉴别。所有可疑四边孔综合征的患者都要做 X 线检查以除外可能的骨质病变。基于患者的临床特点，可以进一步行血液常规检测、尿酸、红细胞沉降率及抗核抗体等实验室检查。所有患者都要行 MRI 检查，因为该检查对诊断四边孔综合征有高度特异性。如果有个别患者 MRI 无法诊断，则可行锁骨下动脉造影，如果显示旋肱后动脉闭塞，则高度提示四边孔综合征可能。

鉴别诊断

四边孔综合征一开始往往被误诊为肩关节炎、滑囊炎、肌腱炎等。而且，下段颈神经根病变也可以出现类似四边孔综合征的表现。

Parsonage-Turner 综合征，即特发性臂丛神经炎，也可表现为突发的肩部疼痛，容易与四边孔综合征混淆。同时也需要将该解剖区域的肿瘤、肱骨近端骨折以及其他占位病变（如可能在四边孔区域压迫腋神经的囊肿和脂肪瘤等）列入四边孔综合征的鉴别诊断。

治疗

非甾体抗炎药或环氧化酶 -2 抑制剂可以作为治疗四边孔综合征的第一步。如果患者存在睡眠障碍的情况下，可以采用三环类抗抑郁药（如去甲替林，在睡前一次口服 25 mg），在允许的情况下（能够耐受药物的不良反应）可以递增至有效剂量。此外，加巴喷丁和卡马西平也可以考虑。患者需要避免那些可能造成腋神经卡压损伤的重复性动作，特别是投掷类的职业运动员。如果上述方法都不能有效缓解疼痛，可以考虑外科探查、松解腋神经。

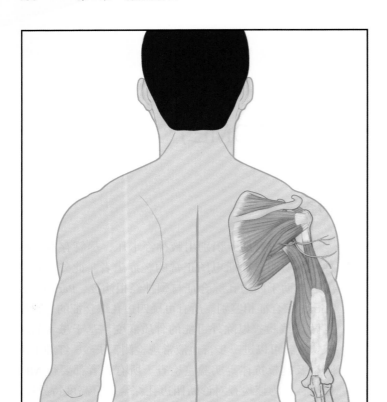
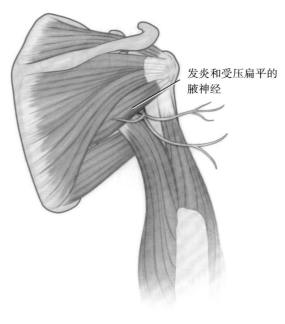

发炎和受压扁平的
腋神经

图 35-1　腋神经从四边孔穿过的解剖特点

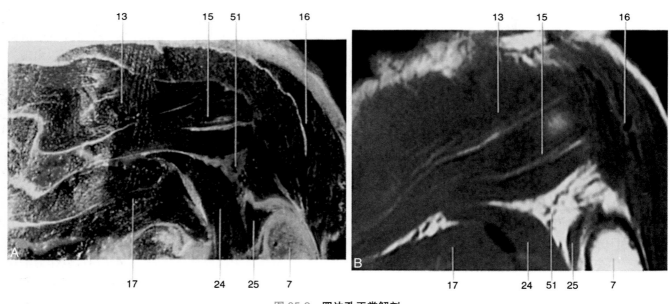

图 35-2　四边孔正常解剖

A 和 B. 斜冠状位（A）和 T1 相加权（TR/TE, 600/20）自旋回波 MRI（B）旋肱后动脉和腋神经（51）位于四边孔。其他结构有肱骨干（7），冈下肌（13），小圆肌（15），三角肌（16），大圆肌（17），肱三头肌长头（24）和肱三头肌外侧头（25）（From Resnick D [ed]: Diagnosis of Bone and Joint Disorders, 4th ed. Philadelphia, Saunders, 2002, p 3145.）

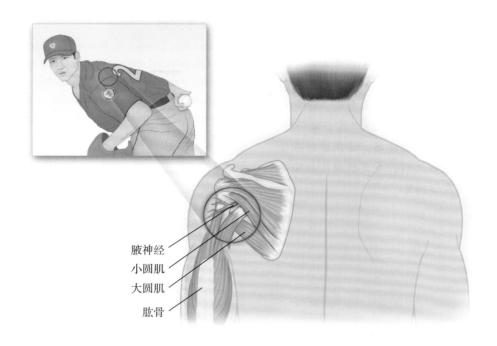

腋神经
小圆肌
大圆肌
肱骨

图 35-3　如果不治疗，四边孔综合征可以造成三角肌和小圆肌永久性萎缩

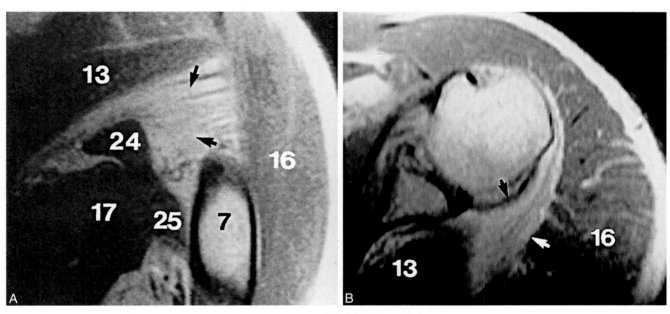

图 35-4　四边孔综合征的 MRI 检查

A 和 B. 斜冠状位（A）和轴位（B）中位加权 TR/TE，2000/35 自旋回波 MRI 显示选择性小圆肌萎缩，脂肪组织充填（箭头）。冈下肌（13）、三角肌（16）、大圆肌（17）、肱三头肌长头（24）和外侧头（25）未受累。肱骨干（7）也能看到（From Resnick D [ed]: Diagnosis of Bone and Joint Disorders, 4th ed. Philadelphia, Saunders, 2002, p 3145.）

并发症和注意事项

如果临床医师未能正确诊断四边孔综合征，势必会增加对其他造成肩部持续性损伤疼痛综合征的漏诊。

如果发生对该区域其他疾病（如肺上沟瘤、原发或继发肩部肿瘤等）的漏诊，会对患者造成严重伤害。所有怀疑四边孔综合征的患者都需要行 MRI 检查，侵袭性的外科治疗宜早不宜迟，避免肩部持续的不可逆损伤。

临床要点

由于繁忙的临床工作，临床医师常常忘了提醒患者避免那些造成四边孔综合征的重复性动作。轻型的四边孔综合征往往是自愈的，但是严重的患者需要外科干预。与其他少见综合征一样，四边孔综合征是一个排他性诊断，临床医师在诊断疼痛为良性病因造成之前，先要确保已经除外了可能存在的局部占位病变。

原书参考文献

Chautems RC, Glauser T, Waeber-Fey MC, Rostan O, Barraud GE: Quadrilateral space syndrome: case report and review of the literature, Ann Vasc Surg 14:673–676, 2000.

McClelland D, Paxinos A: The anatomy of the quadrilateral space with reference to quadrilateral space syndrome, J Shoulder Elbow Surg 17:162–164, 2008.

Nishimura M, Kobayashi M, Hamagashira K, et al: Quadrilateral space syndrome: a rare complication of thoracic surgery, Ann Thorac Surg 86:1350–1351, 2008.

Sanders TG, Tirman PFJ: Paralabral cyst: an unusual cause of quadrilateral space syndrome, Arthroscopy 15:632–637, 1999.

第 36 节

旋前圆肌综合征
(PRONATOR SYNDROME)

ICD-9 编码　**354.0**

ICD-10 编码　**G56.00**

临床综合征

　　前臂的多个部位可发生正中神经卡压。正中神经可在肱二头肌腱、指浅屈肌外侧缘、旋前圆肌浅头纤维带以及最常见旋前圆肌体部等部位受到卡压。旋前圆肌压迫正中神经产生的症状称之为旋前圆肌综合征。患者通常在反复活动肘部（如砍柴、划桨、清洗渔具等）后出现症状，但也有少数患者起病隐匿，没有明确的前驱外伤史。临床上，旋前圆肌综合征表现为慢性前臂酸痛，偶尔放散至肘部。患者会抱怨患侧肢体笨拙，很细微的动作就会出现前臂的疲乏和沉重感。旋前圆肌综合征的感觉症状类似腕管综合征，但与腕管综合征不同，其很少有夜间症状。

症状和体征

　　旋前圆肌综合征的患者查体时可在前臂旋前圆肌部位有压痛，可发现一侧的旋前圆肌较对侧肥大。在正中神经从旋前圆肌下方穿过部位可诱发出 Tinel 征阳性（图 36-1）。仔细检查肌力时可发现，正中神经支配的前臂及手部固有肌肉力弱。将完全旋后的前臂快速旋前，此时如诱发疼痛，则为旋前圆肌综合征试验阳性，高度提示正中神经受旋前圆肌压迫（图 36-2）。

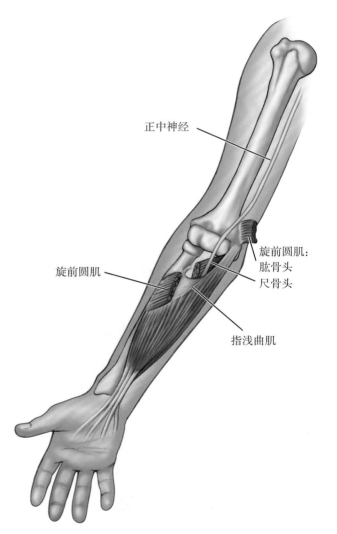

正中神经

旋前圆肌：
肱骨头
尺骨头

旋前圆肌

指浅曲肌

图 36-1　旋前圆肌综合征的症状是由于旋前圆肌对正中神经的压迫所致

检查

肌电图有助于将旋前圆肌综合征与颈神经根病变、胸廓出口综合征以及腕管综合征相鉴别。所有旋前圆肌综合征患者都需要行 X 线检查，以除外可能的骨质改变。基于患者临床特点，可以进一步行血液常规检测、尿酸、红细胞沉降率及抗核抗体等实验室检查。如果怀疑有肘关节病变或其他占位病变，可行前臂 MRI 检查。在肘部对正中神经进行阻滞有助于诊断和治疗。

鉴别诊断

正中神经受 Struthers 韧带（注：该韧带于 1848 年由 Struthers 描述了肱骨髁上突与内上髁之间形成纤维连接，称 Struthers 韧带。该韧带不仅卡压正中神经，还卡压肱动脉，造成桡动脉搏动减弱或消失。）卡压后临床上表现为不明原因的前臂持续疼痛，是由于正中神经被肱骨髁上突与内上髁之间的变异韧带卡压后造成的。临床上很难与旋前圆肌综合征相鉴别。通过肌电

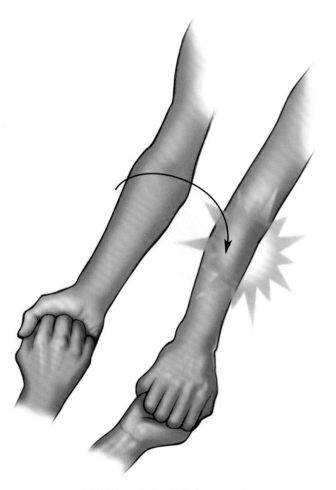

图和神经传导速度检查显示正中神经在肘部受压，结合 X 线上发现有髁上突，可确定该诊断。

这两种卡压性神经病都需要与前骨间神经卡压相鉴别，其多发生在肘部以下 6~8 cm 部位；同时也需要与累及 C$_6$ 和 C$_7$ 的颈神经根病鉴别。颈神经根病有时会合并正中神经卡压，即为"双重卡压"综合征。双重卡压综合征最常见于正中神经在腕部卡压或腕管综合征的时候。胸廓出口综合征也可造成前臂疼痛，但其疼痛放散到前臂尺侧而不是正中。

治疗

非甾体抗炎药或环氧化酶 -2 抑制剂可以作为治疗旋前圆肌综合征的第一步。如存在睡眠障碍，可采用三环类抗抑郁药（如去甲替林，在睡前一次口服 25 mg），在不良反应允许的前提下递增至有效剂量。更重要的是患者要避免那些有可能造成正中神经卡压的重复性损伤。如果这些方法都不能迅速缓解疼痛，可在肘部用局部麻醉药和糖皮质激素对正中神经进行阻滞注射。如果症状仍然持续，可以考虑外科探查、松解正中神经。

并发症和注意事项

在肘部进行正中神经阻滞比较安全，主要的并发症是不可逆的局部麻醉药进入血管内，以及穿刺针直接损伤神经造成持续的感觉异常。对于抗凝治疗的患者，虽然穿刺操作会增加血肿形成的可能性，但是如果临床上有良好的风险 / 收益比，可采用 25 号或 27 号穿刺针，比较安全。在注射后对阻滞区域进行手法压迫有助于减少这些并发症。局部冷敷 20 分钟也有助于减少穿刺后出血和疼痛。

临床要点

繁忙的临床治疗，常常让临床医师忘了提醒患者避免那些造成旋前圆肌综合征的重复性动作。在肘部进行正中神经阻滞，是评估和治疗旋前圆肌综合征一个简单而又安全的技术。在采用肘部正中神经阻滞治疗之前，所有的患者需要先进行细致的神经系统查体，以判断哪些神经系统异常在神经阻滞后可以得到改善。

正中神经受 Struthers 韧带卡压后临床上表现为不明原因的前臂持续疼痛，是由于正中神经被

图 36-2　旋前综合征试验阳性高度提示旋前圆肌综合征

髁上突与内上髁之间的变异韧带卡压后造成的,
临床上很难与旋前圆肌综合征相鉴别。通过肌电
图和神经传导速度检查显示正中神经在肘部受压,
结合 X 线上发现有髁上突,有助于确定诊断。旋
前圆肌综合征表现为不明原因的前臂持续性疼痛,
触诊旋前圆肌的时候有压痛,同时有 Tinel 征阳
性。正中神经受 Struthers 韧带卡压以及旋前圆肌
综合征都需要与前骨间神经的单支卡压相鉴别,
卡压部位通常位于肘部以下 6~8 cm。这些综合
征也需要与累及 C_6 和 C_7 的颈神经根病鉴别,因
为颈神经根病有时会出现类似正中神经卡压的表
现。颈神经根病有时会合并正中神经卡压,即为
"双重卡压" 综合征。双重卡压综合征最常见于
正中神经在腕部或腕管综合征中被卡压。

原书参考文献

Horak BT, Kuz JT: An unusual case of pronator syndrome with ipsilateral supra-condylar process and abnormal muscle mass, J Hand Surg 33:79–82, 2008.

Lacey SH, Soldatis JJ: Bilateral pronator syndrome associated with anomalous heads of the pronator teres muscle: a case report, J Hand Surg 18:349–351, 1993.

Presciutti S, Rodner CM: Pronator syndrome, J Hand Surg 36:907–909, 2011.

Rehak DC: Pronator syndrome, Clin Sports Med 20:531–540, 2001.

肘窝滑囊炎
(CUBITAL BURSITIS)

ICD-9 编码 **726.33**

ICD-10 编码 **M70.20**

临床综合征

肘窝滑囊炎是造成肘部疼痛的不常见原因，但随着器械锻炼人数的增多，临床肘窝滑囊炎患者也日益增多。肘窝滑膜囊位于肘部前方，发生炎症时会造成肘部前方疼痛。肘窝滑膜囊可为一个单独的囊，也可为分隔成多个包裹性的囊腔。反复的微小创伤或者急性暴力损伤都容易影响肘窝滑膜囊。急性损伤通常是肘部前方直接暴力伤；肘部的反复损伤动作包括肱二头肌反复的力量锻炼，以及投标枪和棒球等，可造成肘窝滑膜囊发生炎症和肿胀（图 37-1）。痛风和类风湿关节炎可诱发急性肘窝滑囊炎，若炎症转为慢性，可发生滑膜囊钙化。

症状和体征

肘窝滑囊炎患者在肘部活动时出现疼痛（图 37-1）。疼痛位于肘部，常常会有前臂和手部的牵涉痛。肘窝滑囊炎患者在肘部前方有红肿压痛。肘部加压，被动伸展或主动对抗外力屈曲肘部等动作都会诱发疼痛。

检查

肘窝滑囊炎的诊断主要是依据其临床表现。肘部 X 线检查可发现滑膜囊钙化及其他慢性炎症的表现。若怀疑有肘关节其他病变或关节体内游离体，可行 MRI 检查。超声检查也有助于肘窝滑囊炎的诊断（图 37-2）。

实验室检查旨在排除高尿酸血症、免疫性疾病等。肌电图和神经传导速度有助于排除肘部神经卡压疾病。局部麻醉药和糖皮质激素对肘窝滑膜囊进行注射有助于诊断和治疗。

鉴别诊断

肘部疼痛的最常见病因是肘关节炎、网球肘、高尔夫球肘，以及鹰嘴滑囊炎等。肘关节炎临床表现可类似肘窝滑囊炎，两者都会在肘部活动的时候出现疼痛。但是肘窝滑囊炎在关节前方有压痛，而肘关节炎没有。网球肘和高尔夫球肘的压痛点在肱骨外上髁和内上髁，而不是在肘部正中部位。累及肘部的急性痛风有弥漫性急性炎症表现，有时不容易与肘关节炎区分，而肘窝滑囊炎为局限性的肌肉骨骼性疼痛综合征。

治疗

针对肘窝滑囊炎造成的疼痛和功能障碍，一开始应该应用非甾体抗炎药或环氧化酶 -2 抑制剂，联合物理治疗。局部冷敷或热敷也有一定益处。患者需要避免那

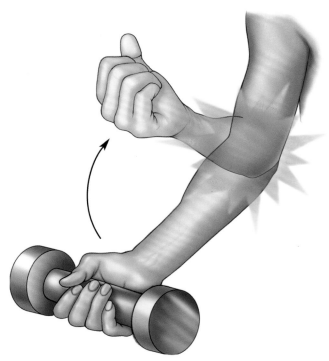

图 37-1　**肘窝滑囊炎患者在活动肘部出现疼痛和肿胀**

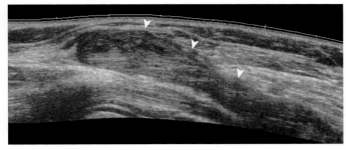

图 37-2　肘窝滑囊炎的超声检查。纵向扩展 FOV 图像显示前臂可见呈"香肠样"异质性肿胀物（箭头）(From James JJ: Ultrasound of the elbow. In Allan PL, Baxter GM, Weston MJ, editors: Clinical ultrasound, 3rd ed, New York, 2011, Elsevier, pp 1043-1054.）

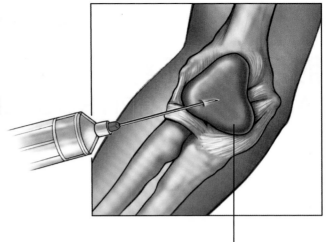

肘窝滑囊

图 37-3　肘窝滑囊炎注射治疗的正确进针方式

些诱发疼痛的反复动作。如果上述保守疗效不佳，下一步可采用激素和局部麻醉药对肘窝滑膜囊进行注射（图 37-3）。

　　进行肘窝滑膜囊注射前，仰卧位，患侧上肢完全内收位，肘部伸直，手背下垫枕。用含 2 ml 局部麻醉药和 40 mg 甲泼尼龙的 5 ml 无菌注射器，接 25 号、2.5 cm 穿刺针。肘关节前方皮肤消毒。在严格无菌条件下，在肘部皮褶处辨认肱动脉。自该点外侧进针，针尖略偏内侧和头侧，进入皮肤和皮下组织，若针尖碰到骨质，略微往后将针尖退回皮下组织，缓慢将药液注入，过程中可有轻微阻力。如果阻力明显，针尖可能位于肌腱内，可将穿刺针略微往前或往后，直到注射时没有明显阻力。完毕后拔除穿刺针，用无菌敷料覆盖穿刺点。

并发症和注意事项

　　肘窝滑囊炎容易被误诊。若临床医师未能识别出肘关节的急性炎症或感染性关节炎，可导致关节永久性损伤，发生慢性疼痛和功能障碍。在肘部进行肘窝滑膜囊注射治疗相对比较安全，主要的并发症是不可逆的局部麻醉药进入血管，以及穿刺针直接损伤正中神经造成持续的感觉异常。对于抗凝治疗的患者，虽然穿刺操作会增加血肿形成的可能性，但是如果临床上有良好的风险 / 收益比，采用 25 号或 27 号穿刺针还是比较安全的。在注射后对阻滞区域进行手法压迫有助于减少这些并发症。局部冷敷 20 分钟也有助于减少患者穿刺后出血和疼痛。

临床要点

　　滑膜囊主要作用是减少肌肉和肌腱反复活动时与邻近骨质区域的摩擦。滑膜囊内有滑膜，滑

膜上分布血管网，可分泌滑液。滑膜囊炎症会导致滑液分泌过多，造成滑膜囊肿胀。长期过度或不当地活动会造成滑膜囊炎症、肿胀，偶尔会发生感染。肘窝滑囊炎合并的关节炎、肱骨外上髁炎等可出现疼痛，需要用局部麻醉药和糖皮质激素进行进一步更局部的注射治疗。如果操作者特别注意了该区域的解剖结构，是将穿刺针靠肱动脉外侧，可有效避免损伤正中神经。临床医师必须严格无菌操作防止感染，同时也注意自我保护。穿刺后马上压迫穿刺部位有助于减少血肿和瘀斑的发生率。注射数天后可实施物理治疗，包括轻柔地进行活动范围训练。患者需要避免重体力活动，因为可以加重症状。注射治疗的同时也可以应用简单的镇痛药物和非甾体抗炎药。

原书参考文献

Chung CB, Kim HJ: Sports injuries of the elbow, Magn Res Imaging Clin N Am 11:239–253, 2003.

Hayter CL, Giuffre BM: Overuse and traumatic injuries of the elbow, Magn Res Imaging Clin N Am 17:617–638, 2009.

Howard TM, Shaw JL, Phillips J: Physical examination of the elbow. In Seidenberg PH, Beutler AI, editors: The sports medicine resource manual. Philadelphia, 2008, Saunders, pp 71–78.

Sellards R, Kuebrich C: The elbow: diagnosis and treatment of common injuriesprimary care, Clin Office Pract 32:1–16, 2005.

Waldman SD: Injection technique for cubital bursitis pain. In Waldman SD, editor: Pain review, Philadelphia, 2009, Saunders, pp 463–464.

第 38 节

肘后肌卡压综合征
（ANCONEUS EPITROCHLEARIS）

ICD-9 编码　**354.2**

ICD-10 编码　**G56.20**

临床综合征

　　肘后肌卡压综合征是造成前臂内侧疼痛和无力的非常见原因，但会造成患者非常痛苦。肘后肌卡压综合征是尺神经在肘关节被肘后肌卡压所致（图 38-1）。这种神经卡压表现为前臂内侧部皮肤疼痛及感觉异常，这种尺神经麻痹样症状可放射至腕部及无名指、小指。长时间屈曲肘部可加重症状。肘后肌卡压综合征临床特点为局部疼痛和感觉障碍。肘部反复活动或受压后常会诱发症状出现，如利用肘部撑起身体起床等动作。肘后肌卡压综合征也可见于投掷类运动员，如棒球投球手或四分卫球员。在尺神经入肘管处直接遭受损伤，

也会出现类似的临床症状，比如骨赘、脂肪瘤、腱鞘囊肿和腱膜束带对入肘管的尺神经卡压。如果不进行治疗，会导致运动功能进行性缺失，最终导致受累手指发生屈曲挛缩。

症状和体征

　　查体发现在肘部尺神经区域有压痛。在尺神经穿过腱膜束带下方压迫可出现 Tinel 征阳性。如果仔细进行肌力检查，尺神经支配的前臂和手部固有肌肉可出现肌力减弱。尽管在肘后肌卡压综合征早期，除了在肘部尺神经区域有压痛外，唯一的神经系统体征是小指尺侧的感觉缺失。随着病情进展，患侧手可能会呈现"爪形手"外观（图 38-1）。一旦出现 Wartenberg 征阳性，则表明小指内收无力。当然，也可表现为 Froment 征阳性（图 38-2）。

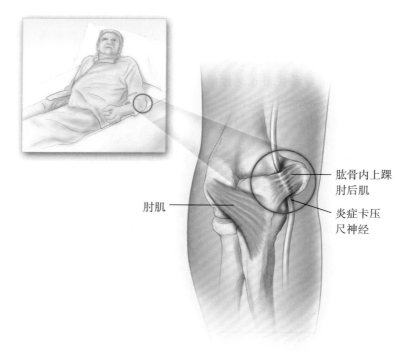

肱骨内上髁
肘后肌

肘肌

炎症卡压
尺神经

图 38-1　肘后肌卡压综合征是行经肘部的尺神经遭受副肘后肌（肱骨内上髁肘后肌）卡压所致

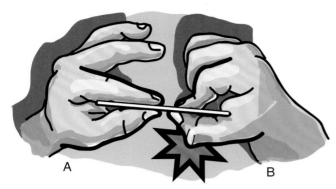

图 38-2　Fronment 征（From Waldman SD: Physical diagnosis of pain: an atlas of signs and symptoms, Philadelphia, 2006, Saunder, p 126.）

检查

肌电图有助于将肘后肌卡压综合征与颈神经根病变、高尔夫球肘等相鉴别。所有患者都需要行 X 线检查，以排除隐匿性骨质改变，如骨赘对尺神经压迫等。根据患者的临床表现，需要完善血液常规检测、尿酸、红细胞沉降率及抗核抗体等实验室检查。如果怀疑存在肘关节不稳定，亦或为了辨别尺神经是否遭受肘后肌卡压等，可行肘部 MRI 检查（图 38-3）。在肘部对尺神经进行阻滞注射有助于疾病诊断和治疗。

鉴别诊断

肘后肌卡压综合征常常被误诊为"高尔夫球肘"，这主要源于大多"高尔夫球肘"患者对保守治疗措施无效的结果。对于肘后肌卡压综合征患者，压痛最明显区域位于肱骨内上髁下方 2.5 cm 的尺神经处，而高尔夫球肘患者压痛最明显位置在内上髁。肘后肌卡压综合征也需要与累及 C_7 和 C_8 的颈神经根病相鉴别。颈神经根病与尺神经卡压可同时存在，即为"双重卡压"综合征。双重卡压综合征最常见于腕部或腕管综合征中的正中神经遭受卡压。

治疗

针对肘后肌卡压综合征相关的疼痛和功能障碍，第一步可采用非甾体抗炎药或环氧化酶 -2 抑制剂，以及联合物理治疗。局部冷敷或热敷也有一定疗效。避免可能加重症状的重复性动作，可有助于缓解疼痛。对于上述方法无效者，下一步可在肘部用局部麻醉药和糖皮质激素对尺神经进行阻滞注射。如果肘后肌卡压综合征症状仍然持续，需要外科探查、尺神经减压。

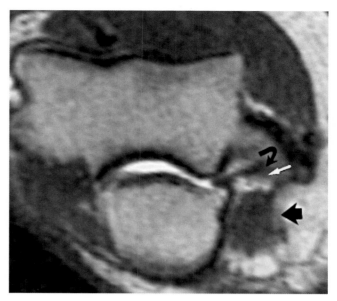

图 38-3　肱骨内上髁肘后肌取代肘管韧带

T2 轴位加权相显示尺神经（白箭头）位于形态异常肱骨内上髁肘后肌（黑箭头）深部和内侧副韧带（弯箭头）后束的表面（From Edelman RR, Hesselink JR, Zlatkin MB, et al, editors: Clinical magnetic resonance imaging, 3rd ed, Philadelphia, 2006, Saunders, p 3303.）

并发症和注意事项

肘后肌卡压综合征的主要并发症分为以下两大类：①针对"难治性高尔夫球肘"持续性过度治疗所导致的医源性并发症；②尺神经卡压延误治疗所造成永久性神经损伤。临床医师如未能识别肘关节急性炎症或感染性关节炎，可造成关节的永久性损伤以及慢性疼痛和功能障碍。

临床要点

肘后肌发生率在成人中可达到 11%。肘后肌卡压综合征虽然临床特征鲜明，但常被误诊为高尔夫球肘，主要源于"高尔夫球肘"患者对保守治疗无效的结果。肘后肌卡压综合征患者的压痛最明显区域在肱骨内上髁下方 2.5 cm 的尺神经处，且 Tinel 征阳性；而"高尔夫球肘"的患者压痛最明显部位却在内上髁。如果怀疑为肘后肌卡压综合征，在肘部的尺神经处注射局部麻醉药和糖皮质激素，疼痛可即刻缓解。在行尺神经阻滞之前，所有的患者需要先进行详细的神经系统查体，以判断哪些神经系统异常在神经阻滞后可以得到改善。

原书参考文献

Dellon AL: Musculotendinous variations about the medial humeral epicondyle, J Hand Surg 11:175–181, 1985.

Kojima T: Ulnar compression neuropathy secondary to the anconeus epitrochlearis muscle, J Hand Surg 14:918–919, 1989.

Masear VR, Hill JJ Jr, Cohen SM: Ulnar compression neuropathy secondary to the anconeus epitrochlearis muscle, J Hand Surg 13:720–724, 1988.

Waldman SD: The ulnar nerve. In Waldman SD, editor: Pain review, Philadelphia, 2009, Saunders, pp 76–77.

第 39 节

滑车上籽骨相关性肘痛
（OS SUPRATROCHLEARE-RELATED ELBOW PAIN）

ICD-9 编码　**733.99**

ICD-10 编码　**M89.8x9**

临床综合征

随着人们对运动和器械锻炼兴趣的增加，继发于滑车上籽骨相关性肘痛也越来越多。滑车上籽骨是对偶尔在肘后部发现的籽骨的称呼，该籽骨通常靠近尺骨鹰嘴的近端。类似滑车上籽骨这样关节附近的小骨被认为有助于减少肌腱的压力和摩擦，也可以出现在手部、腕部和足部。

继发于滑车上籽骨的肘部疼痛，其临床特点是肘后部疼痛和压痛。患者常常描述在肘部有沙砾感，屈肘伸肘时出现磨砂感（图 39-1）。在反复做屈伸肘部或用力越过头顶往高空抛物动作时，疼痛症状加重。滑车上籽骨常常伴随肘关节游离小体出现，也可合并鹰嘴滑囊炎。

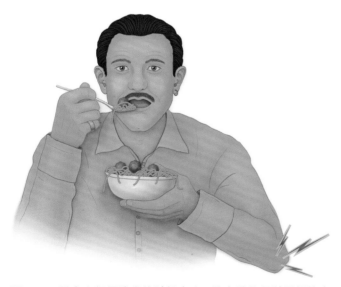

图 39-1　滑车上籽骨造成的肘部疼痛，特点是位于肘后部的疼痛和压痛

症状和体征

体格检查时，滑车上籽骨处压迫可复制疼痛。鹰嘴滑囊炎在整体鹰嘴滑囊区域均有压痛，而滑车上籽骨压痛最明显区域仅局限于鹰嘴上方。查体时可感觉有"嘎吱"或磨砂感，在屈伸活动肘部的时候偶尔会出现关节绞锁的现象。

所有滑车上籽骨患者都需要做 X 线检查，以排除骨折，并判断这些籽骨是否存在炎症。X 线也常常会发现游离体或称为关节游离小体。根据患者临床症状，需要行血液常规检测、红细胞沉降率及抗核抗体等实验室检查。如果怀疑存在肘关节不稳定、隐匿性团块或肿瘤等病变，行肘关节 MRI 检查有助于进一步诊断（图 39-2）。核素骨扫描有助于发现肘关节和肱骨远端的肿瘤或应力骨折，这些在 X 线上可能被漏诊。

鉴别诊断

肘部原发性疾病，如痛风、隐匿性骨折等，可以表现出类似于滑车上籽骨相关性疼痛和功能障碍。卡压性神经疾病如尺管综合征等也可混淆诊断，滑车上籽骨可同时合并肘部滑囊炎、肌腱炎以及肱骨上髁炎。分离性骨软骨炎、Panner 病（肱骨小头骨软骨病），以及滑膜软骨瘤病也可表现出类似的滑车上籽骨相关性疼痛。此外，肘部原发性或转移性肿瘤，也可表现出类似临床症状，也需要进行排查。

治疗

针对滑车上籽骨相关性疼痛和功能障碍，第一步可采用非甾体抗炎药或环氧化酶 -2 抑制剂，联合物理治疗。局部冷敷或热敷也有一定疗效。避免那些加重症状的重复性动作，有助于缓解疼痛。如果这些方法无效的患者，下一步可在滑车上籽骨处注射局部麻醉药和糖皮质激素进行治疗。如果疼痛仍然持续，或者滑车上籽骨造成肘关节损伤时，可以考虑外科切除。

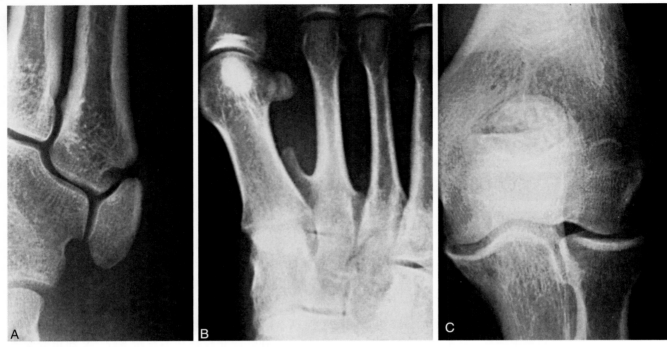

图 39-2　籽骨

A. 韦萨留斯氏骨（由第五跖骨粗隆分离而成的籽骨）。B. 跖骨间籽骨。C. 肱骨滑车上后籽骨（背侧）（From Resnick D [ed]: Diagnosis of Bone and Joint Disorders, 4th ed. Philadelphia, Saunders, 2002, p 4570.）

并发症和注意事项

　　滑车上籽骨注射的主要并发症是感染，如果严格遵守无菌操作原则，这种并发症发生率极低。约 25% 患者在注射后出现一过性疼痛加重，事先需要进行告知。注射治疗另一种可能风险在于注射穿刺造成的伸肌腱损伤。

临床要点

　　肘部疼痛在临床经常可以见到。滑车上籽骨相关性疼痛必须和肘部骨折、籽骨本身骨折、尺神经卡压滑囊炎、肌腱炎以及肱骨上髁炎相鉴别。造成肘后部疼痛的少见病因有分离性骨软骨炎、Panner 病，以及滑膜软骨瘤病。

原书参考文献

Gudmundsen E, .stensen H: Accessory ossicles in the elbow, Acta Orthop Scand 58:130–132, 1987.

McFarland EG, Gill HS, Laporte DM, Streiff M: Miscellaneous conditions about the elbow in athletes [review], Clin Sports Med 23:743–763, 2004.

Waldman SD: Functional anatomy of the elbow. In Waldman SD, editor: Pain review, Philadelphia, 2009, Saunders, pp 76–77.

Wood VE, Campbell GS: The supratrochleare dorsale accessory ossicle in the elbow, J Shoulder Elbow Surg 3:395–398, 1994.

第 40 节

肘关节骨坏死
(OS TEONECROSIS OF THE ELBOW JOINT)

ICD-9 编码　　**733.43**

ICD-10 编码　　**M87.03**

临床综合征

　　肘关节骨坏死常常被漏诊。肘关节如同腕关节的腕舟骨一样，由于关节软骨血供差，因而比较容易发生骨坏死。由于关节软骨血供容易被破坏，常常导致骨质近端缺乏营养而导致坏死（图 40-1）。除继发于免疫性疾病的肘关节骨坏死外，多见于 40~50 岁男性患者。在年轻患者中，镰状细胞性贫血是导致肘关节骨坏死的最常见原因。肘关节骨坏死的双侧发病率为 45%~50%。

　　肘关节骨坏死的诱发因素详见表 40-1。常见诱发因素包括：关节外伤、糖皮质激素应用、库欣综合征、酗酒、结缔组织疾病（特别是系统性红斑狼疮），骨髓炎，HIV 感染，器官移植，血红蛋白病如镰状细胞贫血，和股骨头放射性治疗。

　　肘关节骨坏死性疼痛常常覆盖整个受累的肘关节，亦或放射至上肢关节，呈深处酸痛感。患侧肘关节或上肢关节运动范围受限，随着病程进展运动范围逐渐变小。

症状和体征

　　肘关节骨坏死患者体格检查发现肘关节深部触诊可诱发疼痛，随着肘关节被动和主动运动范围加大而疼痛程度加重。此外，检查者在运动肘关节时可感觉到"咔嗒"或"捻发"声，即使减少运动范围也能感觉到。

检查

　　X 线能观察到肘关节潜在的骨质病理性损害，以及关节面的硬化和软骨缺失程度。然而，疾病早期的 X 线检查缺乏特征性，而 MRI 检查却有助于发现关节的早期改变（图 40-2）。依据患者临床症状，需完善血液常规检测、尿酸、红细胞沉降率以及抗核抗体等辅助检

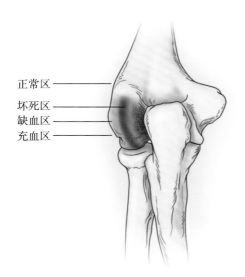

正常区 ——
坏死区 ——
缺血区 ——
充血区 ——

图 40-1　肘部血供容易被损害，近端骨常因缺乏营养而发生坏死

表 40-1
肘关节骨坏死的诱发因素
肘关节外伤
糖皮质激素应用
库欣综合征
酗酒
结缔组织病，特别是系统性红斑狼疮
骨髓炎
HIV 感染
器官移植
血红蛋白病，包括镰状细胞贫血
高脂血症
痛风
肾功能不全
怀孕
放射治疗
镰状细胞贫血

查。X 线检查虽无特征性改变，但可以排除关节不稳、感染或肿瘤等病变，而且 MRI 检查还可以发现肘关节骨质坏死。此外，CT 平扫尤其是三维重建有助于疾病的早期临床诊断（图 40-3）。鉴于钆螯合剂增强扫描有助于评估肘关节的血供，如果增强明显的话说明血供比较好。如果患者同时合并颈神经根或臂丛神经症状，需要行肌电图检查予以鉴别。肘关节腔内注射少许麻药能立即改善疼痛症状，此法有助于确定疼痛病灶是否来自肘关节。最终，大部分肘关节骨坏死患者都需要行全关节置换，尽管关节保护技术不断更新，但是置换关节的使用寿命却比较短。

鉴别诊断

合并肘关节炎、痛风、滑囊炎以及肌腱炎患者均可以出现肘关节骨坏死，同时还会加重疼痛以及增加关节不稳。此类疾病，不仅需要与韧带撕裂、骨囊肿、骨挫伤以及骨折所致的疼痛相鉴别，还不能忽视转移性肿瘤引起疼痛的可能性。

治疗

肘关节骨坏死所致疼痛和功能障碍的早期治疗包括，非甾体抗炎药物或 COX-2 抑制剂的联合应用，以及减少受累肘关节的负重。局部冷热敷是有效的，如果疗效不理想，行肘关节局部麻醉注射治疗可缓解急性疼痛。此类患者，需避免剧烈运动，因其可以加重症状。最终，全关节置换也是此类疾病的一种治疗手段。

并发症和注意事项

严重肘关节骨坏死可以导致持续性的疼痛和功能障碍，大部分患者会产生肘关节持续损害（图 40-2）。肘关节局部少量麻醉药物注射是一种相对安全的技术，避免高压力注射对关节的损害。局部注射另一并发症是感染，只要严格遵照无菌操作，发生率极低。大约有 25% 患者注射后，主诉存在一过性疼痛加重，要警惕这种并发症的发生。

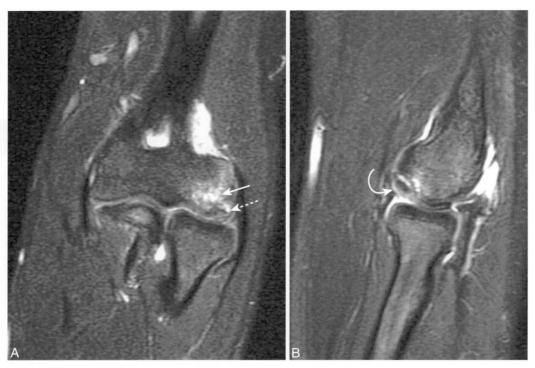

图 40-2　肘部磁共振检查

A. 冠状位 T2 抑脂相（FST2W）磁共振检查显示在青少年肘痛的肱骨小头处可见高信号的骨髓水肿灶（实性箭头），在软骨下骨处可见低信号的骨软骨缺损（虚线箭头）。B. 矢状位 FST2W 磁共振检查很清晰地显示低信号的骨软骨缺失灶（弯箭头），伴有高信号的线性区域，提示病灶可能不稳定。这些是剥脱性软骨炎（Panner 氏病）的典型表现（From Waldman SD: Osteonecrosis of the elbow. In Waldman SD, Campbell RSD, editors: Imaging of pain, New York, 2011, Elsevier, p 282.）

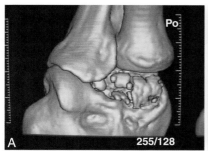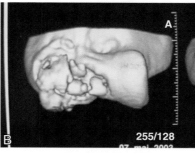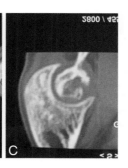

图 40-3　肘关节骨坏死的多灶性改变

A. 前面观；B. 后面观；C. 侧面观（From Mukaza MM, Manicom O, Fillipini P, Hernigou P: Elbow osteonecrosis in sickle cells anemia: a study of six cases, Orthop Traumatol 95:82-84, 2009.）

临床要点

　　肘关节骨坏死容易被漏诊，从而引起严重的不必要的疼痛和功能障碍。临床医师应将其纳入所有关节疼痛患者的鉴别诊断中，特别对表 40-1 中的诱发因素，更需逐一加以鉴别。合并关节炎、肌腱炎和痛风的患者也可产生疼痛，但治疗方法却不一样。物理疗法，包括局部冷热敷以及减少负重，能缓解临床症状。患者应避免剧烈运动，因其不仅可以加重症状，还会加剧关节的损害。简单的镇痛药和非甾体抗炎药可以与局部注射联合应用。

原书参考文献

Henderson AB: Sickle cell anemia: clinical study of fifty-four cases (review), Am J Med 9:757–765, 1950.

Mukaza MM, Manicom O, Fillipini P, Hernigou P: Elbow osteonecrosis in sickle cells anemia: a study of six cases, Orthop Traumatol 95:82–84, 2009.

Savini CJ, James CW: HIV infection and osteonecrosis, J Assoc Nurse AIDS Care 12:83–85, 2001.

Waldman SD: Functional anatomy of the elbow. In Waldman SD, editor: Pain review, Philadelphia, 2009, Saunders, pp 76–77.

Waldman SD: Osteonecrosis of the elbow. In Waldman SD, Campbell RSD, editors: Imaging of pain, New York, 2011, Elsevier, pp 281–283.

Watanabe R, Sato K, Nakamura T, et al: Steroid-induced osteonecrosis of bilateral distal humerus treated by arthroplasty using costal osteochondral graft: case report, J Hand Surg 36:816–819, 2011.

肱三头肌肌腱炎
(TRICEPS TENDINITIS)

ICD-9 编码　**727.09**

ICD-10 编码　**M65.80**

临床综合征

随着户外运动以及器械锻炼越来越受欢迎，肱三头肌肌腱炎患者也越来越多。肱三头肌肌腱的远端以及尺骨附着部容易发生肌腱炎。重复性运动容易导致肱三头肌肌腱发生细微损伤，由于肌腱血供差导致这种细微性损伤难以愈合。户外运动成为急性肱三头肌肌腱炎的常见诱因。肱三头肌肌腱炎通常合并滑囊炎，可加重疼痛和功能障碍。如果炎症持续存在，可导致肌腱周围钙盐沉积，增加后续治疗难度（图 41-1）。对炎性肌腱的持续性损伤最终会造成肌腱断裂（图 41-2）。

症状和体征

肱三头肌肌腱炎常常急性起病，常发生在肘关节过度或不当活动之后。它的诱因包括打网球、暴力使用健身器械等。体育锻炼前肱三头肌及其肌腱的伸展不当也容易导致肱三头肌肌腱炎发生和急性肌腱断裂。在肘部完全屈曲负重时肱三头肌肌腱远端遭受直接损伤或上肢完全伸展时肘部突然遭受暴力屈曲情况下，会导致肌腱的部分或完全断裂。疼痛性质表现为肘后部持续性的剧烈疼痛（图 41-3），患者常常伴有严重睡眠障碍。肱三头肌肌腱炎患者在肘部进行伸展对抗性动作时会出现疼痛。患者肘部做被动运动时可有"嘎吱作响"的磨砂感。如前所述，慢性炎症性肱三头肌肌腱可能因应力断裂，或存在注射过程中无意将药物注入肌腱中而突然发生断裂。一旦肌腱断裂，患肢将不能完全伸直。

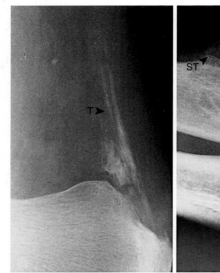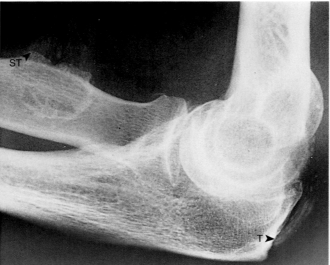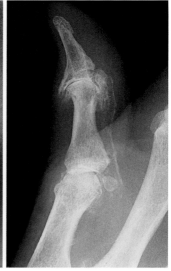

图 41-1 A-C，肌腱和软组织钙化
可以在桡骨近端周围的肱三头肌肌腱（T）和软组织（ST）处看到钙质沉积（From Resnick D：Diagnosis of Bone and Joint Disorders, 4th ed. Philadelphia, Saunders, 2002, p 1581.）

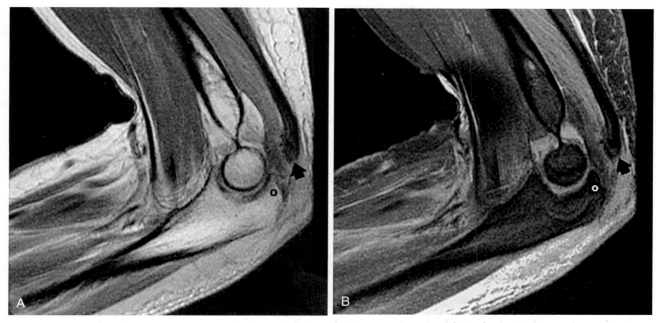

图 41-2　肘部屈曲状态下磁共振成像

　　显示肱三头肌肌腱断裂。患者由于不适不能伸肘。图像扫描时患者为俯卧位，患侧上肢肘部屈曲过头。（A）质子密度，（B）加脂肪抑制，T2 加权相冠状位显示肱三头肌肌腱远端（箭头）尺骨鹰嘴（O）附着处断裂游离（箭头），其间为液体充填（From Edelman RR, Hesselink JR, Zlatkin MB, et al: Clinical Magnetic Resonance Imaging, 3rd ed. Philadelphia, Saunders, 2006, p 3302.）

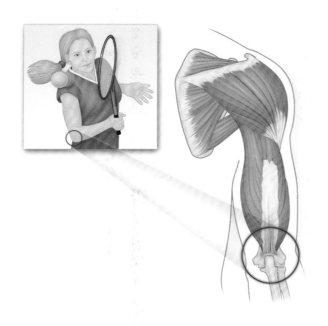

图 41-3　肱三头肌肌腱炎性疼痛是位于肘后部的持续性剧烈疼痛

检查

　　所有表现为肘后部疼痛的患者都需要行 X 线和 MRI 检查（图 41-1 和 41-2）。依据患者临床表现，需要完善血液常规检测、尿酸、红细胞沉降率、抗核抗体等检查。若怀疑患者合并关节不稳定时，肘部 MRI 检查有助于进一步明确诊断。对于肘部应力性骨折而言，核素骨扫描比 X 线更具有优势。

鉴别诊断

　　依据临床病史及体格检查就比较容易诊断出肱三头肌肌腱炎。然而，对同时合并滑囊炎患者而言，容易混淆诊断。尺骨鹰嘴应力性骨折也可有类似症状，X 线检查或骨扫描有助于将其鉴别。

治疗

　　针对肱三头肌肌腱炎造成的疼痛和功能障碍，一开始治疗应该包括非甾体抗炎药或环氧化酶 -2 抑制剂，结合物理治疗。局部冷热敷也有一定益处。患者需要避免那些会造成肌腱炎的重复性动作。对于上述方法无效的患者，下一步可以用糖皮质激素和局部麻醉药进行局部注射治疗。

并发症和注意事项

　　注射治疗本身就存在损伤肱三头肌肌腱的可能性。对于炎症严重或有外伤史的肌腱而言，直接注射则比较容易发生肌腱断裂。如果临床医师操作手法轻柔，或在注射时阻力很大时应马上停止操作，则可大大降低此类并发症的发生。大约有 25% 患者注射治疗后出现一过性疼痛加重现象，需要在注射之前予以告知。

临床要点

> 肱三头肌肌腱虽然是比较强韧的，但也比较容易发生断裂。对于同时合并滑囊炎、关节炎者，疼痛位于肘后部，需要采用局部麻醉药和糖皮质激素进行进一步局部的精准注射治疗。
>
> 如果临床医师对注射相关区域的解剖结构了解清楚，肌腱的注射治疗是安全的。注射数天后可采用物理治疗，包括热敷以及局部小范围活动锻炼。患者需要避免剧烈活动，因为这样会加重症状，造成肘部的进一步损伤。注射治疗同时也可以辅以简单的镇痛药物和非甾体抗炎药。

原书参考文献

Badia A, Stennett C: Sports-related injuries of the elbow, J Hand Ther 19: 206–227, 2006.

Jafarnia K, Gabel GT, Morrey BF: Triceps tendinitis, Oper Tech Sports Med 9:217–221, 2001.

Potter HG, Schachar J, Jawetz S: Imaging of the elbow, Oper Tech Orthop 19: 199–208, 2009.

Waldman SD: Functional anatomy of the elbow. In Waldman SD, editor: Pain review, Philadelphia, 2009, Saunders, pp 76–77.

第 42 节

桡管综合征
（RADIAL TUNNEL SYNDROME）

ICD-9 编码 **354.9**

ICD-10 编码 **G56.90**

临床综合征

桡管综合征是造成肘外侧疼痛的不常见原因，在卡压性神经病中是独立的一个类别，初诊时往往被误诊。桡管综合征的误诊率很高，通常被错误的称为"难治性网球肘"（表 42-1）。从后面的讨论可以发现，网球肘与桡管综合征最主要的一个相同点是临床上都有肘外侧疼痛表现。

桡管综合征的肘外侧疼痛通常为酸痛，位于伸肌群深处。疼痛可以向近端放散至上臂，向远端放射至前臂（图 42-1），程度为轻到中度，但可造成严重的功能障碍。

对于桡管综合征的患者，桡神经后骨间分支可受到多种机制卡压，但都有相同的临床表现。这些机制包括桡骨头前方异常的纤维带，异常的血管以及桡侧腕短伸肌腱的锐利缘等，这些卡压机制可单独或并存。

症状和体征

不论是何种原因造成桡神经卡压，桡管综合征的共同临床特征是肱骨外上髁正下方疼痛。通常对于桡管综合征的患者来说，是在急性前臂扭伤或是桡神经后骨间分支区域软组织直接损伤后出现疼痛，也可以没有任何诱因。疼痛呈持续性，当手腕主动背屈的时候加重。患者通常会注意到自己不能拿住咖啡杯或锤子，常常有睡眠障碍。查体可发现肘部活动范围正常，患侧握力可能减弱。

在经典的卡压性神经病教材中，Dawson 等发现三个主要特征有助于临床医师鉴别桡管综合征和网球肘：①桡管综合征在桡骨头远端的伸肌群部位有压痛，而网球肘的压痛点在更靠近端的外上髁；②旋后肌近端腱弓部位肌肉群收缩时会对桡神经造成压迫，因此桡管综合征的患者主动手腕背屈对抗外力的时候疼痛加剧；③中指试验阳性。中指试验是让患者伸直前臂、手腕和中指，并保持这个动作对抗阻力。桡管综合征的患者由于桡侧腕短伸肌对桡神经的固定和压迫，会出现腕部外侧疼痛加剧。

检查

由于该临床综合征容易与其他疾病混淆，需要相关检查来帮助确定诊断。肌电图有助于将桡管综合征与颈神经根病和网球肘相鉴别。所有患者都需要查 X 线，以除外可能的骨质病变。基于患者的临床表现，可以查血液常规检测、尿酸、红细胞沉降率、抗核抗体等实验室检查。

表 42-1

桡管综合征和肱骨外上髁炎的鉴别		
特征	桡管综合征	肱骨外上髁炎
发病率	少见（上肢神经卡压症中 2% 的患者）	外侧肘关节疼痛的常见原因
病因	桡神经受压	过度使用伸肌和旋后肌
典型患者	任何重复、过度用力使前臂旋前和旋后（如网球、飞盘、游泳、举重运动员）	网球运动员
疼痛部位	桡骨颈和前臂近端外侧部分的伸肌	肱骨外上髁的疼痛和压痛（伸肌的起始点）
放射痛	疼痛可向近端放射，但更常见向远端放射	局部疼痛无放射
刺激试验（两者大部分相同）	掌心向下、肘关节外展，抵抗中指做背伸诱发疼痛。掌心向上，肘关节外展诱发疼痛。	腕关节外展或肘关节在外展时旋后诱发疼痛。腕关节用力屈曲或前臂旋前诱发疼痛。

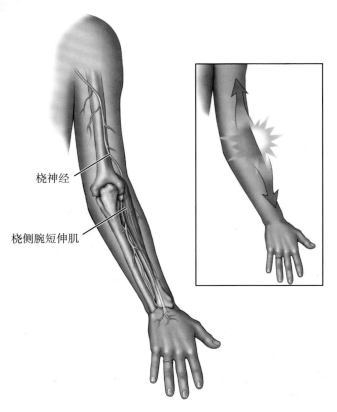

桡神经

桡侧腕短伸肌

图 42-1　桡管综合征的疼痛位于伸肌群深处，可以向近端放散至上臂，向远端放射至前臂

如果怀疑肘关节内在功能紊乱，同时为了查明造成神经卡压的原因（如神经节囊肿、脂肪瘤等）（图 42-2），可以查肘关节 MRI。在肘部用局部麻醉药和糖皮质激素对桡神经区域进行注射有助于确定诊断并缓解症状。

鉴别诊断

颈神经根病变和网球肘可出现类似桡管综合征的表现。桡管综合征压痛最明显的部位在桡骨头远端，桡神经发出后骨间分支部位的上方，而网球肘的压痛最明显的部位在更靠近端肱骨的外上髁。手腕主动背屈加重疼痛以及中指试验阳性有助于进一步确定桡管综合征的诊断。累及肘部的急性痛风通常有全身急性炎症的表现，容易与感染性关节炎相混淆，但比较容易与神经卡压相鉴别。

治疗

针对桡管综合征相关的疼痛和功能障碍，第一步可采用非甾体抗炎药或环氧化酶 -2 抑制剂，结合物理治疗。局部冷敷或热敷也有一定疗效。通过避免那些有可能加重患者症状的反复动作，可帮助缓解疼痛。对于这些方法无效的患者，下一步可在肘部用局部麻醉药和糖皮质激素对桡神经进行阻滞治疗。如果桡管综合征的症状仍然持续，需要外科探查行桡神经减压。

并发症和注意事项

桡管综合征相关的并发症分两大类：①针对"难治性网球肘"的持续过度治疗导致的医源性并发症；②桡神经卡压长时间不接受治疗造成永久性神经系统损伤。临床医师如未及时发现肘关节急性炎症或感染，可造成关节的永久性损伤以及慢性疼痛和功能障碍。

临床要点

桡管综合征是特定的临床疾病，常常被误诊为网球肘，这就是事实上造成很多所谓的"网球肘"对保守治疗措施无效的原因。桡管综合征患者压痛最明显的区域在桡神经部位；而网球肘的患者压痛最明显的部位在肱骨外上髁。

如果怀疑为桡管综合征，在桡神经部位用局部麻醉药和糖皮质激素注射可迅速缓解疼痛。在采用肘部桡神经阻滞治疗之前，所有的患者需要先进行细致的神经系统查体，以判断哪些神经系统异常在神经阻滞后可以得到改善。

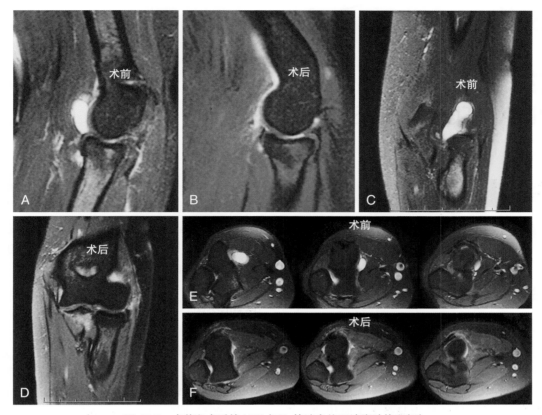

图 42-2　术前和术后的 MRI（T2- 快速自旋回波脂肪饱和相）

A. 轴位的 MRI 显示肱骨小头前方的囊肿。B. 术后轴位 MRI 显示减压后的囊肿。C. 术前后冠状位 MRI 显示囊肿与桡尺近侧关节相交通。D. 术后冠状位 MRI 为减压后的图像。E. 术前轴位 MRI 显示囊肿从肱骨小头远端前侧至桡尺近侧关节。F. 术后轴位 MRI 为减压后的图像（From Mileti J, Largacha M, O'Driscoll SW: Radial tunnel syndrome caused by ganglion cyst: treatment by arthroscopic cyst decompression, Arthroscopy 20:e39–e44, 2004.）

原书参考文献

Clavert P, Lutz JC, Adam P: Frohse's arcade is not the exclusive compression site of the radial nerve in its tunnel, Orthop Traumatol Surg Res 95:114–118, 2009.

Lee JT, Azari K: Ford Jones N: Long term results of radial tunnel release: the effect of co-existing tennis elbow, multiple compression syndromes and workers compensation, J Plast Reconstr Aesthet Surg 61:1095–1099, 2008.

Tennent TD, Woodgate A: Posterior interosseous nerve dysfunction in the radial tunnel, Curr Orthop 22:226–232, 2008.

第 43 节

肘管综合征
（CUBITAL TUNNEL SYNDROME）

ICD-9 编码　**354.2**

ICD-10 编码　**G56.2**

临床综合征

　　肘管综合征是引起前臂内侧疼痛和无力的一种不常见原因，可能显著的困扰患者。这种卡压性神经病变表现为前臂内侧疼痛和相关感觉的异常，可放射至腕部、环指和小指。这种症状常常由于肘部长时间屈曲而加重。肘管综合征的疼痛特点是令人不愉快的，并伴有感觉的迟钝。症状常在肘部反复运动或肘部受压之后出现，例如用肘部支撑起床时。对肘管处尺神经的直接创伤可导致相似的临床表现。如果不进行治疗，受累的手指将发生渐进性的运动障碍和屈曲挛缩。肘管综合征最常见的原因是起自肱骨内上髁到尺骨鹰嘴内侧缘的腱膜带压迫尺神经所致。

体征和症状

　　体格检查发现包括肘部尺神经压痛。在腱膜下走行的尺神经的 Tinel 征常常是阳性。通过仔细的徒手肌肉检查可以发现前臂和手部受尺神经支配的固有肌的无力。在肘管综合征的早期阶段，体格检查除了会发现尺神经的压痛，还可能发现小指尺侧的感觉减退。随着综合征的不断进展，受累手可出现爪形手（图 43-1）。当第五指内收无力时，Wartbenberg 征常表现为阳性（图 43-2，图 43-3）。划痕破坏试验常为阳性（图 43-4）。

检查

　　肌电图（EMG）检查有助于将颈神经根病变和肘管综合征与高尔夫球肘鉴别出来。X 线检查适合于所有肘管综合征患者，用来排除隐匿性骨质改变，诸如骨赘压迫尺神经等。根据患者的临床表现，可进行另外一些检查，包括全血细胞计数、尿酸水平、红细胞沉降率，以及抗核抗体测定。如果怀疑肘关节失稳，同时为了明确尺神经卡压的原因，可行肘部 MRI 检查（图 43-5）。如果诊断存在疑虑，超声评估也是有意义的（图 43-6）。尺神经阻滞可以帮助诊断和治疗。

鉴别诊断

　　肘管综合征常常被误诊为高尔夫球肘，这导致许多所谓的"高尔夫球肘"患者对保守治疗没有效果。对于肘管综合征患者，压痛最明显的区域在肱骨内上髁下方 2.5 cm 的尺神经上方，而高尔夫球肘的患者压痛最明显的部位在内上髁。肘管综合征也需要与累及 C_7 和 C_8 的颈神经根病鉴别。颈神经根病和尺神经卡压可以共存于"双重挤压综合征"。双重挤压综合征最常见于腕管综合征的正中神经卡压。

治疗

　　对于与肘管综合征相关的疼痛和功能障碍的初始治疗应该包括非甾体抗炎药或环氧化酶 -2 抑制剂和物理治疗的综合治疗。局部热敷和冷敷也有益处。应该避免引起此综合征的反复运动。对于那些对上述治疗无效的患者，用局部麻醉药和糖皮质激素在肘部的尺神经进行注射可作为进一步治疗。如果肘管综合征的症状持续存在，可以实施手术探查和尺神经减压。

并发症和注意事项

　　与肘管综合征相关的诊断和治疗的严重并发症分为两类：①医源性并发症，是由于对"难治性高尔夫球肘"的持久或过度侵袭治疗；②永久性神经损害的可能性，源于长时间未治疗的尺神经卡压。若临床医师未能识别急性炎症或感染性的肘关节炎，可能导致永久性的关节损害、慢性疼痛和功能障碍。

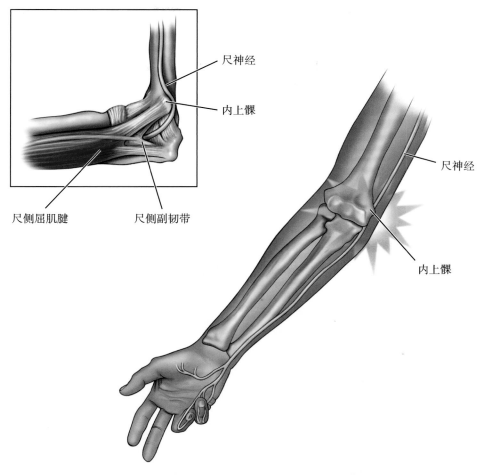

尺神经

内上髁

尺侧屈肌腱　　尺侧副韧带

尺神经

内上髁

图 43-1　肘管综合征患者显示前臂固有肌无力，手部呈现爪样外观

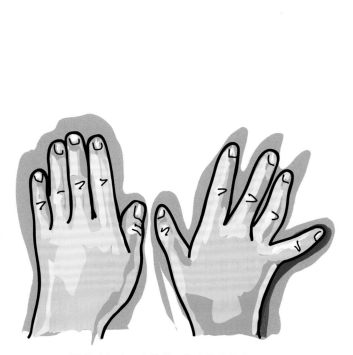

图 43-2　肘管综合征表现出的第五指内收姿势（From Waldman SD: Physical diagnosis of pain: an atlas of signs and symptoms,Philadelphia, 2006, Saunders, p 127.）

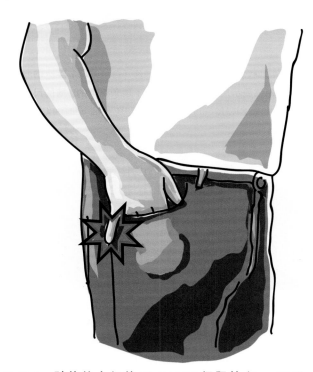

图 43-3　肘管综合征的 Wartenberg 征阳性（From Waldman SD: Physical diagnosis of pain: an atlas of signs and symptoms, Philadelphia, 2006, Saunders, p 128.）

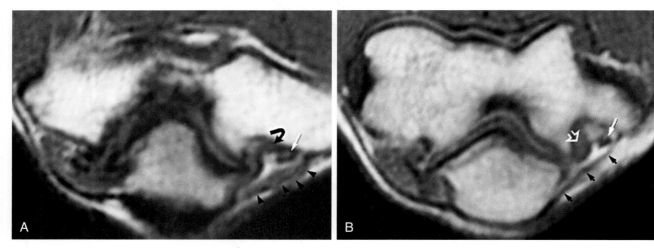

图 43-4 划痕破坏试验

患者面对检查者，上肢内收，肘部屈曲，保持腕部中立位并手指伸展。A. 患者对抗检查者施加在前臂的使患者双侧肩部内收和内旋的阻力。B. 检查者在受压的尺神经走行区上"搔刮"或滑动指尖。C. 当患者出现外旋抵抗的力量短暂丧失时，此试验为阳性（见示意图）（From Cheng CJ, Mackinnon-Patterson B, Beck JL, Mackinnon SE: Scratch collapse test for evaluation of carpal and cubital tunnel syndromes, J Hand Surg 33A:1518–1524, 2008.）

图 43-5 肘管支持带增厚

A. T1 加权轴位 MR 显示，尺神经（白色箭状）深达增厚的肘管支持带（箭头），浅到内侧副韧带后束（弯曲箭状）。B. 同一例患者更远端的轴位显示尺神经（白色箭头）位于正常的、薄的尺侧腕屈肌腱膜（小黑箭头）深方，和轻度增厚的内侧关节囊表面（开放箭头）（From Edelman RR, HesselinkJR, Zlatkin MB, et al, editors: Clinical magnetic resonance imaging, 3rded, Philadelphia, 2006, Saunders, p 3303.）

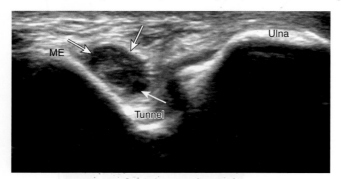

图 43-6 患者 UCT（超声层析成像）显像

可观察到尺神经 0.29cm² 的断面解剖（CSA）。尺神经断面通过周围箭头勾勒出轮廓。神经为低回声，伴有神经的水肿。ME 代表内上髁，Tunnel 代表尺骨管（From WieslerER, ChlorosGD, Cartwright MS, Shin HW, Walker FO: Ultrasound in the diagnosis of ulnar neuropathy at the cubital tunnel, J Hand Surg31:1088–1093, 2006.）

临床要点

肘管综合征是临床明确存在的一种疾病，常被误诊为高尔夫球肘，这就解释了为什么许多"高尔夫球肘"患者对保守治疗无效。肘管综合征和高尔夫球肘的区别是，肘管综合征最明显的触诊压痛点在尺神经上，而且 Tinel 征阳性，而高尔夫球肘触诊最大压痛点是直接在内上髁处。如果怀疑是肘管综合征，在肘部尺神经注射局部麻醉药和糖皮质激素可获得即刻缓解。在进行肘部尺神经阻滞之前，必须进行仔细的神经学检查，看患者是否先前就存在神经缺陷，以避免将神经损害错误地归因于神经阻滞。

原书参考文献

Hariri S, McAdams TR: Nerve injuries about the elbow,Clin Sports Med 29:655– 675, 2010.

Heithoff SJ: Cubital tunnel syndrome: ulnar nerve subluxation,J Hand Surg35:1556, 2010.

Palmer BA, Hughes TB: Cubital tunnel syndrome,J Hand Surg 35:153–163, 2010.

Rich BC, McKay MP: The cubital tunnel syndrome: a case report and discussion, J Emerg Med 23:347–350, 2002.

第 44 节

司机肘
(DRIVER'S ELBOW)

ICD-9 编码 **354.2**

ICD-10 编码 **G56.20**

临床综合征

当司机或乘客把肘部支撑在较低的车窗栏上时，肩部外展的同时肘部屈曲，尺神经很容易受到压迫。当肘部屈曲时，弓状韧带近端变得紧张，肘管的总容量下降，将导致肘管内的压力增加，进一步损伤了尺神经。从车身传到肘部的振动也可导致尺神经的损害。这种卡压神经病表现为前臂外侧的疼痛和相关的感觉异常，可放射至腕部、环指和小指。如果不治疗，可导致渐进性的运动功能障碍，最终可导致受影响的手指屈曲挛缩。

体征和症状

与司机肘相关的体格检查包括肘部的尺神经压痛。尺神经在腱膜下穿行处常出现 Tinel 征阳性（表 44-1）。通过仔细的徒手肌肉检查可发现尺神经支配的前臂内在肌的无力（图 44-1）。司机肘的患者还可能同时存在

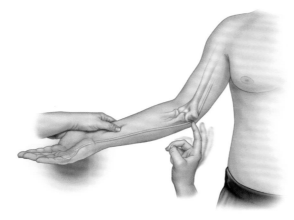

图44-1 **肘部 Tinel 征**（From Waldman SD: Atlas of pain management injection techniques, 3rd ed, Philadelphia, 2013, Saunders, p 129.)

肘部远端尺神经、正中神经或桡神经的损伤，造成临床现象的混淆。再者，颈神经根病和尺神经卡压可以共存，即双重卡压综合征。双重卡压综合征最常见于腕部正中神经卡压或腕管综合征。临床医师应该知道，在司机肘进展的早期，体格检查除了发现尺神经的压痛，还可出现小指尺侧的感觉减退。

检查

司机肘应该与累及 C_7 或 C_8 神经根的颈神经根病变和高尔夫球肘相鉴别。肌电图（EMG）有助于鉴别颈神经根病、司机肘与高尔夫球肘。肘部的超声成像在可用于评估尺神经的状态，结合 EMG 获得的神经生理数据能够提供重要的解剖信息。X 线和磁共振成像适合用于所有司机肘症状的患者，以排除肘关节自身的病理改变（图 44-2）。根据患者的临床表现，需要做一些辅助检查，包括全血细胞计数、尿酸水平、红细胞沉降率，以及抗核抗体检测。在这一节描述的阻滞技术可以作为诊断和治疗的策略。

鉴别诊断

司机肘是一种由尺神经受到外部压迫而出现的神经病，临床上与肘管综合征非常相似。它常常被误诊为"高尔夫球肘"，这也解释了许多"高尔夫球肘"患者为何对保守治疗无效。司机肘与高尔夫球肘的区别在于，司机肘最明显的压痛是在内上髁下 2.5 cm 处的尺神经上，而高尔夫球肘最明显的压痛是直接在内上髁上。

治疗

与司机肘相关的疼痛和功能残疾的初始治疗应该包括非甾体抗炎药或环氧化酶 -2 抑制剂和理疗的综合治疗。局部热敷和冷敷也有益处。应该避免引起此综合征的反复运动。对上述治疗无效的患者，用局部麻

表 44-1

根据受影响肌肉组织分组，尺神经运动体征和试验一览表		
检查名称	描述	阳性结果
涉及拇收肌运动的体征		
弗罗曼（Froment）征	患者手指侧夹住一片纸，检查者然后沿着拇指的长轴向远端拉动纸并评估患者的稳定方法。	拇指 IP 屈曲代偿拇收肌无力。
Jeanne 征	患者手指侧夹住一片纸，检查者然后沿着拇指的长轴向远处拉动纸并评估患者的稳定方法。	拇指 MP 过伸代偿拇收肌无力。
涉及骨间肌的运动体征和检查		
手指屈曲征	双侧同时进行。两前臂和腕部在中立位，检查者先把一页纸放于双侧中、环指之间，然后向远端拉纸。	患侧将用 MP 屈曲来代偿骨间肌无力。
交叉指试验	检查者要求患者交叉中指于示指上面。	与患侧比较，不能够交叉手指。
Egawa 征	检查者要求患者屈曲中指 MP 关节，然后内收中指到两侧。这个完成起来有困难，所以推荐双侧评估。	与健侧比较，不能够完成这个动作。
涉及尺神经支配的蚓状肌运动的体征		
Duchenne 征	这个体征是通过观察患侧小指和环指的姿势来识别。	环指和小指爪样姿势（MP 过伸和 IP 屈曲）。
André-Thomas 征	这个体征是通过观察小指和环指在应用 EDC 时的代偿方式来识别。	环指和小指 EDC 激活时，腕部倾向屈曲。
涉及小鱼肌运动的体征		
Watenberg 征	前臂向下腕部中立位时，让患者主动外展手指。	与健侧对比，小指不能完全外展并接触环指。
Masse 征	观察掌弓与患侧对比。小鱼肌萎缩导致尺侧的凸起改变	掌弓变平。
Pitres-Testut 征	检查者要求患者用手形成一个圆锥形，尽管文献里有，但这个体征在临床上不常使用。	手不能形成圆锥形。
掌短（Palmris brevis）征	在低位尺神经麻痹很少观察的体征，在于损伤选择性地影响深支。这个体征的判定是通过与健侧对比观察和评估掌短肌。	与健侧对比掌短肌萎缩。
涉及尺神经支配的外在肌的运动体征		
指甲锉（Nail file）征	患者尝试做一个勾拳。检查者把示指放在小指和环指掌面。	与健侧对比，小指和环指 FDP 力量降低。

来源于 Goldman SB, Brininger TL, Schrader JW, Koceja DM: A review of clinical tests and signs for the assessment of ulnar neuropathy, J Hand Ther 22:209–220, 2009.

DIP, Distal interphalangeal; EDC, extensor digitorum communis; FDP, flexor digitorum profundus; IP, interphalangeal; MP, metacarpophalangeal.

醉药和糖皮质激素在肘部的尺神经阻滞是合理的进一步治疗。如果肘管综合征的症状持续存在，可以实施手术探查和尺神经减压。

并发症和注意事项

　　与司机肘相关的诊断和治疗的严重并发症分为两类：①医源性并发症，是由于对"难治性高尔夫球肘"的持久或过度的侵袭治疗；②永久性神经损害的可能，源于长时间未治疗的尺神经卡压。临床医师若未能识

别肘部畸形炎症或感染性肘关节炎，可能导致永久性的关节损害、慢性疼痛和功能障碍。

临床要点

　　司机肘是一种明确的临床疾病，常被误诊为"高尔夫球肘"，这就解释了许多"高尔夫球肘"患者为何对保守治疗无效。司机肘可以与高尔夫球肘相鉴别，因为肘管综合征最明显的压痛点是在尺神经上，且 Tinel 征阳性；而高尔夫球肘的最

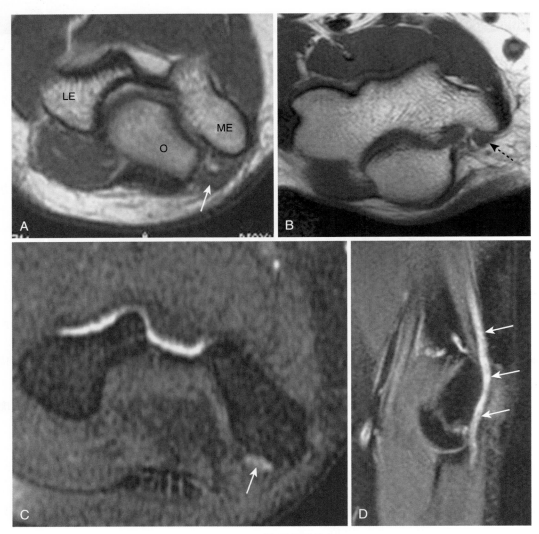

图 44-2　肘部影像学检查

A. 一位患有尺神经压迫症状患者的轴位 T1 加权磁共振成像。肘管区域内可见软组织（白箭头），它呈现等强度的正常肌肉，代表副肘肌。尺神经不能清晰呈现。B. 对比正常肘部的轴位 T1 加权像，可见肘管内围绕尺神经（黑虚线箭头）表现为高信号的脂肪压迫（FS）。轴位（C）和矢状位 FST2 加权像可见神经内的高信号（白箭头），表示存在压迫性神经炎。LE，外上髁；ME，内上髁；O，鹰嘴（From Waldman SD, Campbell RSD, editors: Imaging of pain, Philadelphia, 2011, Saunders, p 290.）

明显压痛点是在内上髁上。司机肘还应该与涉及 C_8 神经根的颈神经根病相鉴别，后者时常与尺神经压迫的症状类似。再者，应该记住，颈神经根病和尺神经卡压可以共存于双重卡压综合征。双重卡压综合征最常见于腕部的正中神经卡压或腕管综合征。Pancoast 肿瘤侵犯臂丛神经的内侧束也可与独立的尺神经卡压非常相似，应该通过前后位胸片排除。

在对所有患者进行肘部尺神经阻滞之前，必须进行仔细的神经学检查，看患者是否先前就存在神经的损害，这可能造成把神经损害错误地归因于神经阻滞。

肘部的尺神经卡压常常被误诊为"高尔夫球肘"，这可以解释许多"高尔夫球肘"患者为何对保守治疗无效。"司机肘"可以与"网球肘"相鉴别，因为肘管综合征最明显的压痛点是在内上髁下 2.5 cm 的尺神经上；而"高尔夫球肘"的最明显压痛点是在内上髁上。如果怀疑肘管综合征，在肘部用局部麻醉药和糖皮质激素进行尺神经注射可以获得即刻缓解。

原书参考文献

Abdel-Salam A, Eyres KS, Cleary J: Drivers' elbow: a cause of ulnar neuropathy, J Hand Surg 16:436–437, 1991.

Palmer BA, Hughes TB: Cubital tunnel syndrome, J Hand Surg 35:153–163, 2010.

Szabo RM, Kwak C: Natural history and conservative management of cubital tun- nel syndrome, Hand Clin 23:311–318, 2007.

Waldman SD: Golfer's elbow. In Waldman SD, editor: Pain review, Philadelphia, 2009, Saunders, pp 267–268.

Waldman SD: The ulnar nerve. In Waldman SD, editor: Pain review, Philadel phia, 2009, Saunders, pp 76.

Waldman SD: Ulnar nerve entrapment at the elbow. In Waldman SD, editor: Pain review, Philadelphia, 2009, Saunders, pp 270–271.

第 45 节

骨间前神经综合征
（ANTERIOR INTEROSSEOUS SYNDROME）

ICD-9 编码　**354.9**

ICD-10 编码　**G56.90**

临床综合征

　　骨间前综合征是一种导致前臂和腕部疼痛的不常见原因。常常在前臂急性创伤后或反复的前臂和腕部活动后出现症状，如使用碎冰锥等。骨间前综合征的疼痛和肌肉无力是由于肘部正下方的正中神经受压所造成的，通常压迫正中神经的是旋前圆肌、中指指浅屈肌腱以及异常走行的血管。在一些患者，没有明确的前驱外伤史，则认为是由类似于 Parsonage-Turner 综合征的炎性等病因造成的。

　　临床上，骨间前综合征表现为近端前臂和腕深部的急性疼痛。随着综合征的进展，骨间前综合征的患者可能主诉轻微活动后出现前臂的困乏或沉重感，以及不能用拇指和示指夹东西，这是由拇长屈肌和指深屈肌的麻痹造成的（图 45-1）。

体征和症状

　　体格检查的发现包括不能屈曲拇指的指间关节和示指的远端指间关节，这是由于拇长屈肌和指深屈肌的麻痹。在一些骨间前综合征患者，可出现旋前圆肌的压痛。Tinel 征可能为阳性，位置在肘部以下 6~8 cm 处的正中神经的骨间前支处。

检查

　　肌电图（EMG）有助于鉴别骨间前综合征、颈神经根病、胸廓出口综合征和腕管综合征。所有骨间前综合征的患者都需要做 X 线检查，用来排除隐匿性的骨病。

根据患者的临床表现，需要做一些辅助检查，包括全血细胞计数、尿酸水平、红细胞沉降率，以及抗核抗体检测。如果怀疑有原发的肘部病理过程或占位性损害，前臂磁共振成像有助于明晰诊断（图 45-2）。肘部的正中神经注射可以作为诊断和治疗的策略。

鉴别诊断

　　骨间前综合征还应该与累及 C_6 或 C_7 神经根的颈神经根病鉴别，后者有时与正中神经受压症状非常相似。颈神经根病可以和正中神经卡压共存于双重卡压综合征。

　　双重卡压综合征最常见于腕部的正中神经卡压或腕管综合征。骨间前综合征可与旋前圆肌综合征和 Struthers 韧带导致的正中神经受压相鉴别。骨间前综合征的疼痛发生在更远端，而且伴有拇指和示指间夹物力弱的特征表现。

治疗

　　非甾体抗炎药或环氧化酶 -2 抑制剂可作为骨间前综合征的首选治疗。可以考虑合用三环类抗抑郁药（如去甲替林，尤其是存在睡眠障碍时。用法为睡前一次口服 25 mg），在能耐受不良反应的情况下逐渐增加剂量。患者需要避免那些可能造成正中神经卡压的重复性损伤。如果上述治疗不能产生快速的症状缓解，可考虑进一步行局部麻醉药和糖皮质激素的肘部做正中神经注射。如果症状持续存在，应考虑手术探查和正中神经前骨间支的松解。

并发症和注意事项

　　肘部以下的正中神经阻滞是相对安全的操作，主要的并发症是意外注入血管和针头对神经的创伤继发的

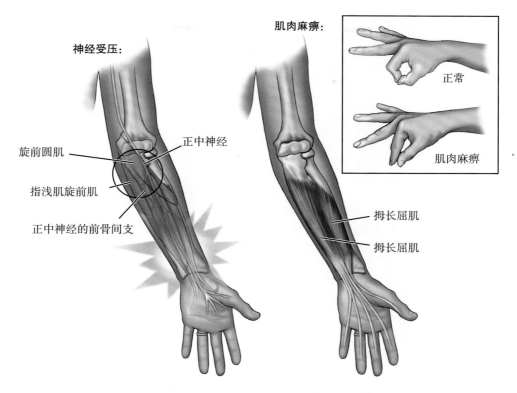

神经受压：

旋前圆肌

正中神经

指浅肌旋前肌

正中神经的前骨间支

肌肉麻痹：

正常

肌肉麻痹

拇长屈肌

拇长屈肌

图 45-1　骨间前综合征患者表现为急性前臂疼痛和进行性夹持无力

持续的感觉异常。对于抗凝治疗的患者，虽然穿刺操作会增加血肿形成的可能性，但是如果临床上有良好的风险 / 获益比，采用 25 号或 27 号穿刺针还是比较安全的。在注射后即刻用手按压阻滞区域，可以降低出血并发症的发生。阻滞后冷敷 20 分钟也可降低治疗后患者的疼痛和出血。

临床要点

　　虽然临床工作繁忙，临床医师一定要提醒患者避免造成骨间前综合征的重复性动作。肘部正中神经阻滞是一个简单而安全的技术，用于评估和治疗上述的疼痛状态。在进行肘部尺神经阻滞之前，必须进行仔细的神经学检查，明确患者是否先前就存在神经损害，以避免随后将神经损害错误地归因于神经阻滞。

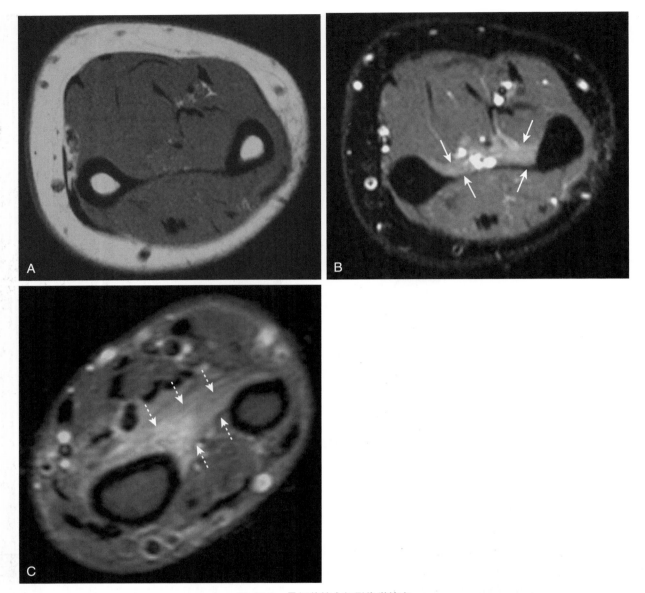

图 45-2　骨间前综合征影像学检查

　　A. 前臂中段前骨间神经分布区域肌肉无力患者的轴位 T1 加权像磁共振成像。在 T1 加权像，前臂看起来是正常的，但在轴位 FST2 加权像（B）显示拇长屈肌内高信号（FPL），在示指肌腱（FDP2）和中指肌腱（箭头）有明显的低信号。这是典型的去神经水肿和萎缩的表现。C. 前臂远端的轴位 FST2 加权像显示在旋前方肌存在相似的高信号，是去神经水肿的表现（箭头）（Waldman SD:. In Waldman SD, Campbell RSD, editors: Imaging of pain, Philadelphia, 2011, Saunders, p 291.）

原书参考文献

Chi Y, Harness NG: Anterior interosseous nerve syndrome, J Hand Surg35:2078– 2080, 2010.

Douglas H, Chin CL, Meals RA: Anterior interosseous nerve syndrome, J Am SocSurg Hand 1:249–257, 2001.

Feldman MI, Muhammad K, Beltran J: Preoperative diagnosis of anterior inter- osseous nerve syndrome resulting in complete recovery, Eur J Radiol Extra 69:e73–e76, 2009.

Waldman SD: Anterior interosseous syndrome. In Waldman SD, editor: Pain review, Philadelphia, 2009, Saunders, pp 271–272.

Waldman SD: Anterior interosseous syndrome. In Waldman SD, Campbell RSD, editors: Imaging of pain, Philadelphia, 2011, Saunders, pp 291–293.

第 46 节

尺管综合征
（ULNAR TUNNEL SYNDROME）

ICD-9 编码　354.2

ICD-10 编码　G56.20

临床综合征

尺管综合征是一种尺神经卡压的神经病变，特征为腕部疼痛、麻木和感觉异常，可放射至手掌和手背的尺侧、尺侧半个环指及整个小指。症状也可表现为卡压的附近放射至前臂。尺管综合征的疼痛常描述为刺痛或烧灼样疼痛，伴有针刺样的感觉异常。和腕管综合征相似，尺管综合征更常见于女性。同样，尺管综合征的疼痛常常夜间较重，腕部的用力屈曲和伸展可加重疼痛。通常在反复的腕部活动之后出现症状，或见于腕部的直接创伤如腕部骨折，或见于对小鱼际肌近端隆起的直接创伤如用手锤击轮毂罩或长时间骑车手把的压迫。尺管综合征也见于快速增重、风湿性关节炎、或孕期的 Dupuytren 病。若不采取治疗，可能导致病变手指的渐进性运动障碍和完全的屈曲挛缩。

尺管综合征是尺神经在经由腕部 Guyon 氏管时受到压迫引起的（图 46-1）。尺神经在此解剖位置受压最常见的原因包括：占位性病变，诸如腱鞘囊肿和尺动脉血管瘤；远端尺骨和腕骨骨折；Guyon 氏管相对密闭部位的反复活动损伤等。这种神经卡压病变最常见的表现是单纯运动神经损害而不伴疼痛，这是由于通过 Guyon 氏管时尺神经的掌深支受到压迫。单纯运动神经病变表现为手部内在肌无痛性麻痹。尺管综合征也可表现为感觉和运动的混合性神经病，临床上，混合性神经

病表现为疼痛和前述的运动障碍。

体征和症状

查体可见腕部尺神经区域的压痛，在腕横韧带深方尺神经走行区域通常可出现 Tinel 征阳性。如果累及到感觉支，在手背的尺侧、尺侧半个环指及整个小指可能存在感觉的减退。根据神经受损的位置，患者可能存

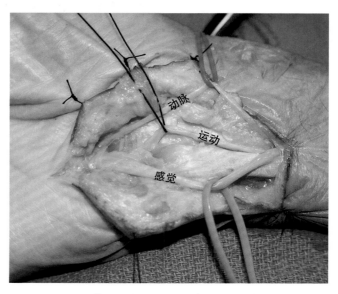

图 46-1　尺神经可分为感觉支（掌侧）和运动支（背侧）

注意小鱼肌的纤维弓，尺神经的深运动支在其深部走行并出尺管。尺动脉在神经的桡侧伴行通过尺管，之后分为掌深弓和掌浅弓。蓝标，感觉支；黑标，运动支；红标，尺动脉（From Waugh RP, Pellegrini Jr VD: Ulnar tun- nel syndrome, Hand Clin23: 301–310, 2007.）

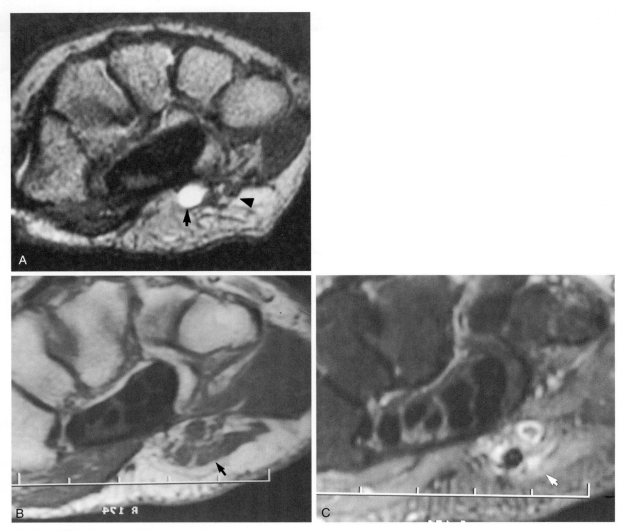

图 46-2 尺神经卡压：Guyon 氏管综合征（尺管综合征）

A. 腱鞘囊肿．横向 T2 加权（TR/TE，2000/80）自旋回波磁共振成像可见一腱鞘囊肿（箭状）与尺神经和血管（箭头）相邻。B 和 C. 异常的肌肉。在横断位 T1 像（B）可以清楚显示异常增加的肌肉（箭头）（如多余的小指展肌）。脂肪抑制序列（C）可见肌肉及其下方的 Guyon 管内异常的高信号（From Resnick D, editor: Diagnosis of bone and joint disorders, 4th ed, Philadelphia, 2002, Saunders, p 3527.）

在手部内在肌的无力，表现为不能张开手指和（或）小鱼际肌隆起的无力。

检查

肌电图（EMG）有助于鉴别尺管综合征、颈神经根病、糖尿病多神经病和 Pancoast 肿瘤等疾病。所有存在尺管综合征症状的患者都应该行 X 线检查，用于排除隐匿性骨病。根据患者的临床表现，需要做一些辅助检查，包括全血细胞计数、尿酸水平、红细胞沉降率，以及抗核抗体检测。腕部磁共振成像有助于明确诊断，以及怀疑有关节不稳定或占位性病变（图 46-2 和图 46-3）。尺神经的注射技术可以作为诊断和治疗的一个策略。

鉴别诊断

尺管综合征常常被误诊为腕掌关节炎、颈神经根病、Pancoast 肿瘤和糖尿病神经病。腕掌关节炎患者通常有关节炎的 X 线证据。大多数颈神经病患者有反射、运动和感觉改变。而尺管综合征的患者无反射改变，且运动和感觉改变仅限于尺神经远端。

糖尿病多发神经病变一般表现为整个手部对称性的感觉缺失，而不是限制在尺神经分布区内。颈神经根病和尺神经卡压可共存于双重卡压综合征。同理，尺管综合征通常见于糖尿病患者，糖尿病多发神经病变也常常发生在尺管综合征的糖尿病患者。Pancoast 肿瘤若侵犯臂丛神经内侧束也可表现为单独的尺神经卡压，应该通过行正位胸片以排除。

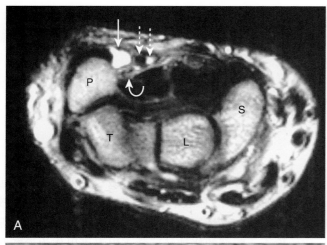

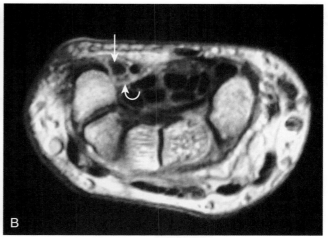

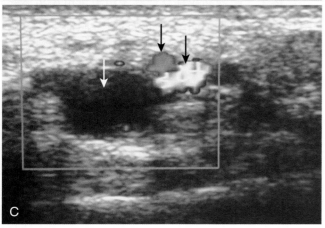

图 46-3　尺神经受压影像学检查

A. 存在尺神经受压症状的患者，经腕骨近端水平的轴位 T2 加权磁共振成像。邻近尺动脉与静脉（虚线白箭头）的一个高信号病变结构（白箭头）取代了尺神经（弧形白箭头）的影像。B. 造影后（使用造影剂后）T1 加权像显示病灶内低 SI（白色箭头），未见增强，再次显示尺神经移位。符合 Guyon 氏管内囊肿的表现。C. 横断面多普勒超声图像进一步证实这一囊性病变，神经节为无回声结构（白色箭头），尺动脉、静脉可见明显血流（黑色箭头）。L,Lunate 月骨；P,pisiform 豌豆骨；S,scaphoid 舟骨；T,triquetrum 三角骨（经许可复制自 Spratt JD, et al: The role of diagnostic radiology in compressive and entrapment neuropathies, EurRadiol12:2352–2364, 2002.）

治疗

对于与尺管综合征相关的疼痛和功能障碍的初始治疗应该包括非甾体抗炎药或环氧化酶 -2 抑制剂和物理治疗的综合治疗。局部热敷和冷敷也有益处。应该避免引起此综合征的反复运动。那些对上述治疗无效的患者，用局部麻醉药和糖皮质激素在尺管的尺神经处进行注射是合理的进一步治疗。如果尺管综合征的症状持续存在，可以实施手术探查和尺神经减压。

并发症和注意事项

尺管综合征相关的最主要并发症是未能及时诊断和治疗该疾病。延误诊治可能由于长期的尺神经卡压未予治疗引起永久性的神经功能缺陷。临床医师如果未能识别急性炎症或感染性腕关节炎，可能导致永久性的关节损害、慢性疼痛和功能障碍。

临床要点

尺管综合征应该与累及 C8 神经根的颈神经根病变相鉴别，后者有时与尺神经受压的症状非常相似。颈神经根病和尺神经卡压可以共存于双重卡压综合征。双重卡压综合征最常见于腕部或腕管综合征的尺神经卡压。Pancoast 肿瘤侵犯臂丛神经内侧束也可与单独的尺神经卡压症状非常相似，应该通过正位胸片来排除。

原书参考文献

Moghtaderi A, Ghafarpoor M: The dilemma of ulnar nerve entrapment at wrist in carpal tunnel syndrome, ClinNeurolNeurosurg111:151–155, 2009.

Waldman SD: The ulnar tunnel. In Waldman SD, editor: Pain review, Philadelphia, 2009, Saunders, pp 104.

Waldman SD: Injection technique for ulnar tunnel syndrome. In Waldman SD, editor: Pain review, Philadelphia, 2009, Saunders, pp 469–470.

Ulnar tunnel syndrome. In Waldman SD, Campbell RSD, editors: Imaging of pain, Philadelphia, 2011, Saunders, pp 323–324.

Waugh RP, Pellegrini VD Jr: Ulnar tunnel syndrome, Hand Clin 23:301–310, 2007.

第 47 节

感觉异常性手痛
（CHEIRALGIA PARESTHETICA）

ICD-9 编码 **355.9**

ICD-10 编码 **G58.9**

临床综合征

感觉异常性手痛是引起腕部和手部疼痛和麻木的一种不常见的原因。也被称为手铐神经病和 Wartenberg 综合征。感觉异常性手痛的症状通常在桡神经感觉支的受压后出现，常见原因有桡神经被过紧的手铐、表带和腕带等压迫后的功能损伤。对神经的直接创伤也可能导致相似的临床表现。如果骨折或撕裂完全毁损神经可导致桡神经分布区的感觉缺失。手术治疗桡骨茎突狭窄性腱鞘炎时也可能损伤桡神经感觉支。

感觉异常性手痛表现为手背桡侧到拇指根部的疼痛、感觉异常和麻木（图 47-1）。由于前臂外侧皮神经的重叠分布，所以桡神经感觉支分布区在患者之间存在显著的变异，感觉异常性手痛的体征和症状在患者之间可有所不同。

体征和症状

体格检查可发现腕部桡神经上的压痛。通常在前臂远端桡神经部位出现 Tinel 征阳性（图 47-2）。但如上所述，前臂外侧皮神经与桡神经的重叠支配会干扰其临床表现（图 47-3）。在感觉异常性手痛患者，屈曲和腕部向下及尺侧偏斜常常引起桡神经感觉支分布区的感觉异常。

检查

肌电图（EMG）有助于识别神经系统功能异常的确切位置，以明确诊断，因此建议所有怀疑感觉异常性手痛的患者在一开始就进行 EMG 的评估。所有感觉异常性手痛的患者都需要行 X 线检查以除外可能的骨性改变。根据患者的临床表现，需要做一些辅助检查，包括全血细胞计数、尿酸水平、红细胞沉降率，以及抗核抗体检测。如果怀疑关节不稳定，需要做肘部磁共振成像检查。腕部的桡神经感觉支阻滞可以作为诊断和治疗策略，通过不同解剖部位的神经阻滞来区分病变是桡神经感觉支损伤还是前臂外侧皮神经损伤造成的。

鉴别诊断

感觉异常性手痛常被误诊为前臂外侧皮神经综合征。感觉异常性手痛也应该和累及 C_6 或 C_7 神经根的颈神经病相鉴别，颈神经根病的患者除了疼痛和麻木之外，还合并反射和运动的异常。颈神经根病和桡神经卡压可以共存于双重卡压综合征。双重卡压综合征最常见于腕部或腕管综合征的正中神经卡压。应该特别注意桡神经卡压多种原因，在行程的任何地方都可能受到压迫（表 47-1）。

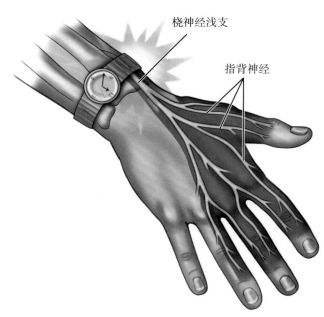

桡神经浅支

指背神经

图 47-1　**感觉异常性手痛表现为手背桡侧到拇指根部的疼痛、感觉异常和麻木**

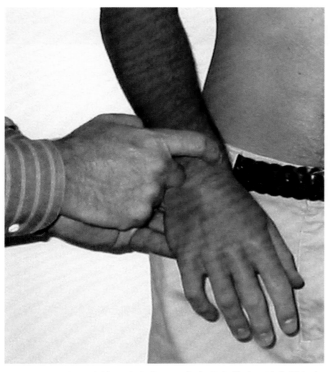

图 47-2　感觉异常性手痛患者，通常表现为前臂远端桡神经部位的 Tinel 征阳性（From Waldman SD: Physical diagnosis of pain: an atlas of signs and symptoms, Philadelphia, 2006, Saunders, p 168.）

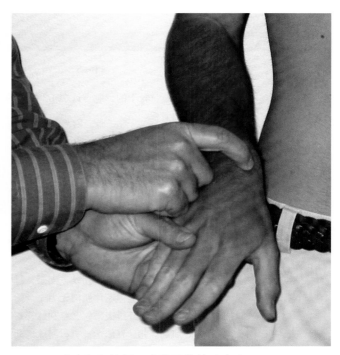

图 47-3　腕表征阳性提示感觉异常性手痛（From Waldman SD: Physical diagnosis of pain: an atlas of signs and symptoms, Philadelphia, 2006, Saunders, p 169.）

治疗

感觉异常性手痛的治疗首先是去除引起桡神经压迫的原因。非甾体抗炎药或环氧化酶 -2 抑制剂的是合理的治疗。那些对治疗无效的患者，可考虑用局部麻醉药和糖皮质激素在腕部进行桡神经感觉支的阻滞治疗。对于持续无法缓解的症状，需要进行手术探查和神经减压。

并发症和注意事项

腕部的桡神经阻滞是相对安全的操作，主要的并发症是药物意外注入血管和继发于神经损伤的持续性感觉异常。对于抗凝治疗的患者，可以采用 25 号或 27 号穿刺针，虽然存在血肿形成的可能性，但在临床上还是有良好的风险 / 获益比。如果注射后即刻用手按压阻滞区域，可以降低血肿并发症。阻滞后局部冷敷 20 分钟也可降低治疗后的疼痛和出血。

表 47-1

引起压迫性桡神经病变的原因

位置	原因
高位桡神经	创伤
	骨折：骨干的，肱骨远端 1/3 位置的
	血管瘤
	肿瘤
	感染
	炎症：局部
	肌肉和动脉的异常
	特发性：神经扭曲或局限性受压
	肌肉因素：外侧肱三头肌
	肌肉肥厚
	遗传性神经病
	外部压迫：石膏，拐杖，支架，睡姿，止血带，助步器
桡神经	桡管：疼痛但不伴肌肉无力
	解剖：①纤维束带，②亨利脉管系统，③桡侧腕短伸肌，④ Frohse 拱，⑤旋后肌远侧缘
	肌肉压迫：划船运动员，网球运动员，举重运动员
	代谢性：假性痛风（关节肿胀），类风湿关节炎
	肿瘤：滑膜软骨瘤，腱鞘囊肿，肱二头肌黏液囊炎
	感染：脓毒性关节炎
	外部压迫：石膏
骨间后神经（PIN）	和桡管相同的位置
	手术：关节镜入口
	肿瘤：肩胛冈腱鞘囊肿，脂肪瘤，肌内黏液瘤，腱鞘囊肿
	代谢性：假性痛风
	动静脉畸形，血管炎
	创伤：桡骨头脱位
	外部压迫：石膏，负重
	特发性神经收缩
浅支	腕部腱鞘囊肿
	解剖：肱桡肌筋膜 / 桡侧腕短伸肌筋膜
	外部压迫：表带
	挤压伤

临床要点

　　腕部的尺神经阻滞是感觉异常性手痛的有效治疗方法。在对感觉异常性手痛患者进行腕部桡神经阻滞之前，必须进行仔细的神经学检查，明确患者是否已存在神经损害，避免随后将神经损害错误地归因于神经阻滞。如果能够早期识别感觉异常性手痛，去除有害压迫，行局部麻醉药加糖皮质激素的桡神经阻滞，大多数患者的症状都可以显著改善。

原书参考文献

Markiewitz AD, Merryman J: Radial nerve compression in the upper extremity, J Am SocSurg Hand 5:87–99, 2005.

Massey EW, Pleet AB: Handcuffs and cheiralgiaparesthetica, Neurology 28:1312– 1313, 1978.

Smith MS: Handcuff neuropathy, Ann Emerg Med 10:668, 1981. Waldman SD: Cheiralgiaparesthetica. In Waldman SD, editor: Pain review, Philadelphia, 2009, Saunders, pp 275–276.

Secretan 综合征
（SECRETAN'S SYNDROME）

ICD-9 编码　**782.3**

ICD-10 编码　**F68.1**

临床综合征

Secretan 综合征，也称创伤后水肿综合征，是由手背外伤后发生的腱鞘纤维化引起的。通常发生于看起来很轻微的创伤后，比如在桌子的拐角上碰到手背部。最初，肿胀和压痛可能是由于创伤造成，但随着时间的推移并没有好转，而是手背部随着水肿的加剧变得越来越僵硬。如果未经治疗，手背部会发生腱鞘周围纤维化和类似黏液水肿造成的软组织硬化（图 48-1）。Secretan 综合征的疼痛与 Dupuytren 挛缩症的疼痛相似，随着病情的发展，这种疼痛似乎能自行消退。

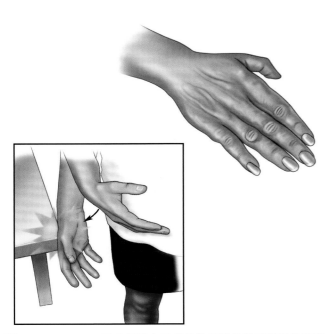

图 48-1　Secretan 综合征是由手背外伤后发生的腱鞘纤维化引起的

体征和症状

在看似轻微的创伤后，手部出现严重的水肿并伴随伸肌功能的丧失是诊断 Secretan 综合征的要点。交感神经营养不良可以与 Secretan 综合征的表现类似，但与交感神经营养不良相反，Secretan 综合征不伴有泌汗功能的障碍、血管舒缩功能或指甲营养性的改变，但皮肤变化可能与交感神经营养不良的表现类似。

检查

所有 Secretan 综合征表现的患者均应进行 X 线检查，以排除潜在的隐匿性骨病理改变。根据患者的临床表现，可能需要进行额外的检测，包括全血细胞计数、尿酸水平、红细胞沉降率和抗核抗体检测。手的磁共振成像（MRI）检查有助于明确诊断，并可以提示可疑的关节不稳、感染或肿瘤。如果怀疑存在尺神经或腕管综合征，则需要进行肌电图检查。如果早期在纤维化的部位进行注射治疗，可以改善疾病的疼痛和功能障碍。

鉴别诊断

Secretan 综合征患者可能同时患有关节炎、掌骨和指间关节的痛风以及肌腱炎，并且会造成疼痛和残疾的加重。交感神经营养不良可表现为相似的临床表现，但能与 Secretan 综合征相区别，因为交感神经营养不良的疼痛对交感神经阻滞存在反应，但 Secretan 综合征的疼痛没有反应。

治疗

Secretan 综合征相关的疼痛和功能障碍的初始治疗应包括非甾体抗炎药、环氧化酶 -2 抑制剂和物理疗法的组合。局部应用冷敷和热敷可能也是有益的。对上述这些治疗方式没有改善的患者，下一步治疗可以考虑局部麻醉剂和糖皮质激素注射至腱鞘纤维化的区域。

使用物理疗法，包括活动范围和运动方式，应在患者接受注射治疗的几天后进行。应避免剧烈的运动，避免加重患者的症状。

并发症和注意事项

如果临床医师能充分注意操作的细节，对腱鞘纤维化的区域进行注射治疗是一种安全的技术。如果在受累的肌腱内直接注射，可能导致肌腱断裂，因此注射前应确认针的位置在肌腱外，以避免并发症的发生。注射治疗的另一个并发症是感染。如果采用严格的无菌技术，感染极为罕见。大约 25% 的患者报告注射后疼痛暂时加剧，因此应告知患者有这种可能性。

临床要点

注射疗法在 Secretan 综合征继发的疼痛治疗中非常有效。关节炎、肌腱炎和痛风可能加重患者的疼痛，因此可能需要额外的局部注射治疗，如局部麻醉药物和糖皮质激素的注射。如果临床医师能仔细的注意注射部位相关区域的临床解剖，这种注射技术是安全的。在操作时必须注意无菌技术以避免感染，并且应采用常规措施对操作者进行风险防护。注射后即刻对注射部位进行按压，可减少瘀斑和血肿的发生率。使用物理疗法，包括局部热敷、按摩、活动范围温和的运动，应在患者接受注射治疗几天后进行。应避免剧烈的运动，因为这会加重患者的症状。简单的镇痛药和非甾体抗炎药可与注射治疗同时使用。

原书参考文献

Moretta DN, Cooley RD Jr: Secretan's disease: a unique case report and literature review, Am J Orthop 31:524–527, 2002.

Reading G: Secretan's syndrome: hard edema of the dorsum of the hand, Plast Reconstr Surg 65:182–187, 1980.

Whitney TM, Jones NF: Magnetic resonance imaging findings in Secretan's dis- ease, J Hand Surg 20:464–466, 1995.

Winkelmann RK, Barker SM: Factitial traumatic panniculitis, J Am Acad Dermatol 13:988–994, 1985.

第 49 节

异物性滑膜炎
(FOREIGN BODY SYNOVITIS)

ICD-9 编码 **727.00**

ICD-10 编码 **M65.9**

临床综合征

异物性滑膜炎是造成关节或软组织疼痛的一类病因，临床实践中并不常见。异物性滑膜炎可能发生在身体的任何部位，当异物进入或接近关节、腱鞘或关节周围软组织时发生，手是最易发生异物性滑膜炎的部位。这种情况发生时，会引起慢性、炎症性单关节炎或腱鞘炎，植物刺、木材碎片、玻璃、海胆刺是常见的异物。在最初的损伤后，发生异物性腱鞘炎的患者可能会注意到关节内和关节周围的局部疼痛。如果患者意识到有异物，可以尝试移除。如果一部分异物遗留在体内，可能发生异物性滑膜炎。急性损伤后，可能有一段静止期，持续数周至数月。在这个静止期之后，患者开始在留有异物的区域出现疼痛和功能障碍，并可能导致炎症性单关节炎或腱鞘炎。

体征和症状

如果临床上有明确的异物损伤病史，较容易得出异物性滑膜炎的诊断。然而，通常情况并非如此。一些异物性滑膜炎的患者表现为无明显原因的局限性单发性关节炎或滑膜炎（图 49-1）。在某些情况下，患者也可能出现肌萎缩或炎症症状。其他关节的检查没有提示炎性关节炎的证据，并且相关的病史是阴性的。对于任何高度怀疑的单关节炎患者配合以适当的检查有助于临床医师做出正确的诊断。

辅助检查

受累关节的磁共振成像常可显示出进入体内的异物。植物组织，如植物刺、木材和玻璃在 X 线不显

影；如果没有进一步做 MRI，有可能漏诊（图 49-2，图 49-3）。海胆刺钙含量较高，可能在普通的 X 线上有显影。根据患者的临床表现，可能需要进行额外检测，包括全血细胞计数、尿酸水平、红细胞沉降率和抗核抗体检测。如果怀疑存在尺神经或腕管综合征，则需要进行肌电图检查。有时诊断异物性滑膜炎可能需要关节抽吸和滑膜活检。有时可能需要关节镜或关节切开术以做出最终的诊断。

鉴别诊断

通过识别先前可能造成异物侵入的创伤病史，较容易做出诊断。异物性滑膜炎必须区别于其他原因的单发性关节炎和滑膜炎。表 49-1 列出了单关节炎的常见原因。最终的鉴别诊断通常需要仔细有针对性的询问病史和体格检查，并结合适当的实验室和影像学检查。

治疗

异物性滑膜炎相关的疼痛和功能障碍的初始治疗应包括非甾体抗炎药或环氧化酶 -2 抑制剂和物理疗法的组合。局部应用冷敷和热敷可能也是有益的。对于上述这些治疗方式没有改善的患者，下一步治疗可以考虑局部麻醉剂和糖皮质激素注射至受累的区域。应在患者接受注射几天后进行物理疗法，包括活动范围轻柔的锻炼。手术切除侵犯异物常常是成功治疗异物性滑膜炎的唯一干预手段。

并发症和注意事项

异物性滑膜炎的主要并发症是由于未能及时诊断，从而造成永久关节损伤。如果临床医师注意细节，注射治疗滑膜炎综合征是一种安全的技术。如果在存在炎症的肌腱内直接注射，可能导致肌腱断裂，因此注射前应确认针位置在肌腱外，以避免并发症发生。注射治疗的另一个并发症是感染。如果采用严格的无菌技术，

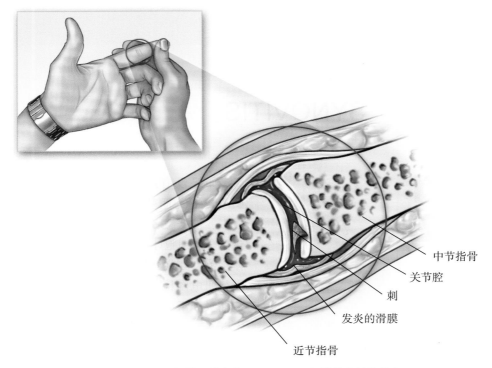

中节指骨

关节腔

刺

发炎的滑膜

近节指骨

图 49-1　异物性滑膜炎表现为无明显原因的单发性关节炎

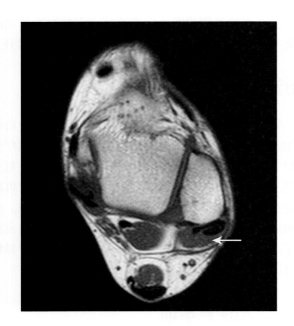

图 49-2　T1 加权像轴向钆增强图像

白色箭头表示增强区域内可能的异物（FromYewlett A, Oakley J, Makwana N, Patel HJ: Retained blackthorn causing peroneal tendonitis: a case report, Foot Ankle Surg 15:205–206, 2009.）

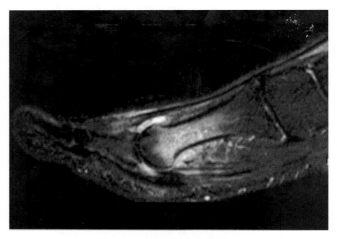

图 49-3　足 MRI 影像学检查

T2 加权矢状位显示异物为纵向结构，从足底至第一跖骨，外形与跚指短肌腱相似。其他发现包括第一跖骨头和近节趾骨滑膜炎、侵蚀和非特异性骨髓水肿（From Bode KS, Haggerty CJ, Krause J: Latent foreignbody synovitis, J Foot Ankle Surg 46:291–296, 2007.）

表 49-1
单关节炎的常见病因
痛风
创伤性关节炎
淋球菌性关节炎
夏科氏关节
其他晶体关节病
结节病
淀粉样变性
骨关节炎
骨坏死
绒毛结节性滑膜炎
肿瘤
异物性滑膜炎

感染应极为罕见。大约 25% 的患者报告注射后疼痛暂时加剧，因此应该告知患者有这种可能性。

临床要点

> 如果临床医师能想到异物性滑膜炎，其诊断是很容易的。在鉴别诊断单发性关节炎或腱鞘炎中，如果考虑到异物性滑膜炎，更容易诊断。在受累区域早期进行 MRI 检查也有助于提高临床医师的诊断准确率。

原书参考文献

Markiewitz AD, Merryman J: Radial nerve compression in the upper extremity, J Am Soc Surg Hand 5:87–99, 2005.

Massey EW, Pleet AB: Handcuffs and cheiralgia paresthetica, Neurology 28:1312–1313, 1978.

Smith MS: Handcuff neuropathy, Ann Emerg Med 10:668, 1981.

Waldman SD: Cheiralgia paresthetica. In Waldman SD, editor: Pain review, Philadelphia,2009, Saunders, pp 275–276.

第50节

手部血管球瘤
(GLOMUS TUMOR OF THE HAND)

ICD-9 编码 **228.00**

ICD-10 编码 **D18.00**

临床综合征

手部血管球瘤为远端手指疼痛的罕见原因。它是血管球体形成的肿瘤造成的，血管球体是一种神经肌肉动脉结构，其功能是调节外周血在手指远端部位的流动。大多数血管球瘤患者是 30~50 岁的女性。疼痛是强烈的、撕裂样的、钻孔样的。肿瘤常累及甲床，可能侵犯远端指骨。手部血管球瘤患者表现出典型的手指远端剧烈疼痛、寒冷不耐受和受累手指触诊时的疼痛。约 25% 的患者存在多个血管球瘤。血管球瘤也可发生在脚，偶尔可出现在身体的其他部位。

体征和症状

手部血管球瘤的诊断主要依靠患者临床病史的三个特点：①局限于手指远端的剧烈疼痛，②通过触摸受累的手指区域可引发疼痛，③明显的对寒冷的不耐受。通过将受累的远端手指放置在一杯冰水中，可以引发血管球瘤的疼痛。如果存在血管球瘤，则出现 30~60 秒的特征性疼痛。将同一只手其他未受累的手指放在冰水中不会引起受累手指的疼痛。Hildreth 试验也可用于血管球瘤的诊断。通过在疑似血管球瘤部位附近放置止血带检验。当远端手指区域出现缺血时，血管球瘤会出现剧烈的特征样的疼痛。在许多手部血管球瘤患者有甲床的隆起，在 10%~15% 的患者中可见指甲底部的蓝色或深红色的斑点（图 50-1）。手部血管球瘤患者经常在受累的手指上戴一个手指保护套，防止在任何东西上敲击手指，避免引起疼痛。

辅助检查

受累手指的磁共振成像经常显示实际的血管球瘤，并可能显示肿瘤下方指骨的侵蚀或穿孔性病变（图 50-2）如果仔细与对侧手指进行比较，X 线也可能观察到手部血管球瘤的骨性改变。放射性核素骨显像也可显示局部的骨破坏。前面提到的冰水试验有助于临床医师加强诊断。根据患者的临床表现和辅助检查，包括全血细胞计数、尿酸水平、红细胞沉降率和抗核抗体试验。如果怀疑存在尺神经或腕管综合征，则需要肌电图检查。手术探查受累的手指和甲床通常是确诊的必要条件。

鉴别诊断

手指远端的局部疼痛、触痛和寒冷的不耐受，这三个特征可以帮助临床医师做出正确的诊断。手部血管球瘤必须和造成手部局部疼痛的其他原因进行区分，包括甲下黑色素瘤和骨样骨瘤。 如果存在外伤史，应考虑骨折、骨髓炎、腱鞘炎和异物性滑膜炎。如果没有外伤史，应考虑痛风、其他晶体单关节病变、肿瘤，以及指甲和甲床的疾病。手部血管球瘤应与交感神经营养

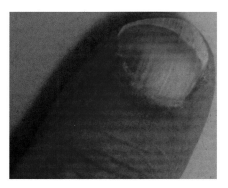

图 50-1　在指甲近端右侧角可见指甲下偏蓝色的变色（From McDermott EM, Weiss A-P C: Glomus tumors, J Hand Surg Am 31:1397–1400, 2006.）

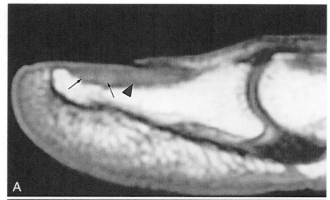

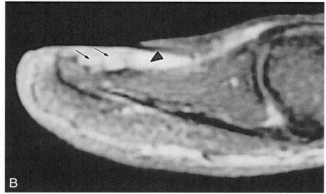

图 50-2　血管球瘤：MRI 的异常

A. 在 T1 加权矢状位（TR/TE, 350/25）自旋回波磁共振图像上，可见血管球瘤（箭头）导致的远端指骨背面的细微侵蚀。B. 静脉注射钆后，T1 加权矢状位脂肪抑制（TR/TE, 500/25）自旋回波图像显示血管球瘤（箭头）和甲床（箭头）的高信号强度区域（From Resnick D, editor: Diagnosis of bone and joint disorders, 4th ed, Philadelphia, 2002, Saunders, p 3999.）

不良进行区分，交感神经营养不良的疼痛不那么局限，并与皮肤营养和指甲的病理改变以及血管收缩和泌汗功能的异常有关。

治疗

　　手术切除是治疗血管球瘤的主要方法。遗憾的是药物控制效果不佳。在受累手指的最大压痛点处注射可暂时缓解血管球瘤引起的疼痛并阻止冰水试验阳性反应，有助于进一步加强诊断。

并发症和注意事项

　　手部血管球瘤相关的主要并发症包括与延迟诊断相关的问题，主要是骨和甲床的持续破坏。虽然血管球瘤通常是局限的而且有囊包裹，但很少情况下肿瘤可能表现出侵犯性的侵袭现象，因此需要强调完整的切除肿瘤并且仔细观察随访。

临床要点

　　如果临床医师识别出了其独特的临床表现，诊断手部血管球瘤通常是十分明确的。由于存在罕见的侵袭性、侵犯性的倾向，因此保证完全切除和仔细随访十分重要。

原书参考文献

Abou Jaoude JF, Roula Farah A, Sargi Z. et al: Glomus tumors:report on eleven cases and a review of the literature, Chirurg Main 19:243–252, 2000.

Constantinesco A, Arbogast S, Foucher G, et al: Detection of glomus tumor of the finger by dedicated MRI at 0.1 T, Magn Reson Imaging 12:1131–1134, 1994.

Gandon F, Legaillard Ph, Brueton R, Le Viet D, Foucher G: Forty-eight glomus tumours of the hand: retrospective study and four-year follow-up, Ann Chir Main Memb Super 11:401–405, 1992.

Gombos Z, Fogt F, Zhang PJ: Intraosseous glomus tumor of the great toe: a case report with review of the literature, J Foot Ankle Surg 47:299–301, 2008.

McDermott EM, Weiss A-P C: Glomus tumors, J Hand Surg Am 31:1397–1400, 2006.

第 51 节

拳击手关节
(BOXER'S KNUCKLE)

ICD-9 编码 **736.1**

ICD-10 编码 **M20.019**

临床综合征

拳击运动员在握拳出击时可能发生拳击伤，考虑到出拳时巨大的力量，这并不奇怪。除掌指和指骨骨折外，腕骨隆起和拳击手关节是临床上最常见的手部伤害。拳击手关节的特征是掌指关节局部的压痛和锐痛，伴随半脱位或脱位，伸肌腱罩机制和相关的纵向中央肌腱功能障碍造成的纵向中央肌腱的断裂（图 51-1）。纵向中央肌腱和矢状肌腱一同起到减震器的作用，用于保护下方的关节囊和关节表面。当创伤性出拳造成这些结构被损坏时，中央肌腱半脱位或移位，暴露了下方未受保护的关节（图 51-2）。

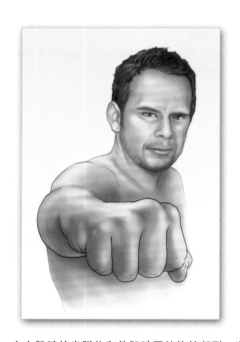

图 51-1　中央肌腱的半脱位和伸肌腱罩结构的断裂，造成了拳击手关节相关的典型畸形

体征和症状

在体格检查中，拳击手关节患者表现为受累关节的肿胀和运动范围的减少。检查者可以观察到受累的手指在伸展时出现动作滞后，与相邻的未受伤手指形成对比。拳击手关节相关的疼痛可以通过按压受累的关节引出，或通过关节的主动屈曲和伸展引出。拳击手关节常出现中央肌腱的尺侧偏斜（图 51-1）。手背有急性创伤时，可能观察到受累关节处单个或多个瘀斑。

辅助检查

所有拳击手关节的患者均应拍摄 X 线，以排除骨折并识别软骨下囊肿，软骨下囊肿常伴有软骨的骨折（图 51-3）。根据患者的临床表现，可能需要额外的化验以排除炎症性关节炎，化验包括全血细胞计数、红细胞沉降率、尿酸水平、抗核抗体检测。如果怀疑关节不稳定、隐匿性肿块、隐匿性骨折、感染或肿瘤，则应该进行手指和腕关节的磁共振成像（MRI）检查。核素骨扫描可能帮助识别压力性骨折。

鉴别诊断

拳击手关节的临床初步诊断应该以患者的病史为基础，并通过影像学检查证实。拳击手关节可能伴随关节炎、腱鞘炎，或受累手指的痛风加重患者的痛苦。少见的隐匿性骨折可能会混淆临床表现。

治疗

拳击手关节相关的疼痛和功能障碍的初始治疗包括非甾体抗炎药、简单镇痛药或环氧化酶 -2 抑制剂。治疗需要引入物理治疗，包括局部热敷和轻柔的适当运动范围的活动，以避免出现功能丧失。应该避免剧烈的运动，因为可能加重患者的症状。夜间用夹板来

正常解剖

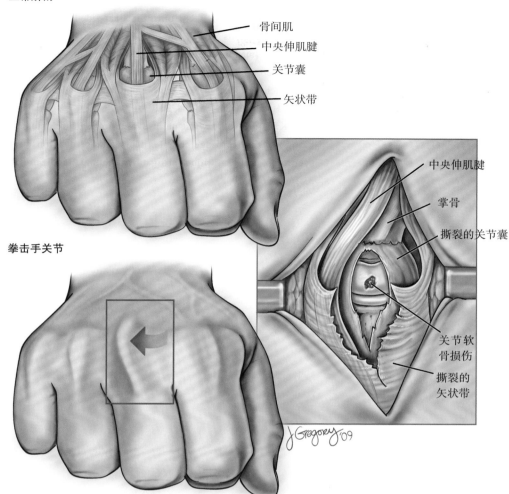

骨间肌
中央伸肌腱
关节囊
矢状带

拳击手关节

中央伸肌腱
掌骨
撕裂的关节囊
关节软骨损伤
撕裂的矢状带

图 51-2　掌指关节（MP）伸肌腱罩结构的正常解剖及拳击手关节的病理解剖

尽管病变范围和确切位置不同，特征性病变始终包括矢状带断裂和中央伸肌腱半脱位或明显脱位（From Melone CP JR, Polatsch DB, Beldner S: Disabling hand injuries in boxing: boxer's knuckle and traumatic carpal boss, Clin Sports Med 28:609–621, 2009.）

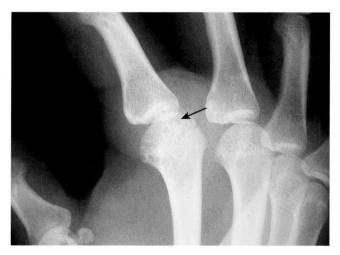

图 51-3　显示在掌骨头端下的软骨下囊肿，高度提示拳击手关节与软骨骨折相关（箭头）（From Polatsch DB, Beldner S: Disablinghand injuries in boxing: boxer's knuckle and traumatic carpal boss,Clin Sports Med 28:609–621, 2009.）

保护手指可能会有帮助。如果存在睡眠障碍，可考虑应用低剂量的三环类抗抑郁药。最终，可能需要手术修复来减轻患者的疼痛和功能障碍。

并发症和注意事项

临床医师应特别注意，隐匿性骨折或肿瘤可能出现类似拳击手关节的临床症状。影像学检查是避免误诊的重要手段。由于拳击运动所带来的创伤，患者通常同时患有关节炎。

临床要点

手部出现的疼痛是临床常见的问题。拳击手关节必须区别于手腕和手部的应力性骨折、关节炎和其他隐匿的病理状况。虽然非甾体抗炎药可以缓解拳击手关节的疼痛，但患者经常需要手术修复，以获得持久的缓解和功能恢复。关节滑囊炎和肌腱炎并存可能加重了患者的疼痛，因此必须要更多治疗，如局部注射麻醉药物和糖皮质激素。

原书参考文献

Buterbaugh GA, Brown TR, Horn PC: Ulnar-sided wrist pain in athletes, Clin Sports Med 17:567–583, 1998.

Coggins CA: Imaging of ulnar-sided wrist pain, Clin Sports Med 25:505–526, 2006.

Kovachevich R, Elhassan BT: Arthroscopic and open repair of the TFCC, Hand Clin 26:485–494, 2010.

Sachar K: Ulnar-sided wrist pain: evaluation and treatment of triangular fibrocartilage complex tears, ulnocarpal impaction syndrome, and lunotriquetral ligament tears, J Hand Surg Br 33:1669–1679, 2008.

三角纤维软骨撕裂综合征
（TRIANGULAR FIBROCARTILAGE TEAR）

ICD-9 编码　**718.03**

ICD-10 编码　**M24.139**

临床综合征

　　三角纤维软骨撕裂综合征，也被称为三角纤维软骨复合体（TFCC）病变，是由腕关节的创伤或退行性改变引起的。TFCC 是一组韧带和软骨结构的复合体，共同起着与人类手腕功能相关的四个主要功能，功能如下：① TFCC 帮助把桡骨远端和腕骨尺侧悬挂在尺骨远端；② TFCC 是远端桡尺关节的主要韧带稳定装置；③ TFCC 在桡骨和尺骨的整个远端面上提供连续滑动面，使腕关节可以做平滑的屈曲伸展和平移运动；④ TFCC 可以对腕关节轴向传递的力起到减震器的作用（图 52-1 和表 52-1，表 52-2）。

　　在 30 岁以后，TFCC 开始退行性改变，是自然老化过程的一部分。这种退化过程使 TFCC 易发生创伤性损伤。表 52-2 中列出了导致 TFCC 撕裂综合征的常见损伤。这些损伤包括手腕在完全旋前和过度伸展的情况下跌倒；水上滑行和骑马时受伤，患者的手腕被缠结的滑雪绳或缰绳拖拽，导致剧烈的牵拉力施加在前臂和手腕上；使用动力钻时钻头活动受阻，动力钻手柄强力扭转手腕；桡骨远端骨折（图 52-2），桡骨远端骨折通常影响的是 TFCC 的桡侧，随后描述的临床症状可能不那么明确。

　　三角纤维软骨撕裂综合征患者通常有受累的腕部的创伤病史，尽管年龄较大的患者可能在没有外伤的情况下出现尺侧腕关节的疼痛，一般会将症状归因于关节炎。三角纤维软骨撕裂综合征患者常常会主诉在搅拌咖啡或其他需要远端桡尺关节旋转的活动时，出现疼痛加重。一些患者还可能主诉手腕在运动时出现咔嗒响的感觉以及无力感。有时患者可能发现小指下方的骨头出现凹陷。这是由于腕关节尺侧的 TFCC 受到破坏，因此腕关节失去了支持。

体征和症状

　　三角纤维软骨撕裂综合征患者的体格检查显示手腕旋转有明显的疼痛，在手腕关节旋前和旋后时，远端桡尺骨关节受到显著的应力负荷，此时疼痛加重。检查者在进行范围内的活动时可以有咔嗒响的感觉，腕关节尺侧腕骨无支撑时出现下陷或凹陷。通过在桡骨远端和尺骨之间按压或按压手指，常可发现远端桡尺关节的不稳定性。类似的不稳定性可以在三角骨和月骨之间的区域发现。经常能观察到钢琴按键征阳性，检查方式是通过像按下钢琴键一样按下尺骨茎突而

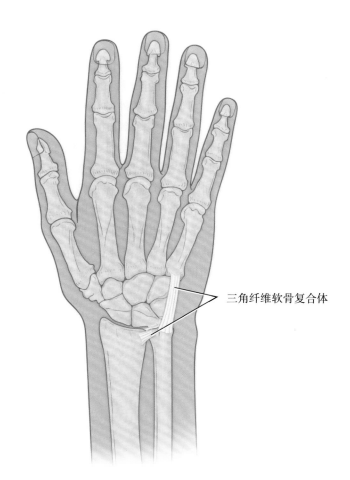

三角纤维软骨复合体

图 52-1　**三角纤维软骨复合体的解剖结构**

表 52-1

三角纤维软骨复合体的功能

帮助将桡骨远端和尺侧腕骨悬挂在尺骨远端

作为桡尺远侧关节主要的韧带稳定器

为桡骨和尺骨的整个远端面提供连续的滑动面

允许腕部做平滑的伸展和平移运动

腕关节轴向应力传导的减震器

表 52-2

三角纤维软骨撕裂综合征的常见原因

手腕在完全旋前和过度伸展的情况下跌倒

水上滑行和骑马时被拖曳导致剧烈的牵引力作用在前臂和腕关节造成的伤害

电钻伤，钻头缠绕捆绑然后钻柄强制旋转手腕造成的损伤，而非钻头损伤

桡骨远端骨折

退行性病变

引出。尺骨茎突如果易凹陷，则认为钢琴按键征阳性（图 52-3）。

辅助检查

所有存在三角纤维软骨撕裂综合征症状表现的患者都要拍摄 X 线，以排除潜在的隐匿性的骨病理改变。根据患者的临床表现，可以进行额外的化验，包括全血细胞计数、尿酸水平、红细胞沉降率和抗核抗体试验。推荐所有怀疑三角纤维软骨撕裂综合征，或疑似其他原因如关节不稳、感染或肿瘤的患者，进行腕关节磁共振成像检查（图 52-4 和图 52-5）。磁共振成像有助于证实纤维软骨撕裂综合征在疑似病例中的诊断，腕关节镜检查同样适用（图 52-6）。如果怀疑存在尺神经或腕管综合征，则应进行肌电图检查。在桡尺关节进行非常小量的局部麻醉剂和糖皮质激素的非常温和的注射

可以立即改善疼痛，但最终需要手术修复。

鉴别诊断

患者可能同时存在关节炎、桡尺关节痛风、腕掌指骨关节炎和肌腱炎，这些可能与三角纤维软骨撕裂综合征并存，加重患者的疼痛和残疾。尺骨腕关节综合征、Kienböck 病和尺侧腕伸肌肌腱炎也可出现类似三角纤维软骨撕裂综合征的疼痛。

治疗

三角纤维软骨撕裂综合征相关的疼痛和功能障碍的初始治疗应包括非甾体抗炎药或环氧化酶 -2 抑制剂和腕关节的短期固定。局部应用冷热敷也可能是有益的。对于上述治疗反应不佳的患者，桡尺关节局部进行麻醉剂和糖皮质激素的注射可能是合理的下一步选择。应避免剧烈运动，因为会加重患者的症状。最终可能需要选择手术修复治疗。

并发症和注意事项

手术失败的严重三角纤维软骨撕裂综合征通常导致持续的疼痛和残疾，在一些患者可能导致持续的腕关节损伤。如果临床医师关注细节，局部麻醉和糖皮质激素注射桡尺关节是一种安全的技术，特别是使用少量的局部麻醉剂和糖皮质激素，并避免过高的注射压力，不然可能会使原本的破坏更为复杂。上述注射技术的另一个并发症是感染。如果采用严格的无菌技术，感染并发症应极为罕见。大约 25% 的患者报告进行注射治疗后疼痛暂时增加，因此医师应告诉患者存在这种可能性。

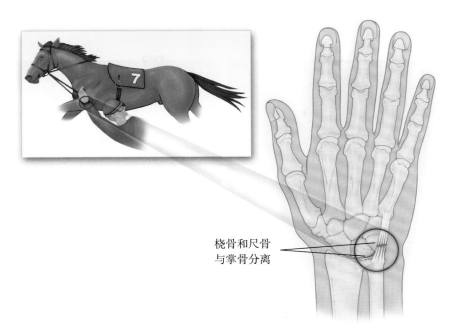

桡骨和尺骨
与掌骨分离

图 52-2　导致三角纤维软骨撕裂综合征的常见损伤包括水上滑行和骑马损伤，患者被滑雪绳或缰绳缠结在腕部并拖动，导致剧烈的牵拉力施加在前臂和手腕上

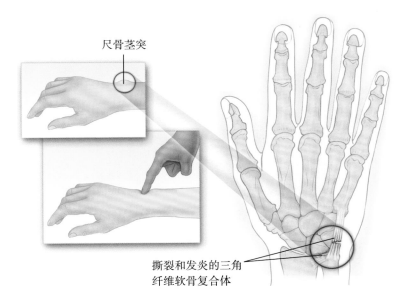

尺骨茎突

撕裂和发炎的三角
纤维软骨复合体

图 52-3　钢琴键征是通过按下尺骨茎突引起的，就像按下钢琴键一样。如果尺骨茎突容易凹陷，则认为钢琴键征阳性

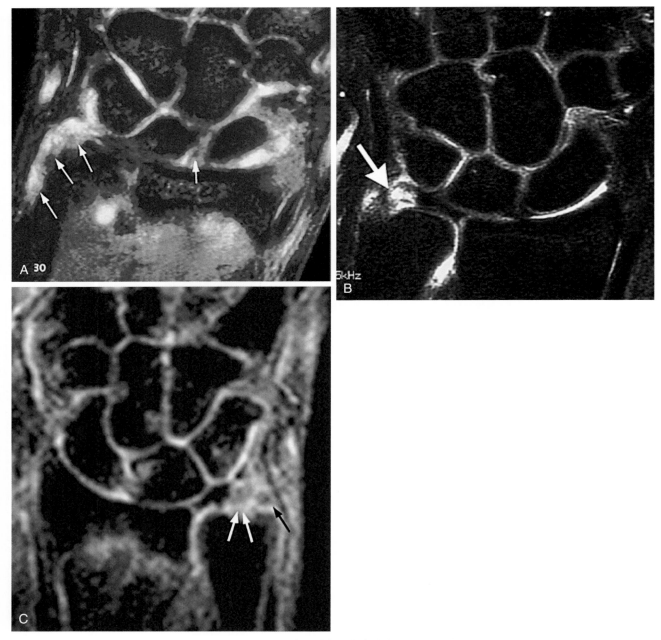

图 52-4　尺侧三角纤维软骨复合体（TFCC）撕裂

A. 冠状位二维 T2 梯度回波磁共振成像。可观察到大量的液体信号替代了 TFCC 的尺侧附着，延伸到尺骨囊之外，沿着更近侧（长箭头）的尺侧腕伸肌腱鞘延伸。同时存在韧带的撕裂（短箭头）。B. 冠状位 T2 快速自旋回波图像与脂肪抑制像显示液体信号和 TFCC 尺侧附着的形态改变和破坏（箭头）。C. 冠状位短 Tau 反转恢复 MR 图像。可见 TFCC 的尺侧出现撕裂和分离（白色箭头）。尺骨茎突尖端骨折（黑色箭头）（From Edelman RR, Hesselink JR, Zlatkin MB, et al, editors: Clinical magnetic resonance imaging, 3rd ed, Philadelphia, 2006, Saunders, p 3325.）

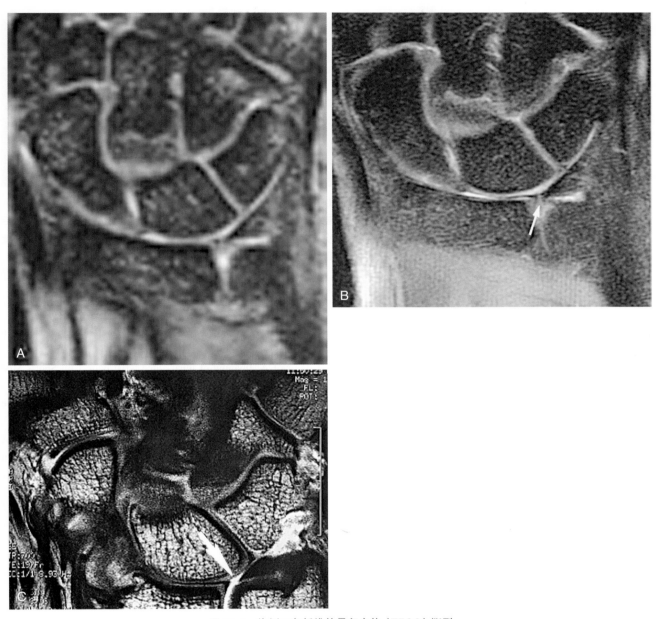

图 52-5　桡侧三角纤维软骨复合体（TFCC）撕裂

　　冠状位二维 T2* 梯度回波磁共振成像（A）和 T2 快速自旋回波图像脂肪抑制像（B）显示（箭头）在 TFCC 的桡骨方向的液体信号增强，延伸到桡骨腕侧和远侧尺桡关节表面。在桡尺关节远侧可见液体。C. 冠状位高分辨率 T1 快速自旋回波图像在另一位患者的桡腕关节关节内注射后，可见高信号强度的造影剂，通过 TFCC 的缺陷延伸到远端桡尺关节（箭头）（From Edelman RR, Hesselink JR, Zlatkin MB, et al, editors: Clinical magnetic resonance imaging, 3rd ed, Philadelphia, 2006, Saunders, p 3324.）

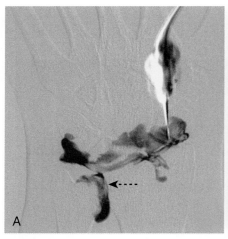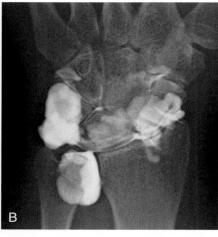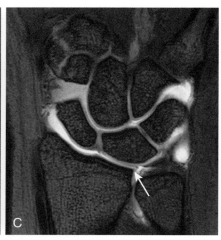

图 52-6　**影像学检查**

A. 数字减影关节造影图像显示由于 TFC 的撕裂，造影剂从桡腕关节向远端桡尺关节（DURJ）（断裂的黑色箭头）渗漏。B. 注射后的 X 线也显示 DURJ 内存在对比剂。此外，腕骨关节内也可见造影剂，是通过舟月骨韧带中心无症状的穿孔渗漏的。C. 冠状位梯度回波磁共振关节造影图像显示 TFC（白色箭头）的撕裂。腕关节软骨显像良好、结构正常

临床要点

　　如果有明确的创伤病史时，可以一目了然的做出三角纤维软骨撕裂综合征的诊断。在没有外伤的情况下，诊断是不太明显的，除非临床医师可以将其与所有可能导致尺侧腕关节疼痛的疾病进行鉴别诊断。共存的关节炎、肌腱炎和痛风也可能加重疼痛，并且可能需要额外治疗，在局部注射麻醉药和糖皮质激素。使用物理治疗，包括局部冷热敷和腕关节固定，有助于症状的缓解。应避免剧烈的运动，因为会加重患者的症状，并可能进一步损害腕关节。简单的镇痛药和非甾体抗炎药可与注射治疗同时使用。

原书参考文献

Buterbaugh GA, Brown TR, Horn PC: Ulnar-sided wrist pain in athletes, Clin Sports Med 17:567–583, 1998.

Coggins CA: Imaging of ulnar-sided wrist pain, Clin Sports Med 25:505–526, 2006.

Kovachevich R, Elhassan BT: Arthroscopic and open repair of the TFCC, Hand Clin 26:485–494, 2010.

Sachar K: Ulnar-sided wrist pain: evaluation and treatment of triangular fibrocartilage complex tears, ulnocarpal impaction syndrome, and lunotriquetral ligament tears, J Hand Surg Br 33:1669–1679, 2008.

第 53 节

舟月韧带撕裂综合征
(SCAPHOLUNATE LIGAMENT TEAR)

ICD-9 编码 **718.03**

ICD-10 编码 **M24.139**

临床症状

舟月韧带撕裂综合征是由创伤导致的，罕见情况下是腕部退行性变的结果。舟月韧带是舟骨掌侧旋转与月骨背侧旋转相互作用力之间的稳定器。该韧带同时维持舟骨与月骨之间的间隙，保证舟骨近端和月骨之间的相对位置正常（图 53-1）。

30 多岁时随着自然衰老，舟月韧带复合体开始退变。这种退变使得舟月韧带复合体易于受到创伤。摔倒时腕部过伸是导致舟月韧带撕裂的常见损伤（图 53-2）。如果部分撕裂，患者诉腕部桡背侧疼痛。如果完全撕裂，腕部不稳定并伴有疼痛。有些患者诉腕部由尺侧向桡侧活动时可听到咔嗒声。

症状与体征

对舟月韧带撕裂的患者进行体格检查时可发现患者紧握拳，腕部尺偏时疼痛加重，这一动作对腕骨加压，从而疼痛加重。按压鼻烟窝时出现疼痛，可能有舟月间隙增宽。检查活动度时可能有咔嗒的感觉。患者紧握拳，腕部由尺侧向桡侧运动时 Watson 试验阳性（图 53-3）。如果不治疗，桡舟关节、腕骨间关节和桡月关节退变，称为舟月进行性塌陷，也称为 SLAC 腕。

检查

所有表现为舟月韧带撕裂综合征的患者均应拍 X 线以除外潜在的骨病，同时确认舟月间隙是否有增宽（也称为 Terry Thomas 征或 David Letterman 征阳性，就像这些名人的牙齿间隙一样），舟骨掌屈，月骨背屈，称为舟月分离伴中间体背伸不稳定（图 53-4）。根据患

者的临床表现，可能还需做额外检查，包括全血细胞计数、尿酸水平、动态红细胞沉降率和抗核抗体。所有患者均应做腕部磁共振确定是否有舟月韧带撕裂，以及是否有其他原因导致关节不稳、感染或者肿瘤（图 53-5）。如怀疑合并腕管综合征或尺管综合征有指征做肌电图。在尺桡关节内非常轻柔地注射小剂量局部麻醉药和激素可以立即缓解疼痛，但最终还是需要做外科手术修补。

鉴别诊断

合并尺桡关节、腕关节、掌关节和指间关节的关节炎和痛风；腕背侧腱鞘囊肿；德奎尔文狭窄性腱鞘炎；腱炎。以上疾病可能与舟月韧带撕裂综合征同时存在，并加重患者的疼痛和不稳定性。Kienböck 病是舟骨缺血性坏死和舟骨骨折，和舟月韧带撕裂的症状相似。

治疗

对舟月韧带撕裂综合征疼痛和功能障碍的初始治疗应当包括联合使用非甾体抗炎药或环氧化酶 -2 抑制剂和短期腕部制动。局部使用热敷或冷敷也有益处。如果患者对这些治疗方法没有反应，下一步可以在舟月关节内注射局部麻醉药和糖皮质激素。应避免剧烈运动，因为会加重患者症状。最终治疗需做外科修补。

并发症和注意事项

未能外科手术治疗严重舟月韧带撕裂通常导致持续疼痛、功能丧失，有些患者还会出现进行性腕损伤。如果医师注意细节的话，在舟月关节内注射局部麻醉药和糖皮质激素是安全的方法，特别是使用小剂量的局部麻醉药和糖皮质激素，避免注射压力过高，因为这可能进一步破坏韧带。这种注射的另一并发症是感染。如果严格遵守无菌原则，这一并发症非常罕见。近 25% 的患者诉注射后疼痛一过性加重，应提醒患者这种可能性。

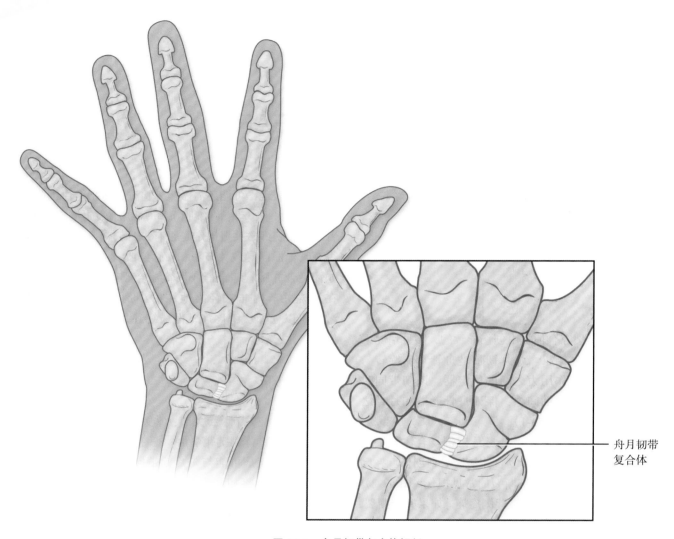

舟月韧带
复合体

图 53-1　舟月韧带复合体解剖

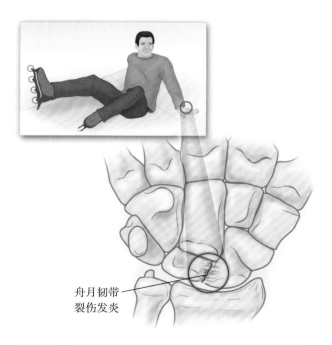

舟月韧带
裂伤发炎

图 53-2　导致舟月韧带撕裂的常见损伤包括摔倒时腕过伸

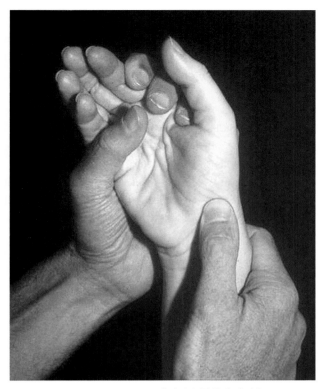

图 53-3　Watson 试验（舟骨位移试验）

目的在于诊断舟月分离，在手部尺偏时向上推舟骨结节。这一动作是舟骨脱离桡骨窝向背侧脱出，同时产生痛性弹响。关节松动的患者该试验可能阳性，应当常规与对侧比较（From Manuel J, Moran SL: The diagnosis and treatment of scapholunate instability, Hand Clin 26:129–144, 2010.）

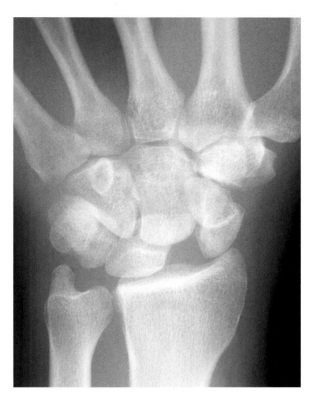

图 53-4　腕部后前位 X 线可发现严重的舟月分离，舟月间隙增宽，也称为 Terry Thomas 征阳性

相对于前臂长轴而言，舟骨因透视原理变短。舟骨结节呈戒指征。月骨形态呈梯形，因为头状骨下月骨掌侧发生旋转（From Manuel J, Moran SL: The diagnosis and treatment of scapholunate instability, Hand Clin 26:129–144, 2010.）

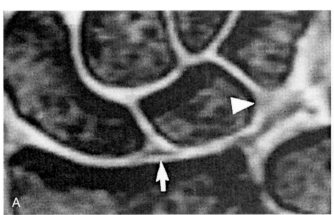
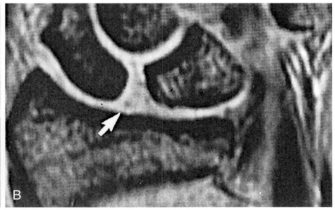

图 53-5　腕骨间韧带：三维傅里叶变换梯度回波磁共振成像

正常与异常的舟月骨间韧带。A. 正常舟月骨间韧带。冠状位三维傅里叶变换（TR/TE，60/11；倾角，10 度）。MRI 显示低信号和线形，标志正常舟月骨间韧带（箭头）和月三角骨间韧带（箭头）。三角纤维软骨也是正常的。B. 舟月骨间韧带的连接缺损。冠状斜位三维傅里叶变换（TR/TE，60/10；倾角，30 度）。MRI 显示舟月骨间韧带形态改变（箭）（From Resnick D, editor: Diagnosis of bone and Joint disorders, 4th ed, Philadelphia, 2002, Saunders, p 3039.）

临床要点

有明确的手腕部创伤史可直接诊断舟月韧带撕裂和舟骨的其他异常。没有创伤史时，诊断不易明确，除非医师把它纳入所有腕部桡侧疼痛患者的鉴别诊断。合并的关节炎、腱炎和痛风也可能导致疼痛，并且需要额外的局部注射治疗，使用局部麻醉药和激素。物理治疗包括局部热敷或冷敷和腕部制动可缓解症状。应避免剧烈运动因为可能加重患者症状并导致腕部进一步损伤。注射的同时可使用简单的镇痛药和非甾体抗炎药。

原书参考文献

Goldberg SH, Riansuwan K, Rosenwasser MP: Arthroscopic treatment of scapholunate ligament tears, In Slutsky DJ, Osterman AL (eds) Fractures and Injuries of the Distal Radius and Carpus 463–474, 2009.

Manuel J, Moran SL: The diagnosis and treatment of scapholunate instability, Orthop Clin North Am 38:261–277, 2007.

Manuel J, Moran SL: The diagnosis and treatment of scapholunate instability, Hand Clin 26:129–144, 2010.

O'Meeghan CJ, Stuart W, Mamo V, Stanley JK, Trail IA: The natural history of an untreated isolated scapholunate interosseus ligament injury, J Hand Surg Br 28:307–310, 2003.

月三角不稳定疼痛综合征
（LUNOTRIQUETRAL INSTABILITY）

ICD-9 编码 **18.03**

ICD-10 编码 **M24.139**

临床综合征

月三角不稳定疼痛综合征是由创伤导致的，罕见情况下是腕部退行性变的结果。舟三角韧带稳定腕部并且有助于维持恰当的月三角间隙（图 54-1）。

三十多岁时随着自然衰老，舟三角韧带复合体开始退变。这种退变使得舟三角韧带复合体易于受到创伤。向后摔倒时腕部过伸是导致月三角不稳定疼痛综合征的常见损伤（图 54-2）。如果部分撕裂，患者诉腕部尺背侧疼痛。如果完全撕裂，腕部不稳定并伴有疼痛。有些患者诉腕部任何尺偏动作可听到咔嗒声。

症状与体征

对月三角不稳定疼痛综合征的患者进行体格检查时可发现患者紧握拳，腕部尺偏或桡偏时疼痛加重，这一动作对腕骨加压。按压月骨和三角骨时出现疼痛，可能有月三角间隙增宽。检查活动度时可能有咔嗒的感觉。经常有月三角剪力试验阳性。这一试验是向背侧移动三角骨，向掌侧移动月骨。如果检查者发现月三角关节移位超出正常范围认为试验阳性。

检查

所有表现为月三角不稳定疼痛综合征的患者均应拍 X 线检查以除外潜在的骨病，同时确认月三角间隙是否有增宽。根据患者的临床表现，可能还需做额外检查，包括全血细胞计数、尿酸水平、动态红细胞沉降率和抗核抗体。所有怀疑月三角不稳定疼痛综合征或其他关节不稳定因素、感染或肿瘤的患者均应做腕部磁共振

（图 54-3）。如怀疑合并腕管综合征或尺管综合征有指征做肌电图。在月三角关节内非常轻柔地注射小剂量局部麻醉药和糖皮质激素可以立即缓解疼痛，但最终还是需要做外科手术修补。

鉴别诊断

合并尺桡关节、掌关节和指间关节的关节炎和痛风；腕背侧腱鞘囊肿；腱炎。以上疾病可能与月三角不稳定疼痛综合征同时存在，并加重患者的疼痛和功能障碍。Kienböck 病和月骨骨折，和月三角不稳定疼痛综合征的症状相似。三角纤维软骨复合体撕裂和尺骨撞击综合征也与之相似。

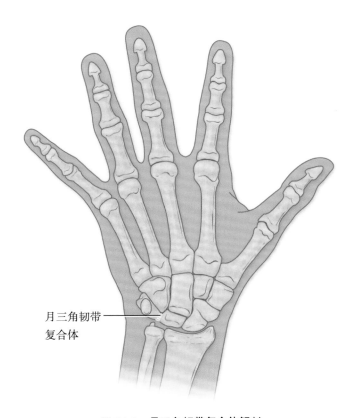

月三角韧带复合体

图 54-1　**月三角韧带复合体解剖**

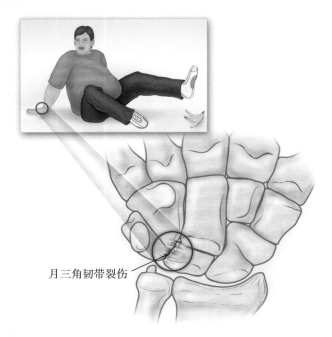

月三角韧带裂伤

图 54-2 导致月三角不稳定疼痛综合征的常见损伤包括向后摔倒时腕过伸

治疗

对月三角不稳定疼痛综合征疼痛和功能障碍的初始治疗应当包括联合使用非甾体抗炎药或环氧化酶 -2 抑制剂和腕部短期制动。局部使用热敷或冷敷也有益处。如果患者对这些治疗方法没有反应，下一步可以在月三角关节内注射局部麻醉药和糖皮质激素。同时应避免剧烈运动，因为会加重患者症状。最终治疗需做外科修补。

并发症和注意事项

严重的月三角不稳定疼痛综合征未能外科手术治疗通常导致持续疼痛、功能丧失，有些患者还会出现进行性腕损伤。如果医师注意细节的话，在关节内注射局部麻醉药和激素是安全的方法，特别是使用小剂量的局部麻醉药和糖皮质激素，避免注射压力过高，因为这可能进一步破坏韧带。这种注射的另一并发症是感染。如果严格遵守无菌原则，这一并发症非常罕见。近 25% 的患者诉注射后疼痛一过性加重，应提醒患者这种可能性。

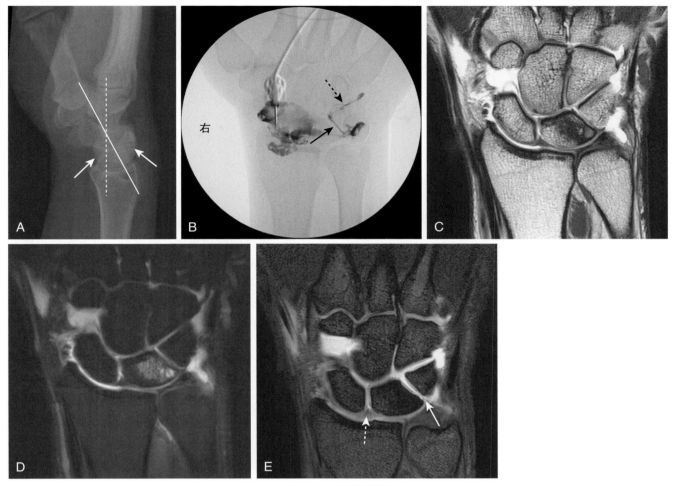

图 54-3　影像学检查

　　A. 月骨侧位片（白箭头），月骨轴（白线）相对于头状骨和桡骨轴（白虚线）向掌侧倾斜；这种倾斜与中间体掌屈不稳定（volar intercalated segment instability，VISI）畸形一致。B. 同一患者掌关节（黑色虚线箭头）注射造影剂后数字减影成像显示造影剂进入月三角（LT）关节（黑箭头）和掌关节（黑色虚线箭头），提示 LT 韧带撕裂。冠状位 T1 加权（C）和 T2 加权抑脂像（D）磁共振成像显示硬化、软骨下囊肿形成和月骨内骨髓水肿，以上均继发于 LT 关节骨性关节炎。E. 梯度回波磁共振成像最好的显示了 LT 韧带缺失（白箭头）和关节软骨缺失。与正常的舟月韧带显像相比（白色虚箭头）（From: Lunotriquetral instability pain syndrome. In Waldman SD, Campbell RSD, editors: Imaging of pain, Philadelphia, 2011, Saunders, pp 307–308.）

临床要点

　　有明确的前期创伤史可直接诊断月三角不稳定疼痛综合征和月骨及三角骨的其他异常。如果没有创伤，诊断不易明确，除非医师把它纳入所有腕部尺侧疼痛患者的鉴别诊断。合并的关节炎、肌腱炎和痛风也可能导致疼痛，并且需要额外的局部注射治疗，使用局部麻醉药和糖皮质激素。物理治疗包括局部热敷或冷敷和腕部制动可缓解症状。应避免剧烈运动因为可能加重患者症状并导致腕部进一步损伤。注射的同时可使用简单的镇痛药和非甾体抗炎药。

原书参考文献

Butterfield WL, Joshi AB, Lichtman D: Lunotriquetral injuries, J Am Soc Surg Hand 2:195–203, 2002.

Goldberg SH, Strauch RE, Rosenwasser MP: Scapholunate and lunotriquetral instability in the athlete: diagnosis and management, Oper Tech Sports Med 14:108–121, 2006.

Lunotriquetral instability pain syndrome. In Waldman SD, Campbell RSD, editors: Imaging of pain, Philadelphia, 2011, Saunders, pp 307–308.

Sachar K: Ulnar-sided wrist pain: evaluation and treatment of triangular fibrocartilage complex tears, ulnocarpal impaction syndrome, and lunotriquetral ligament tears, J Hand Surg Am 33:1669–1679, 2008.

Kienböck's 病
（KIENBÖCK'S DISEASE）

ICD-9 编码 **732.3**

ICD-10 编码 **M92.30**

临床综合征

Kienböck's 病（下同），也称之为月骨软化，是腕部创伤后月骨反复微骨折或大骨折后月骨缺血性坏死导致的。腕部反复受到压力负荷与去压力负荷后出现反复微创伤，例如使用手提钻时腕的极端位置使头状骨和远端桡骨反复压迫月骨，与腕部和前臂的疼痛也密切相关（图 55-1）。患有 Kienböck's 病的患者诉腕背侧月骨表面单侧疼痛，放射至前臂，腕活动度下降。Kienböck's 病通常影响一侧腕部；双侧发病的概率极低。该病常见于 20~50 岁人群。

症状与体征

对 Kienböck's 病的患者进行体格检查时可发现患者腕部尺偏或桡偏时出现疼痛，患侧被动背屈中指骨时疼痛加重。按压月骨时疼痛，检查者活动患者腕部时可能有咔嗒声或捻发音。

检查

所有表现为 Kienböck's 病的患者均应拍 X 线检查以除外潜在的骨病，同时确认月骨是否有硬化和破裂。根据患者的临床表现，可能还需做额外检查，包括全血细胞计数、尿酸水平、红细胞沉降率和抗核抗体。所有怀疑 Kienböck's 病或其他关节不稳定因素、感染或肿瘤的患者均应做腕部磁共振（图 55-2）。如怀疑合并腕管综合征或尺管综合征有指征做肌电图。在月三角关节内非常轻柔地注射小剂量局部麻醉药和激素可以立即缓解疼痛，但最终还是需要做外科手术修补。

鉴别诊断

合并尺桡关节、腕掌关节和指间关节的关节炎和痛风；腕背侧腱鞘囊肿；肌腱炎。以上疾病可能与 Kienböck's 病同时存在，并加重患者的疼痛和不稳定性。月骨囊肿、挫伤及骨折，和 Kienböck's 病的疼痛相似。三角纤维软骨复合体撕裂和尺骨撞击综合征也与之相似（图 55-3）。

治疗

对 Kienböck's 病疼痛和功能障碍的初始治疗应当包括联合使用非甾体抗炎药或环氧化酶 -2 抑制剂和腕部短期制动。局部使用热敷或冷敷也有益处。如果患

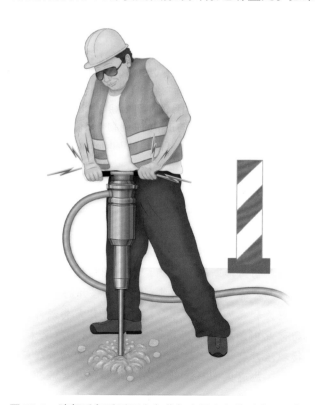

图 55-1　腕部反复受到压力负荷与去压力负荷后出现反复微创伤，由于腕的极端位置使头状骨和远端桡骨反复压迫月骨，也容易出现腕部和前臂的疼痛

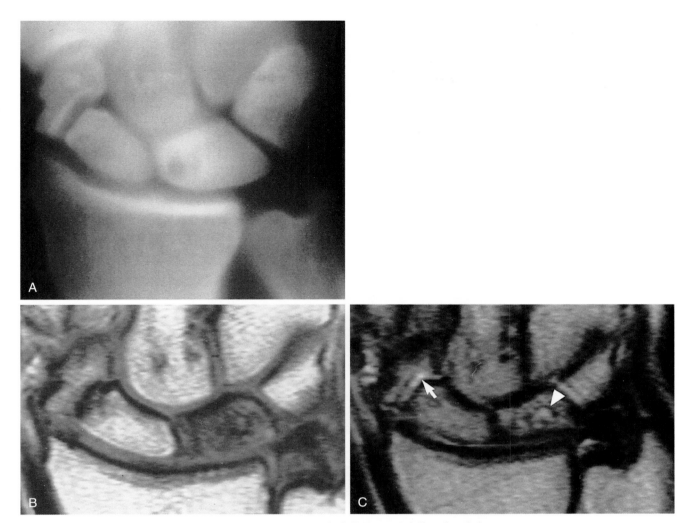

图 55-2　Kienböck's 病与舟骨骨折不愈合的磁共振成像

A. 传统 X 线显示月骨囊性变和硬化，舟骨中部骨折不愈合。骨折线光滑，边缘硬化。尺骨可见轻微负面变化。B. 冠状位 T1 加权（TR/TE, 800/20）自旋回波 MRI 显示整个月骨和舟骨骨折间隙低信号。C. 冠状位 T2 加权（TR/TE, 2500/60）自旋回波 MRI 显示月骨病灶高信号（箭头）。舟骨骨折间隙部分液体高信号（箭）明显（From Resnick D, editor: Diagnosis of bone and joint disorders, 4th ed, Philadelphia, 2002, Saunders, p 3044.）

者对这些治疗方法没有反应，下一步可以在月三角关节内注射局部麻醉药和糖皮质激素。应避免剧烈运动，因为会加重患者症状。最终治疗需做外科修补。

并发症和注意事项

未能外科手术治疗严重 Kienböck's 病通常导致持续疼痛、功能丧失，有些患者还会出现进行性腕损伤。

在关节内注射局部麻醉药和糖皮质激素是安全的方法，特别是使用小剂量的局部麻醉药和激素，避免注射压力过高，因为这可能进一步破坏韧带。这种注射的另一并发症是感染。如果严格遵守无菌原则，这一并发症非常罕见。近 25% 的患者诉注射后疼痛一过性加重，应提醒患者这种可能性。

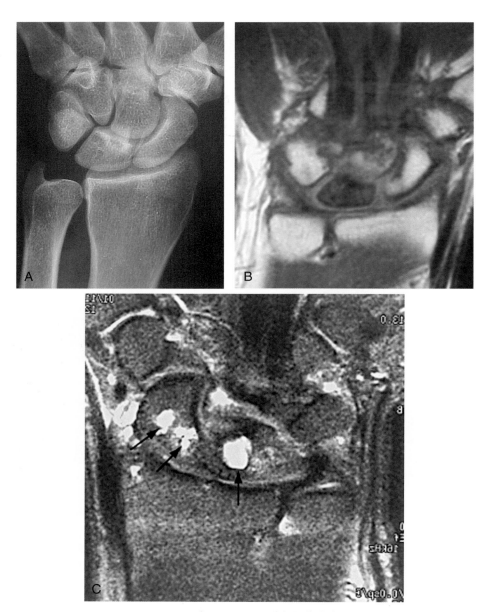

图 55-3 与 Kienböck's 病相似的疾病
后前位 X 线（A）和 1 期 Kienböck's 病患者的冠状位 T1 加权像 MRI（BC）

临床要点

　　有明确的前期创伤史可直接诊断 Kienböck's 病和月骨的其他异常。如果没有创伤时，诊断不易明确，除非医师把它纳入所有腕部尺背侧疼痛并放射至前臂患者的鉴别诊断。合并的关节炎、腱炎和痛风也可能导致疼痛，并且需要额外的局部注射治疗，使用局部麻醉药和糖皮质激素。物理治疗包括局部热敷或冷敷和腕部制动可缓解症状。应避免剧烈运动因为可能加重患者症状并导致腕部进一步损伤。注射的同时可使用简单的镇痛药和非甾体抗炎药。

原书参考文献

Beredjiklian PK: Kienb.ck's disease, J Hand Surg Am 34:167–175, 2009.

Innes L, Strauch RJ: Systematic review of the treatment of Kienb.ck's disease in its early and late stages, J Hand Surg Am 35:713–717, 2010.

Taniguchi Y, Yoshida M, Iwasaki H, Otakara H, Iwata S: Kienb.ck's disease in elderly patients, J Hand Surg Am 28:779–783, 2003.

Wagner JP, Chung KC: A historical report on Robert Kienb.ck (1871–1953) and Kienb.ck's disease, J Hand Surg Am 30:1117–1121, 2005.

Yazaki N, Nakamura R, Nakao E, et al: Bilateral Kienb.ck's disease, J Hand Surg Br 30:133–136, 2005.

第 56 节

舟骨缺血性坏死
（AVASCULAR NECROSIS OF THE SCAPHOID）

ICD-9 编码 **733.40**

ICD-10 编码 **M84.1**

临床综合征

舟骨缺血性坏死是舟骨骨折的常见结果。在缺血性骨坏死中发病率仅次于髋；因为舟骨血供少，血管仅进入它的远端 1/2，背侧和掌侧的血供很容易被舟骨骨折破坏，通常近端骨失去营养，导致骨坏死。

舟骨骨折的常见原因包括摔倒时腕过伸，或者机动车事故时方向盘造成的损伤，也可能出现原发性疾病，称为普莱塞氏病（图 56-1）。患有舟骨缺血性坏死的患者诉单侧腕部鼻烟窝处疼痛，可能放射到前臂桡侧，腕活动度下降。也会出现握力下降。拇指运动通常加重患者疼痛。

症状与体征

对舟骨缺血性坏死的患者进行体格检查时可发现按压鼻烟窝解剖部位时疼痛（图 56-2）。腕被动由尺侧向桡侧运动时或者活动患侧拇指时疼痛加重。检查者活动患者腕部时可能有咔嗒声或捻发音。与健侧相比通常背屈无力和握力下降。

检查

所有表现为舟骨缺血性坏死的患者均应拍 X 线以除外潜在的骨病，同时确认舟骨是否有硬化和破裂，尽管在病程早期，众所周知 X 线并不可靠（图 56-3）。根据患者的临床表现，可能还需做额外检查，包括全血细胞计数、尿酸水平、红细胞沉降率和抗核抗体。所有怀疑舟骨缺血性坏死或其他关节不稳定因素、感染或肿瘤的患者均应做腕部计算机断层扫描（CT）和磁共振检查。给予钆以后进行造影后成像有助于确定血供是否

充足，舟骨近端造影剂增强是预后好的征兆（图 56-4）。舟骨超声成像也有助于诊断（图 56-5）。如怀疑合并腕管综合征或尺管综合征有指征做肌电图。在月三角关节内非常轻柔地注射小剂量局部麻醉药和激素可以立即缓解疼痛，但最终还是需要做外科手术修补。

鉴别诊断

合并尺桡关节、腕掌关节和指间关节的关节炎和痛风；腕背侧腱鞘囊肿；肌腱炎。以上疾病可能与舟骨缺血性坏死同时存在，并加重患者的疼痛和不稳定性。桡骨远端骨折、德奎尔文（de Quervain's）狭窄性腱鞘炎、舟月韧带撕裂、舟骨囊肿、挫伤和骨折，都和舟骨缺血性坏死的疼痛相似。三角纤维软骨复合体撕裂也与之相似。

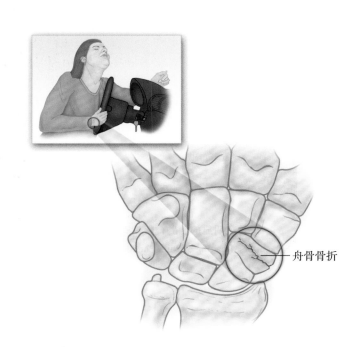

舟骨骨折

图 56-1　舟骨骨折的常见原因包括摔倒时腕过伸，或者机动车事故时方向盘造成的损伤

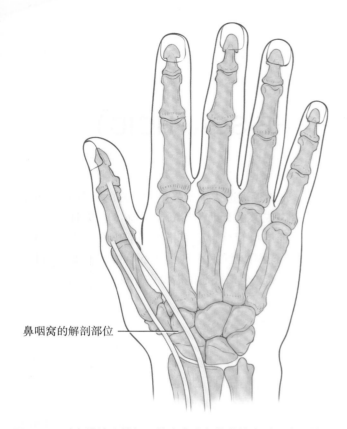

鼻咽窝的解剖部位 ———

图 56-2　对舟骨缺血性坏死的患者进行体格检查时可发现按压
鼻烟窝解剖部位时疼痛

治疗

　　对舟骨缺血性坏死疼痛和功能障碍的初始治疗应当包括联合使用非甾体抗炎药或环氧化酶 -2 抑制剂和短期腕部制动。局部使用热敷或冷敷也有益处。如果患者对这些治疗方法没有反应，下一步可以在尺桡关节远端的桡骨侧注射局部麻醉药和激素缓解急性疼痛。应避免剧烈运动，因为会加重患者症状。最终治疗需做外科修补。

并发症和注意事项

　　未能外科手术治疗严重舟骨缺血性坏死通常导致持续疼痛、功能丧失，有些患者还会出现进行性腕损伤。如果医师注意细节的话，在关节内注射局部麻醉药和糖皮质激素是安全的方法，特别是使用小容量的局部麻醉药和糖皮质激素，避免注射压力过高，因为这可能进一步破坏韧带。这种注射的另一并发症是感染。如果严格遵守无菌原则，这一并发症非常罕见。近 25% 的患者诉注射后疼痛一过性加重，应提醒患者这种可能性。

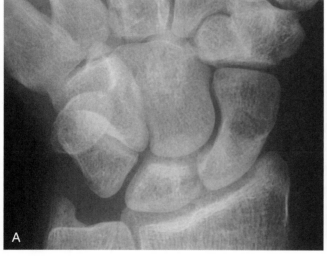
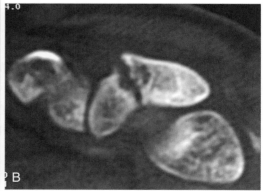

图 56-3　舟骨骨折后 12 周的 X 线
　　A. 舟骨有明显的囊肿，但没有骨折线。B. 但计算机断层扫描确诊骨折不愈合（From In Waldman SD, Campbell RSD, editors: Imaging of pain, Philadelphia, 2011, Saunders, pp 313-315.）

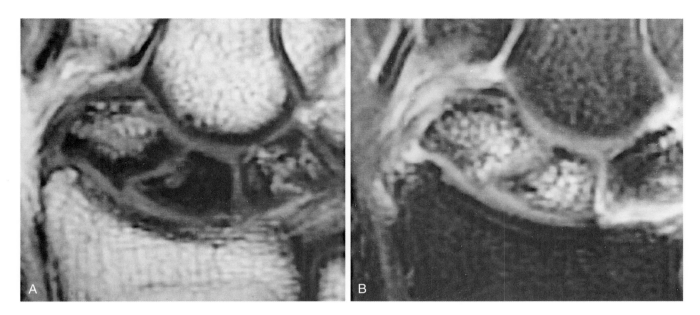

图 56-4　舟骨骨折后骨坏死

　　A. 舟骨骨折后 4 个月，冠状位 T1 加权（TR/TE, 500/14）梯度回波磁共振成像显示骨不愈合、骨折线和舟骨近端低信号。B. 静脉给予钆后，冠状位 T1 加权抑脂像（TR/TE, 550/14）梯度回波 MRI 成像显示舟骨两个部分均增强，是预后好的征兆（From Resnick D, editor: Diagnosis of bone and joint disorders, 4th ed, Philadelphia, 2002, Saunders, p 3045.）

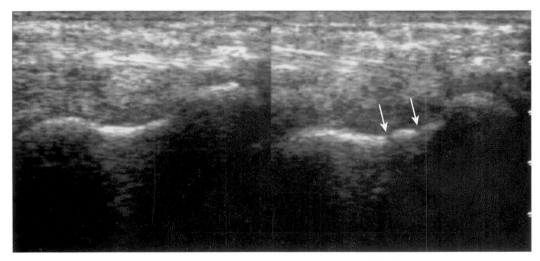

图 56-5　二侧分屏比较骨折的舟骨（右侧）和正常舟骨（左侧）。箭头标识掌侧皮质的皮层骨折（From Senall JA, Failla JM, Bouffard A, Holsbeeck M: Ultrasound for the early diagnosis of clinically suspected scaphoid fracture, J Hand Surg Am 29:400–405, 2004.）

临床要点

> 　　舟骨缺血性坏死是经常被漏诊的疾病，导致很多非必要的疼痛和功能丧失。医师应当把舟骨缺血性坏死纳入所有腕部创伤后桡侧疼痛的鉴别诊断。合并的关节炎、肌腱炎和痛风也可能导致疼痛，并且需要额外的局部注射治疗，使用局部麻醉药和糖皮质激素。物理治疗包括局部热敷或冷敷和腕部制动可缓解症状。应避免剧烈运动因为可能加重患者症状并导致腕部进一步损伤。注射的同时可使用简单的镇痛药和非甾体抗炎药。

原书参考文献

Adey L, Souer JS, Lozano-Calderon S: Computed tomography of suspected scaphoid fractures, J Hand Surg Am 32:61–66, 2007.

Kawamura K, Chung KC: Treatment of scaphoid fractures and nonunions, J Hand Surg Am 33:988–997, 2008.

Senall JA, Failla JM, Bouffard A, Holsbeeck M: Ultrasound for the early diagnosis of clinically suspected scaphoid fracture, J Hand Surg Am 29:400–405, 2004.

第 57 节

尺侧腕伸肌腱炎
（EXTENSOR CARPI ULNARIS TENDINITIS）

ICD-9 编码　**727.05**

ICD-10 编码　**M65.849**

临床综合征

由于高尔夫和球拍类运动越来越受欢迎，尺侧腕伸肌腱炎在临床上越来越多见。尺侧腕伸肌腱的远端容易出现腱炎。反复运动尺侧腕伸肌后易导致微创伤，该肌腱血供少，创伤后不易愈合。通常认为运动是急性尺侧腕伸肌腱炎的诱因，不正确握持高尔夫球棍或网球拍是常见原因（图 57-1）。尺侧腕伸肌腱炎通常合并滑膜炎，这会加重疼痛和功能障碍。如果炎症持续存在，肌腱周围会出现钙沉积，这加大了后续治疗的难度。炎症病变的肌腱继续受到创伤最终可能导致肌腱断裂。

症状与体征

尺侧腕伸肌腱炎通常在过度使用腕关节或错误使用腕关节后急性起病。诱因包括打网球、高尔夫球和长时间使用重锤。腕完全桡偏时受力或者腕被动完全桡偏时受力，肌腱远端受到持续创伤导致部分至全部肌腱撕裂。尺侧腕伸肌腱炎疼痛为持续性重度疼痛，位于腕尺背侧。经常伴有明显睡眠功能障碍。尺侧腕伸肌腱炎的患者腕抗阻力桡偏时出现疼痛。腕部被动桡偏时可触及嘎吱感或碾磨感。如前所述，慢性炎症的尺侧腕伸肌腱突然受力或者在肌腱内不恰当的暴力注射时可能导致肌腱断裂。

检查

所有表现为腕尺侧疼痛的患者均应该进行 X 线和磁共振成像检查。根据患者的临床表现，可能还需做额外检查，包括全血细胞计数、尿酸水平、动态红细胞沉降率和抗核抗体。如果怀疑关节不稳定需做腕部

MRI（图 57-2）进一步确诊。超声检查也有助于诊断（图 57-3）。放射性核素骨扫描有助于确认 X 线无法发现的腕部压力性骨折。

鉴别诊断

根据临床情况通常很容易诊断尺侧腕伸肌腱炎；但是合并的滑膜炎可能干扰诊断。尺骨茎突和月骨骨折、三角纤维软骨复合体撕裂、尺腕邻界综合征和上肢幼年型骨软骨病症状也和尺侧腕伸肌腱炎相似。

治疗

尺侧腕伸肌腱炎疼痛和功能障碍的初始治疗应当包括物理治疗联合非甾体抗炎药或环氧化酶 -2 抑制剂。局部使用热敷或冷敷也有益处。应当避免引起肌腱炎重复的动作。如果患者对这些治疗方法没有反应，下

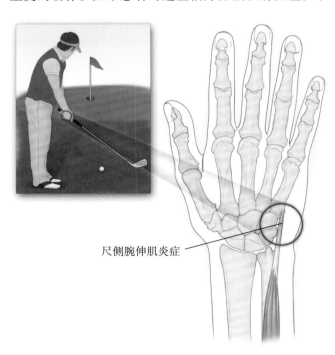

尺侧腕伸肌炎症

图 57-1　通常认为不正确握持高尔夫球棍或网球拍是急性尺侧腕伸肌腱炎的诱因

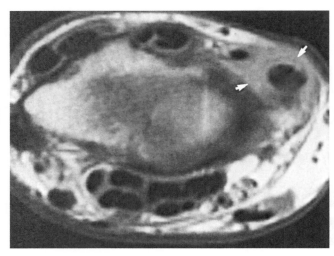

图 57-2　尺侧腕伸肌腱腱鞘滑膜炎

桡腕关节水平的腕横轴位 T1 加权（TR/TE, 600/20）梯度回波 MRI 显示第 6 伸肌室尺侧腕伸肌腱周围中等信号强度的液体（箭头）（From Resnick D, editor: Diagnosis of bone and joint disorders, 4th ed, Philadelphia, 2002, Saunders, p 3048.）

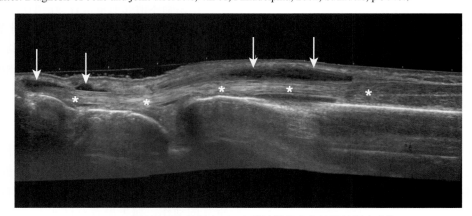

图 57-3　单纯尺侧腕伸肌（ECU）腱腱鞘炎患者的长轴超声成像

ECU 肌腱鞘内有无回声无回声液体（白箭头）。ECU 肌腱（箭头）没有增厚（From Waldman SD: Extensor carpi ulnaris tendinitis. In Waldman SD, Campbell RSD, editors: Imaging of pain, Philadelphia, 2011, Saunders, pp 329–330.）

一步可以注射局部麻醉药和糖皮质激素缓解急性疼痛。

并发症和注意事项

注射本身造成尺侧腕伸肌腱损伤是有可能的。如果在重度炎症或已损伤的肌腱内直接注射易发生肌腱断裂。如果医师轻柔操作、阻力明显时立即停止注射，可极大降低这一并发症。近 25% 的患者诉注射后疼痛一过性加重，应提醒患者这种可能性。

临床要点

尺侧腕伸肌腱是很坚韧的肌腱，但也很容易断裂。合并的滑膜炎和关节炎也可能导致腕部疼痛，并且需要额外做更加局限性的局部注射治疗，使用局部麻醉药和甲泼尼龙。

如果对注射区域的临床相关解剖非常注意的话，尺侧腕伸肌腱注射是安全的操作。患者注射治疗后数天出现肘部疼痛应建议使用物理方法，包括局部加热和轻柔的活动度训练。应避免剧烈运动因为可能加重患者症状。注射的同时可使用简单的镇痛药和非甾体抗炎药。

原书参考文献

Allende C, Le Viet D: Extensor carpi ulnaris problems at the wrist: classification, surgical treatment and results, J Hand Surg Br 30:265–272, 2005.

Jeantroux J, Becce F, Guerini H, et al: Athletic injuries of the extensor carpi ulnaris subsheath: MRI findings and utility of gadolinium-enhanced fat-saturated T1-weighted sequences with wrist pronation and supination, Eur Radiol 21:160–166, 2011.

Waldman SD: Extensor carpi ulnaris tendinitis. In Waldman SD, Campbell RSD, editors: Imaging of pain, Philadelphia, 2011, Saunders, pp 329–330.

Watanabe A, Souza F, Vezeridis PS, Blazar P, Yoshioka H: Ulnar-sided wrist pain. II. Clinical imaging and treatment, Skeletal Radiol 39:837–857, 2010.

第58节

桡侧腕屈肌腱炎
(FLEXOR CARPI RADIALIS TENDINITIS)

ICD-9 编码 **727.05**

ICD-10 编码 **M65.849**

临床综合征

由于球拍类运动越来越受欢迎，桡侧腕屈肌腱炎在临床上越来越多见。桡侧腕屈肌腱的远端容易出现肌腱炎。桡侧腕屈肌反复运动易导致微创伤，该肌腱血供少，创伤后不易愈合。通常认为运动和反复创伤是急性桡侧腕屈肌腱炎的诱因，不正确握持高尔夫球棍或网球拍、长期使用重锤也是常见原因（图58-1）。桡侧腕屈肌腱炎通常合并滑膜炎，这会加重疼痛和功能障碍。如果炎症持续存在，肌腱周围会出现钙沉积，这加大了后续治疗的难度。炎症病变的肌腱继续受到创伤最终可能导致肌腱断裂。

症状与体征

桡侧腕屈肌腱炎通常在过度使用腕关节或错误使用腕关节后急性起病。诱因包括打网球、高尔夫球和长时间使用重锤。腕完全尺偏时受力或者腕被动完全尺偏时受力，肌腱远端受到持续创伤导致部分至全部肌腱撕裂。桡侧腕屈肌腱炎疼痛为持续性重度疼痛，位于腕桡背侧。经常伴有明显睡眠紊乱。桡侧腕屈肌腱炎的患者腕抗阻力尺偏时出现疼痛。腕部被动桡偏时可触及嘎吱感或碾磨感。如前所述，慢性炎症的桡侧腕屈肌腱突然受力或者在肌腱内不恰当的暴力注射时可能导致肌腱断裂。

检查

所有表现为腕桡侧疼痛的患者均应该进行X线和磁共振成像检查。根据患者的临床表现，可能还需做额外检查，包括全血细胞计数、尿酸水平、红细胞沉降率和抗核抗体。如果怀疑关节不稳定或者潜在的肿物有必要做腕部MRI和超声进一步明确诊断（图58-2和图58-3）。放射性核素骨扫描有助于确认X线无法发现的腕部压力性骨折。

鉴别诊断

根据临床情况通常很容易诊断桡侧腕屈肌腱炎；但是合并的滑膜炎可能干扰诊断。桡骨远端和舟骨骨折、三角纤维软骨复合体撕裂和舟骨缺血性坏死，也和桡侧腕屈肌腱炎相似。

治疗

桡侧腕屈肌腱炎疼痛和功能障碍的初始治疗应当包括物理治疗联合使用非甾体抗炎药或环氧化酶-2抑

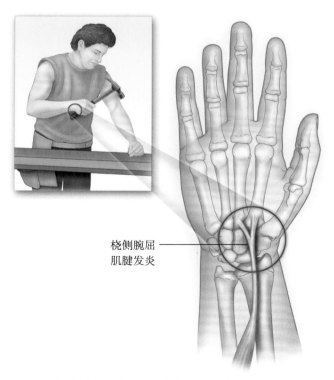

桡侧腕屈
肌腱发炎

图 58-1 通常认为运动和反复创伤是急性桡侧腕屈肌腱炎的诱因，例如长期使用重锤

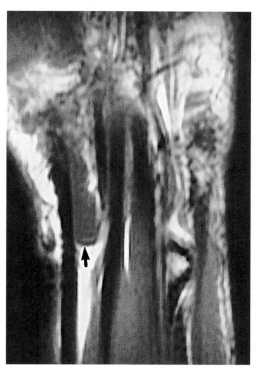

图 58-2　桡侧腕屈肌腱腱鞘滑膜炎

腕掌侧磁共振成像冠状位 T1 加权（TR/TE, 600/14）梯度回波 MRI 显示包含液体或炎性组织的腱鞘扩大（箭头）（From Resnick D, editor: Diagnosis of bone and joint disorders, 4th ed, Philadelphia, 2002, Saunders, p 3049.）

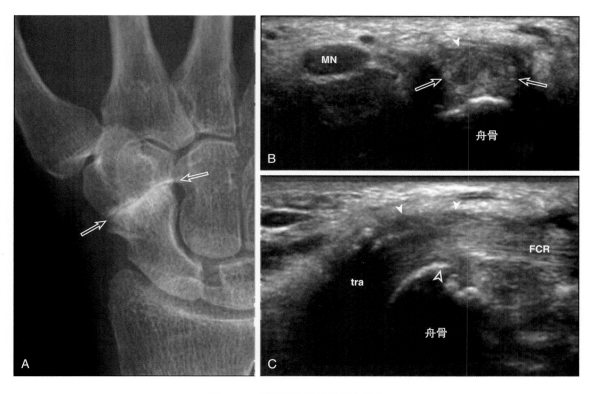

图 58-3　腱鞘囊肿 X 线及超声检查

65 岁女性，桡侧腕屈（FCR）肌腱腱病，右腕桡腹侧可触及痛性肿块。怀疑腹侧腱鞘囊肿，建议患者做超声检查。A. 前后位 X 线提示舟月不稳定，advanced triscaphe arthritis（箭）。B. lump 轴位超声图像显示 FCR 肌腱被增厚的支持带（白色箭头）固定在舟骨结节上，出现肿胀和 heterogeneous（箭）。C. 长轴超声图像，舟骨和大多角骨（tra）腹侧的骨刺（空箭头）与异常肌腱的下表面撞击。支持带增厚（实心箭头）（From Allen PL, Baxter GM, Weston MJ: Clinical ultrasound, 3rd ed, vol 2, New York, 2011, Churchill Livingstone p 1060.）

制剂。局部使用热敷或冷敷也有益处。应当避免引起腱炎的重复动作。如果患者对这些治疗方法没有反应，下一步可以注射局部麻醉药和糖皮质激素缓解急性疼痛。

并发症和注意事项

注射本身可以造成桡侧腕屈肌腱的损伤。尤其是在重度炎症或已损伤的肌腱内直接注射易发生肌腱断裂。如果医师轻柔操作、阻力明显时立即停止注射，可极大降低这一并发症。近 25% 的患者诉注射后疼痛一过性加重，应提醒患者这种可能性。

临床要点

桡侧腕屈肌腱是很坚韧的肌腱，但也很容易断裂。合并的滑膜炎和关节炎也可能导致腕部疼痛，并且需要额外做更加局限性的局部注射治疗，使用局部麻醉药和甲泼尼龙。

如果对注射区域的临床相关解剖非常注意的话，桡侧腕屈肌腱注射是安全的操作。患者注射治疗后数天出现肘部疼痛应建议使用物理方法，包括局部加热和轻柔的活动度训练。应避免剧烈运动（因为可能加重患者症状）。注射的同时可使用简单的镇痛药和非甾体抗炎药。

原书参考文献

Bishop AT, Gabel G, Carmichael SW: Flexor carpi radialis tendinitis. I. Operative anatomy, J Bone Joint Surg Am 76:1009–1014, 1994.

Cowey AJ, Carmont MR, Tins B, Ford DJ: Flexor carpi radialis rupture reined in!, Injury Extra 38:90–93, 2007.

Fitton JM, Shea FW, Goldie W: Lesions of flexor carpi radialis tendon and sheath causing pain at the wrist, J Bone Joint Surg Br 50:359–363, 1968.

Gabel G, Bishop AT, Wood MB: Flexor carpi radialis tendinitis. II. Results of operative treatment, J Bone Joint Surg Am 76:1015–1018, 1994.

Kosiyatrakul A, Luenam S, Prachaporn S: Symptomatic flexor carpi radialis brevis: case report, J Hand Surg 35:633–635, 2010.

第 59 节

弹响腕
(TRIGGER WRIST)

ICD-9 编码　**727.05**

ICD-10 编码　**M65.849**

临床综合征

弹响腕是腕部疼痛和功能障碍的少见原因，由腕屈肌腱肿胀或影响到腕屈肌腱的肿瘤或包块引起。通常，与弹响腕相关的腱病与腕骨压迫有关，特别是钩骨钩的压迫。这一区域的籽骨也会压迫肌腱并导致创伤。肌腱经过这些骨性突起时反复活动或受压通常导致创伤。如果炎症和水肿变为慢性，腱鞘可能增厚导致狭窄。肌腱经常出现结节，当患者屈腕伸腕时通常可触及结节。这种结节可能在通过掌横韧带时卡压在腱鞘内，产生弹响使腕部卡压或绞锁，与更常见的扳机指现象类似。弹响腕见于重复做击鼓这类动作的患者（图 59-1）。

症状与体征

弹响腕的疼痛位于腕远端、掌近侧，通常可触及软结节。疼痛为持续性，腕主动屈伸时疼痛加重。患者屈腕时明显僵硬。常有明显睡眠紊乱，患者醒来时常常发现腕部固定在屈曲位。

体格检查发现肌腱有压痛和肿胀，最明显的压痛点在腕骨上。很多弹响腕的患者屈伸腕部时有嘎吱感或断裂感。由于疼痛，腕活动度下降，会有弹响现象。患者的患侧手腕屈曲 30 秒后放松但腕部不复位，检查者被动伸展患侧手腕，如果在腕部伸直过程中有肌腱绞锁、爆裂或卡压时，认为肌腱卡压征阳性（图 59-2）。

检查

所有表现为弹响腕的患者均有指征拍 X 线除外潜在骨病。根据患者的临床表现，可能还需做额外检查，

包括全血细胞计数、尿酸水平、动态红细胞沉降率和抗核抗体。如果怀疑关节不稳定或者有潜在的肿物需要做磁共振成像检查。稍后介绍的注射技术既有诊断作用也有治疗作用。偶尔需做手术探查准确判断弹响腕的原因（图 59-3）。

鉴别诊断

通常根据临床情况诊断弹响腕。弹响腕可能合并腕骨或桡尺关节的关节炎或痛风，加重患者的疼痛。潜在的骨折偶尔会混淆临床表现。扳机指和腕管综合征通常与发病率更低的弹响腕并存。

治疗

弹响腕疼痛和功能障碍的初始治疗应当包括联合使用非甾体抗炎药或环氧化酶 -2 抑制剂和物理治疗。夜间可带夹板保护腕部也有助于缓解症状。如果这些治疗无效，下一步可以注射治疗。

弹响腕注射时患者仰卧，上肢完全内收置于患者体侧，手背表面置于折叠毛巾上。5 ml 注射器中抽取

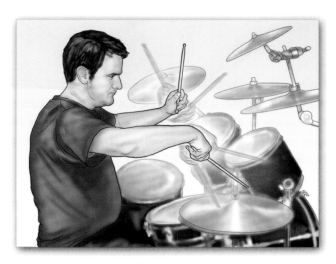

图 59-1　**腕反复屈伸的微创伤导致弹响腕**

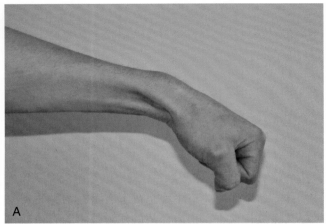

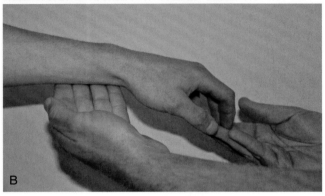

图 59-2　肌腱卡压征阳性

A. 患者主动屈曲患侧手腕 30 秒。B. 检查者被动伸展患侧手腕，同时触诊屈肌腱

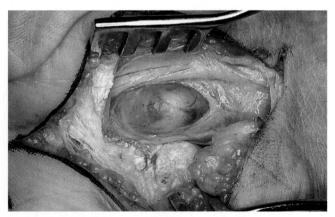

图 59-3　屈肌腱鞘的巨细胞肿瘤压迫正中神经（From Chalmers RL, Mandalia M, Contreras R, Schreuder F: Acute trigger wrist and carpal tunnel syndrome due to giant-cell tumour of the flexor sheath, J Plast Reconstr Aesthet Surg 61:1557, 2008.）

2 ml 局部麻醉药和 40 mg 甲泼尼龙。病变肌腱表面皮肤消毒后确认肌腱下方的腕部。严格遵循无菌技术，关节近端为进针点，以 45° 与病变肌腱平行的角度将 2.5 cm、25 号穿刺针刺入皮肤，穿过腕横韧带时注意避开正中神经、桡神经和动脉。如果触及骨质应退针至皮下。然后轻柔地注射注射器内的药物。注射阻力应当很小，如果有阻力，针可能在肌腱内，应当退针直至注射无明显阻力。然后退针，注射部位无菌加压、冰敷。

患者注射治疗后数天可开始使用物理方法，包括局部热敷、轻柔的活动度锻炼。应当避免剧烈运动，因为会加重患者症状。

如果前述治疗方法均无效，应当考虑手术治疗。

并发症和注意事项

未能在病程早期充分治疗弹响腕，肌腱和腱鞘持续受到损伤，会导致永久性疼痛和功能障碍。注射相关的主要并发症是炎症或已有损伤的肌腱收到创伤。如果肌腱内直接注射可能发生肌腱断裂，所以注射前应确认针在肌腱外。如果针的位置过于偏内侧，易损伤桡动脉和桡神经浅支。注射的另一个并发症是感染，但如果严格使用无菌技术，同时常规预警操作者尽可能降低风险的话，感染极少见。如果注射后立即在注射部位加压的话，可降低瘀斑和血肿的发生率。近 25% 的患者诉注射后疼痛一过性加重，应提醒患者这种可能性。

临床要点

注射治疗对继发于弹响腕的疼痛非常有效。合并的关节炎或痛风也可能导致患者疼痛，有必要额外做更加局限性的局部注射治疗，使用局部麻醉药和甲泼尼龙。手部支具可保护腕部，也有助于缓解弹响腕的症状。注射的同时可使用简单的镇痛药和非甾体抗炎药，最终可能需做手术彻底缓解。

原书参考文献

Chalmers RL, Mandalia M, Contreras R, Schreuder F: Acute trigger wrist and carpal tunnel syndrome due to giant-cell tumour of the flexor sheath, J Plast Reconstr Aesthet Surg 61:1557, 2008.

Giannikas D, Karabasi A, Dimakopoulos P: Trigger wrist, J Hand Surg Br 32: 214–216, 2007.

Pople IK: Trigger wrist due to idiopathic synovial hypertrophy, J Hand Surg Br 11:453–454, 1986.

Ragheb D, Stanley A, Gentili A, Hughes T, Chung CB: MR imaging of the wrist tendons: normal anatomy and commonly encountered pathology, Eur J Radiol 56:296–306, 2005.

Sonoda H, Takasita M, Taira H, Higashi T, Tsumura H: Carpal tunnel syndrome and trigger wrist caused by a lipoma arising from flexor tenosynovium: a case report, J Hand Surg Am 27:1056–1058, 2002.

Waldman SD: Trigger finger. Atlas of pain management injection techniques, 2nd ed, Philadelphia, 2007, Saunders, pp 244–247.

Waldman SD: Painful conditions of the wrist and hand. Physical diagnosis of pain: an atlas of signs and symptoms, 2nd ed, Philadelphia, 2010, Saunders, pp 153–159.

第 60 节

流行性胸痛
（HORACIC PAIN SYNDROMES）

ICD-9 编码　074.1

ICD-10 编码　R07.81

临床综合征

流行性胸痛是胸痛的非常见原因。也被称为博恩霍尔姆（Bornholm disease）病，干性胸膜炎和西尔瓦氏（Sylvest's）病，流行性胸痛是急性感染柯萨奇病毒引起的。这种病毒粪口传播，传染性强，清除病毒需长达 6 周。有些患者的免疫系统控制了感染，仅出现低热或类似流感的病症，称为夏季热。其他患者出现真正的感染及顽固性胸膜痛，并有咳嗽。

流行性胸痛发病率受季节影响大，近 90% 的病例发生在夏秋季，八月是发病高峰月。没有性别差异，但更常见于年轻成人，偶见于儿童。疼痛剧烈，为尖锐疼痛或胸膜炎性疼痛。疼痛为阵发性，可持续 30 分钟。

症状与体征

对流行性胸痛进行体格检查可发现患者呈急性病容（图 60-1）。苍白、发热和心动过速必然存在。患者可能诉萎靡不振、咽痛和关节痛，可能混淆临床印象。胸壁体格检查发现很少，但有时会有摩擦。在疼痛发作时，患者感到流行性胸痛，试图固定或保护受累区域。深吸气或活动胸部可明显加重流行性胸痛。

检查

所有考虑为柯萨奇病毒感染导致疼痛的患者均有指征拍 X 线除外潜在胸壁疾病、肺肿瘤、肺炎或脓胸（图 60-2）。如果鉴别诊断考虑肺栓塞有指征做肺通气 - 血流比检查。根据患者的临床表现，可能还需做额外检查，包括全血细胞计数、红细胞沉降率和咽培养检测链球菌。如果怀疑有潜在肿物或脓胸，有指征做计算机断层成像（CT）扫描检查胸腔内容物。

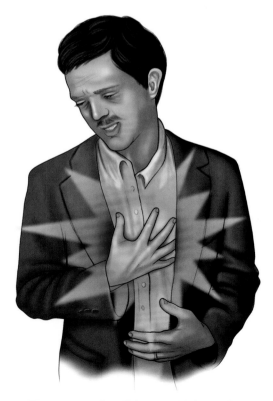

图 60-1　**深吸气显著加重流行性胸痛的疼痛**

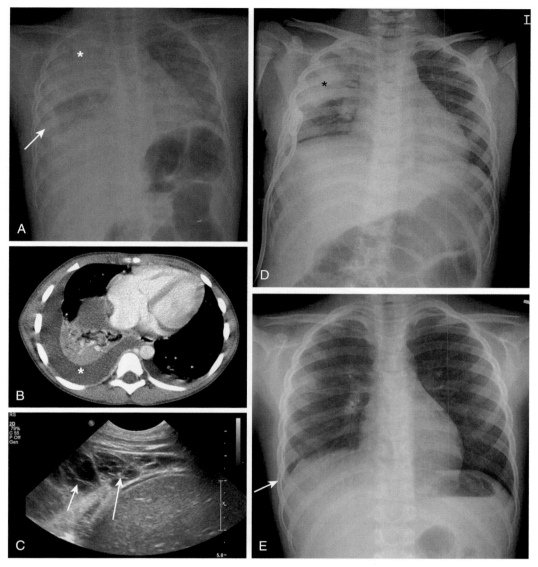

图 60-2 流行性胸痛

A. 患者表现为右上叶肺炎（*）和胸膜渗出（箭头）。B. 胸部 CT 显示渗出可自由流动，独立存在。C. 超声显示胸腔积液中多个分隔（箭头）。D. 影像引导下置入小直径胸腔管并给予纤溶治疗后的 X 线。脓胸接近缓解，导致持续发热的脓胸（*）仍持续存在。E. 拔除胸腔管、结束抗生素治疗后少量残余的胸膜增厚（箭头）（From Hogan MJ, Coley BD: Interventional radiology treatment of empyema and lung abscesses, Paediatr Respir Rev 9:77–84, 2008.）

鉴别诊断

与肋软骨炎、胸肋关节炎、Tietze's 综合征和肋骨骨折的患者一样，流行性胸痛的患者最初就诊是因为他们认为自己心脏病发作。如果肋下神经支配区受累，患者认为自己有膀胱疾病。从统计学上来说，流行性胸痛的儿童比成人更常有腹痛，这种疼痛可能被误诊为阑尾炎，导致不必要的手术。其他大多数导致胸壁疼痛的疾病为肌骨疼痛或神经病理性疼痛，流行性胸痛与之不同，是感染性疼痛。流行性胸痛的全身症状可能使临床医师认为最可能的诊断是肺炎、脓胸，偶尔是肺栓塞。

如前所述，流行性胸痛的疼痛经常被误认为来自心脏或膀胱，患者因此去看急诊，并产生不必要的心脏和胃肠道检查。如果出现创伤，流行性胸痛可能与肋骨骨折或胸骨骨折并存，X 线可能漏诊，需要做核素骨扫描进一步确诊。Tietze's 综合征是上段肋软骨的痛性增大，与病毒感染相关，也会与流行性胸痛混淆。

胸壁的神经病理性疼痛也可能与胸肋综合征混淆或与之并存。这种神经病理性疼痛包括糖尿病多发性神经病变和累及胸神经的急性带状疱疹。纵隔结构疾病的可能性一直存在，这类疾病有时难以诊断。也应当考虑导致胸膜炎症的疾病，例如肺栓塞、感染和肿瘤。

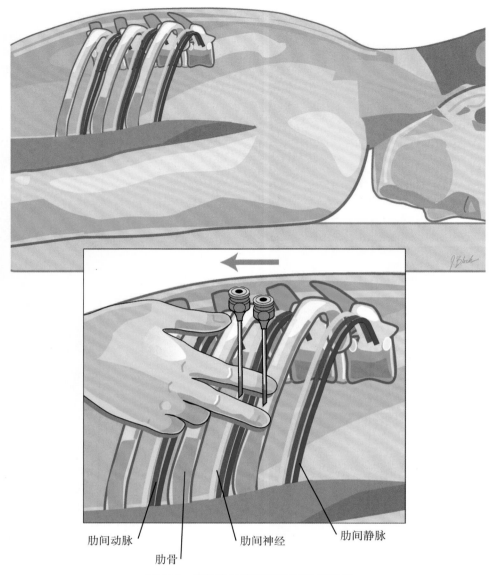

肋间动脉　肋骨　肋间神经　肋间静脉

图 60-3　注射技术缓解流行性胸痛的疼痛

治疗

流行性胸痛的初始治疗应当包括联合使用简单的镇痛药和非甾体抗炎药或环氧化酶 -2 抑制剂。如果这些药物不能充分控制患者症状，在急性疼痛期可以加用阿片类镇痛药。局部使用热敷和冷敷也有利于缓解流行性胸痛的疼痛症状。使用弹性肋骨带有助于部分患者缓解症状。

对前述治疗没有反应的患者，下一步可以使用局部麻醉药和糖皮质激素做注射治疗。患者俯卧位，双上肢放松地放置于床两侧。也可以坐位或侧卧位进行阻滞。在腋后线触及拟阻滞肋骨的走行。示指和中指置于肋骨上，固定进针点。皮肤消毒。使用 22 号 5 cm 长穿刺针，接 12 ml 的注射器，垂直进入皮肤，靶点为示指和中指之间的肋骨。进针 2 cm 时针应触及骨质。触及骨质后

退针至皮下组织，下方触诊的手指将皮肤和皮下组织下拉，这使得针滑过肋骨下缘。一旦触及骨质的感觉消失，缓慢进针近 2 mm；这时针接近含有肋间神经、肋间动静脉的肋沟（图 60-3）。认真回吸无血液或空气后，注射 1% 利多卡因 3~5 ml。如果疼痛有炎性成分，可在局部麻醉药基础上加甲泼尼龙 80 mg。此后每天用同样的方法做神经阻滞，甲泼尼龙初始剂量 80 mg，此后减为 40 mg。由于胸壁和上腹壁神经支配有交叉，应同时阻滞支配疼痛区域肋间神经的上一节段和下一节段。

并发症和注意事项

流行性胸痛患者治疗的主要问题是未能发现潜在的严重胸部或上腹部疾病。考虑到肋间神经阻滞邻近胸腔，阻滞后的确有可能出现气胸。该并发症发生率小

于 1%，但在慢性阻塞性肺疾病患者中发生率更高。由于肋间神经邻近动脉，因为这些血管吸收药物多，医师应注意使用局部麻醉药的最大剂量。尽管不常见，感染总是有可能发生，尤其是肿瘤患者免疫系统受损。早期发现感染很重要，以避免潜在的致命后果。

临床要点

流行性胸痛不是常见的胸痛原因，经常被误诊。正确的诊断对于恰当的治疗疼痛、避免漏诊严重的胸内或腹内疾病很有必要。肋间神经阻滞是可以显著缓解流行性胸痛患者疼痛的简单技术。如前所述，肋间神经邻近胸腔，需小心遵守技术规范。

原书参考文献

Connolly JH, O'Neill HJ: Bornholm disease associated with coxsackie A9 virus infection, Lancet 298:1035, 1971.

Cotterill JA: The devil's grip, Lancet 301:1308–1309, 1973.

Ikeda RM, Kondracki SF, Drabkin PD, Birkhead GS, Morse DL: Pleurodynia among football players at a high school: an outbreak associated with coxsackievirus B1, JAMA 270:2205–2206, 1993.

Stalkup JR, Chilukuri S: Enterovirus infections: a review of clinical presentation, diagnosis, and treatment, Dermatol Clin 20:217–223, 2002.

第61节

胸锁综合征
(STERNOCLAVICULAR SYNDROME)

ICD-9 编码 **786.59**

ICD-10 编码 **R07.89**

临床综合征

随着跨过胸部汽车安全带的使用，临床上越来越多的见到胸锁综合征。胸锁关节在加速/减速损伤和胸部顿挫伤时受到创伤。严重创伤时，由于邻近结构骨折，胸锁关节半脱位或移位。过度使用或不正确使用胸锁关节也会导致急性炎症，会使人非常虚弱。由于胸锁关节是真性关节，易出现关节炎，包括骨性关节炎、类风湿关节炎、强直性脊柱炎、赖特（Reiter）综合征、感染和银屑病关节炎。胸锁关节也易于受到原发性肿瘤侵犯，例如胸腺瘤，或转移瘤侵犯。胸锁关节疼痛通常与心源性疼痛相似。

症状与体征

体格检查可发现明显的畸形，患者非常努力地试图将肩关节僵硬的保持在中立位以固定胸锁关节（图 61-1和图 61-2）。肩主动外展或内收、上肢完全抬高均诱发疼痛。胸锁关节有压痛，急性炎症时红肿。患者还会有关节活动时咔嗒感。

检查

所有考虑为胸锁关节疼痛的患者均有指征拍 X 线除外潜在骨病，包括肿瘤。根据患者的临床表现，可

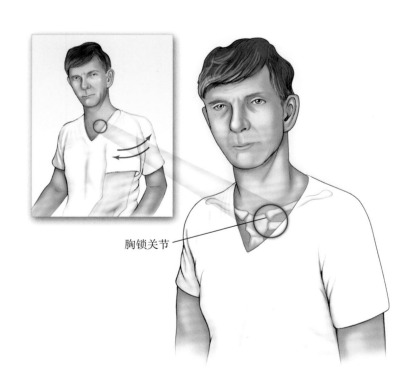

胸锁关节

图 61-1　肩迅速外展或内收诱发胸锁综合征疼痛

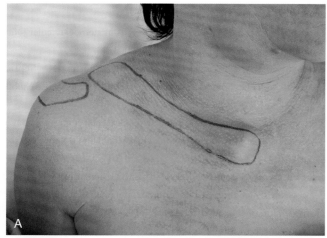

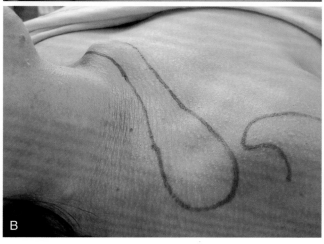

图 61-2　关节脱位

A. 前面观可见右侧胸锁关节前脱位。B. 上面观可见肩锁关节后脱位（From Schemitsch LA, Schemitsch EH, McKee MD: Bipolar clavicle injury: posterior dislocation of the acromioclavicular joint with anterior dislocation of the sternoclavicular joint—a report of two cases, J Shoulder Elbow Surg 20:e18–e22, 2011.）

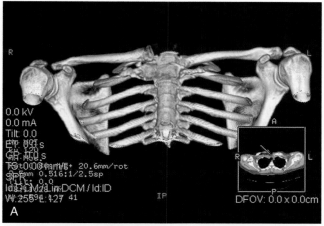

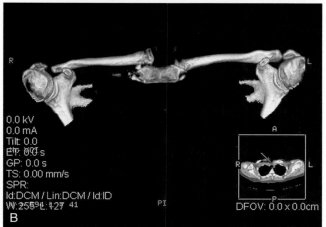

图 61-3　计算机断层扫描三维成像见锁骨二侧脱位（From Schemitsch LA, Schemitsch EH, McKee MD: Bipolar clavicle injury: posterior dislocation of the acromioclavicular joint with anterior dislocation of the sternoclavicular joint—a report of two cases, J Shoulder Elbow Surg 20:e18–e22, 2011.）

能还需做额外检查，包括全血细胞计数、前列腺特异性抗原、红细胞沉降率和抗核抗体检查。如果怀疑有关节不稳、肿瘤或感染，有指征做计算机断层成像（CT）扫描或磁共振成像检查（图 61-3）。胸锁关节内注射局部麻醉药、糖皮质激素或二者同时使用，既有诊断作用又有治疗作用。

鉴别诊断

　　如前所述，胸锁综合征的疼痛经常被误认为心源性疼痛，导致患者就诊于急诊并产生不必要的心脏检查。如有创伤，胸锁综合征可能与肋骨骨折或胸骨本身的骨折并存，X 线可能漏诊，需要做核素骨扫描明确诊断。Tieze's 综合征是上段肋软骨的痛性增大，与病毒感染

相关，也会与胸锁综合征混淆。

　　胸壁的神经病理性疼痛也可能与胸锁综合征混淆或与之并存。这种神经病理性疼痛包括糖尿病多发性神经病变和累及胸神经的急性带状疱疹。纵隔结构疾病的可能性一直存在，这类疾病有时难以诊断。也应当考虑导致胸膜炎症的疾病，例如肺栓塞、感染和博恩霍姆病。

治疗

　　胸锁综合征的初始治疗应当包括联合使用简单的镇痛药和非甾体抗炎药或环氧化酶 -2 抑制剂。如果这些药物不能充分控制患者症状，在急性疼痛期可以加用阿片类镇痛药。局部使用热敷和冷敷也可能有效。使用弹性肋骨带有助于缓解症状和保护胸锁关节免受进一步创伤。对这些治疗没有反应的患者，下一步可以使用局部麻醉药和激素注射胸锁关节。

并发症和注意事项

　　由于很多疾病与胸锁综合征的疼痛相似，医师应谨慎排除潜在的心脏疾病、肺部和纵隔结构的疾病。如果注射治疗时针过于偏外偏深进入胸腔，主要并发症是气胸。感染罕见，但如果未严格遵守无菌原则时会发生。损伤纵隔内容物的可能性总是存在。如果医师密切注意针的准确位置，该并发症会明显下降。

临床要点

　　胸锁关节疼痛的患者经常认为疼痛是心脏病发作。尽管这种肌骨疼痛综合征和冠状动脉疾病会同时存在，仍然需要再次确认。蒂泽（Tietze）综合征是与病毒感染相关的上段肋软骨痛性增大，也会与胸锁综合征混淆，二者都对注射治疗有反应。应当在胸锁关节疼痛注射治疗后数天开始引进物理方法，包括局部热敷和轻柔的活动度训练。应当避免剧烈运动因为会加重患者症状。注射治疗同时可以使用简单的镇痛药和非甾体抗炎药。胸锁关节疼痛患者同时有其他关节受累时有指征做免疫性疾病的实验室检查。

原书参考文献

Bicos J, Nicholson GP: Treatment and results of sternoclavicular joint injuries, Clin Sports Med 22:359–370, 2003.

Crisostomo RA, Laskowski ER, Bond JR, Agerter DC: Septic sternoclavicular joint: a case report, Arch Physical Med Rehabil 89:884–886, 2008.

Puri V, Meyers BF, Kreisel D, et al: Sternoclavicular joint infection: a comparison of two surgical approaches, Ann Thorac Surg 91:257–261, 2011.

Schemitsch LA, Schemitsch EH, McKee MD: Bipolar clavicle injury: posterior dislocation of the acromioclavicular joint with anterior dislocation of the sternoclavicular joint—a report of two cases, J Shoulder Elbow Surg 20:e18–e22, 2011.

第62节

乳腺切除术后疼痛
（POSTMASTECTOMY PAIN）

ICD-9 编码　**611.71**

ICD-10 编码　**N64.4**

临床综合征

乳腺切除术后疼痛综合征是乳腺外科手术后前胸、乳腋窝和上肢内侧疼痛的一系列症状。乳腺切除术后疼痛这一名称其实并不准确，因为即使患者只做了乳腺肿瘤切除术或者范围更小的乳腺手术也会出现疼痛。通常描述为紧缩性疼痛，持续性钝痛。除这些症状之外，很多乳腺切除术后疼痛综合征的患者诉突然发作的感觉异常放射至乳腺、腋窝或二者兼有。有些患者的主要表现是反射性交感神经营养不良、烧灼样疼痛、痛觉超敏。乳腺切除术后疼痛起病可能在术后即刻，初期会与术后疼痛混淆，也可能隐匿发病，在手术诱因后 2~6 周逐渐起病。如果做了全乳切除术，幻乳痛可能与淋巴水肿的诊断混淆。乳腺切除术后疼痛患者常有睡眠障碍。

症状与体征

对乳腺切除术后疼痛综合征的患者评估时临床医师需仔细评估病史，除外患者疼痛的各种原因，有助于除外体格检查。医师应当特别注意询问患者是否有幻乳痛，如果患者同时有幻乳痛和乳腺切除术后疼痛综合征，患者会非常痛苦。

乳腺切除术后疼痛综合征患者典型的体格检查包括受累区域感觉减退、痛觉过敏，肋间臂神经支配区感觉异常（图 62-1）。肋间臂神经在乳腺术后经常受损伤（图 62-2）。肋间臂神经支配区域以外的痛觉超敏也常见。上肢和腋窝的活动通常加重疼痛，导致患侧肩部和上肢的固定和失用。失用经常加重已有的淋巴水肿。如果持续不使用上肢会出现肩周炎，使临床情况更加复杂。

医师始终应当警惕胸壁肿瘤转移或肿瘤直接侵犯胸壁，与乳腺切除术后疼痛综合征相似。精准的询问病史和体格检查有助于医师评估疼痛的交感性、神经病理性和肌骨成分，制订合理的治疗计划。

检查

所有考虑为乳腺切除术后疼痛综合征的患者均有指征拍 X 线除外潜在的骨病，包括肿瘤。肌电图有助于除外导致患者疼痛的肋间臂神经损伤或神经丛疾病。核素骨扫描有助于除外潜在的肋骨骨折、胸骨骨折或二者同时骨折。根据患者的临床表现，可能还需做额外检

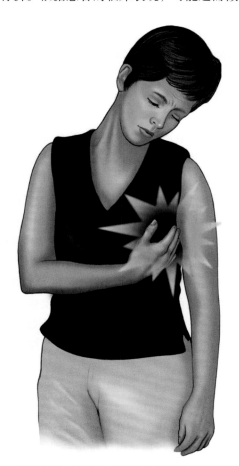

图 62-1　乳腺切除术后综合征的疼痛源于肋间臂神经的损伤

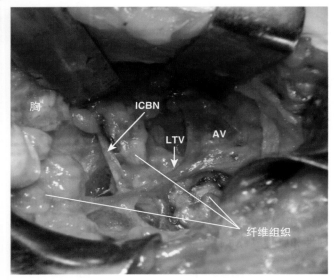

图 62-2 乳腺切除术中左侧腋窝内的肋间臂神经（ICNB）、胸外侧静脉（LTV）、腋静脉和乳腺（From Ivanovic N, Granic M, Randjelovic T, Todorovic S: Fragmentation of axillary fibrofatty tissue during dissectionfacilitates preservation of the intercostobrachial nerve and the lateral thoracic vein, Breast 17:293–295, 2008.）

查，包括全血细胞计数、前列腺特异性抗原、红细胞沉降率和抗核抗体。如果怀疑有潜在肿物，有指征做计算机断层成像（CT）扫描检查胸腔内容物。如果考虑肿瘤侵犯导致的神经丛病，应当考虑做臂丛磁共振成像检查。

鉴别诊断

如前所述，乳腺切除术后疼痛综合征经常被误诊为术后疼痛。如果因恶性肿瘤做乳腺手术，必须仔细检查有无胸壁转移性肿瘤或肿瘤侵犯胸壁。乳腺切除术后疼痛综合征可能与肋骨病理性骨折或胸骨本身的病理性骨折并存，X 线可能漏诊，需要做核素骨扫描明确诊断。

胸壁的神经病理性疼痛也可能与乳腺切除术后疼痛综合征混淆或与之并存。这种神经病理性疼痛包括糖尿病多发性神经病变和累及胸神经的急性带状疱疹。纵隔结构疾病的可能性一直存在，这类疾病有时难以诊断。也应当考虑导致胸膜炎症的疾病，例如肺栓塞、感染和博恩霍姆病，也与乳腺切除术后疼痛综合征相似。

治疗

乳腺切除术后疼痛综合征的初始治疗应当包括联合使用简单的镇痛药和非甾体抗炎药或环氧化酶 -2 抑

制剂。如果这些药物不能充分控制患者症状，应当考虑加用三环类抗抑郁药或加巴喷丁。

传统上三环类抗抑郁药是缓解继发于乳腺切除术后综合征疼痛的主要方法。对照研究显示阿米替林用于该病有效。其他三环类抗抑郁药，包括去甲替林和地昔帕明也有临床效果。但这类药物的抗胆碱能不良反应明显，包括口干、便秘、镇静和尿潴留。患有青光眼、心动过速和前列腺疾病的患者应慎用这类药物。为尽量减少不良反应增加依从性，医师给予阿米替林或去甲替林的起始剂量应当为睡前 10 mg。不良反应允许的情况下滴定至睡前 25 mg。每周滴定剂量增加 25 mg。即使剂量较低，患者普遍反映睡眠障碍迅速改善，10~14 天疼痛缓解。在患者滴定增加剂量过程中，建议加用加巴喷丁或联合加用肋间神经阻滞，使用局部麻醉药、糖皮质激素或二者同时使用。选择性 5- 羟色胺再摄取抑制剂，例如氟西汀，也用于治疗糖尿病神经病变的疼痛，比三环类抗抑郁药耐受性好，治疗本病的效果欠佳。

如果抗抑郁药无效或有禁忌证，加巴喷丁是合理的替代药。加巴喷丁起始剂量应当为睡前 300 mg 连续 2晚。应提醒患者潜在的不良反应，包括头晕、镇静、混沌和皮疹。不良反应允许的情况下，该药以 300 mg 的幅度增加剂量，将该剂量平均分配到 2 天里，直至疼痛缓解或达到日总剂量 2400 mg。这时如果患者疼痛部分缓解，应做血液检查，使用 100 mg 的剂型小心滴定。很少需要日剂量高于 3600 mg。

局部使用热敷和冷敷，或者外用辣椒素也有利于缓解乳腺切除术后综合征的疼痛。使用弹性肋骨带有助于缓解症状。这些方法均无效的患者，下一步可在受累肋间神经或胸段硬膜外神经阻滞，使用局部麻醉药和糖皮质激素。

并发症和注意事项

乳腺切除术后综合征患者治疗的主要问题是未能发现潜在的严重胸部或上腹部疾病，继发于转移或侵犯胸壁和胸部的肿瘤。考虑到肋间神经阻滞邻近胸腔，阻滞后的确有可能出现气胸。该并发症发生率小于1%，但在慢性阻塞性肺疾病患者中发生率更高。尽管不常见，感染总是有可能发生，尤其是肿瘤患者免疫系统受损。早期发现感染很重要，以避免潜在的致命后果。

临床要点

　　乳腺切除术后综合征是胸壁疼痛和胸痛的原因之一，在乳腺手术后的患者中不能忽视该病。正确的诊断对于恰当的治疗疼痛、避免漏诊严重的胸内或腹内疾病很有必要。文中提到的药物，包括加巴喷丁，使医师得以充分的控制乳腺切除术后综合征的疼痛。肋间神经阻滞是可以显著缓解乳腺切除术后综合征患者疼痛的简单技术。如前所述，肋间神经邻近胸腔，需小心遵守技术规范。

原书参考文献

Bj.rkman B, Arnár S, Hydén L-C: Phantom breast and other syndromes after mastectomy: eight breast cancer patients describe their experiences over time— a 2-year follow-up study, J Pain 9:1018–1025, 2008.

Chang SH, Mehta V, Langford RM: Acute and chronic pain following breast surgery, Acute Pain 11:1–14, 2009.

Katz J, Poleshuck EL, Andrus CH, et al: Risk factors for acute pain and its persistence following breast cancer surgery, Pain 119:16–25, 2005.

Watson CP, Evans RJ, Watt VR: The post-mastectomy pain syndrome and the effect of topical capsaicin, Pain 38:177–186, 1989.

第 63 节

胸骨综合征
（STERNALIS SYNDROME）

ICD-9 编码 `786.52`

ICD-10 编码 `R07.1`

临床综合征

胸壁疼痛综合征在临床实践中很常见。有些发生频率相对较高，容易被临床医师诊断，例如肋软骨炎（Tietze 综合征）。其他的发生频率很低，经常被误诊从而导致不太理想的结局。胸骨综合征是前胸壁疼痛的罕见原因之一。胸骨综合征包含一系列症候群，累及前正中胸壁，同时放射至胸骨后区和上臂内侧。胸骨综合征的疼痛与心肌梗死相似，也经常被误诊为心肌梗死。胸骨综合征是一种肌筋膜疼痛综合征，以胸骨中线区域的激痛点为特征。与胸肋综合征不同，后者虽然也表现为胸骨中线区域疼痛，但胸骨综合征的疼痛不随胸壁或肩部活动而加剧。胸骨综合征常间断性发作，表现为深部的轻中度疼痛。

症状和体征

体格检查时，胸骨综合征患者的胸骨中线上可触及肌筋膜激痛点（图 63-1）。偶尔在胸肌或胸锁乳突肌的胸骨头也存在激痛点。按压这些激痛点可以激发疼痛，而非胸壁或肩部的活动。当按压这些激痛点时，患者会疼的跳起来。肩胛骨外侧缘也可能存在激痛点，且适合注射治疗。如前所述，肩部和胸壁的运动不会加剧疼痛。

检查

怀疑胸骨综合征时，应进行 X 线检查，以排除隐匿的骨病变，如转移性病灶。结合患者的临床表现，还需要一些辅助检查，包括全血细胞计数，前列腺特异性抗原水平，红细胞沉降率和抗核抗体。若怀疑胸骨

后肿物（如胸腺瘤），或者胸肌、前胸壁肿物时，需行胸壁计算机断层扫描（CT）和磁共振成像检查（图 63-2和图 63-3）。若胸骨综合征患者出现牵涉性上肢疼痛，可通过肌电图检查排除颈神经根病或神经丛病的可能。胸骨肌注射局部麻醉药和糖皮质激素是一种诊断和治疗策略。

鉴别诊断

如前所述，胸骨综合征的疼痛常被误以为是心源性的，因此患者常急诊就诊，接受不必要的心脏检查。如果发生创伤，胸骨综合征可能与肋骨骨折或者胸骨骨折并存，这些在 X 线检查中容易被遗漏，可能需要放射性核素骨扫描来鉴别。Tietze 综合征患者，若上部肋软骨出现病毒感染，则易与胸骨综合征或胸肋综合

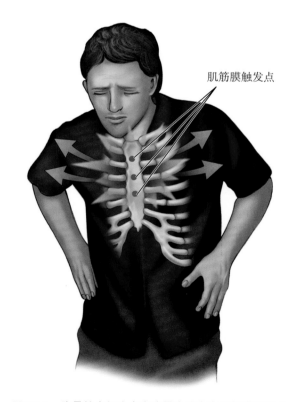

肌筋膜触发点

图 63-1　**胸骨综合征患者在胸骨中线存在肌筋膜激痛点**

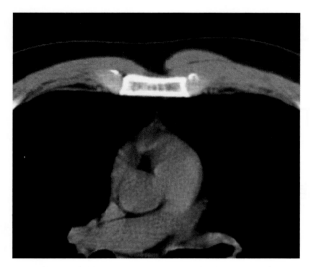

图 63-2　这例年轻患者的左侧胸大肌前方偶然发现了胸骨肌（From Alpert JB, Naidich DP: Imaging of incidental findings on thoracic computed tomography, Radiol Clin North Am 49:267–289, 2011.）

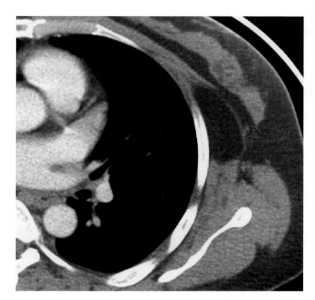

图 63-3　左前锯肌中包膜完整、脂肪密度样病变，考虑为脂肪瘤，这是最常见的良性胸壁肿瘤（From Alpert JB, Naidich DP: Imaging of incidental findings on thoracic computed tomography, Radiol Clin North Am 49:267–289, 2011.）

征混淆。

　　胸壁的神经病理性疼痛容易与胸肋综合征混淆或并存。这些神经病理性疼痛包括糖尿病多神经病变和侵犯胸神经的急性带状疱疹。也有存在纵隔疾病的可能性，但这些疾病有时很难诊断。导致胸膜发炎的病理过程，比如肺栓塞、感染和肿瘤，也应考虑在内。

治疗

　　胸骨综合征的基本治疗包括简单镇痛药和非甾体抗炎药或环氧化酶 -2 抑制剂。局部热敷和冷敷可能有助于缓解症状。弹性肋骨绷带可能对部分患者有效。若患者对上述治疗无效，可以考虑使用局部麻醉药和糖皮质激素对胸骨上的激痛点进行注射治疗。

并发症和注意事项

　　在胸骨综合征患者的治疗过程中，主要风险是未及时发现胸腔和 / 或纵隔潜在的严重病变。考虑到靠近胸膜腔，胸骨肌注射可能导致气胸，或者伤及纵隔和胸腔内脏器。大约 25% 的患者在注射治疗后疼痛短暂加重，应充分告知患者。

临床要点

　　胸骨综合征患者经常怀疑是心脏病发作而就诊于急诊科。也可能因为手臂牵涉痛而经常被误

诊为颈部神经根病。肌电图有利于判断神经源性损害的病因和程度。

　　注射治疗对于胸骨综合征非常有效。并存的胸肋关节或胸骨柄体关节的炎症也可能导致前胸疼痛，亦可用局部麻醉药和糖皮质激素进行局部注射治疗。只要仔细关注注射部位的解剖情况，注射治疗就会相当安全。气胸可通过使用短针头或者不要进针过深来避免。采用无菌技术来避免患者感染，以及常规措施来避免对操作人员的风险。注射后立即按压穿刺部位，可以避免瘀斑和血肿的发生。肩部疼痛行注射治疗，数天后方可进行物理治疗，包括局部热敷和舒缓的关节活动度训练。剧烈运动可能会加重症状，应注意避免。简单镇痛药和非甾体抗炎药可与注射技术同时使用。

原书参考文献

Alpert JB, Naidich DP: Imaging of incidental findings on thoracic computed tomography, Radiol Clin North Am 49:267–289, 2011.

Baldry P: The chest wall. In Baldry P, editor: Myofascial pain fibromyalgia syndromes, London, 2001, Churchill Livingstone, pp 303–327.

Bennett R: Myofascial pain syndromes and their evaluation, Best Pract Res Clin Rheumatol 21:427–445, 2007.

Baldry PE, Thompson JW, editors: Acupuncture, trigger points and musculoskeletal pain, ed 3, London, 2005, Churchill Livingstone, pp 165–185.

第 64 节

胸骨柄体关节疼痛
（MANUBRIOSTERNAL JOINT PAIN）

ICD-9 编码　**786.52**

ICD-10 编码　**R07.1**

临床综合征

　　胸骨柄体关节引起的疼痛常与心脏源性疼痛相似。胸骨柄体关节容易出现关节炎，例如骨性关节炎、类风湿关节炎、强直性脊柱炎、莱特尔氏综合征和银屑病性关节炎（图 64-1）。该关节在胸腔加速（减速性）创伤或钝性外伤时容易被损伤。严重创伤时，该关节可能半脱位或脱位（图 64-2）。胸骨柄体关节的过度使用或滥用可以导致急性炎症反应。该关节还可能受到原发性恶性肿瘤（如胸腺瘤、转移瘤）和感染的侵犯。

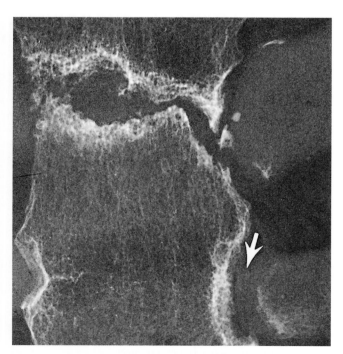

图 64-1　**胸骨柄体关节的异常表现。胸骨冠状面所表现的胸骨柄体关节的异常影像，如骨侵蚀和硬化。注意胸肋关节的不规则（箭头）**（From Resnick D, editor: Diagnosis of bone and joint disorders, 4th ed, Philadelphia, 2002, Saunders, p 924.）

症状和体征

　　体格检查时，创伤后的关节半脱位畸形很容易被发现（图 64-3）。患者尽量固定胸骨柄体关节以保持肩关节的中立姿势。主动屈伸肩关节，深吸气和上举手臂可以复制疼痛。耸肩也可以复制疼痛。触诊胸骨柄体关节可能会有痛感。若有急性炎症，则伴有发热和肿胀感。运动该关节时，患者可能有"敲击"的感觉。

检查

　　怀疑胸骨柄体关节疼痛患者，均应进行 X 线检查，以排除骨病变，如肿瘤。结合患者的临床表现，还需要一些辅助检查，包括全血细胞计数，前列腺特异性抗原水平，红细胞沉降率和抗核抗体。若怀疑感染、肿瘤或关节不稳时，需行胸骨柄体关节的计算机断层扫描（CT）和磁共振成像检查（图 64-4）。胸骨柄体关节注射局部麻醉药和糖皮质激素是一种诊断和治疗手段。

鉴别诊断

　　如前所述，胸骨柄体关节疼痛常被误诊为心源性疼痛。所有胸骨柄体关节疼痛患者均应排除转移瘤或胸壁肿瘤，因为胸骨柄体关节疼痛可能与病理性肋骨骨折或胸骨骨折并存，这些在 X 线检查中容易被遗漏，可能需要放射性核素骨扫描来鉴别。

　　胸壁和胸骨的神经病理性疼痛容易与胸骨柄体关节疼痛混淆或并存。这些神经病理性疼痛包括糖尿病多神经病变和侵犯胸神经的急性带状疱疹。也有存在纵隔疾病的可能性，而且这些疾病有时很难诊断。导致胸膜发炎的病理过程，比如肺栓塞、感染和博恩霍尔姆病，也可能与胸骨柄体关节疼痛相似。

治疗

　　胸骨柄体关节疼痛的基本治疗包括简单镇痛药和

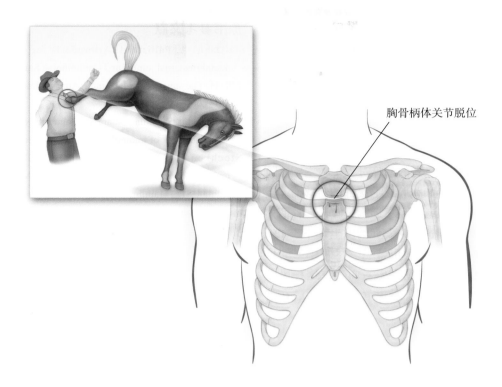

胸骨柄体关节脱位

图 64-2 **严重创伤时，胸骨柄体关节可能半脱位或脱位**

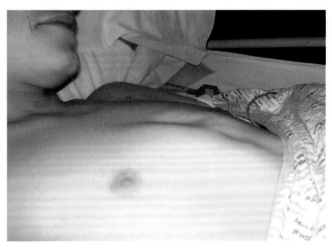

图 64-3 **胸骨柄体关节上的清晰足印**（From Lyons I, Saha S, Arulampalam T: Manubriosternal joint dislocation: an unusual risk of trampolining, J Emerg Med 39:596–598, 2010.）

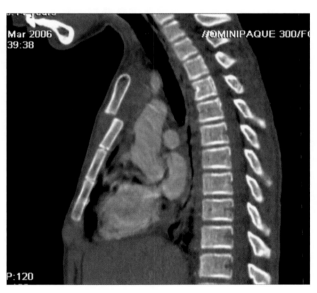

图 64-4 **侧位胸部 CT 显示胸骨后脱位**（From Lyons I, Saha S, Arulampalam T: Manubriosternal joint dislocation: an unusual risk of trampolining, J Emerg Med 39:596–598, 2010.）

非甾体抗炎药或环氧化酶 -2 抑制剂。若这些药无法完全控制症状，或者存在严重的睡眠障碍，应加用三环类抗抑郁药。

　　传统意义上，三环类抗抑郁药一直是缓解疼痛相关睡眠障碍的主流药物。对照研究肯定了阿米替林的功效。其他三环类抗抑郁药，包括去甲替林和地昔帕明，也已经被证明临床有效。这类药物有一些抗胆碱能不良反应，包括口干、便秘、镇静和尿潴留。青光眼、心律失常和前列腺炎患者应谨慎使用这类药。为了尽可能减

少不良反应以及增加依从性，医师应该告诉患者阿米替林或去甲替林从睡前 10 mg 开始。若不良反应可以忍受，可逐渐加量至睡前 25 mg，随后每周增加 25 mg。即使在低剂量，患者通常反馈睡眠障碍得到快速改善，在10~14 天内疼痛开始缓解。选择性 5-HT 再摄取抑制剂，如氟西汀，已经被用于治疗糖尿病神经病变。尽管其耐受性优于三环类抗抑郁药，但效能似乎弱于三环类抗抑郁药。

局部热敷和冷敷可能有助于缓解疼痛。弹性肋骨绷带也可能有助于缓解症状。若患者对上述治疗无效，可以考虑使用局部麻醉药和糖皮质激素对胸骨柄体关节进行注射治疗。

并发症和注意事项

在胸骨柄体关节疼痛患者的治疗过程中，主要风险是未及时发现严重病变，如胸腔或上腹部的转移瘤、侵犯胸壁和胸腔的肿瘤等。考虑到靠近胸膜腔，胸骨柄体关节注射可能导致气胸。这种并发症的发生率小于1%，但在慢性阻塞性肺疾病患者中更常见。尽管感染的可能性很小，但对免疫抑制的癌症患者而言，这种风险不容忽视。早期发现感染对于避免危及生命的潜在后遗症至关重要。

临床要点

胸骨柄体关节疼痛患者经常怀疑是心脏病发作。注意安抚患者，尽管肌骨疼痛综合征和冠状动脉疾病可能并存。采用无菌技术来避免患者感染，以及常规措施来避免对操作人员的风险。注射后立即按压穿刺部位，可以避免瘀斑和血肿的发生。胸骨柄体关节疼痛行注射治疗，数天后方可进行物理治疗，包括局部热敷和舒缓的关节活动度训练。剧烈运动可能会加重症状，应注意避免。简单的镇痛药和非甾体抗炎药可与注射技术同时使用。若胸骨柄体关节疼痛患者有其他关节受累，应行实验室检查来判断是否存在免疫性疾病。

原书参考文献

Al-Dahiri A, Pallister I: Arthrodesis for osteoarthritis of the manubriosternal joint, Eur J Cardiothorac Surg 29:119–121, 2006.

Ellis H: The superior mediastinum, Anaesth Intens Care Med 10:360–361, 2009.

Lyons I, Saha S, Arulampalam T: Manubriosternal joint dislocation: an unusual risk of trampolining, J Emerg Med 39:596–598, 2010.

Stochkendahl MJ, Christensen HW: Chest pain in focal musculoskeletal disorders, Med Clin North Am 94:259–273, 2010.

Waldman SD: Manubriosternal joint syndrome. In Waldman SD, editor: Pain review, Philadelphia, 2009, Saunders, pp 247–248.

剑突痛

(XIPHODYNIA)

ICD-9 编码　**733.90**

ICD-10 编码　**M94.9**

临床综合征

剑突痛是前胸壁疼痛的一个罕见病因，经常被误诊为心脏或上腹部来源的疼痛。剑突疼痛综合征包含一系列症状，表现为前胸壁剑突区域的剧烈间歇性疼痛，在暴饮暴食，弯腰和屈身时加重。剑突疼痛综合征患者常诉恶心与疼痛相伴随。胸骨剑突关节可能是剑突疼痛综合征的病灶所在。

胸骨剑突关节在胸部加速（减速性）创伤或钝性外伤时容易被损伤。严重创伤时，该关节可能半脱位或脱位。剑突胸骨关节容易出现关节炎，例如骨性关节炎、类风湿关节炎、强直性脊柱炎、莱特尔氏综合征和银屑病性关节炎。该关节还可能受到原发性恶性肿瘤（如胸腺瘤）或转移瘤的侵犯。

症状和体征

体格检查时，按压或拉伸剑突可复制出疼痛。胸骨剑突关节可能感觉到肿胀（图 65-1）。弯腰或屈身可以复制出疼痛。前胸壁创伤患者，咳嗽困难将导致无法彻底清肺。胸骨剑突关节及其邻近的肋间肌有压痛。活动关节时患者有"敲击"感。此外，在外观上有剑状突起的患者，表明胸骨剑突夹角小于 160°，更容易发生剑突痛（图 65-2）。

检查

怀疑疼痛来源于胸骨剑突关节时，均应进行 X 线检查，这样可以排除骨病变，如肿瘤。结合患者的临床表现，还需要一些辅助检查，包括全血细胞计数，前列腺特异性抗原水平，红细胞沉降率和抗核抗体。若怀疑感染、隐匿性肿块时，需行胸骨柄体关节的计算机断层扫描（CT）和磁共振成像检查（图 65-3）。胸骨剑突关节注射是一种诊断和治疗手段。

鉴别诊断

与肋软骨炎，胸肋关节痛，胸膜痛，Tietze 综合征和肋骨骨折相似，许多剑突痛患者认为自己是心脏病发作而就诊。患者也可能认为他们患有溃疡或胆囊疾病。胸壁疼痛的常见原因是肌肉骨骼或神经病理性来源，而胸膜痛则主要是源于感染。胸膜痛的全身症状会让临床医师误诊为肺炎、脓胸或少见的肺栓塞。

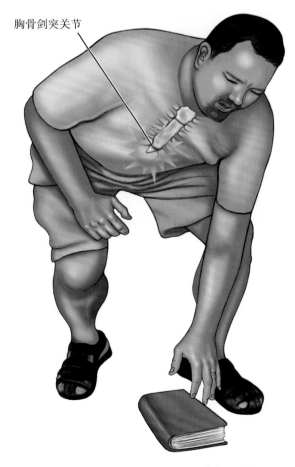

胸骨剑突关节

图 65-1　**剑突痛患者的胸骨剑突关节发生肿胀**

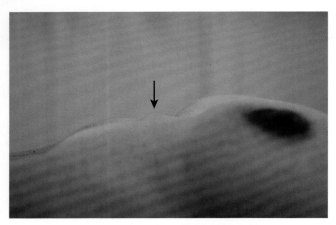

图 65-2　剑突的明显突出（From Maigne J-Y, Vareli M, Rousset P, Cornelis P: Xiphodynia and prominence of the xyphoid process: value of xiphosternal angle measurement—three case reports, Joint Bone Spine 77:474–476, 2010.）

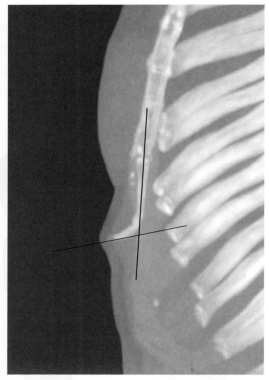

图 65-3　胸骨剑突夹角为 105°。弯曲的剑突阻碍了角度的测量（From Maigne J-Y, Vareli M, Rousset P, Cornelis P: Xiphodynia and prominence of the xyphoid process: value of xiphosternal angle measurement—three case reports, Joint Bone Spine 77:474–476, 2010.）

治疗

　　剑突痛的基本治疗包括简单的镇痛药和非甾体抗炎药或环氧化酶 -2 抑制剂。若这些药无法完全控制症状，在急性期时可加用阿片类镇痛药。局部热敷和冷敷可能有助于缓解疼痛。弹性肋骨绷带也可能有助于缓解症状。若患者对上述治疗无效，可以考虑使用局部麻醉药和糖皮质激素对胸骨剑突关节进行注射治疗。

并发症和注意事项

　　在剑突痛患者的治疗过程中，主要风险是未及时发现严重病变。当进针太偏或过深时，气胸是胸骨剑突关节注射最主要的并发症。若未严格遵守无菌技术也可能发生感染。还有可能伤及纵隔内容物。当临床医师谨慎操作，可极大降低该风险。

临床要点

　　胸骨剑突关节疼痛患者经常怀疑是自己心脏病或溃疡性疾病。注意安抚患者，尽管这种肌肉骨骼疼痛综合征、溃疡性疾病和冠状动脉疾病可能并存。剑突和胸骨通过胸骨剑突关节相连。剑突是一块软骨，在成年早期就已钙化。胸骨剑突关节通过韧带加强，当前胸部受钝性外伤时可能发生半脱位和脱位。胸骨剑突关节受 T_{4-7} 肋间神经和膈神经支配。剑突疼痛综合征的牵涉痛考虑由膈神经支配所致。Tietze 综合征是由病毒感染导致的上位肋软骨疼痛，可与胸骨剑突综合征相混淆，尽管注射治疗对两者都有效。

　　胸骨剑突关节疼痛行注射治疗，数天后方可进行物理治疗，包括局部热敷和舒缓的关节活动度训练。剧烈运动可能会加重症状，应注意避免。简单的镇痛药和非甾体抗炎药可与注射治疗同时使用。若胸骨剑突关节疼痛患者有其他关节受累，应行实验室检查来判断是否存在免疫性疾病。

原书参考文献

Howell J: Xiphodynia: an uncommon cause of exertional chest pain, Am J Emerg Med 8:176, 1990.

Howell JM: Xiphodynia: a report of three cases, J Emerg Med 10:435–438, 1992.

Jelenko C III, Cowan GSM Jr: Perichondritis (Tietze's syndrome) at the xiphisternal joint: a mimic of severe disease, J Am Coll Emerg Physicians 6:536–542, 1977.

Koren W, Shahar A: Xiphodynia masking acute myocardial infarction: a diagnostic cul-de-sac, Am J Emerg Med 16:177–178, 1998.

Stochkendahl MJ, Christensen HW: Chest pain in focal musculoskeletal disorders, Med Clin North Am 94:259–273, 2010.

第 66 节

前锯肌综合征
（SERRATUS ANTERIOR MUSCLE）

ICD-9 编码　**729.1**

ICD-10 编码　**M79.7**

临床综合征

胸壁疼痛在临床中十分常见。发生率较高且易于诊断的是肋软骨炎和 Tietze 综合征。前锯肌综合征也会引起胸壁疼痛，但发生率较低，因此容易被误诊。前锯肌综合征包含一系列症状，表现为腋中线第五至第七肋骨的疼痛，疼痛可放射至同侧上肢至无名指及小指掌侧。前锯肌综合征的疼痛与心肌梗死相似，因而常常被误诊。前锯肌综合征是一种肌筋膜疼痛综合征，为轻中度疼痛，性质多为酸痛，呈间歇性发作。

症状和体征

体格检查时，前锯肌综合征患者在腋中线 T_5-T_7 范围内会有疼痛激痛点，疼痛可放射至同侧上肢至无名指及小指掌侧（图 66-1）。按压这些激痛点可以激发疼痛，而非胸壁或肩部的活动。当按压这些激痛点时，患者会疼的跳起来。肩胛骨外侧缘也可能存在激痛点，且适合注射治疗。如前所述，肩部和胸壁的运动不会加剧疼痛。

检查

怀疑前锯肌综合征时，应进行 X 线检查，以排除隐匿的骨病变，如转移性病灶。结合患者的临床表现，还需要一些辅助检查，包括全血细胞计数、前列腺特异性抗原、红细胞沉降率和抗核抗体。若怀疑胸骨后肿物（如胸腺瘤），或者外伤时，需行磁共振成像检查（图 66-2）。若前锯肌综合征患者出现牵涉性上肢疼痛，

可通过肌电图检查排除颈神经根病或神经丛病的可能。前锯肌注射局部麻醉药和糖皮质激素是一种诊断和治疗策略。

鉴别诊断

如前所述，前锯肌综合征的疼痛常被误以为是心源性的，因此患者常急诊就诊，接受不必要的心脏检查。如果发生创伤，胸骨综合征可能与肋骨骨折或者胸骨骨折并存，这些在 X 线检查中容易被遗漏，可能需要放射性核素骨扫描来鉴别。Tietze 综合征患者，若上部肋软骨出现病毒感染，则易与前锯肌综合征混淆。

胸壁的神经病理性疼痛容易与胸肋综合征混淆或并存。这些神经病理性疼痛包括糖尿病多神经病变和侵犯胸神经的急性带状疱疹。也有存在纵隔疾病的可能性，但这些疾病有时很难诊断。导致胸膜发炎的病理过程，比如肺栓塞、感染和肿瘤，也应考虑在内。

治疗

前锯肌综合征的基本治疗包括简单镇痛药和非甾体抗炎药或环氧化酶 -2 抑制剂。局部热敷和冷敷可能有助于缓解症状。弹性肋骨绷带可能对部分患者有效。若患者对上述治疗无效，可以考虑使用局部麻醉药和糖皮质激素对前锯肌上的激痛点进行注射治疗。

并发症和注意事项

在前锯肌综合征患者的治疗过程中，主要风险是未及时发现胸腔和（或）纵隔潜在的严重病变。考虑到靠近胸膜腔，胸骨肌注射可能导致气胸，或者伤及纵隔和胸腔内脏器。大约 25% 的患者在注射治疗后疼痛短暂加重，应充分告知患者。

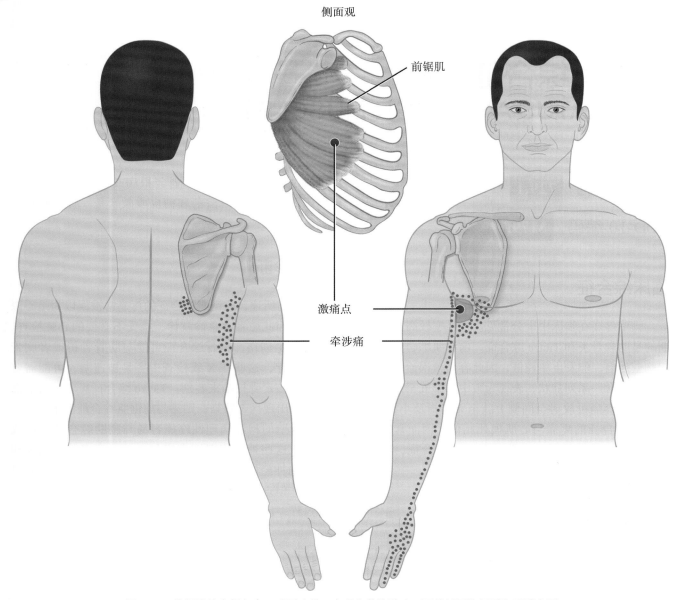

侧面观

前锯肌

激痛点

牵涉痛

图 66-1 前锯肌综合征包含一系列症状，表现为前胸壁痛，可放射至胸骨后和手臂内侧

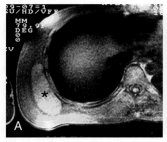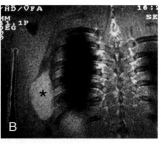

图 66-2 前锯肌创伤性撕裂
磁共振成像的 T2 加权像显示胸壁血肿 (*)。A. 轴位。B. 冠状位（From Otoshi K, Itoh Y, Tsujino A, Hasegawa M, Kikuchi S: Avulsion injury of the serratus anterior muscle in a high-school underhand pitcher: a case report, J Shoulder Elbow Surg 16:e45–e47, 2007.）

临床要点

前锯肌综合征患者经常怀疑是心脏病发作而就诊于急诊科。也可能因为手臂牵涉痛而经常被误诊为颈部神经根病。肌电图有利于判断神经源性损害的病因和程度。

注射治疗对于前锯肌综合征非常有效。并存的胸肋关节或胸骨柄体关节的炎症也可能导致前胸疼痛，亦可用局部麻醉药和糖皮质激素进行局部注射治疗。只要仔细关注注射部位的解剖情况，注射治疗就会相当安全。气胸可通过使用短针头或者不要进针过深来避免。采用无菌技术来避免患者感染，以及常规措施来避免对操作人员的风险。注射后立即按压穿刺部位，可以避免瘀斑和血肿的发生。肩部疼痛行注射治疗，数天后方可进行物理治疗，包括局部热敷和舒缓的关节活动训练。剧烈运动可能会加重症状，应注意避免。简单镇痛药和非甾体抗炎药可与注射技术同时使用。

原书参考文献

Bradley LA: Pathophysiology of fibromyalgia, Am J Med 122(Suppl 1):S22–S30, 2009.

Ge H-Y, Nie H, Madeleine P, et al: Contribution of the local and referred pain from active myofascial trigger points in fibromyalgia syndrome, Pain 147:233–240, 2009.

Son MBF, Sundel RP: Musculoskeletal causes of pediatric chest pain, Pediatr Clin North Am 57:1385–1395, 2010.

Yurtsever I, Topal U, Yal.in R, Ad.m .B, Bayram S: Desmoid tumor of the chest wall, Eur J Radiol Extra 46:119–121, 2003.

滑脱性肋骨综合征
(SLIPPING RIB SYNDROME)

ICD-9 编码　786.59

ICD-10 编码　R07.82

临床综合征

随着安全带和安全气囊的普及，滑脱性肋骨综合征的发生率越来越高，但经常被误诊，从而导致患者长期疼痛，以及因怀疑胸腹部有病变而过度检查。滑脱性肋骨综合征是由于下位肋软骨前端过度活动而造成的剧烈刀割样疼痛综合征。最常累及第十肋骨，第八和第九肋骨也会受到影响。该综合征也被称为肋尖综合征。滑脱性肋骨综合征常与肋骨的肋软骨受到创伤有关。这些肋软骨经常在胸部受到加速/减速伤害和钝挫伤过程中受到创伤。在严重创伤的情况下，软骨可能会出现半脱位或脱位。患有滑脱性肋骨综合征的患者在受累肋软骨及肋骨活动时，会有一种"敲击"感。

症状和体征

体格检查时，患者通过使胸腰部椎体保持轻度弯曲，从而固定受累的肋软骨关节（图 67-1）。肋软骨受压可复制疼痛。滑脱性肋骨综合征患者存在 hooking maneuver 试验阳性。进行 hooking maneuver 试验时，患者仰卧，放松腹肌，医师勾住患者手指并轻轻外拉。受累肋骨和肋软骨出现疼痛、敲击感或弹响即表明试验阳性。

检查

所有出现下位肋骨或肋软骨疼痛的患者均应行 X 线检查，以排除肋骨骨折或骨肿瘤等病变。结合患者的临床表现，还需要一些辅助检查，包括血细胞计数、前列腺特异性抗体水平、红细胞沉降率和抗核抗体。若怀疑有关节不稳和隐匿性肿块时，需行受累肋骨或肋

软骨的磁共振成像检查。本节讨论的注射技术是一种诊断和治疗方法。

鉴别诊断

如前所述，滑脱性肋骨综合征的疼痛常被误以为是心脏或胆囊源性疼痛，因此患者常急诊就诊，接受不必要的心脏和胃肠道检查。如果发生创伤，滑脱性肋骨综合征可能与肋骨骨折或者胸骨骨折并存，这些在 X 线检查中容易被遗漏，可能需要放射性核素骨扫描来鉴别。Tietze 综合征患者，若上部肋软骨出现病毒感染，则易与滑脱性肋骨综合征混淆，也可能与胸膜感染所致的胸膜痛混淆。

胸壁的神经病理性疼痛容易与滑脱性肋骨综合征混淆或并存。这些神经病理性疼痛包括糖尿病多神经

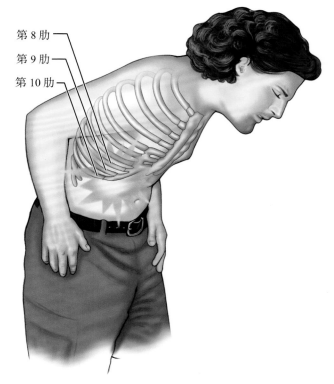

第 8 肋
第 9 肋
第 10 肋

图 67-1　勾拉滑脱性肋骨综合征患者受累的肋软骨时可出现疼痛

病变和侵犯胸神经的急性带状疱疹。也有存在纵隔疾病的可能性，但这些疾病有时很难诊断。导致胸膜发炎的病理过程，比如肺栓塞、感染和肿瘤，也应考虑在内。

治疗

滑脱性肋骨综合征相关的疼痛和功能障碍的基本治疗包括简单镇痛药和非甾体抗炎药或环氧化酶-2 抑制剂。局部热敷和冷敷可能有益。应当尽量避免能激发疼痛的重复动作。若患者对上述治疗无效，可以考虑使用局部麻醉药和糖皮质激素对受累肋软骨进行注射治疗。

注射治疗时，患者取仰卧位，在受累软骨、肋软骨表面进行消毒铺巾。每一个部位的注射药物为不含防腐剂的 0.25% 丁哌卡因 1 ml 和甲泼尼龙 40 mg，应严格无菌操作。

在严格遵守无菌原则的前提下，明确肋骨远端及肋软骨，在每一根受累肋骨及肋软骨交界处下缘做标记。从标记处进针，穿过皮肤、皮下组织，直至针尖触及肋骨骨膜。退针至皮下，然后向肋骨下缘调整。应紧贴肋骨下缘进针，但不应过深，以免引起气胸或损伤腹部脏器。仔细回抽，明确针尖不在肋间动静脉内后，缓慢注药 1 ml。注药时阻力应很小。若阻力很大，可将针尖稍稍回退，直至注药阻力很小。每一根受累的肋骨和肋软骨都应分别注射药物。退针后用无菌纱布和冰袋压迫穿刺部位。

并发症和注意事项

在滑脱性肋骨综合征患者的治疗过程中，主要风险是未及时发现胸部或上腹部的严重病变。考虑到靠近胸膜腔，胸骨柄体关节注射可能导致气胸。这种并发症的发生率小于 1%，但在慢性阻塞性肺疾病患者中更常见。因为注射部位靠近肋间动脉和神经，应当仔细计算局部麻醉药的总量，以免用药过多吸收入血。尽管感染的可能性很小，但对免疫抑制的癌症患者而言，这种风险不容忽视。早期发现感染对于避免危及生命的潜在后遗症至关重要。

临床要点

滑脱性肋骨综合征患者经常怀疑自己是心脏病或溃疡性疾病。注意安抚患者，尽管这种肌肉骨骼疼痛综合征和腹腔内脏器病变可能并存。采用无菌技术来避免患者感染，以及常规措施来避免对操作人员的风险。注射后立即按压穿刺部位，可以避免瘀斑和血肿的发生。注射治疗数天后方可进行物理治疗，包括局部热敷和舒缓的关节活动训练。剧烈运动可能会加重症状，应注意避免。简单镇痛药和非甾体抗炎药可与注射技术同时使用。若滑脱性肋骨综合征患者有其他关节受累，应行实验室检查来判断是否存在免疫性疾病。

原书参考文献

Brunse MH, Stochkendahl MJ, Vach W, et al: Examination of musculoskeletal chest pain: an inter-observer reliability study, Manual Ther 15:167–172, 2010.

Cranfield KAW, Buist RJ, Nandi PR, Baranowski AP: The twelfth rib syndrome, J Pain Symptom Manage 13:172–175, 1997.

Fam AG, Smythe HA: Musculoskeletal chest wall pain, CMAJ 133:379–389, 1985.

Stochkendahl MJ, Christensen HW: Chest pain in focal musculoskeletal disorders, Med Clin North Am 94:259–273, 2010.

Verdon F, Herzig L, Burnand B, et al: Chest pain in daily practice: occurrence, causes and management, Swiss Med Wkly 138:340–347, 2008.

Wright JT: Slipping-rib syndrome, Lancet 316:632–634, 1980.

翼状肩综合征
(WINGED SCAPULA SYNDROME)

ICD-9 编码　**736.89**

ICD-10 编码　**M21.80**

临床综合征

翼状肩综合征是肩部和后胸壁肌肉骨骼疼痛的罕见原因。由于前锯肌的肌肉萎缩，翼状肩综合征的初始症状表现为该肌的无痛性肌无力，以及由此产生的特征性的翼状肩胛。继发于肌无力引起的功能障碍，最终会导致肌肉骨骼疼痛。翼状肩综合征经常被误诊为肩部和后胸壁肌肉的牵拉伤，因为该病经常在剧烈运动后出现，尤其是在负重之后。该综合征可能与肩胛上神经卡压并存。

胸长神经损伤是翼状肩综合征的主要病因。胸长神经从第五、第六和第七颈神经发出，对牵拉损伤和直接创伤高度敏感。治疗胸廓出口综合征行第一肋骨切除时极易损伤胸长神经。臂丛或颈神经根受伤也可能引起翼状肩，但通常并存其他神经系统表现。

翼状肩综合征表现为后胸壁和肩胛骨肌肉疼痛。疼痛可能会放射至肩部和上臂。翼状肩综合征的疼痛程度多为轻中度，若不加以治疗，可能产生明显的功能障碍，进而加剧肌肉骨骼疼痛。

症状和体征

不论胸长神经损伤的具体机制，翼状肩综合征共同的临床特征是由前锯肌无力导致的肩胛麻痹。翼状肩综合征的疼痛通常发生在急性肌无力发作后，但它往往被错误地归因于过度剧烈运动。体格检查时，直臂上举无法完成最后 30 度，肩胛骨协调性被破坏。患者伸手扶墙时，临床医师从背面很容易发现翼状肩。患者神经系统的其他检查应该在正常范围（图 68-1）。

检查

该综合征的临床表现含混不清，因此辅助检查对于帮助确诊翼状肩综合征至关重要。肌电图有助于区分是胸长神经损伤还是臂丛神经病变导致的翼状肩综合征。翼状肩综合征患者均应行 X 线检查，以排除是否合并隐匿性骨病变。结合患者的临床表现，还需要一些辅助检查，包括全血细胞计数，尿酸水平，红细胞沉降率和抗核抗体。若患者出现其他神经功能缺损，则应行臂丛神经和（或）颈椎的磁共振成像检查。

鉴别诊断

颈段脊髓、臂丛和颈神经根病变均可产生包括翼状肩在内的临床症状。此类病变还会产生其他神经系统功能缺损，临床医师据此可将其与单纯翼状肩综合征区分开来。肩胛骨或肩部的病变也可能干扰临床诊断。

治疗

除了去除神经卡压的因素（例如沉重的背包或压迫神经的肿瘤）和使用矫正装置稳定肩胛骨，保持正常肩部功能以外，没有针对翼状肩综合征的特异性治疗方法。缓解翼状肩疼痛和功能障碍的基本治疗包括联合使用非甾体抗炎药或环氧化酶 -2 抑制剂和物理治疗。局部热敷和冷敷可能有助于缓解症状。应该避免可能会诱发该综合征的重复动作。

并发症和注意事项

与翼状肩综合征相关的主要并发症包含两类：①综合征相关的功能障碍导致的肩部损伤，②未能认识到翼状肩的原因不是胸长神经病变的结果，而是一个更严重的神经病变的一部分。

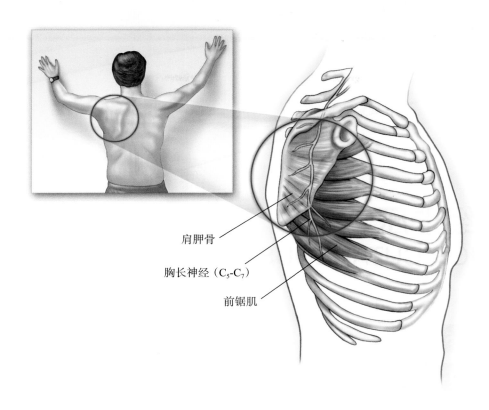

肩胛骨

胸长神经（C_5-C_7）

前锯肌

图 68-1 患者伸手扶墙时，最易于观察翼状肩

临床要点

　　翼状肩综合征是一种治疗效果不佳的临床综合征。早期消除神经卡压的病因可以使神经功能迅速恢复，改善疼痛和肩部功能障碍。将翼状肩简单归结于翼状肩综合征之前应该仔细寻找其他原因导致的神经功能缺损。

原书参考文献

Akgun K, Aktas I, Terzi Y: Winged scapula caused by a dorsal scapular nerve lesion: a case report, Arch Phys Med Rehabil 89:2017–2020, 2008.

Belville RG, Seupaul RA: Winged scapula in the emergency department: a case report and review, J Emerg Med 29:279–282, 2005.

Nakatsuchi Y, Saitoh S, Hosaka M, Uchiyama S: Long thoracic nerve paralysis associated with thoracic outlet syndrome, J Shoulder Elbow Surg 3:28–33, 1994.

Sherman SC, O'Connor M: An unusual cause of shoulder pain: winged scapula, J Emerg Med 28:329–331, 2005.

第 69 节

前皮神经卡压
（ANTERIOR CUTANEOUS NERVE ENTRAPMENT）

ICD-9 编码 **355.9**

ICD-10 编码 **G58.9**

临床综合征

前皮神经卡压是前腹壁疼痛的一种不常见病因，是经常被忽视的临床诊断。前皮神经卡压综合征包含一系列症状，表现为严重的刀割样疼痛，查体发现受前皮神经支配的前腹壁有压痛点。疼痛可放射至腹白线，但几乎不越过中线。前皮神经卡压综合征最常见于年轻女性。患者通常可以准确地定位疼痛点，一般为肋间神经前皮支穿出腹直肌外缘腹壁筋膜的位置（图 69-1）。在此处肋间神经前皮支穿出后转向前方支配前腹壁。当神经穿出筋膜时需经过紧实的纤维环，此处神经容易出现卡压。神经与腹壁动脉和静脉伴行穿过筋膜。少量腹部脂肪可能会疝入此筋膜环而嵌顿，导致神经进一步受压。前皮神经卡压为中至重度疼痛。

症状和体征

如前所述，患者通常可以定位前皮神经卡压的确切位置。触诊这些部位会出现受累的前皮神经支配区突发尖锐刺痛。自发性腹部肌肉收缩会给神经带来额外的压力并可能触发疼痛。患者试图通过保持胸腰椎略微弯曲，以避免增加腹肌张力来减轻神经受到的卡压（图 69-2）。仰卧起坐和 Valsalva 动作可复制疼痛。患者前皮神经卡压时，嘱其增加腹肌张力可出现 Carnett 试验阳性，以此来判断疼痛来源于腹壁而非腹内脏器病变（图 69-3）。

检查

若怀疑疼痛来源于低位肋软骨和肋骨，X 线检查可以排除隐匿性骨病变，包括肋骨骨折和肿瘤。若怀疑胆石症，则有必要行胆囊的影像学检查。结合患者的临床表现，还需要一些辅助检查，包括全血细胞计数，粪便检查，红细胞沉降率和抗核抗体。若怀疑有腹内病变，应行超声检查和计算机断层扫描（CT）。无论有无超声引导，前皮神经穿出筋膜部位的注射可作为一种诊断和治疗手段（图 69-4）。

鉴别诊断

前皮神经卡压的鉴别诊断应包括腹壁疝、消化性溃疡病、胆囊炎、间歇性肠梗阻、肾结石、心绞痛、肠系膜血管功能紊乱、糖尿病多发性神经病和肺炎（表 69-1）。罕见的还有免疫性疾病，包括系统性红斑狼疮和结节性多动脉炎，可导致间歇性腹痛；卟啉症也可导致间歇性腹痛。急性带状疱疹的疼痛可先于皮疹 24~72 小时出现，可能将其错误地归咎于前皮神经卡压。

治疗

前皮神经卡压综合征疼痛和功能障碍的基本治疗包括非甾体抗炎药或环氧化酶 -2 抑制剂和物理治疗。局部热敷和冷敷可能有助于缓解症状。应该避免可能

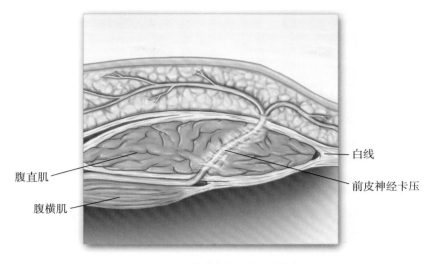

图 69-1　腹壁内前皮神经的走行

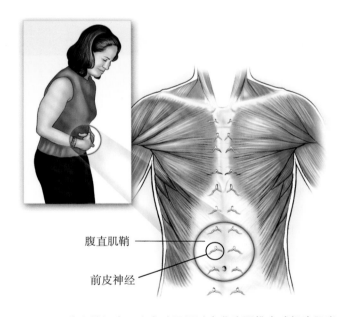

图 69-2　前皮神经卡压患者试图通过弯曲胸腰椎来减轻腹肌张力对卡压神经的影响

诱发疼痛的重复动作。若患者对上述治疗无效，下一步可在前皮神经穿出筋膜的部位注射局部麻醉药。若前皮神经卡压综合征持续存在，可以考虑手术探查和前皮神经减压。

并发症和注意事项

　　与前皮神经卡压综合征相关的主要并发症包括两类：①由误诊导致的医源性并发症，②临床医师未意识到疝气可能与神经卡压并存，直至发生肠缺血。

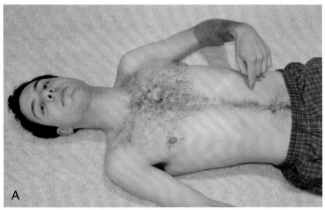

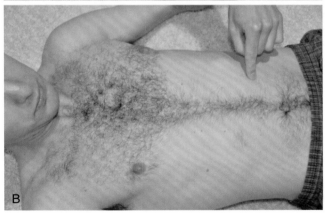

图 69-3　Carnett 试验

　　A. 要求患者完全放松腹部肌肉，用一根手指指出疼痛最严重的区域。B. 然后要求患者最大限度地紧张腹部肌肉，若疼痛较之前有所增加，则 Carnett 试验阳性

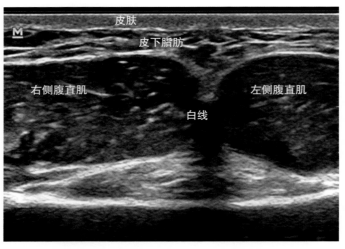

图 69-4　超声图像显示腹白线、腹直肌、皮肤和皮下组织

表 69-1

前皮神经卡压综合征的鉴别诊断

鉴别诊断	检查和特征
前皮神经卡压综合征	Carnett's 检查，局部注射局部麻醉药
胸外侧皮神经卡压	手术史和临床检查
髂腹下或髂腹股沟神经卡压	既往腹股沟手术史，临床检查，局部麻醉药注射
子宫内膜异位症	周期性腹痛的病史，腹腔镜手术
肌筋膜疼痛综合征	临床检查，肌筋膜张力增加
滑脱性肋骨综合征	活动度增加，第 8~10 肋骨脱位，临床检查
糖尿病性神经根病	椎旁肌 EMG，糖尿病史
腹壁撕裂	与抬举或拉伸相关的急性疼痛史，运动员
腹壁或腹直肌鞘血肿	腹部超声或 CT 扫描，腹腔镜术后，抗凝患者咳嗽
带状疱疹	病史和临床检查，皮肤病
腹壁肿瘤（脂肪瘤，硬纤维瘤，转移瘤）	病史和临床检查，腹部 CT 扫描
脊神经刺激	胸椎病变引起的牵涉痛
疝气	腹部超声检查，临床检查
牵拉性耻骨炎或耻骨痛	运动员，MRI 或造影阳性发现

临床要点

　　前皮神经卡压综合征的患者通常将他们的疼痛归因于胆囊发作或溃疡病。注意安抚患者，尽管这种肌肉骨骼疼痛综合征可能与腹内脏器病变并存。注射治疗数天后方可进行物理治疗，包括局部热敷和舒缓的关节活动度训练。剧烈运动可能会加重症状，应注意避免。简单镇痛药和非甾体抗炎药可与注射技术同时使用。若出现不明原因的前腹部疼痛，应行影像学检查以排除腹内脏器病变。

原书参考文献

Hall MW, Sowden DS, Gravestock H, et al: Abdominal wall tenderness test, Lancet 7:1606–1607, 1991.

Kanakarajan S, High K, Nagaraja R: Chronic abdominal wall pain and ultrasound-guided abdominal cutaneous nerve infiltration: a case series, Pain Med 12: 382–386, 2011.

Kuan L-C, Li Y-T, Chen F-M, et al: Efficacy of treating abdominal wall pain by local injection, J Obstet Gynecol 45:239–243, 2006.

Srinivasan R, Greenbaum DS: Chronic abdominal wall pain: a frequently overlooked problem: practical approach to diagnosis and management, Am J Gastroenterol 97:824–830, 2002.

急性间歇性血卟啉病
（ACUTE INTERMITTENT PORPHYRIA）

ICD-9 编码 **277.1**

ICD-10 编码 **E802.9**

临床综合征

急性间歇性卟啉症是腹部疼痛的罕见原因，且经常混淆临床医师的诊断。卟啉症是亚铁血红素合成紊乱性疾病，可以产生广泛的临床症状。许多种不同的卟啉症将会产生特定的临床症状，从而反映含铁血红素合成途径中特定的酶缺乏。卟啉症可以先天遗传，也可以后天获得。主要的临床表现是神经功能障碍和皮肤对阳光过敏这种独特的临床反应。

急性间歇性卟啉症是常染色体显性遗传，具有多种临床表型。造成急性间歇性卟啉症基因的发病率被认为是十万分之一。这种病很少在青春期前出现。急性腹痛通常是该病最早的临床表现。顾名思义，急性间歇性卟啉症表现为间歇性的腹部绞痛。腹痛可能在腹部的局部或者放射到侧腹。患者同样可以表现出神经系统症状，提示中枢或者外周神经系统障碍。葡萄酒色尿液是包括急性间歇性卟啉症在内的肝卟啉症的特点，在急性发作期常见。

症状和体征

虽然急性间歇性卟啉症患者腹痛的临床表现令人印象深刻，但是其腹部检查往往没有明显异常（图70-1）。偶尔会发生呕吐，心动过速、自主功能障碍（如出汗）和不稳定的高血压都很常见。有时尿潴留也会发生，并混淆临床诊断，尤其在出现葡萄酒色尿时。神经学检查发现深腱反射减弱和末梢感觉减退，提示存在周围神经病变。脑神经受累很少见，但很严重。1/3 的急性卟啉综合征患者可以产生从躁动到明显精神错乱的精神障碍。紧张和焦虑让患者的护理更加困难。

酗酒、吸烟、怀孕、巴比妥类药物和口服避孕药可能会对急性卟啉综合征患者造成严重影响，脱水、限制卡路里、激素水平变化和感染也会产生影响。

检查

急性卟啉综合征的诊断通常会被延误，大量的检测将会被进行。然而，大部分的标准实验室检查并不能让临床医师确诊急性卟啉综合征。具体来说，肝功能检查是正常的。常常出现轻度的正细胞正色素性贫血。新鲜的尿液是无色的，但是当它暴露在灯光下时会变成葡萄酒的颜色。鉴于卟啉症的低发病率，尿液定性检查试验，例如沃森 - 施瓦茨试验是诊断卟啉症的第一步。如果定性实验阳性，则需要做检测氨基乙酰丙酸

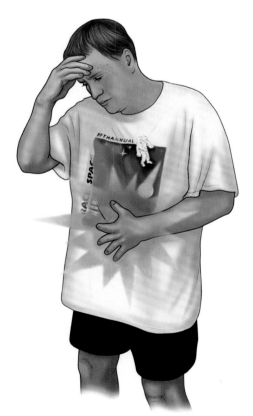

图 70-1　**急性间歇性卟啉症患者经常主诉剧烈腹痛**

的气相色谱定量分析试验。

鉴别诊断

基本上所有可能导致急性间歇性腹痛的原因都必须被纳入鉴别诊断。临床医师需要详细记录病史和仔细体格检查，以排除急性间歇性腹痛的致命性病因，如肠缺血、肠扭转和急性阑尾炎。急性卟啉综合征的关键鉴别要点是患者剧烈的腹部疼痛症状和正常的腹部体征不一致。鉴于急性卟啉综合征患者精神异常的高发性，腹痛的精神性因素必须纳入鉴别诊断中。

治疗

急性间歇性卟啉症的发作可以通过静脉注射葡萄糖中止。高铁血红素静脉注射也可有效缓解症状。西咪替丁是一种组胺 -2 抑制剂，对改善急性发作也很有帮助。避免使用巴比妥类药物、抗癫痫药和酒精，可以避免急性间歇性卟啉症急性发作症状的恶化。关注水电解质平衡也很重要。即使接受细心地治疗，也有急性发作致死的可能。

并发症

急性间歇性卟啉症并发症的发生与不能及时诊断和急性发作期未能纠正代谢和电解质紊乱有关。巴比妥类药物和抗惊厥药经常被错误地用于控制与急性间歇性卟啉症相关的癫痫发作，这会使卟啉症恶化，从而形成恶性负反馈循环，最终可能导致患者死亡。

临床要点

急性间歇性卟啉症腹痛的病因被认为是自主神经功能紊乱导致异常的肠道运动从而产生痉挛或梗阻。急性间歇性卟啉症患者精神异常的发生常使临床医师感到困惑并使治疗复杂化。临床医师首先要想到急性间歇性卟啉症的可能性。

原书参考文献

Crimlisk HL: The little imitator: porphyria—a neuropsychiatric disorder, J Neurol Neurosurg Psychiatry 62:319–328, 1997.

Herrick AL, McColl KEL: Acute intermittent porphyria, Best Pract Res Clin Gastroenterol 19:235–249, 2005.

Kuo H-C, Lee M-J, Chuang W-L, Huang C-C: Acute intermittent porphyria with peripheral neuropathy: a follow-up study after hematin treatment, J Neurol Sci 260:231–235, 2007.

Peters TJ, Deacon AC: International air travel: a risk factor for attacks in acute intermittent porphyria, Clin Chim Acta 335:59–63, 2003.

Shen FC, Hsieh CH, Huang CR: Acute intermittent porphyria presenting as acute pancreatitis and posterior reversible encephalopathy syndrome, Acta Neurol 17:177–183, 2008.

第 71 节

放射性肠炎
(RADIATION ENTERITIS)

ICD-9 编码 **558.1**

ICD-10 编码 **K52.0**

临床综合征

随着癌症患者寿命延长，临床医师更频繁的处理与癌症治疗相关的不良反应和并发症。其中一个并发症就是放射性肠炎。这种放疗相关并发症发生于腹部和盆腔放射后。放射性肠炎的早期症状是由黏膜水肿和溃疡所致，包括腹痛、恶心、呕吐、便意和（或）里急后重。晚期症状更多的是与辐射引起的肠管瘢痕和狭窄有关，包括大便变细、直肠灼烧感以及黏液便。疼痛为轻中度的绞痛。放射性肠炎的早期症状可出现于放疗结束后的1 周到 10 天内，晚期症状可出现于数月或数年后。多种因素使患者易于罹患放射性肠炎，包括已存在的系统性疾病（如糖尿病）和治疗相关因素（表 71-1）。

症状和体征

放射性肠炎患者体格检查时会发现弥漫性腹部压痛和极度亢进的肠鸣音。可能还存在轻度腹胀。急性腹膜刺激征提示有内脏穿孔，如反跳痛。患者可能会经常出现黏液便、腹泻和呕吐。患者看起来像罹患系统性疾病，而非感染性疾病（图 71-1）。

检查

结肠镜检查可提供放射性肠炎的确凿证据，还有助于排除其他导致腹痛的病因。基于患者的临床表现，还需要一些辅助检查，包括全血细胞计数和红细胞沉降率，怀疑感染性肠炎时还应行粪便培养和血培养。若怀疑隐匿性肿块或脓肿时，需行口服和静脉注射造影剂的计算机断层扫描（CT）检查。腹部的磁共振成像检查也有助于确诊放射性肠炎（图 71-2）。

鉴别诊断

既往的放疗史是诊断放射性肠炎的必要条件。问题在于，恶性肿瘤放疗后会复发，其产生的临床症状与放射性肠炎很难区别。大多数患者接受放疗后都处于免疫抑制状态，在鉴别诊断时应考虑有感染性肠炎或腹腔内脓肿的可能。其他原因引起的腹痛，包括憩室炎、肠梗阻和阑尾炎，也可能与放射性肠炎同时并存。

治疗

控制症状是治疗放射性肠炎的主要目标。在急性期重点关注患者的体液和代谢情况，对于避免并发症至关重要。车前草有助于缓解腹泻、黏液便以及降低便意感。抗胆碱能类药（如双环维林）和逆蠕动剂（如洛派丁胺）有助于缓解腹泻。氧化锌软膏和醋酸铝浸泡的坐浴有助于缓解里急后重和直肠疼痛。有关于糖皮质激素和硫糖铝灌肠缓解难治性放射性肠炎症状的报道。

并发症和注意事项

放疗相关并发症的发生率很高。自发性肠穿孔、狭窄、瘘管形成、出血和吸收不良的高发生率，使放射性肠炎的治疗更加复杂化。如前所述，肿瘤复发和感染性并发症的风险始终存在。

表 71-1	
慢性放射性肠炎的危险因素	
患者因素	**治疗因素**
体重减轻	受照射小肠的体积
合并症（糖尿病、高血压、炎症性肠病）	放疗剂量和分馏
吸烟	放疗技术
既往肠道手术	同时行化疗

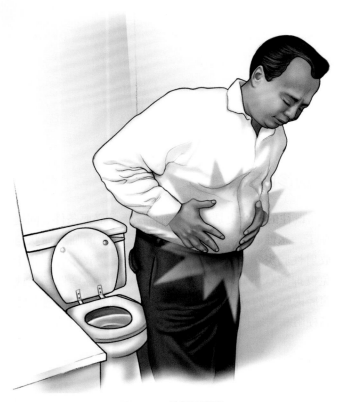

图 71-1　放射性肠炎

患者通常表现为弥漫性腹痛、肠鸣音亢进和轻度腹胀，伴黏液便、腹泻和呕吐。患者看起来像罹患系统性疾病，但非感染性疾病

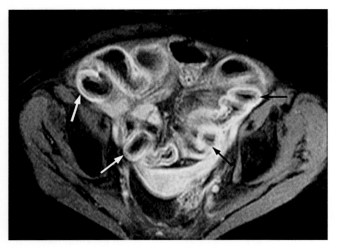

图 71-2　放射性肠炎

盆腔照射后，钆增强型小角度梯度回波序列显示节段性壁增厚和增强（箭头），提供放射性肠炎的证据（From Edelman RR, Hesselink JR, Zlatkin MB, et al, editors: Clinical magnetic resonance imaging, 3rd ed, Philadelphia, 2006, Saunders, p 2701.）

临床要点

放射性肠炎的治疗应成为癌症患者整体治疗的一部分。疼痛以外症状的诊断和治疗经常被滞后，进一步加剧了患者的痛苦。对威胁生命的并发症应保持高度警惕，例如：肠穿孔。

原书参考文献

Andreyev HJ: Gastrointestinal problems after pelvic radiotherapy: the past, the present and the future, Clin Oncol 19790–19799, 2007.

Chon BH, Loeffler JS: The effect of nonmalignant systemic disease on tolerance to radiation therapy, Oncologist 7:136–143, 2002.

Theis VS, Sripadam R, Ramani V, Lal S: Chronic radiation enteritis, Clin Oncol 22:70–83, 2010.

Waddell BE, Rodriguez-Bigas MA, Lee RJ, Weber TK, Petrelli NJ: Prevention of chronic radiation enteritis, J Am Coll Surg 189:611–624, 1999.

第 72 节

肝脏痛
(LIVER PAIN)

ICD-9 编码 **573.8**

ICD-10 编码 **K76.8**

临床综合征

肝脏痛是一种常见的临床症状，但经常得不到恰当的诊断和治疗。通过交感神经系统，肝脏本身可作为疼痛的来源；也通过肋间神经和肋下神经介导，继发于腹膜刺激的牵涉痛。肝脏源性疼痛通常定位不太明确，主要位于上腹部，表现为持续性的轻中度钝痛。门静脉阻塞引起的疼痛可能与肝肿大、肝被膜受牵拉和静脉扩张有关。这种疼痛由交感纤维介导，这些纤维来自腹腔神经节，沿肝动静脉走行，然后分布于肝脏。这种类型的肝脏痛对镇痛药的反应效果较差。有时肝肿大刺激横膈膜，疼痛可放射至同侧锁骨上和肩部区域。这种经常被误诊的牵涉痛通过膈神经介导，叫做克尔氏征（Kehr's sign）。

牵涉性肝脏痛由膈面胸膜和腹膜的机械性刺激和炎症所致。这种疼痛是躯体痛，由下位肋间神经和肋下神经介导，为中重度的尖锐样痛。与交感神经介导的肝脏痛相比，牵涉性肝脏痛对非甾体抗炎药和阿片类药物的反应效果较好。

症状和体征

肝脏痛的临床表现取决于疼痛是通过交感神经还是躯体神经介导，或两者兼有。在交感神经介导的患者中，腹部检查会发现肝肿大，肝脏触诊有压痛。可能存在原发性肿瘤或转移瘤。其余的腹部检查是非特异性的。对多数患者而言，肝脏听诊无法闻及摩擦音。如前所述，患者可能抱怨锁骨上区域不明原因的疼痛（图 72-1）。

躯体神经介导的肝脏痛患者的临床表现则完全不一样。患者通常按压固定右下胸壁和腹部，用浅呼吸来避免疼痛加剧；因惧怕疼痛而咳嗽无力，不能有效排痰，从而导致上呼吸道分泌物明显淤积和肺不张。腹部检查可能会出现右上象限腹膜刺激体征。肝脏听诊可闻及摩擦音。肝脏触诊时压痛明显，可能会触及原发性肿瘤和（或）转移瘤。

检查

肝脏痛患者的检查应着重于鉴别引起疼痛的原发性肝脏疾病，以及排除其他可能导致疼痛的病变。当怀疑肝脏痛时，所有患者均应行胸部和腹部 X 线，包括立位腹 X 线检查。肋骨的影像学检查可用于排除骨病变，如肿瘤。基于患者的临床表现，还需要一些辅助检

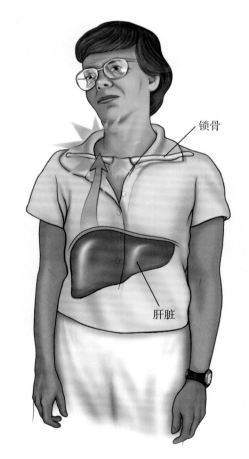

锁骨

肝脏

图 72-1　**肝脏痛患者经常诉锁骨上区域不明原因的疼痛**

查，包括全血细胞计数，生化，肝功能，红细胞沉降率和抗核抗体。大部分肝脏痛患者需行下位胸部和腹部的计算机断层扫描（CT）和磁共振成像检查，以排除肺部和腹腔病变，例如胆囊和胰腺的肿瘤（图 72-2 和图 72-3）。基于解剖基础的神经阻滞可作为一种诊断和治疗策略（详见治疗部分）。

鉴别诊断

　　肝源性疼痛通常是潜在严重疾病的结果，如胆道恶性肿瘤、门脉高压或肝转移瘤。肝源性疼痛经常被误认为是心脏或胆囊的疼痛，患者常就诊于急诊，接受不

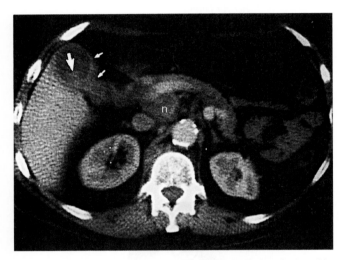

图 72-2　胆囊癌（细箭头）表现为胆囊壁增厚伴随胆囊结石（粗箭头），以及淋巴结转移（n）

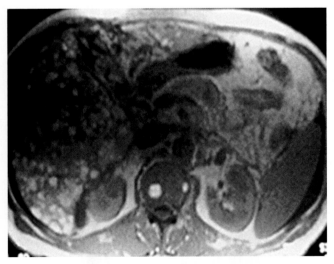

图 72-3　肝脏和椎体内的高信号转移灶
　　轴向增强 T1 加权磁共振成象显示肝脏和椎体内的数个高信号转移灶（From Edelman RR, Hesselink JR, Zlatkin MB, et al, editors: Clinical magnetic resonance imaging, 3rd ed, Philadelphia, 2006, Saunders, p 2572.）

必要的心脏和胃肠道检查。如果发生创伤，肝脏痛可能与肋骨骨折或者胸骨骨折共存，这些在普通 X 线中容易被遗漏，可能需要放射性核素骨扫描来鉴别。

　　胸壁的神经病理性疼痛容易与肝脏痛混淆或并存。这些神经病理性疼痛包括糖尿病多神经病变和侵犯低位胸神经和高位腰神经的急性带状疱疹。也有存在下纵隔和腹膜后疾病的可能性，但这些疾病有时很难诊断。使胸膜发炎的病理过程，比如肺栓塞，感染和博恩霍尔姆病，也可能与肝源性疼痛相似或并存。

治疗

　　肝脏痛的基本治疗包括简单的镇痛药和非甾体抗炎药或环氧化酶 -2 抑制剂。若这些药无法完全控制症状，可加用阿片类镇痛药。局部热敷和冷敷可能有助于缓解疼痛。弹性肋骨绷带也可能有助于缓解症状。

　　若患者对上述治疗无效，可以考虑使用局部麻醉药和糖皮质激素对肋间神经进行阻滞。若考虑疼痛由交感神经介导，可尝试行腹腔神经丛阻滞。该神经阻滞有助于诊断和治疗。若考虑疼痛由躯体神经介导，可尝试行肋间神经阻滞。肝源性疼痛同时来源于交感神经和躯体神经，则需同时行腹腔神经丛阻滞和肋间神经阻滞来完全控制症状。

并发症和注意事项

　　在肝脏痛患者的治疗过程中，主要风险是未及时发现胸部和上腹部的严重病变。考虑到靠近胸膜腔，肋间神经阻滞可能导致气胸。这种并发症的发生率小于 1%，但在慢性阻塞性肺疾病患者中更常见。尽管感染（如肝脓肿）的可能性很小，但对免疫抑制的癌症患者而言，这种风险不容忽视。早期发现感染对于避免危及生命的潜在后遗症至关重要。

临床要点

　　肝脏痛通常得不到恰当的诊断和治疗。正确诊断引起肝脏痛的病因以及参与疼痛介导的神经对于治疗至关重要，也可避免对胸部和腹部严重病变的遗漏。当考虑疼痛由躯体神经介导时，肋间神经阻滞作为一项简单的技术，可有效地缓解疼痛。腹腔神经丛阻滞的要求较高，应由经验丰富的医师在充分考虑潜在并发症后进行。

原书参考文献

Goodman CC: Screening for medical problems in patients with upper extremity signs and symptoms, J Hand Ther 23:105–126, 2010.

Hansen L, Sasaki A, Zucker B: End-stage liver disease: challenges and practice implications, Nurs Clin North Am 45:411–426, 2010.

Khoury GF, Stein C, Ramming KP: Neck and shoulder pain associated with hepatic arterial chemotherapy using an implantable infusion pump, Pain 32:275–277, 1988.

Tsunekawa K, Matsuda R, Ohgushi N, Ogasawara A: Ohnishi: Basic problems of the pain from the gallbladder and liver, Pain 30(Suppl 1):S24, 1987.

Waldman SW, Feldstein GS, Donohoe CD, Waldman KA: The relief of body wall pain secondary to malignant hepatic metastases by intercostal nerve block with bupivacaine and methylprednisolone, J Pain Symptom Manage 3:39–43, 1988.

腹绞痛
（ABDOMINAL ANGINA）

ICD-9 编码 **557.1**

ICD-10 编码 **K55.1**

临床症状

腹部绞痛是间歇性腹痛的罕见原因。腹部绞痛患者通常在进食后的 15~30 分钟出现严重的腹部痉挛性疼痛（图 73-1）。这种餐后的疼痛可以持续 2~3 个小时。额外摄入食物会加重患者的痛苦从而强迫其停止进食。对于患者而言，常可见体重减轻。但疾病继续进展时，由于肠道黏膜和肠壁的损伤常导致吸收不良和腹泻，使患者的体重降低进一步的恶化。

造成腹部绞痛的原因是动脉血管供血不足。使用"绞痛"这个词语是因为这种疼痛只发生在进食之后，当固定的动脉血液供应不能满足消化功能所需要时，疼痛便会发生。腹部绞痛最常见的原因是腹腔动脉的狭窄和侧支供应的不足。肠系膜上动脉的动脉瘤、血管炎、纤维肌瘤增生和腹腔动脉瘤侵犯也被认为是腹部绞痛的原因。

体征和症状

腹部绞痛患者的体格检查显示出弥漫性的腹部压痛，可出现轻度腹胀。内脏穿孔相关急性腹膜炎的症状例如反跳痛并不存在。患者可能表现为频繁排黏液样便、腹泻和呕吐。患者会出现全身疾病症状，但不是脓毒症。

检查

腹部绞痛的诊断依赖于患者的临床病史。腹腔动脉血管造影提供了血管功能不全的证据并通常可以确定问题的原因。钡灌肠显示典型的指压征，则强烈提示黏膜缺血（图 73-2）。结肠镜检查可显示受累黏膜局部出血

和溃疡。根据患者的临床表现，需要行其他的检查包括全血细胞计数、红细胞沉降率、感染性肠炎相关的粪便和血液培养。需要考虑到患者绞痛是由于隐匿性肿块或脓肿引起的可能性。如果怀疑隐匿性肿物或脓肿时，需要行腹部增强 CT 扫描。腹腔和肠系膜血管的磁共振血

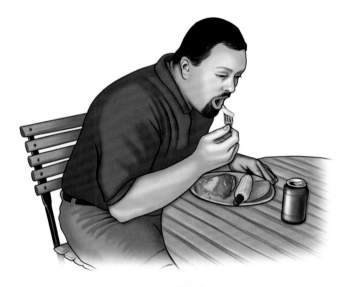

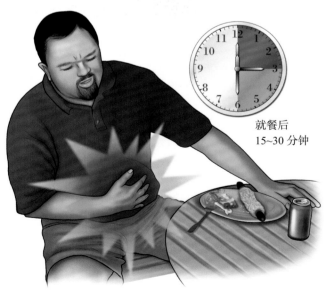

就餐后
15~30 分钟

图 73-1　**腹部绞痛是腹部间歇性疼痛的罕见原因，患者通常在进食后 15~30 分钟后出现严重的痉挛性腹痛**

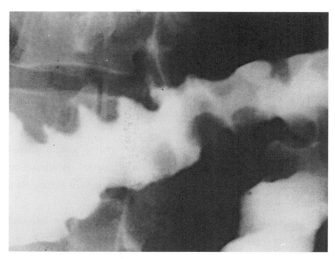

图 73-2　急性缺血性结肠炎脾曲的指压征（From Grainger RG, Allison D: Grainger and Allison's diagnostic radiology: a textbook of medical imaging, 3rd ed, New York, 1997, Churchill Livingstone, 1997, p 1036.）

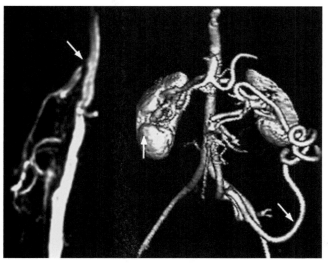

图 73-3　增强磁共振血管造影

通过对比增强磁共振血管造影（左图）可显示继发于肠系膜上动脉闭塞和高位腹腔狭窄（箭头）的重度慢性肠系膜缺血。前部突起显示的肠系膜下动脉（箭头），通过大肠系膜和腹膜后的侧支（右）供应整个腹部

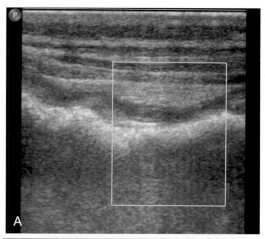

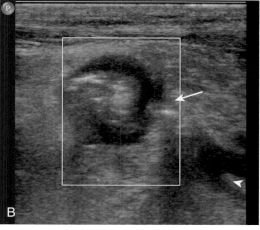

图 73-4　缺血性肠炎

A. 纵向视野显示降结肠增厚，无血流。肠壁层次保持不变。B. 横断面可见到弥漫、反射不明显增厚（箭头），肠壁层次消失、血流缺失。局灶可见到气肿（箭头）伴有脂肪水肿和腹水

管成像（MRA）、超声检查以及多普勒血流分析也有助于明确诊断并帮助制定治疗策略（图 73-3 和图 73-4）。

鉴别诊断

任何引起肠道缺血的疾病均可以出现与腹部绞痛相似的症状。血管炎包括结节性多动脉炎和过敏性紫癜，也可引起腹部绞痛的症状。同时也应该考虑到由于血管栓塞性疾病导致肠道血供阻塞的情况。感染性肠炎也要进行鉴别诊断。其他原因造成的腹痛，包括憩室炎、肠梗阻、阑尾炎等也可能合并发生腹部绞痛。

治疗

对于腹部绞痛唯一有效的治疗方法是通过血管成形术或外科血管重建纠正动脉功能的不全。注意患者的液体和代谢状态是防止并发症的关键。抗胆碱能药（如双环维林）和抗蠕动药（如洛哌丁胺）有助于减少腹泻。少食多餐也可以帮助患者减轻餐后的疼痛。

并发症和注意事项

腹部绞痛患者出现并发症的可能性很高。自发性肠穿孔、狭窄、瘘管形成、出血和吸收不良的频繁发生使这种疼痛状态的管理复杂化。未治疗的腹部绞痛常常进展为肠梗阻。

临床要点

> 腹部绞痛相关症状的治疗十分困难，最终仍然需要纠正血管功能的不全。警惕包括肠梗阻在内的可能危及生命的腹部绞痛并发症是避免恶性结果不可或缺的。

原书参考文献

Cho JS, Carr JA, Jacobsen G, et al: Long-term outcome after mesenteric artery reconstruction: a 37-year experience, J Vasc Surg 35:453–460, 2002.

Cognet F, Ben Salem D, Dranssart M, et al: Chronic mesenteric ischemia: imaging and percutaneous treatment, Radiographics 22:863–879, 2002.

Hamed RMA, Ghandour K: Abdominal angina and intestinal gangrene: a catastrophic presentation of arterial fibromuscular dysplasia—case report and review of the literature, J Pediatr Surg 32:1379–1380, 1997.

Rha SE, Ha HK, Lee SH, et al: CT and MR imaging findings of bowel ischemia from various primary causes, RadioGraphics 20:29–42, 2000.

第 74 节

硬膜外脓肿
（EPIDURAL ABSCESS）

ICD-9 编码 **324.1**

ICD-10 编码 **G06.1**

临床综合征

硬膜外脓肿是引起脊柱疼痛的一个不常见的原因，如果没有及时诊断，可能导致患者瘫痪或出现危及生命的并发症。硬膜外脓肿可发生在脊柱和颅内的任何部位。它可以自发地通过血液播撒，最常见的结果是尿路感染通过 Batson's 神经丛扩散到硬膜外间隙。硬膜外脓肿多发生在脊柱操作后，包括脊柱的手术和硬膜外神经阻滞。有文献表明硬膜外腔使用糖皮质激素可导致免疫抑制，从而导致硬膜外脓肿的发生率增加。虽然理论上存在可能性，但是通过对美国各地每日有数以千计进行硬膜外糖皮质激素注射患者进行统计学分析后，该理论受到质疑。硬膜外脓肿患者，受累脊柱节段出现的疼痛最初表现并不明确（例如颈椎、胸椎或腰椎，图 74-1）随着脓肿体积的增大和神经结构的压迫，这种疼痛会变得更加剧烈和局灶化。患者也会出现低热和一些不确切的全身症状，包括乏力和厌食，当进展为脓毒症时还会出现高烧、僵直和寒战。此时，当出现神经受累时，患者开始感受到感觉和运动障碍，以及肠道和膀胱症状。当脓肿继续扩张大时，相应脊髓和神经的血供受到影响造成缺血性的损害，如果没有及时治疗，将会发生梗死和永久性神经损伤。

症状和体征

硬膜外脓肿的患者最初在感染区域内会出现不明确的疼痛。此时受影响的节段在运动时可能出现轻微的疼痛。神经检查在正常范围内。患者可能有低热、夜间盗汗，或两者兼而有之。从理论上讲，如果患者接受糖皮质激素的治疗，则有可能减轻甚至掩盖这些全身症状。随着脓肿大小的增加，患者将会出现出急性起病，伴有发烧、强直和寒战。当出现神经根或脊髓其一或者同时被压迫时，有助于临床医师鉴别诊断。疾病向脊髓病发展时会出现不仔细检查就会被忽略的细微征象（例如 Babinski's 征、阵挛和会阴感觉的减退 ）。神经压迫继续进展时，患者的神经状态将会迅速恶化。如果这时不能明确诊断，运动和感觉神经元将会出现不可逆的功能缺失。

检查

脊髓造影仍被认为是明确脊髓及神经根受到外源性压迫（如硬膜外脓肿等）的最佳方法。由于磁共振成像和高分辨率计算机断层扫描（CT）十分简便快捷，因此首先进行这种非侵入性的检查，而不是等待放射科医师或脊柱外科医师进行脊髓造影（图 74-2）。MRI 和 CT 在硬膜外脓肿的诊断中是十分准确的，对于脊髓疾病和脊髓肿瘤的诊断可能较脊髓造影更为准确。所有怀疑硬膜外脓肿的患者都应接受化验检查，检查内容包括全血细胞计数、红细胞沉降速率和血液生化。如果认为患有硬膜外脓肿，患者都应该立即进行血液和尿液培养，并在培养期间同时实施抗生素治疗。同时，也

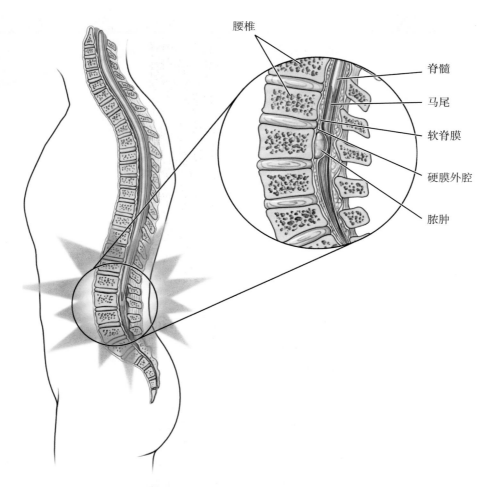

图 74-1 硬膜外脓肿患者最初在受累部位的脊柱中出现不明确的疼痛

需要对脓肿组织进行培养和革兰氏染色，但是并不应该为了等待这一结果而延迟抗生素治疗。

鉴别诊断

任何有脊柱疼痛和发热的患者，尤其是行脊柱内固定或因手术操作和镇痛需要进行硬膜外神经阻滞的患者，要强烈怀疑是否有硬膜外脓肿。要与脊髓脓肿鉴别的诊断包括脊髓固有疾病，例如脱髓鞘疾病和脊髓空洞症；其他可能导致脊髓和神经根压迫的疾病，例如肿瘤的转移，Paget's 病和神经纤维瘤。一般来说，除非患者同时合并感染，否则这些疾病通常只有后背疼痛的症状，而不会出现发热。

治疗

如果想要避免患者发生永久性神经功能的损伤甚至死亡，则要必须迅速展开硬膜外脓肿的治疗。硬膜外脓肿的治疗有两个目的：①抗生素治疗感染，②脓肿引流以减轻神经结构上的压迫。由于大多数硬膜外脓肿是由金黄色葡萄球菌引起的，因此，在血和尿液培养样本采集后应立即开始抗生素（如万古霉素抗葡萄球菌）感染的治疗。抗生素的治疗应该根据培养和药敏结果进行调整以适应患者感染的具体情况。如上所述，当需要与硬膜外脓肿进行鉴别诊断时不应该为了等待明确的诊断而延误抗生素的治疗。

除非在疾病的早期就做出诊断，否则单独使用抗生素很少能成功治疗硬膜外脓肿，需要将脓肿充分引流。硬膜外脓肿的引流通常通过椎板的切开减压及脓肿的排空来完成。近来，介入放射科医师已经可以通过 CT 或者 MRI 引导经皮放置引流管成功引流硬膜外脓肿。连续 CT 或 MRI 扫描有助于追踪硬膜外脓肿的治疗，当患者首次出现神经系统状态恶化的征象时应该立即重复扫描。

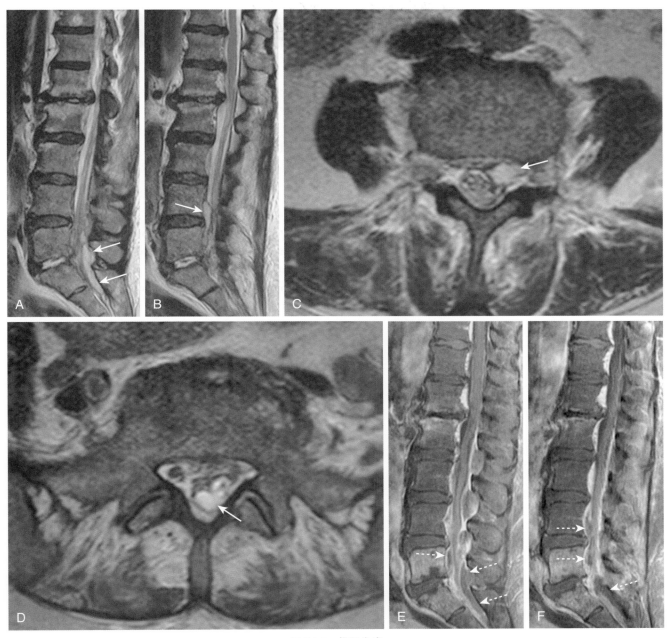

图 74-2　椎间盘炎

　　矢状位（A 和 B）和轴向（C 和 D）可见 L5-S1 椎间盘水平 T2 加权磁共振成像为椎间盘炎，椎间盘内呈高密度液态信号。在硬膜外腔中可以看到高密度信号强度的液体集合。在矢状位对比脂肪高密度的 T1 加权 MRI（E 和 F）显示脓肿为低信号强度区域，仅有外周增强（虚线箭头）

并发症及注意事项

　　未能对硬膜外脓肿快速准确地诊断和治疗，对临床医师和患者来说都会造成灾难性的后果。硬膜外脓肿相关的神经功能缺失发生隐匿，这会使临床医师陷入虚假的安全感中从而导致患者出现永久性神经损伤。如果怀疑有硬膜外脓肿或其他压迫脊髓的原因，应遵循表 74-1 中所示的算法。

临床要点

　　诊断延迟使患者和临床医师面临巨大的风险，导致预后不良。临床医师应该假设所有出现发热和背部疼痛的患者都患有硬膜外脓肿并开始相应的治疗直到另外证实排除该诊断。过度依赖单一的阴性或模棱两可的影像学检查是错误的。如果患者症状神经状态出现任何恶化，则应行连续 CT 或 MRI 扫描。

表 74-1

硬膜外脓肿引起脊髓压迫评估算法

立即获取培养的血液和尿液样本。

立即使用针对金黄色葡萄球菌的高剂量抗生素。

立即预约最容易进行的脊柱成像技术（计算机断层扫描，磁共振成像，脊髓造影）可以证实脊髓压迫的存在（如脓肿，肿瘤）

同时紧急咨询脊柱外科医师

持续监测患者的神经状态

如果此处列出的任何措施不可实施，请用最快速度安排患者转到三级医疗中心

如果患者的神经状态发生任何恶化需要重复影像学检查并反复咨询是否手术

原书参考文献

Bandikatla VB, Rizwan B, Skalimis A, Patel H: Spinal epidural abscess and menin- gitis following an epidural catheterisation, Acute Pain 9:35–38, 2007.

Recinos PF, Pradilla G, Crompton P, Thai Q-A, Rigamonti D: Spinal epidural abscess: diagnosis and treatment, Oper Techn Neurosurg 7:188–192, 2004.

Esteves Pereira C, Lynch JC: Spinal epidural abscess: an analysis of 24 cases, Surg Neurol 63(Suppl 1):S26–S29, 2005.

Rigamonti D, Liem L, Sampath P, et al: Spinal epidural abscess: contemporary trends in etiology, evaluation, and management, Surg Neurol 52:189–197, 1999.

多发性骨髓瘤
(MULTIPLE MYELOMA)

ICD-9 编码　**203.0**

ICD-10 编码　**C90.00**

临床综合征

多发性骨髓瘤是引起背部疼痛的一种不常见的原因，初诊经常被误诊。作为一种独特的疾病，它既可以通过单独的机制产生疼痛，也有可能是多种机制共同作用的结果。这些机制包括侵犯或者压迫疼痛敏感的组织，由肿瘤本身，由肿瘤产物和由肿瘤宿主反应及其产物。

虽然多发性骨髓瘤的确切发病原因尚不清楚，但是以下事实已经阐明。骨髓瘤似乎有遗传倾向。众所周知，暴露于辐射也会增加疾病的发病率，例如在第二次世界大战中经历核弹伤害的幸存者中患多发性骨髓瘤者明显增多，可以验证这一理论。RNA 病毒也与多发性骨髓瘤的进展有关。这种疾病在 40 岁以下的人中很少见，诊断的中位年龄为 60 岁。其中，男性更为多见，而黑种人的发病率则是白种人的两倍。在世界范围内，多发性骨髓瘤的发病率为 3/10 万。

多发性骨髓瘤最常见的临床表现是背部及肋骨的疼痛，70% 以上的患者都表现为此症状。关于其溶骨性骨改变，最好的诊断手段是放射 X 线检查并非放射性核素骨扫描。多发性骨髓瘤患者，运动时常出现疼痛，症状明显时还会出现高钙血症。除了疼痛以外，患者还会出现危及生命的感染，贫血，出血和肾功能衰竭。血清粘性升高与肿瘤产物有关，可能导致患者发生脑血管意外。

症状和体征

疼痛是使临床医师做出多发性骨髓瘤诊断的最常见症状（图 75-1）。任何看似轻微的创伤都有可能导致

患者产生病理性椎体压缩性骨折或者肋骨骨折。在体格检查中最常见的是受累骨骼运动时的疼痛，在触诊颅骨或其他骨骼时也会发现肿瘤瘤体。在神经系统方面，或表现为继发于肿瘤或骨折所致的神经压迫症状，亦或表现为脑血管意外。也可表现为继发于高钙血症的阳性 Trousseau 征和 chvostek 征。如果因肾功能衰竭导致全身浮肿，预示预后不良。

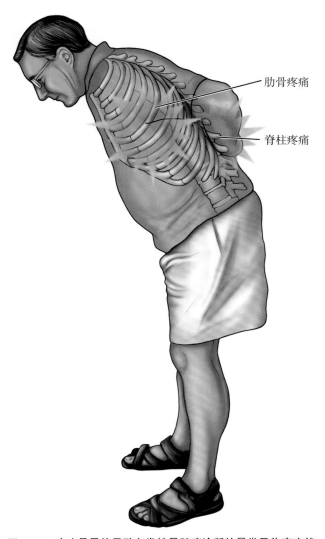

图 75-1　**疼痛是最终导致多发性骨髓瘤诊断的最常见临床症状**

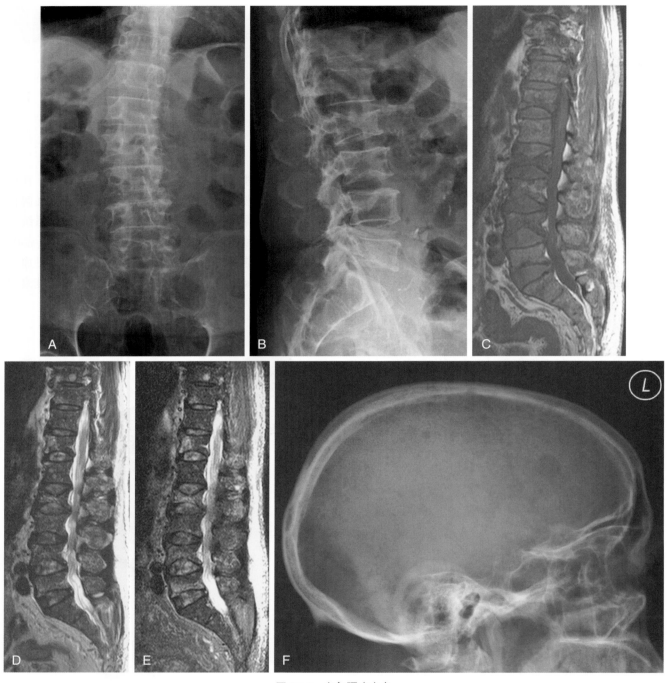

图 75-2　老年腰痛患者

　　前后位（A）和侧位（B）X 线推测 L2 的不完全性骨折伴有 L3 的轻微终板塌陷。矢状 T1 加权相（C），T2 加权相（D），短时间反转恢复序列（STIR）（E）几个月后的磁共振图像显示多个椎体骨折。骨髓可以看到弥漫性异常，在 T2 加权和 STIR 图像上可见通常不整齐片状的表现以及一些圆形的高密度信号。外观表现强烈怀疑浆细胞失调和其他网状内皮失调疾病。免疫球蛋白检测结果显示骨髓瘤阳性，随后的骨骼检查可显示颅骨裂解性病变。（F）典型的多发性骨髓瘤（Waldman SD: Seronegative spondyloarthropathy. In Waldman SD, Campbell RSD, editors: Imaging of pain, Philadelphia, 2011, Saunders, pp 192.）

检查

　　尿液出现本周蛋白、贫血以及血清 M 蛋白增高，均强烈支持多发性骨髓瘤的诊断。颅骨和脊柱 X 线上可以见到典型的"打孔"样骨质损害，这是多发性骨髓瘤特异性的病理征（图 75-2）。因为多发性骨髓瘤患者破骨细胞活性很低，因此在弥漫性骨质破坏面前，放射性核素骨扫描可能是阴性的。对表现为脊髓压迫症状的多发性骨髓瘤疑似患者，均需考虑行磁共振成像检查。所有多发性骨髓瘤患者，均需行血清肌酐和血液生化检查，包括血清钙测定。

鉴别诊断

骨髓的各种其他异常改变，包括重链疾病和巨球蛋白血症，可能出现与多发性骨髓瘤相似的症状。淀粉样变也有许多与多发性骨髓瘤相同的临床症状和体征。转移性前列腺癌和乳腺癌可导致脊柱和肋骨发生病理性骨折以及颅骨转移时，此时会被误认为多发性骨髓瘤。有少数良性单克隆丙种球蛋白病患者，其化验检查与多发性骨髓瘤十分类似，但大多数该病患者无需治疗。

治疗

多发性骨髓瘤的管理旨在治疗骨骼病变的进展、减少血清中的骨髓瘤蛋白。这些目标可以通过单独或联合放疗、化疗来完成。大剂量糖皮质激素冲击已被证明可以缓解症状并延长多发性骨髓瘤患者的预期寿命。

多发性骨髓瘤相关疼痛的初始治疗应包括非甾体抗炎药或环氧化酶 -2 抑制剂。对于病理性骨折所致的顽固性疼痛则需要加入阿片类镇痛药来控制疼痛。骨科的器具例如 Cash 支架和肋骨绷带等矫正装置可以帮助稳定脊柱和肋骨，在病理性骨折时可以考虑使用。局部冷敷或者热敷可能也有益。应该避免引起症状的反复活动。对于这些治疗无效的患者，在下一步可以在受累部位注射局部麻醉药和糖皮质激素或进行硬膜外神经阻滞。在特定的病例中，阿片类药物的鞘内给药可能也是有益的。最后，如果出现严重骨骼受累，常常需要放疗来控制疼痛。在治疗这种疾病时，干细胞移植和基因治疗正在成为令人振奋的新选择。

并发症和注意事项

尽管进行了积极治疗，仍有大约 15% 的多发性骨髓瘤患者在诊断后 3 个月内死亡。此后连续每年另有 15% 的患者死亡。最常见的死亡原因是肾功能衰竭、失控的败血症、高钙血症、出血和进展为急性白血病以及中风。非致命性并发症，如病理性骨折使多发性骨髓瘤患者的生活变得相当困难。未能早期识别和治疗多发性骨髓瘤的并发症会增加患者的痛苦并加速死亡。

临床要点

对出现蛋白尿、脊柱或肋骨疼痛以及血清蛋白电泳异常三联征的患者必须仔细评估，能有效避免因多发性骨髓瘤诊断延误所致不可避免并发症的发生。临床医师和患者都需要明白即使进行早期治疗，大多数多发性骨髓瘤患者会在确诊后 2~5 年内死亡。硬膜外和肋间注射局部麻醉药和糖皮质激素可以极佳的缓解多发性骨髓瘤相关的疼痛。

原书参考文献

Kaufman J, Lonial S: Multiple myeloma: the role of transplant and novel treatment strategies, Semin Oncol 31(Suppl 4):99–105, 2004.

Mahindra A, Hideshima T, Anderson KC: Multiple myeloma: biology of the disease, Blood Rev 24(Suppl 1):S5–S11, 2010.

Mitsiades CS, Hayden PJ, Anderson KC, Richardson PG: From the bench to the bedside: emerging new treatments in multiple myeloma, Best Pract Res Clin Haematol 20:797–816, 2007.

Reece DE: Management of multiple myeloma: the changing landscape, Blood Rev 21:301–314, 2007.

San Miguel JF, Gutiérrez NC, Mateo G, Orfao A: Conventional diagnostics in multiple myeloma, Eur J Cancer 42:1510–1519, 2006.

第 76 节

Paget 病
(PAGET'S DISEASE)

ICD-9 编码　**731.1**

ICD-10 编码　**M90.60**

临床综合征

Paget 病是背痛的少见原因，通常是由于患者注意到了长骨的肿胀或者是因为其他原因行 X 线检查时所诊断。Paget 病是也被称为畸形性骨炎，其病因不明。该疾病的发病率约为 2%，印度，日本和斯堪的纳维亚半岛的发生率更为罕见。

在疾病的早期阶段，发生骨再吸收并在受累部位血管化。再吸收的阶段之后将新形成一个密集的随意新生成的畸形骨。这种骨吸收和形成的过程可以相当活跃，其骨转换率的增加超出正常水平的 20 倍。这一过程中骨重吸收区域在 X 线上会产生特征性表现被称为"osteoporosis circumscripta"。在新骨的形成区域会显示不规则的变宽皮质，密集条纹状的图案和病灶密度上的变化均提示 Paget 病骨结构紊乱。

尽管 Paget 病患者大多并无症状，因其他疾病行影像学检查时被发现，但也可表现为背部疼痛。Paget 病相关的背痛与多种原因相关。疼痛可能是由骨吸收引起的，也有可能是新生成的异形骨关节面存在畸形。这两种过程都可能改变脊柱功能的稳定性，加剧先前存在的关节面相关疾病。

Paget 病患者由于新骨的形成可能会出现长骨增厚变宽或颅骨的扩大。极少见的情况下，由于颅底骨骼生长旺盛可能会导致脑干受压从而导致灾难性的结果。新生骨对第八脑神经压迫或者直接影响听小骨本身则会产生听力的丧失。偶尔，脊柱背侧的骨形成过度可导致脊髓压迫，如果治疗不及时，可能会导致截瘫。椎体发生过度性骨吸收会导致病理性骨折引发急性腰痛。也可以表现出继发于钙化性关节炎的髋关节疼痛。此类患者的肾结石和痛风的发病率也会增加，尤其是男性。

在不到 1% 的患者中，畸形的骨性损害可能会转化为恶性骨肉瘤。

症状和体征

虽然这种疾病常常是无症状的，但疼痛是使临床医师做出 Paget 病这一诊断的最常见症状（图 76-1）。看似轻微的创伤都可能会导致病理性椎体压缩性骨折。体格检查中，最常表现为受累骨骼运动时出现疼痛，是因为颅骨和其他受累骨过度生长的结果。继发于骨过度生长或病理骨折的神经压迫可能出现相应神经系统体征。Paget 病患者由于钙化性关节炎在外周关节活动时会出现疼痛，尤其是髋关节。在体格检查时要注意听力的丧失，个别患者会因为血流量增加而导致高排量性心力衰竭。

检查

如前所述，Paget 病经常是患者因为某些无关的问题接受射线检查时被偶然诊断，例如因为肾结石行静脉肾盂造影术。病变区域骨骼重吸收的经典影像学表现为周围密度增高和骨结构紊乱，这些都是 Paget 病诊断的有力依据。放射性核素骨扫描可用于 Paget 病的评估，因为许多骨骼病变并没有临床表现（图 76-2）。任何有脊髓压迫征象的 Paget 病患者，均需行磁共振成像检查。血清肌酐检测和血液生化，包括血清钙测定，有助于 Paget 病诊断。该病患者化验检查提示碱性磷酸酶水平会升高，特别是在骨吸收阶段。鉴于 Paget 病患者的听力丧失发生率高，所以也应该做听力测试。

鉴别诊断

许多骨的其他疾病，包括骨质疏松症、多发性骨髓瘤、骨质疏松症和原发性和转移性骨肿瘤，都可以有与 Paget 病类似的临床表现。肢端肥大症也有着许多共同的临床体征和症状。源自前列腺癌和乳腺癌的转移癌

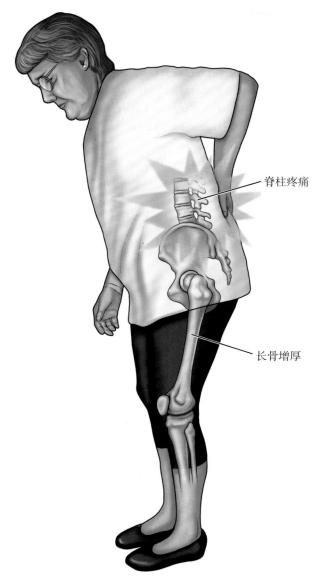

脊柱疼痛

长骨增厚

图 76-1　虽然这种疾病常常是无症状的，但疼痛是使临床医师做出 Paget 病这一诊断的最常见症状

可发生脊柱和肋骨的病理性骨折，而颅骨转移癌有时会被误诊为 Paget 病。

治疗

大多数无症状 Paget 病患者仅需随访。Paget 病疼痛的初步治疗应包括阿司匹林、非甾体抗炎药、药物或环氧化酶 -2 抑制剂。病理性骨折疼痛剧烈，需要阿片类镇痛药来镇痛。病理性骨折发生时，应考虑骨科矫形装置，如 Cash 支架和肋骨带，可以帮助稳定脊柱和肋骨。局部热敷和冷敷可能是有益的，反复活动会加重症状则应该避免。对于以上治疗没有效果的患者，在病变区域注射局部麻醉和糖皮质激素或者进行硬膜外神

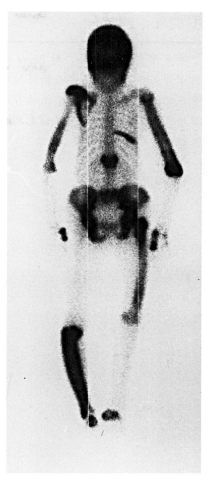

图 76-2　血清碱性磷酸酶水平升高患者的全身骨骼扫描模式和骨骼多发的 Paget 病

经阻滞也是合理的第二步治疗。在特定的病例中，阿片类药物的鞘内给药有效。

如上述治疗无效，应用降钙素和依替膦酸钠具有一定疗效。即使骨质过度破坏，包括放线菌素在内的细胞毒性药物也很少被使用。大剂量糖皮质激素冲击已被证明能缓解 Paget 病患者症状。

并发症和注意事项

与 Paget 病相关的主要并发症与该疾病的骨吸收和形成有关。骨的过度吸收可能导致椎体压缩骨折、肋骨骨折，偶尔也可发生长骨骨折。过度的骨形成可能造成神经受压，可能导致听力丧失、脑干压迫、脊髓病和截瘫。Paget 病患者中肾脏结石和痛风发病率增加，尤其男性患者更为明显。个别情况下，因为新骨形成造成高血流量可能导致继发于血流增加的高心排量心力衰竭。如前文所提，在 Paget 病患者中，大约 1% 的患者会发生恶变。

临床要点

　　为了避免潜在的并发症，对 Paget 病患者的仔细评估十分必要。临床医师必须仔细观察脑干或脊髓受压的细微征象。对于药物治疗无效的患者，硬膜外或肋间局部麻醉药和糖皮质激素的注射可以很好地缓解疾病的疼痛。

原书参考文献

Ralston SH: Pathogenesis of Paget's disease of bone, Bone 43:819–825, 2008.

Rousière M, Michou L, Cornélis F, Orcel P: Paget's disease of bone, Best Pract Res Clin Rheumatol 17:1019–1041, 2003.

Rousière M, Michou L, Cornélis F, Orcel P: Paget's disease. In Waldman SD, Campbell RSD, editors: Imaging of pain, Philadelphia, 2010, Saunders.

Walsh JP, Attewell R, Stuckey BGA, et al: Eisman treatment of Paget's disease of bone: a survey of clinical practice in Australia, Bone 42:1219–1225, 2008.

Whitten CR, Saifuddin A: MRI of Paget's disease of bone, Clin Radiol 58: 763–769, 2003.

弥漫性特发性骨肥厚症
（DIFFUSE IDIOPATHIC SKELETAL）

ICD-9 编码 **733.99**

ICD-10 编码 **M89.30**

临床综合征

弥漫性特发性骨肥厚症（DISH）是一种脊柱韧带疾病。病因尚且不知，这种疾病的特征是至少跨越三个椎间隙脊柱韧带结构的融合骨化（表 77-1）。DISH 最常见于胸腰段脊柱，但也可影响颈椎、骨盆和肋骨。

DISH 可引起颈椎和胸腰椎的僵硬和疼痛。疾病症状在睡醒及夜间会加重。当疾病影响颈椎时，可能会导致颈椎脊髓病。如果刺激到颈椎前部，可能会引起吞咽困难。DISH 多发生于 50 余岁的最后几年和 60 余岁的最初几年。疾病也因造成相对椎管狭窄引起间歇性跛行。男性的发病率是女性的两倍，且白种人居多。与普通人群相比，DISH 人群有着更高的糖尿病、高血压和肥胖发生率。诊断多依靠脊柱影像 X 线检查。

症状和体征

患者主诉受累的骨骼和脊柱节段出现疼痛和僵硬，相应脊柱节段对应的肢体还会出现肢体麻木、无力和不协调。肌肉痉挛、背痛和臀部疼痛也十分常见

表 77-1

轴向骨骼生长异常病因
血清阴性脊柱病
肢端肥大症
神经性关节病
创伤
退行性病变
弥漫性特发性骨肥厚症
尿酸盐沉积异常
氟摄入过量
褐黄病

（图 77-1）。有时候患者可能会因为脊髓、神经根和马尾的压迫导致脊髓病变或马尾神经综合征。DISH 是继颈椎病后引起脊髓型颈椎病的第二大最常见病因。伴有腰椎脊髓病或马尾神经综合征的患者会有不同程度下肢乏力和肠道及膀胱症状，这提示需要神经外科急诊处理。

检验检查

DISH 通过 X 线诊断。跨越至少三个间隙的脊柱韧带结构融合骨化是疾病的病理基础。椎间盘的高度保持不变。如果怀疑有脊髓病变，脊柱的磁共振成像可以很好的显示脊髓和神经根的状态。对于那些可能使患者处于永久性脊髓损伤的病变，MRI 具有高度的精确性（图 77 -2）。在有起搏器这种不能进行 MRI 检查的患者中，计算机断层扫描（CT）和脊髓造影是合理的第二种选择。在怀疑有骨骼异常时，例如骨转移性疾病，可以考虑放射性核素骨扫描和 X 线。

尽管影像学检查可以提供有用的神经解剖学信息，而肌电图和神经传导速度检查能提供神经生理学信息，从而能描绘出每个神经根和腰丛的实际状态。当对 DISH 诊断存在质疑时，需要行全血细胞计数、红细胞沉降率和自动血液生化等实验室检查项目。

鉴别诊断

DISH 是一种结合临床病史、体格检查和 MRI 检查的影像学诊断。与 DISH 症状类似的疼痛综合征包括了颈椎和腰部的一系列疾病，包括：颈部和腰部劳损、滑囊炎、纤维肌炎、炎性关节炎、强直性脊柱炎以及脊髓、神经丛和神经根的紊乱。有 30% 的多发性骨髓瘤或 Paget 病的患者也合并有 DISH。当对 DISH 诊断存在质疑时，应当进行实验室检查包括全血细胞计数、红细胞沉降率、抗核抗体试验、人白细胞抗原（HLA）B-27 抗原检查和自动血液生化以排除造成疼痛的其他病因。

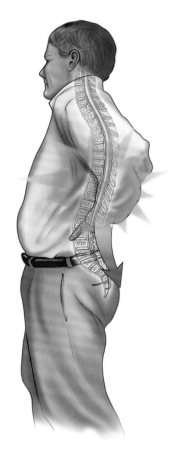

图 77-1　患者主诉受累的骨骼和脊柱节段出现疼痛和僵硬，相应脊柱节段对应的肢体还会出现肢体麻木、乏力和不协调。肌肉痉挛、背痛和臀部疼痛也十分常见

治疗

DISH 的最佳治疗应该包括多种方式。起始合理的治疗包括物理治疗如热疗、关节活动度练习、深度镇静按摩联合非甾体抗炎药和骨骼肌松弛剂。如果仍然感到疼痛，下一步可以考虑糖皮质激素硬膜外神经阻滞。存在睡眠障碍和抑郁时最好使用三环类抗抑郁药，如去甲替林，可在睡前单次 25 mg 开始服用。

并发症及注意事项

对 DISH 的误诊会增加患者发生脊髓损伤的风险，如果未经治疗，则可能会进展为截瘫或瘫痪。肌电图不仅有助于区分神经丛与神经根病变，也可以识别有可能混淆诊断、与疾病共存的神经压迫性病变。

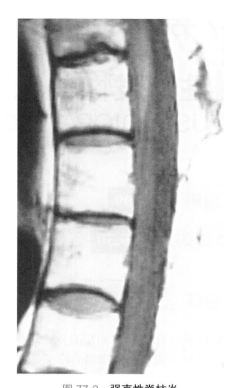

图 77-2　强直性脊柱炎

矢状位 T1 加权像（600/20 ／ 4）腰椎上段、胸椎下段，也可以显示椎体角特征性的四边形

临床要点

鉴于 DISH 与多发性骨髓瘤和 Paget 病的相关性，对这些潜在危及生命的疾病要加以鉴别。DISH 可能与退行性关节炎以及椎间盘源性疾病并存。每个疾病的过程都需要根据其自身特点进行治疗。

原书参考文献

Hannallah D, White AP, Goldberg G, Albert TJ: Diffuse idiopathic skeletal hyperostosis, Operat Techn Orthop 17:174–177, 2007.

Kasper D, Hermichen H, Koster R, Schultz-Coulon HJ: Clinical manifestations of diffuse idiopathic skeletal hyperostosis (DISH), HNO 50:978–983, 2002.

Mader R: Diffuse idiopathic skeletal hyperostosis: a distinct clinical entity, Isr Med Assoc J 5:506–508, 2003.

Mader R: Current therapeutic options in the management of diffuse idiopathic skeletal hyperostosis, Exp Opin Pharmacother 6:1313–1318, 2005.

第78节

腰椎滑脱症
(SPONDYLOLISTHESIS)

ICD-9 编码 **756.12**

ICD-10 编码 **Q76.2**

临床综合征

腰椎滑脱症是一种导致疼痛和功能障碍的腰椎退行性疾病。它常见于 40 岁以后的女性。该疾病是由于小关节和椎间盘退变导致椎体间滑移所造成的。通常情况下，上方椎体相对于下方椎体向前滑动，进而导致椎管狭窄。这种狭窄导致椎管相对狭窄和腰背痛。有时候，上方椎体相对于其下方的椎体向后滑动，这会造成椎间孔的破坏。

临床上，腰椎滑脱症患者主诉当腰椎上抬、扭转和弯曲时出现腰痛。患者常会形容自己有"后顾之忧"。腰椎滑脱症患者经常有下肢神经根痛伴有假性跛行。极个别的情况下，椎体滑移过度会引起脊髓病变或者进展为马尾综合征。

症状和体征

腰椎滑脱症患者主诉腰椎运动时出现腰背部疼痛，尤其由坐位改为站立位坐立起身时可复制出疼痛（图 78-1）。许多腰椎滑脱症患者出现神经根症状，表现在体检时受累节段出现乏力和感觉障碍。通常情况下，不止一个节段受到影响。偶尔腰椎滑脱症患者会出现腰椎神经根和马尾神经的压迫，导致脊髓病变或马尾神经综合征。腰椎脊髓病最常见的原因是中轴腰椎间盘突出、椎管狭窄、肿瘤或极少出现的感染。腰椎脊髓病或马尾神经综合征患者有不同程度的下肢乏力和肠道及膀胱症状；这提示需要神经外科急诊处理。

检查

腰椎 X 线检查通常是足以诊断腰椎滑脱症（图 78-2）。侧位片显示一个椎体间的滑移。磁共振检查能提供最为详细的信息（图 78-3）。腰椎磁共振能准确的识别出那些使脊髓发生病变的疾病，例如先天性椎管狭窄的三叶草型椎管（图 78-4）。不能接受 MRI 检查的患者，例如有起搏器患者，计算机断层扫描（CT）和脊髓造影是合理的第二选择。放射性核素骨扫描与骨 X 线可显示骨折或骨异常，考虑例如转移性疾病时也可行此检查。

虽然这种检查可以提供有用的神经解剖学信息，而肌电图和神经传导速度检查则能提供神经生理学信息，从而能描绘出每个神经根和腰丛的实际状态。当腰椎滑脱诊断存在疑问时，需要行全血细胞计数、红细胞沉降率和自动血液生化等实验室检查。

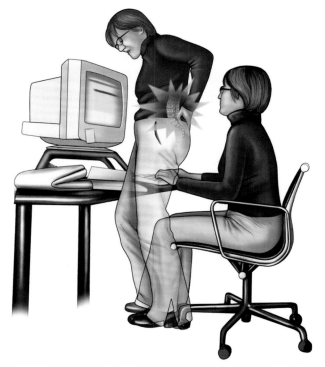

图 78-1 腰椎滑脱症患者主诉腰椎运动时伴有腰背痛，尤其当坐姿变成站姿时出现疼痛的反复

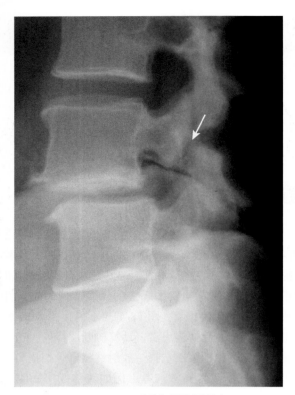

图 78-2　2A 型峡部腰椎滑脱症

腰椎 X 线表现为双侧 L4 部分缺陷（箭头），伴有 1 级 L4/5 峡部腰椎滑脱。L4/5 椎间盘变性

鉴别诊断

腰椎滑脱是一种影像学诊断，同时需有临床病史、体格检查和 MRI 检查的支持。与腰椎滑脱症状类似的疼痛综合征包括了腰神经根病、腰扭伤、腰椎滑囊炎、腰椎纤维肌炎、炎性关节炎；腰部脊髓、神经根、神经丛的紊乱。所有腰椎滑脱症患者应进行腰椎 MRI 检查。当对腰椎滑脱症诊断存在质疑时，应当进行实验室检查包括全血细胞计数、红细胞沉降率、抗核抗体试验、人白细胞抗原（HLA）B-27 抗原检查和自动血液生化以排除其他可能造成疼痛的疾病。

治疗

腰椎滑脱的治疗应该包括多种方式。初始合理的治疗包括物理治疗如热疗、屈曲练习、深度镇静按摩联合非甾体抗炎药和骨骼肌松弛剂。如果仍然感到疼痛，下一步可以考虑糖皮质激素硬膜外神经阻滞。局部麻醉药和糖皮质激素骶或腰硬膜外阻滞对治疗继发于腰椎滑脱的疼痛非常有效。存在睡眠障碍和抑郁时最好使用三环类抗抑郁药，如去甲替林，可在睡前单次 25 mg 开始服用。

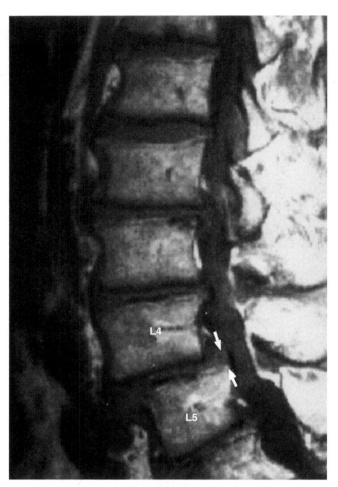

图 78-3　腰椎滑脱症

L4 椎体向 L5 II 型腰椎滑脱症。然而，后方椎间盘边缘没有延伸超过 L5 椎骨边缘（箭头）（Edelman RR, Hesselink JR, Zlatkin MB, et al, editors: Clinical magnetic resonance imaging, 3rd ed, Philadelphia, 2006, Saunders, p 732.）

并发症及注意事项

腰椎滑脱误诊会增加脊髓损伤的风险，如果未治疗，可能进展为瘫痪或截瘫。肌电图不仅有助于区分丛神经病变和神经根病，还有助于识别可能混淆诊断的共存神经卡压性疾病，如跗管综合征。

临床要点

任何主诉背部疼痛、神经根疼痛或两者兼而有之以及假性跛行的患者应考虑腰椎滑脱症的诊断。有脊髓损伤症状的患者应进行紧急 MRI。物理疗法可能有助于预防疼痛复发。但最终仍然需要手术稳定受累的脊柱节段。

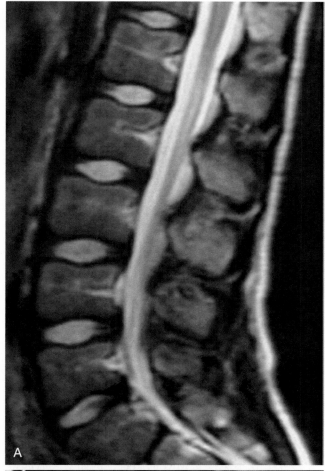

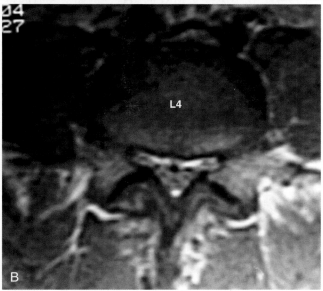

原书参考文献

Agabegi SA, Fischgrund JS: Contemporary management of isthmic spondylolisthesis: pediatric and adult, Spine J 10:530–543, 2010.

Butt S, Saifuddin A: The imaging of lumbar spondylolisthesis, Clin Radiol 60:533–546, 2005.

Denard PJ, Holton KF, Miller J, et al: Lumbar spondylolisthesis among elderly men: prevalence, correlates and progression, Spine 35:1072–1078, 2010.

Denard PJ, Holton KF, Miller J, et al: Osteoporotic Fractures in Men (MrOS) Study Group: Back pain, neurogenic symptoms, and physical function in relation to spondylolisthesis among elderly men, Spine J 10:865–873, 2010.

图 78-4　先天性椎管狭窄

一个 12 岁的男孩在足球比赛后出现腿部麻木和疼痛。A. 矢状 T2 加权相磁共振成像显示腰椎椎管矢状位从上到下逐渐缩小。B. 在 L4 轴向质子密度加权相上短粗的椎弓根是侧隐窝小和先天性椎管狭窄的主要原因（From Edelman RR, Hesselink JR, Zlatkin MB, et al, editors: Clinical magnetic resonance imaging, 3rd ed, Philadelphia, 2006, Saunders, p 2227.）

第 79 节

强直性脊柱炎
（ANKYLOSING SPONDYLITIS）

ICD-9 编码　**720.0**

ICD-10 编码　**M45.9**

临床综合征

强直性脊柱炎是脊柱、骶髂关节的一种炎症性疾病，偶尔累及关节外的结构，包括眼睛。它也被称为 Marie-Strümpell 病。强直性脊柱炎的病因尚不清楚，但与自身免疫机制有关。大约 90% 强直性脊柱炎患者有组织相容性人白细胞抗原（HLA）B-27，而这一数据在普通人群中仅为 7%。这现象的意义尚且未知，但这种抗原的检测为疾病的诊断提供了依据。强直性脊柱炎的发病率男性为女性 3 倍，通常 30 岁发病，40 岁以后发病罕见。

骶髂关节炎是强直性脊柱炎的最早表现之一。通常表现为患者在腰背部和骶髂关节部位隐匿性发作的晨僵和深部疼痛。这种僵硬活动后缓解，当长时间不动时又会再次出现。疼痛随着疾病的发展而加重，常伴有夜间明显的睡眠障碍。常见脊柱、骶髂关节、胸肋关节和大转子压痛。30%~40% 的强直性脊柱炎患者中存在外周关节的疼痛和僵硬，其中包括髋部和肩关节。强直性脊柱炎疼痛特点表现为轻至中度的钝痛。偶尔也会出现急性葡萄膜炎和主动脉瓣病变。

症状和体征

临床上，强直性脊柱炎患者主诉背部和骶髂关节疼痛和僵硬，早晨和长时间活动之后症状会加重（图 79-1）。患者可诉患侧脊柱运动范围受限，偶尔也会出现胸部伸展受限。这种运动范围受限源于骨性强直合并肌肉痉挛，临床医师能在体格检查中有所识别。髂嵴、大转子和轴向骨骼的触痛在强直性脊柱炎中很常见。随着疾病进展，出现腰椎前凸消失和臀肌萎缩。胸椎后凸畸形，而颈部向前弯曲。髋关节受累可能发生髋

关节强直，因而患者经常用膝关节屈曲进行补偿。由于脊柱僵硬和不灵活容易导致脊柱骨折合并脊髓损伤。眼葡萄膜炎表现为畏光、视力下降和过度流泪，这需要眼科紧急处理。

检查

临床医师通常可以通过骶髂关节 X 线来诊断强直性脊柱炎。骶髂关节的侵蚀产生了一种特征性对称的"假性增宽"可以对疾病进行诊断（图 79-2），而椎体的方化、椎体前缘硬化（称为反应性硬化）以及关节面硬化产生经典的"车轨征"均有助于诊断（图 79-3）。脊柱磁共振成像能提供有关腰椎和骶髂关节的准确信息，有助于识别那些可能使患者发展为脊髓病变的风险（图 79-4）。在不能接受 MRI 的患者，例如安装有起搏器患者，计算机断层扫描（CT）和脊髓造影是合理的第二选择。如果需要鉴别骨折或转移性骨异常，可以考虑行放射性核素骨扫描与骨 X 线检查。

虽然强直性脊柱炎没有确诊试验，但对于有临床表现的患者，HLA B-27 抗原具有高度提示作用。有 90% 的强直性脊柱炎患者存在相应抗原。血液常规检测检查可以显示正常红细胞正常色素性贫血。红细胞沉降率和血清免疫球蛋白 A 水平检查通常是升高的。

鉴别诊断

强直性脊柱炎是一个影像学诊断，需有临床病史、体格检查和化验检查支持。与强直性脊柱炎疼痛综合征表现类似的疾病包括：腰背扭伤、腰椎滑囊炎、腰部纤维肌炎、炎性关节炎、Reiter's 综合征、免疫性疾病和腰脊髓、神经根、神经丛障碍以及骶髂关节紊乱。临床医师应该意识到骶髂关节相关疼痛存在许多其他原因（表 79-1）。全血细胞计数、红细胞沉降率、抗核抗体试验、HLA B-27 抗原筛选、血液化学检验有助于强直性脊柱炎的诊断并排除其他原因的疼痛。

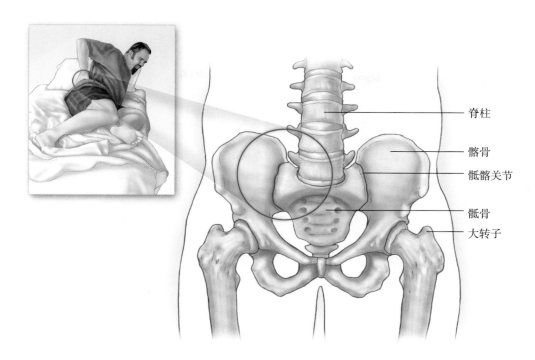

脊柱
髂骨
骶髂关节
骶骨
大转子

图 79-1 强直性脊柱炎患者主诉骶髂关节疼痛和晨僵，并在长时间活动后加重

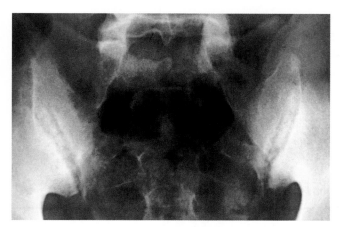

图 79-2 骶髂关节正位片，显示强直性脊柱炎患者双侧骶髂关节对称性损害。受细微侵蚀的关节两侧存在一定的骨质修复

治疗

    强直性脊柱炎的治疗应该包括多种方式。物理治疗作为首选治疗，包括功能锻炼、热疗、深度按摩联合非甾体抗炎药和骨骼肌松弛剂。柳氮磺胺吡啶对相关性关节炎有效。下一步治疗可选择糖皮质激素硬膜外神经阻滞。局部麻醉药联合糖皮质激素骶部或腰段硬膜外阻滞对治疗继发于强直性脊柱炎性疼痛疗效显著。存在睡眠障碍和抑郁时最好使用三环类抗抑郁药，如去甲替林，可在睡前单次 25 mg 开始服用。急性葡萄膜炎可应用皮质糖皮质激素和散瞳剂进行治疗。

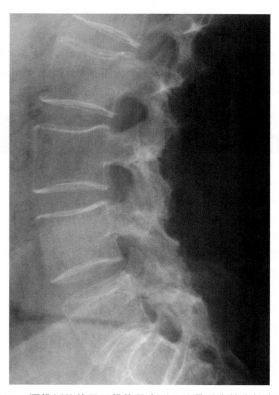

图 79-3 腰椎侧位片显示椎体呈方形，这是强直性脊柱炎早期的典型表现。低位小关节可以见到广泛骨质疏松和早期炎性病变（Waldman SD: Atlas of pain manage- ment injection techniques, 2nd ed, Philadelphia, 2007, Saunders, p 141-144.）

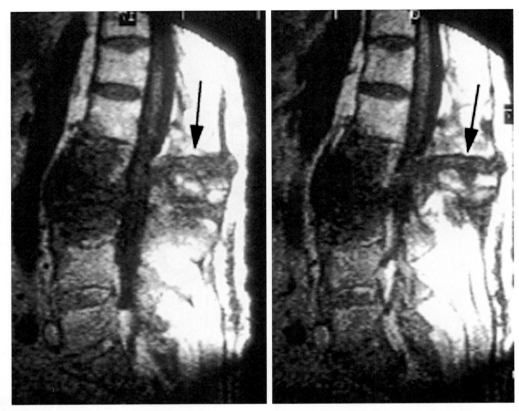

图 79-4　强直性脊柱炎。旁矢状位和矢状位 T1 加权图像可见 L2-L3 椎体被广泛侵蚀、骨髓水肿以及后神经弓假性骨折，图中异常水平暗信号（箭头）。椎前出现炎性肿块。磁共振检查不能将其与感染性椎间盘炎相区分。强直性脊柱炎特征性的 X 线表现和临床病史有助于这两种疾病的鉴别（From Edelman RR, Hesselink JR, Zlatkin MB, et al, editors: Clinical magnetic resonance imaging, 3rd ed, Philadelphia, 2006, Saunders, p 2346.）

表 79-1
骶髂关节相关疼痛的常见原因
银屑病性关节炎
Reiter's 综合征
化脓性关节炎
溃疡性结肠炎
克罗恩病
滑膜炎，痤疮，脓疱病，骨质增生，骨髓炎（SAPHO）综合征
血清阴性关节病，包括强直性脊柱炎
结核病
肠旁路术诱发的关节炎
结节病
Whipple's 病
布鲁氏菌病
甲状旁腺功能亢进

并发症及注意事项

　　强直性脊柱炎的误诊会增加患者严重功能障碍的发生。脊髓病变被延误诊断后果很严重，可导致截瘫或四肢瘫痪。肌电图不仅有助于区分神经丛与神经根病，还有助于识别能混淆诊断的神经卡压性疾病，如跗管综合征。

临床要点

　　任何主诉背部或骶髂疼痛，以及晨僵和长时间不活动后僵硬加重的患者，均需要考虑强直性脊柱炎。对存在脊髓病变症状的患者应立即进行 MRI 检查。理疗联合非甾体抗炎药不仅有助于阻止疼痛反复发作，还有助于功能保护。

原书参考文献

Joseph A, Brasington R, Kahl L, et al: Immunologic rheumatic disorders, J Allergy Clin Immunol 125(Suppl 2):S204–S215, 2010.

Mansour M, Cheema GS, Naguwa SM, et al: Ankylosing spondylitis: a contemporary perspective on diagnosis and treatment, Semin Arthritis Rheum 36:210–223, 2007.

Reveille JD, Arnett FC: Spondyloarthritis: update on pathogenesis and management, Am J Med 118:592–603, 2005.

Waldman SD: Seronegative spondyloarthropathy. In Waldman SD, Campbell RSD, editors: Imaging of pain, Philadelphia, 2011, Saunders, pp 141–144.

第 80 节

臀上皮神经卡压综合征
（SUPERIOR CLUNEAL NERVE ENTRAPMENT SYNDROME）

ICD-9 编码　**355.9**

ICD-10 编码　**G58.9**

临床综合征

　　臀上皮神经卡压是腰背和臀部疼痛的非常见病因。臀上皮神经由 L1、L2 和 L3 神经根后支的终端分支组成，支配臀上部分的皮肤感觉，当其通过由骶髂筋膜和髂嵴上缘形成的通道时容易受到卡压，这类似于正中神经穿过腕管时受到了卡压（图 80-1）。中间支最易受影响。

　　这种神经卡压表现为臀上神经分布区域的疼痛、麻木和感觉障碍。症状起初通常表现为臀上部灼痛，并伴有皮肤感觉过敏。患者通常主诉坐位、下蹲或穿低腰紧身牛仔裤会使症状恶化。尽管取骨过程对臀上神经的损伤和骨盆骨折均可发生臀上皮神经卡压，但在大多数情况下，臀上皮神经的卡压并没有先兆性创伤。

症状体征

　　体格检查可见臀上皮神经通过髂后嵴时出现压痛。臀上皮神经通过髂后嵴处叩击可出现 Tinel 征阳性。患者可主诉神经分布区域的烧灼感（图 80-1）。仔细检查臀上皮神经可能会发现感觉功能的障碍，而没有运动功能的缺陷。坐位或穿着低腰牛仔裤、过紧或过宽的腰带都可以压迫神经并加剧臀上皮神经卡压症状。

检查

　　肌电图可区分腰椎相关神经根病变和臀上皮神经卡压神经丛病变。所有臀上皮神经卡压患者均应行背部、髋部和骨盆的 X 线检查以排除骨骼隐匿性病变。根据患者的临床表现，可能需要进行相关的辅助检查，包括全血细胞计数、尿酸水平、红细胞沉降率和抗核抗体试验。如果怀疑椎间盘突出、椎管狭窄或占位性病变则需要进行背部磁共振成像检查。接下来提到的注射技术，既是一种诊断手段，也是一种治疗措施。

鉴别诊断

　　臀上皮神经卡压常被误诊为腰椎神经根病、骶髂关节痛、臀滑囊炎或原发性髋关节病变。髋部影像学和肌电图可以将臀上皮神经卡压与神经根病和髋部疼痛相鉴别。此外，大多数腰神经根病变患者除腰背痛外还合并有反射、运动和感觉功能的改变，然而臀上皮神经卡压的患者既没有腰背痛，也没有运动和反射改变。臀上皮神经卡压的感觉变化仅限于臀上皮神经分布的区域而不应延伸到臀部以下的区域。应该记住的是腰椎神经根病和臀上皮神经卡压可能会并存引起"双压榨"综合征。有时候，腰丛神经病变也会产生臀部疼痛，从而混淆诊断。

治疗

　　应该指导患者掌握减轻这种神经卡压性疼痛症状的相关技能。短时程的保守治疗包括简单的镇痛药物，非甾体抗炎药或环氧化酶 -2 抑制剂是初始治疗的合理选择。如果患者疼痛没有迅速缓解，下一步可以注射治疗。

　　治疗时患者处于俯卧位。通过触诊确定髂后嵴和相邻的腰椎棘突。中线旁开 7 cm 的髂后嵴处为穿刺点，确定后予以消毒。采用 5 cm 长，25 G 的穿刺针垂直皮肤进针，直到针穿过筋膜出现落空感。此时会出现感觉异常。当针刺穿臀肌筋膜时，仔细抽吸后，扇形注射 5~7 ml 1% 无防腐剂的利多卡因和 40 mg 甲泼尼龙。注射完成后，在注射部位施加压力以减少瘀斑和血肿形成，抗凝患者尤为容易形成瘀斑和血肿。如果解剖标志难以识别，应考虑使用透视或超声引导。

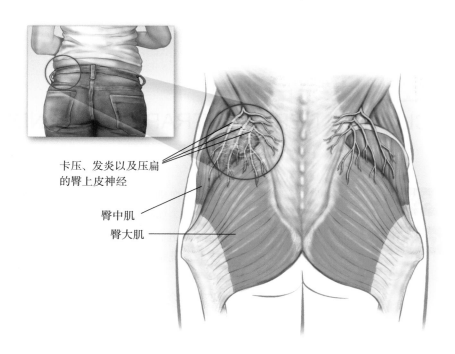

卡压、发炎以及压扁的臀上皮神经

臀中肌

臀大肌

图 80-1　臀上皮神经经过髂后嵴支配臀部皮肤。臀上皮神经中支位于髂嵴中线旁开 7 cm 处。穿着低腰牛仔裤、过紧或过宽的腰带都可以压迫神经并加剧臀上皮神经卡压症状

并发症和注意事项

　　必须仔细排除与臀上神经卡压相似的疾病。注射技术的主要并发症是瘀斑和血肿，很少发生感染。早期识别感染对避免潜在的危及生命的后遗症来说至关重要。

临床要点

　　臀上皮神经卡压是一种常见的疾病，经常被误诊为腰神经根病、骶髂关节疼痛或臀部滑囊炎。尽管注射技术可以显著缓解疼痛，但如果患者考虑臀上皮神经卡压但对于臀上皮神经阻滞没有反应，则应该考虑病变部位更接近腰丛或 L1-L3 神经根。糖皮质激素硬膜外阻滞治疗通常对这些患者有效。在该患者人群中需要行腰丛的肌电图和 MRI 检查，以排除其他疼痛的原因，包括恶性肿瘤侵犯 L1-L3 的腰丛或 L1-L3 节段硬膜外或脊椎转移性疾病。

原书参考文献

Akbas M, Yegin A, Karsli B: Superior cluneal nerve entrapment eight years after decubitus surgery, Pain Pract 5:364–366, 2005.

Aly TA, Tanaka Y, Aizawa T, Ozawa H, Kokubun S: Medial superior cluneal nerve entrapment neuropathy in teenagers: a report of two cases, Tohoku J Exp Med 197:229–231, 2002.

Herring A, Price DD, Nagdev A, Simon B: Superior cluneal nerve block for treatment of buttock abscesses in the emergency department, J Emerg Med 39:83–85, 2010.

Lu J, Ebraheim NA, Huntoon M, Heck BE, Yeasting RA: Anatomic considerations of superior cluneal nerve at posterior iliac crest region, Clin Orthop Relat Res 347:224–228, 1998.

Maigne JY, Doursounian L: Entrapment neuropathy of the medial superior cluneal nerve: nineteen cases surgically treated, with a minimum of 2 years' follow-up, Spine 22:1156–1159, 1997.

Talu GK, .zyal.in S, Talu U: Superior cluneal nerve entrapment, Reg Anesth Pain Med 25:648–650, 2000.

第81节

腰肌筋膜疼痛综合征
（LUMBAR MYOFASCIAL PAIN）

ICD-9 编码　**724.2**

ICD-10 编码　**M54.5**

临床综合征

背部肌肉作为一个功能单元共同工作去稳定和参与腰部的协调运动并参与保持直立姿势。对单个肌肉的损伤可导致整个功能单元的功能障碍。菱形肌、背阔肌、腰骶髂肋肌、多裂肌和腰大肌是肌筋膜疼痛综合征的常见部位。这些肌肉的起始点和附着点特别容易受伤，并在后续发展为肌筋膜疼痛的激痛点（图81-1）。对这些激痛点进行注射是一种诊断和治疗手段。

背部肌肉特别容易发展为肌筋膜疼痛综合征。背部屈曲或伸展性损伤，或抬举和弯曲动作不当会造成背部肌肉发展为肌筋膜疼痛。肌筋膜疼痛综合征是一种影响身体局部的慢性疼痛综合征。肌筋膜疼痛综合征的必要条件是体检中发现肌筋膜激痛点。虽然这些激

痛点通常局限于身体受影响的局部区域，但肌筋膜疼痛综合征的疼痛常常牵涉到其他区域。这种牵涉的疼痛常常被误诊或归因于其他器官系统，导致广泛的评估和无效的治疗。肌筋膜疼痛综合征累及腰部肌肉的患者常把疼痛归结到髋部、骶髂关节和臀部。

症状和体征

激痛点是肌筋膜疼痛特征性损害，被认为是肌肉受到微创伤的结果。该病变的特征是受累肌肉局部存在明确压痛点。对于激痛点的机械刺激或者伸展不仅会引起局部疼痛还会引起牵涉疼痛。除了局部痛和牵涉痛，刺激肌肉时还常出现不自主收缩，这被称为"跳跃征"。"跳跃征"也是肌筋膜疼痛综合征的特征。

当肌筋膜激痛点触诊时，常可以识别出肌肉纤维的紧绷。虽然肌筋膜疼痛综合征患者的体格检查有着一致的表现，但肌筋膜激痛点的病理生理学原因仍不清楚，尽管有许多理论被提出。所有这些理论的共同点均认为激痛点是受累肌肉的微损伤结果。这种微损伤

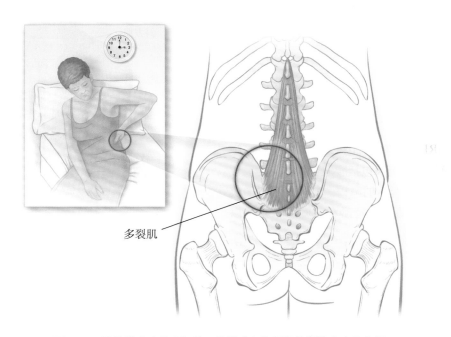

多裂肌

图 81-1　肌筋膜疼痛综合征是一种影响身体局部的慢性疼痛综合征

可以是受累肌肉的单次损伤，或者是重复性的微创伤，也可以是激动肌和拮抗肌慢性失调的结果。

除了肌肉创伤之外，还有各种其他易患肌筋膜疼痛综合征的因素。缺少锻炼的"周末运动员"进行不常开展的体育活动，常会发展成肌筋膜疼痛综合征。坐在电脑前进行键盘操作或看电视时的不良姿势也被认为是诱发肌筋膜疼痛综合征的一个易感因素。以前的旧伤可以导致肌肉功能异常，容易发展成肌筋膜疼痛综合征。如果患者合并营养状况差或者存在心理或行为异常，包括慢性应激和抑郁，所有这些诱发因素可能会加剧。腰部肌肉似乎特别容易受到应激引起肌筋膜疼痛综合征。

僵硬和疲劳常与肌筋膜疼痛综合征并存，增加了与疾病相关的功能障碍和治疗的复杂性。肌筋膜疼痛综合征可作为一种主要疾病状态发生，或与其他疼痛情况一起发生，包括神经根病变和慢性局部疼痛综合征。心理或行为异常，包括抑郁症，经常与肌筋膜疼痛综合征相关的肌肉异常共存。心理和行为异常的治疗是成功治疗肌筋膜疼痛综合征措施中的一个必须组成部分。

检查

腰肌筋膜疼痛综合征没有特异性检查，主要目的在于识别隐匿的病理改变或其他可能与肌筋膜疼痛综合征的疾病混淆的疾病（参见鉴别诊断讨论）。X 线有助于识别腰椎的骨骼异常，包括关节炎、骨折、先天性畸形（如三叶形椎管）和肿瘤。所有近期发病的肌筋膜疼痛综合征患者应行腰椎的磁共振成像检查以排除隐匿的病理过程。实验室检查包括全血细胞计数、红细胞沉降率、抗核抗体测试和血液生化测试应该进行，以排除隐匿性炎性关节炎、感染和肿瘤。

鉴别诊断

腰肌筋膜疼痛综合征是一种结合了临床病史、体格检查、影像学和 MRI 的排除性临床诊断。与腰肌筋膜疼痛综合征的疼痛类似的疾病包括腰肌劳损、炎性关节炎和腰脊髓、神经根和神经丛的障碍。其他易混淆的疾病包括先天性异常，如动静脉畸形和三叶形椎管，以及腰椎滑脱。

治疗

腰肌筋膜疼痛综合征的最佳治疗应该包含多种方式。物理治疗，包括纠正不良姿势（姿势不良、不合适

的椅子和计算机的高度）和热疗以及深部镇静按摩，联合应用非甾体抗炎药和骨骼肌松弛剂是合理治疗的第一步。如果这些治疗不能快速缓解症状，在肌筋膜激痛点局部注射麻醉药物和糖皮质激素是合理治疗的第二步。存在弥散性肌肉痛、睡眠障碍和抑郁时最好使用三环类抗抑郁药，如去甲替林，可在睡前单次 25 mg 开始服用。

当进行激痛点注射时，在注射前仔细准备有助于优化结果。激痛点注射需要位于初始激痛点，而不是牵涉疼痛的区域。应该向患者解释，激痛点注射的目的是阻断疼痛持续性的触发，并希望能达到持久的缓解。重要的是患者理解，对于大多数肌筋膜疼痛综合征患者，需要多种治疗方式才能达到疼痛的最大缓解。在标记识别激痛点和进行实际的激痛点注射时采用俯卧位和侧卧位有助于降低血管迷走性反应的发生率。在激痛点注射前对皮肤进行消毒准备以避免感染。

在向患者解释激痛点注射的目的后并为患者做适当的准备，戴上无菌手套后用手指再次定位需要注射的激痛点（图 81-2）。含有 10 ml 0.25% 无防腐剂的丁哌卡因和 40 mg 甲泼尼龙的注射器连接 25 g 的穿刺针，其长度足够达到激痛点。对于腰部较深的肌肉，需要 9 cm 的针头。每个激痛点需要 0.5~1 ml 的注射液。告知患者可能需要连续 2~5 个疗程才能完全消除激痛点的疼痛。

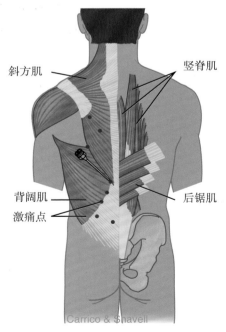

图 81-2　**注射技术可以缓解腰肌筋膜疼痛**（From Waldman SD: Atlas of pain management injection techniques, 2nd ed, Philadelphia, 2007, Saunders, p 330.）

并发症及注意事项

　　由于邻近脊髓和发出的神经根，因此这一过程必须由精通区域解剖学和拥有丰富的介入性疼痛治疗技术经验的临床医师来完成。许多患者主诉激痛点注射后有短暂的疼痛增加。如果使用长针，可能会导致气胸或腹膜后器官包括肾脏损害的发生。

临床要点

　　在熟练掌握注射部位临床相关解剖的情况下，激痛点注射是一项非常安全的操作。必须注意使用无菌技术以避免感染，需要采取常规的预防措施，以降低操作者的风险。激痛点注射的大部分不良反应与针头造成的注射部位及其下方组织的损伤有关。注射后即刻在注射点加压可以降低瘀斑和血肿形成的发生率。避免使用过长的针有助于降低注射下方结构损伤的发生率。必须特别注意当激痛点接近下方的胸膜空间时避免气胸的发生。

　　抗抑郁药是肌筋膜疼痛综合征的主要药物治疗方法。对这种痛苦的状态，认为三环类抗抑郁药比选择性 5-羟色胺再摄取抑制剂更有效。抗抑郁药在治疗肌筋膜疼痛综合征中的确切作用机制尚不清楚。一些研究者认为，这类药物的主要作用是治疗许多肌筋膜疼痛综合征患者潜在的抑郁症。阿米替林和去甲替林等药物是良好治疗的首选，睡前单一剂量开始给药，从 10~25 mg 起始应用并根据药物的不良反应向上进行剂量递增。

原书参考文献

Bradley LA: Pathophysiology of fibromyalgia, Am J Med 122:S22–S30, 2009.

Ge H-Y, Nie HL, Madeleine P, et al: Contribution of the local and referred pain from active myofascial trigger points in fibromyalgia syndrome, Pain 147:233–240, 2009.

Krismer M, van Tulder M: The Low Back Pain Group of the Bone and Joint Health Strategies for Europe Project: Low back pain (non-specific), Best Pract Res Clin Rheumatol 21:77–91, 2007.

Mens JMA: The use of medication in low back pain, Best Pract Res Clin Rheumatol 19:609–621, 2005.

Stanos SP, PM, Harden RN: The physiatric approach to low back pain, Semin Pain Med 2:186–196, 2004.

第 82 节

痉挛性肛痛
(PROCTALGIA FUGAX)

ICD-9 编码 **564.6**

ICD-10 编码 **K59.4**

临床综合征

痉挛性肛痛是一种原因不明的疾病，其特征是阵发性直肠疼痛，发作间期为无痛期。发作之间的无痛期可以持续几秒到几分钟。类似于丛集性头痛，疾病可以自行缓解并可能持续数周至数年。痉挛性肛痛在女性中更为常见，在肠易激综合征患者中发生率更高。

痉挛性肛痛的疼痛表现为锐痛或拧痛甚至更重。类似于其他泌尿生殖器局灶性疼痛综合征，例如外阴痛和前列腺痛，其病因尚不清楚。长期刺激和久坐常常会加重痉挛性肛痛发作的频率和强度。疼痛发作时患者往往会有排便的感觉（图 82-1）。尽管抑郁症常伴随有痉挛性肛痛，但尚未被认为是该病的主要原因。痉挛性肛痛的症状可以严重到影响患者日常生活和活动的程度。

症状和体征

患者体格检查通常无阳性体征。患者可以表现为情绪低落或焦虑。患者的直肠检查也是正常的，尽管周围肌肉深触诊可以诱发阵痛。患者经常主诉通过将手指放在直肠中能中止疼痛的发作。当然，直肠栓剂也可以中断疼痛发作。

检查

与体格检查相似，痉挛性肛痛患者的检查通常也是正常的。鉴于痉挛性肛痛的致病原因多为良性，故存在对直肠恶性肿瘤引发疼痛的漏诊风险，因而痉挛性肛痛应该属于排他性诊断。所有怀疑痉挛性肛痛的患者均应进行肛门检查。此类患者强烈推荐进行乙状结肠镜或结肠镜检查。此外，还需进行大便隐血实验检查。实验室检查包括血液常规检测、生化及红细胞沉降率检查。所有痉挛性肛痛的患者均需行骨盆的磁共振成像或计算机断层扫描（CT）以排除隐匿性病理改变（图 82-2）。如果怀疑患者存在心理问题或有性虐待史，在进行实验室和影像学检查同时还要进行精神病学评估。

鉴别诊断

如前所述，由于存在对肛门及直肠严重病理学改变的漏诊风险，因而痉挛性肛痛必须是一种排他性诊断。临床医师首先必须排除直肠恶性肿瘤以避免灾难性后果。直肠炎与痉挛性肛痛的疼痛类似，可以通过乙状结肠镜或结肠镜进行诊断排除。痔疮通常表现为伴有疼痛的出血，体格检查可与痉挛性肛痛相鉴别。前列腺痛有时会与痉挛性肛痛相混淆，但前列腺痛的疼痛更恒定、更钝、更痛。

治疗

痉挛性肛痛的初始治疗应该包括轻度镇痛药物和非甾体抗炎药物或环氧化酶 2 抑制剂。如果这些药物不

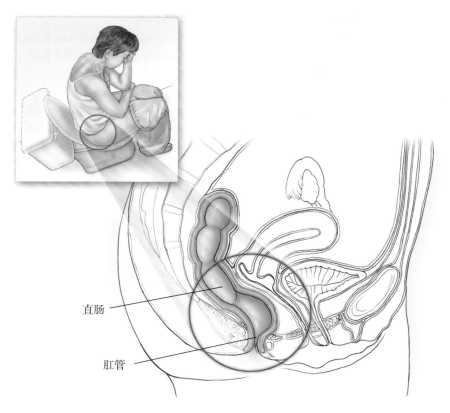

图 82-1　痉挛性肛痛的疼痛表现为严重的锐痛或拧痛甚至更重。应激增加和久坐常常会加重痉挛性肛痛的频率和强度

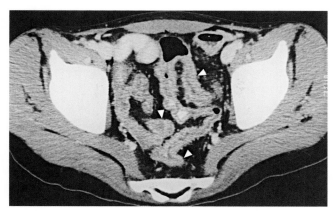

图 82-2　溃疡性结肠炎
直肠和乙状结肠的肠壁在目标处（箭头）外观出现最低程度的增厚（From Haaga JR，Lanzieri CF，Gikson RC：CT 和 MR 全身成像，第 4 版，费城，2003，Mosby 出版社，p 1245.）

能有效地控制症状，可以加入三环类抗抑郁药物或加巴喷丁。传统上，三环类抗抑郁药物是缓解痉挛性肛痛继发性疼痛的主要药物。对照研究已经证明了阿米替林对这种病症的疗效。其他三环抗抑郁药，包括去甲替林和地昔帕明也显示出明确的临床疗效。这类药物具有明显的抗胆碱能不良反应，包括口干、便秘、镇静和尿潴留。对于伴有青光眼、心律失常和前列腺疾病的患者，这些药物要慎用。

为了尽量减少药物的不良反应并增加患者的依从性，初级保健医师应该从睡前 10 mg 阿米替林或者去甲替林的剂量开始。在不良反应允许的情况下，剂量可以增加为睡前 25 mg。根据不良反应的耐受情况，剂量可以每周增加 25 mg。即使在低剂量的情况下，患者通常会主诉睡眠障碍得到快速改善，并在 10~14 天内感到疼痛一定程度的缓解。如果剂量上调但患者疼痛症状没有改善，推荐加用加巴喷丁或联合使用局部麻醉药或（和）糖皮质激素阻滞进行肋间神经阻滞。选择性 5- 羟色胺再摄取抑制剂，如氟西汀，被用于治疗糖尿病神经病性疼痛；虽然这类药物比三环类抗抑郁药更易耐受，但效果相对欠佳。

如果抗抑郁药物无效或者禁忌者，加巴喷丁是合理的替代选择。加巴喷丁从睡前 300 mg 开始应用两晚，患者应该注意不良反应，包括眩晕，镇静、意识障碍和皮疹。药物以 300 mg 的剂量递增，在 2 天内以等分剂量给予，在不良反应耐受的情况下，直到疼痛缓解或者每日总剂量达到 2400 mg。如果此时患者疼痛部分缓解，应该测定血药浓度，按照 100 mg 谨慎向上递增。每日剂量需要超过 3600 mg 者，则属罕见。

局部冷疗和热疗有助于缓解症状。直肠栓剂也可以减轻疼痛。对于以上治疗无效的患者，下一步可以应用局部麻醉药和糖皮质激素对腓神经或者骶部硬膜外神经进行阻滞。有些报道提示钙通道阻滞剂、速效硝酸甘油和吸入沙丁胺醇可以减轻痉挛性肛痛的疼痛症状。

并发症和注意事项

对于痉挛性肛痛患者而言，对其关注的主要问题在于未能识别出潜在的肛门或直肠的严重病变，这些病变继发于原发肿瘤或者盆腔肿瘤对这些结构的改变。虽然罕见，但隐匿性直肠感染仍然是可能的，特别是在癌症造成免疫缺陷的患者中。早期发现感染对于避免潜在危及生命的后遗症而言至关重要。

临床要点

痉挛性肛痛是一种令人痛苦的疾病。疼痛发作可能缺乏先兆，致使患者不敢外出。对于痉挛性肛痛，临床医师关注的主要焦点在于确保对隐匿性恶性肿瘤的漏诊。考虑到生殖器和直肠疼痛涉及心理学因素，临床医师不应忽视直肠疼痛患者心理异常的可能性。

原书参考文献

Bharucha AE, Wald A, Enck P, Rao A: Functional anorectal disorders, Gastroenterology 130:1510–1518, 2006.

Karras JD, Angelo G: Proctalgia fugax, Am J Surg 82:616–625, 1951.

Vincent C: Anorectal pain and irritation: anal fissure, levator syndrome, proctalgia fugax, and pruritus ani, Prim Care 26:53–68, 1999.

Waldman SD: Proctalgia fugax. In Waldman SD, editor: Pain review, Philadelphia, 2009, Saunders, pp 307–308.

Weizman Z, Binsztok M: Proctalgia fugax in teenagers, J Pediatr 114:813–814, 1989.

第 83 节

前列腺痛
（PROSTATODYNIA）

ICD-9 编码　**608.9**

ICD-10 编码　**R10.2**

临床综合征

前列腺痛是男性会阴区疼痛的一种。前列腺痛也被称为慢性非细菌性前列腺炎和慢性盆腔疼痛综合征，它可能不是一种单纯的临床疾病，而更像是可导致前列腺解剖区域疼痛的不同疾病的杂合，其中包括前列腺慢性感染、无明确感染的前列腺慢性炎症、膀胱流出道异常、盆底肌肉异常、反射性交感神经营养不良和心理性原因等，其共同的特点在于导致慢性、不明确的会阴区疼痛，这是前列腺痛的标志性特点。

前列腺痛的疼痛性质可为会阴区和深层结构的钝痛、酸痛或烧灼样疼痛（图 83-1）。疼痛强度为轻度到中度，在排尿或性交时可能加重。疼痛可能牵涉至阴茎、睾丸、阴囊或大腿内侧。患者常常会合并存在尿液流出刺激性症状或性功能障碍等。针对所有患有慢性前列腺痛的患者均应特别询问有无被性侵史。

体征与症状

急性前列腺痛患者体格检查的目的在于鉴别是否存在前列腺、尿路或者两者均有的急性细菌感染。继发于感染（包括性传播疾病）的急性睾丸炎患者前列腺触压疼痛反应剧烈。而对于慢性前列腺痛患者体格检查常无特异性，前列腺触痛轻微，除非有特殊的病理学改变存在。常常存在会阴区痛觉异常。前列腺痛患者同样不能忽略前列腺恶性病变的可能性。对于前列腺痛患者的体格检查差异较大，但是前列腺肥大常常为其早期表现。

前列腺外组织的病理变化可以以前列腺痛为主要症状。前列腺痛最常见的前列腺外来源病因之一为骨盆内除前列腺之外结构的恶性肿瘤。肿瘤侵犯腰丛、马尾神经或下腹下神经丛极少数情况下也可表现为集中于前列腺和会阴区的疼痛。前列腺和直肠的恶性肿瘤行放射治疗后可诱发放疗后神经病变，从而表现为与前列腺痛相似的症状。

检查

前列腺指诊是诊断前列腺痛的核心，仔细检查有无压痛、结节、肿物对于避免漏诊前列腺恶性肿瘤十分重要。所有前列腺痛患者均应行前列腺超声检查。如果怀疑前列腺或盆腔内容物有潜在的恶性肿瘤，就应该做盆腔的磁共振检查或 CT 检查，同样实验室检查前列腺特异性抗原水平也必不可少（图 83-2）。前列腺急性感染可导致前列腺特异性抗原水平升高。同样，对于患有前列腺痛的患者也推荐行尿液检查以排除尿路感染可能。实验室检查前列腺按摩后前列腺液对于评估前列腺痛的作用目前还不明确，尽管有报道认为前列腺痛患者的前列腺液中尿酸水平会升高。

肌电图可帮助区别来自于腰丛病变或腰椎根性病的放射性神经病变。基于患者的临床表现，可能需要做额外的检查，包括全血细胞计数、尿酸、红细胞沉降率和抗核抗体测试等。如果怀疑肿瘤或血肿就应该行腰丛 MRI 检查。

鉴别诊断

前列腺外病变，包括反射性交感神经营养不良，腰丛、神经根和脊髓损伤等，都能出现与前列腺痛类似的疼痛，所以必须仔细鉴别。正如前面所提及的，在评估和治疗可疑前列腺痛患者时，忽略前列腺恶性病变会导致灾难性后果，所以前列腺恶性病变在鉴别诊断中必须予以重视（图 83-3）。另外，准确诊断前列腺炎的潜在病因也十分重要（表 83-1），因为其中一些通过抗生素可以轻易治愈。

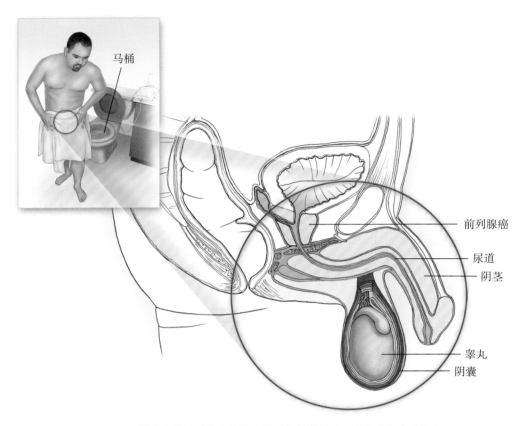

马桶

前列腺癌
尿道
阴茎
睾丸
阴囊

图 83-1　前列腺痛的性质为会阴区和深层结构的钝痛、酸痛或烧灼样疼痛

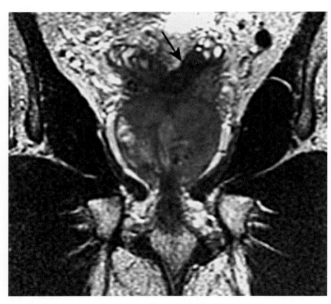

图 83-2　前列腺磁共振影像

一位前列腺特异性抗原水平为 9.2、活检 Gleason 癌症评分为 7、直肠指检为局限性疾病患者的前列腺冠状位 T-2 加权像磁共振影像。该患者被评估是否行根治性前列腺切除术。磁共振上可见低 T2 信号扩散至左边精囊内（箭头）。由于这一个明确的发现，患者最后选择行放射治疗而非手术治疗（From Edelman RR, Hesselink JR, Zlatkin MB, et al, editors: Clinical magnetic resonance imaging, 3rd ed, Philadelphia, 2006, Saunders, p 2925.）

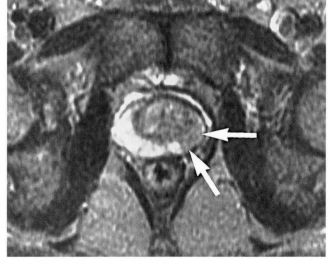

图 83-3　前列腺癌（箭头）浸润和替代周围正常高信号区

纤维前列腺囊完整，将肿瘤与前列腺周围高信号静脉丛区分开来（From Stark DD, Bradley WG Jr: Magnetic resonance imaging, 3rd ed, St Louis, 1999, Mosby, p 626.）

治疗

前列腺痛的初始治疗应该是联合应用非甾体抗炎药或环氧化酶 -2 镇痛。局部应用冷、热坐浴也可能有效。即使尿培养阴性，但是主观采用抗生素治疗也是

表 83-1

前列腺症状鉴别点

疾病	明确的 UTI	前列腺检查	前列腺液		对抗生素反应	排尿障碍
			WBC	培养		
急性细菌性前列腺炎	有	压痛、温感觉	有	有	有	有
慢性细菌性前列腺炎	常见	多变	有	有	慢	可疑
非细菌性前列腺炎	无	多变	有	无	差	可疑
前列腺痛	无	常正常	无	无	无	有

From Lummus WE, Thompson I: Prostatitis, Emerg Med Clin North Am 19:691–707, 2001。UTI：尿道感染。

值得尝试的，例如多西环素、一天两次、连续两周。有报道发现，采用别嘌呤醇可减轻疼痛，经过上述治疗仍持续疼痛的患者可考虑使用此类药物。如果患者对于以上治疗均无反应，选用局部麻醉药和糖皮质激素经骶管硬膜外阻滞可能是较为理想的下一步治疗措施。由于盆腔疼痛综合征很大概率并存心理问题，因此心理评估和干预也应与上述治疗同时进行。

并发症和注意事项

在治疗前列腺痛时主要容易发生以下三点漏洞：①漏诊导致患者疼痛的前列腺外病变，②漏诊前列腺恶性病变，③忽略前列腺痛常伴随心理问题。

临床要点

临床医师需要关注生殖器和男性心理的关系会对前列腺痛治疗带来一些独特的挑战。要想治疗成功，行为和心理因素必须重点关注。前列腺恶性病变的可能性永远存在，在前列腺痛患者中需要仔细鉴别诊断。

原书参考文献

Lummus WE, Thompson I: Prostatitis, Emerg Med Clin North Am 19:691–707, 2001.

Rarbalias GA: Prostatodynia or painful male urethral syndrome? Urology 36:146–153, 1990.

Turner JA, Hauge S, Von Korff M, et al: Primary care and urology patients with the male pelvic pain syndrome: symptoms and quality of life, J Urol 167:1768–1773, 2002.

Wesselmann U, Burnett AL, Heinberg LJ: The urogenital and rectal pain syndromes, Pain 73:269–294, 1997.

第 84 节

臀大肌疼痛综合征
(GLUTEUS MAXIMUS PAIN)

ICD-9 编码 **729.1**

ICD-10 编码 **M79.1**

临床综合征

臀大肌主要功能是伸展髋关节。臀大肌起于髂骨背侧面、髂后上棘、骶骨和尾骨后下面以及骶结节韧带（图 84-1）。臀大肌与阔筋膜移行于髂胫束深面，止于股骨臀肌结节。臀下神经支配臀大肌。臀大肌易于遭受创伤或由于过度使用或误用导致损伤，可能发展为肌筋膜疼痛综合征，也可能与臀肌滑囊炎相关。肌筋膜疼痛综合征的疼痛大多数是由于运动，例如在松软地面跑步、过度使用健身器械或者反复进行其他需要髋关节伸展的运动，导致的肌肉内反复微损伤所致。肌肉

钝性损伤也可能诱发臀大肌肌筋膜疼痛综合征。

肌筋膜疼痛综合征是一种影响身体局部或区域的慢性疼痛综合征。肌筋膜疼痛综合征必不可少的条件是在体格检查是找到肌筋膜激痛点。尽管这些激痛点一般局限在受影响身体的局部，但是肌筋膜疼痛综合征的疼痛却可以牵涉至其他解剖部位。这种牵涉性疼痛常常被误诊或被归类于其他脏器系统所致，从而导致过度评估和治疗不当。累及臀大肌的肌筋膜疼痛综合征患者的主要疼痛区域在肌肉的内下部分，牵涉至臀部和尾骨区域（图 84-2）。触诊激痛点时常常可扪及肌纤维内的绷紧带。尽管肌筋膜疼痛综合征患者体格检查确切，而且关于肌筋膜激痛点研究众多，但是其具体的病理生理机制仍然不十分明确。得到比较广泛认可的一种说法是激痛点是由于受累肌肉微创伤所致。肌肉微创伤可由一次损伤导致，也可由于反复微损伤或协同和拮抗肌单元慢性失平衡所致。

除了肌肉损伤以外，一系列其他因素似乎也参与肌筋膜疼痛综合征形成。"周末运动员"突然让他或她的身体从事平时不习惯的体育运动常可导致肌筋膜疼痛综合征。坐在键盘前工作或看电视时的不良姿势也可能是发生肌筋膜疼痛综合征的易感因素。另外，前期损伤导致肌肉功能异常也可能导致后续发生肌筋膜疼痛综合征。上述所有易感因素在患者营养状况差或共存心理或行为异常（包括长期压抑和抑郁）时可能会被强化。腰臀部肌肉似乎对应激诱发的肌筋膜疼痛综合征特别易感。

肌筋膜疼痛综合征患者常常伴有僵硬和疲劳，增加疾病相关功能障碍可能性及治疗并发症的发生概率。肌筋膜疼痛综合征可以以主要疾病形式存在，或者作为其他疼痛疾病的伴随疾病存在，包括根性病变和慢性区域性疼痛综合征。精神和行为异常，包括抑郁等，常常与肌筋膜疼痛综合征相关肌肉异常共存。因此，同时治疗心理和行为异常是成功治疗肌筋膜疼痛综合征必不可少的一部分。

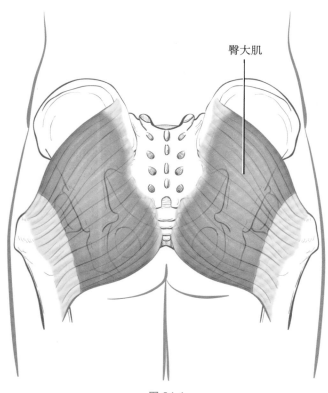

臀大肌

图 84-1

体征和症状

激痛点是肌筋膜疼痛的特定病征，是受累肌肉微创伤所致结果。病理损伤特点为受累肌肉上触痛敏感的压痛点。按压或者牵拉激痛点不仅可产生局部疼痛，也可产生牵涉痛。除了这些局部痛和牵涉痛外，还可发生受累肌肉不由自主的收缩，称为跳跃征，也常发生。跳跃征也是肌筋膜疼痛综合征的特点。臀大肌疼痛综合征患者激痛点主要在肌肉中下部分，牵涉至臀部和尾骨区域。

检查

臀大肌疼痛综合征没有特殊的检查。检查的主要目的在于鉴别是否存在隐匿的病理状态或其他可能产生与肌筋膜疼痛综合征疼痛类似的疾病（见于鉴别诊断）。X 线可帮助发现骨盆和髋的骨异常，包括关节炎、股骨头缺血性坏死、骨折、先天性异常和肿瘤等。所有近期发生肌筋膜疼痛综合征患者都需要做腰椎和骨盆磁共振以排除潜在病理变化（图 84-3）。实验室检查，包括全细胞计数、红细胞沉降率、抗核抗体测试和自动化血液化学检测，都需要完成以排除潜在炎症性关节炎、感染和肿瘤。

鉴别诊断

臀大肌疼痛综合征是一种需要联合应用病史、体格检查、X 线和磁共振的排他性临床诊断。其他能够复制出臀大肌疼痛综合征类似症状的疼痛综合征包括：腰骶部根性病变、腰骶丛病变、骨盆和髋骨压力性骨折、肌肉劳损、炎症性关节炎和腰椎脊髓、神经根、神经丛和外周神经病变等。盆腔内肿瘤同样可能复制出臀大肌疼痛综合征类似疼痛症状。

治疗

臀大肌疼痛综合征最好的治疗方法是多模式治疗。物理治疗，包括功能异常纠正（如不良姿势、座椅或计算机高度不合适等）和热疗以及深度镇静按摩，同时联合应用非甾体抗炎药和肌肉松弛剂，是一个较为理想的起始治疗方法。如果上述方法无法快速缓解症状，采用局部麻醉药物和激素行肌筋膜激痛点局部注射治疗是较为理想的下一步手段。潜在的弥漫性肌肉疼痛、睡眠障碍和抑郁最好通过三环类抗抑郁药联合治疗，例如去甲替林，起始剂量为睡前单次服用 25 mg。

激痛点注射前仔细准备有助于改善疗效。激痛点注射应该直接注射在原发激痛点上，而不是牵涉痛区域。

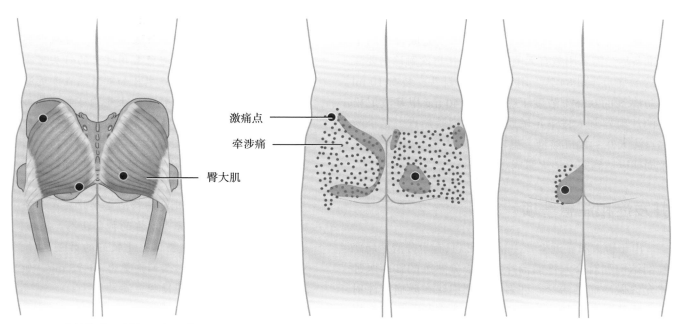

激痛点

牵涉痛

臀大肌

图 84-2　**注射技术可缓解臀大肌疼痛**（From Waldman SD: Atlas of pain management injection techniques, 2nd ed, Phila- delphia, 2007, Saunders, p 379.）

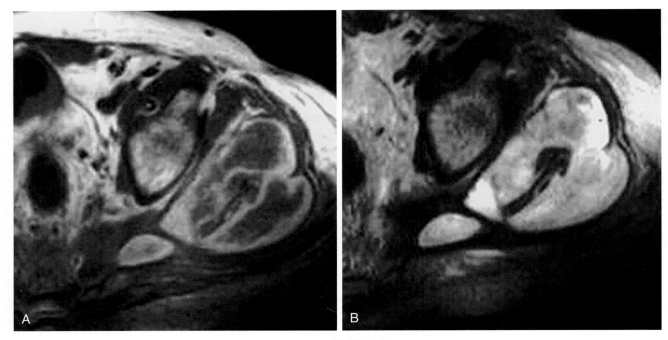

图 84-3　臀大肌血肿

A. 矢状位 T1 加权像磁共振影像。亚急性左臀区血肿较为明显，因为磁共振上存在高信号的边缘，由高铁血红蛋白组成。B. 矢状位 T2 加权像磁共振影像左侧臀部血肿强化为高强度信号区域（From Edelman RR, Hesselink JR, Zlatkin MB, et al, editors: Clinical magnetic resonance imaging, 3rd ed, Philadelphia, 2006, Saunders, p 3387.）

需要向患者解释行激痛点注射的目的在于阻断激痛点诱发的持续性疼痛，以期望获得长期的疼痛缓解。对于大多数肌筋膜疼痛患者来说，了解需要通过不仅是单纯一种而是多种方法联用才能达到较为满意的缓解疼痛诊治的效果十分重要。鉴别、标记激痛点和激痛点注射时采用俯卧位或侧卧位，可减少迷走神经反射发生概率。注射区域皮肤需要消毒以防发生感染。

在向患者解释激痛点注射目的以及完成合适的术前准备后，需要用戴有无菌手套的手指再次触诊需要注射的激痛点（图 84-2）。用带有 25 号针头、装有 10 ml 无防腐剂的 0.25% 浓度丁哌卡因和 40 mg 甲基泼尼松龙的注射器刺入皮下足够距离以达到激痛点。每个激痛点注入 0.5~1 ml 溶液。患者应该被告知需要治疗 2~5 个周期以达到完全消灭激痛点的目的。

并发症和注意事项

由于臀大肌靠近坐骨神经，所以只有十分清楚局部解剖结构和对介入疼痛治疗技术十分熟练的临床医师才允许做激痛点治疗。许多患者都抱怨在激痛点注射后疼痛暂时性增加。如果注射器针头太长，可能会损伤腹膜后器官。

临床要点

如果对于相关注射区域解剖结构十分熟悉，那么激痛点注射治疗是十分安全的操作。必须注意无菌原则以预防感染，需做综合性防护以避免对操作者的相关风险。激痛点注射后最常见并发症为注射针所导致的注射区域及深层组织的损伤。激痛点治疗后注射点直接加压按压可减少瘀斑和血肿的发生概率。避免应用过长的针头可减少深层结构损伤的发生概率。如果激痛点靠近深层胸腔则需特别小心以预防发生气胸可能。抗抑郁药物是治疗肌筋膜疼痛综合征的主要的药物治疗方法。在治疗此类疾病时三环类抗抑郁药要比选择性 5HT 再摄取抑制剂更有效。抗抑郁药物治疗肌筋膜疼痛综合征的具体作用机制目前仍不明确。一些研究者认为此类药物的主要效果在于治疗肌筋膜疼痛综合征患者潜在的抑郁状态。药物，例如阿米替林和去甲替林，是较好的第一选择，用法是睡前服用一次，起始剂量为 10~25 mg，如果无明显不良反应则慢慢往上滴定。

原书参考文献

Arnold LM: The pathophysiology, diagnosis and treatment of fibromyalgia, Psychiatr Clin North Am 33:375–408, 2010.

Bradley LA: Pathophysiology of fibromyalgia, Am J Med 122(Suppl 1):S22–S30, 2009.

Imamura M, Cassius DA, Fregni F: Fibromyalgia: from treatment to rehabilita- tion, Eur J Pain Suppl 3:117–122, 2009.

Marsh M: Milnacipran. The comprehensive pharmacology reference, Philadelphia, 2008, Elsevier, pp 1–4.

Waldman SD: Atlas of pain management injection techniques, Philadelphia, 2007, Saunders, pp 378–380.

第 85 节

臀中肌综合征
（GLUTEUS MEDIUS SYNDROME）

ICD-9 编码　**729.1**

ICD-10 编码　**M79.7**

临床综合征

臀中肌主要功能在于外展髋关节，并协同髋关节完成内旋和外旋。臀中肌起源于髂嵴以下的髂骨背侧。臀中肌是肌筋膜疼痛综合征好发部位。此类疼痛多由于运动导致的臀中肌反复微创伤所致，例如在松软地面跑步、过度使用健身器械或反复完成其他需要髋关节外展的动作（图 85-1）。肌肉钝性损伤也可能诱发臀中肌疼痛综合征的发生。

肌筋膜疼痛综合征是一种影响身体局部或某个区域的慢性疼痛综合征。肌筋膜疼痛综合征必不可少的条件是在体格检查时找到肌筋膜激痛点。尽管这些激痛点

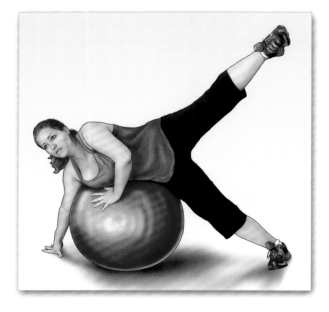

图 85-1　**臀中肌综合征**
多由于运动导致的臀中肌反复微创伤所致，例如在松软地面跑步、过度使用健身器械或反复完成其他需要髋关节外展的动作

一般局限在受影响身体的局部，但是肌筋膜疼痛综合征的疼痛却可以牵涉至其他解剖部位。这种牵涉性疼痛常常被误诊或被归类于其他脏器所致，从而导致过度评估和治疗不当。累及臀中肌的肌筋膜疼痛综合征患者的原发疼痛区域主要沿后侧髂嵴线，往下牵涉至臀部，跨越骶髂关节，到达下肢后侧。

激痛点是肌筋膜疼痛的特定病征，是受累肌肉微创伤所致结果。病理损伤特点为受累肌肉上触痛敏感的压痛点。按压或者牵拉激痛点不仅可产生局部疼痛，也可产生牵涉痛。除了这些局部牵涉性疼痛，受累肌肉不由自主的收缩，称为跳跃征，也常发生。跳跃征也是肌筋膜疼痛综合征的特点。臀中肌疼痛综合征患者激痛点主要在髂嵴后侧。

触诊激痛点时常可扪及绷紧的肌纤维束。尽管肌筋膜疼痛综合征患者体格检查确切，而且关于肌筋膜激痛点研究众多，但是其具体的病理生理机制仍然不十分明确。比较广泛认可的一种说法是激痛点是由于受累肌肉微创伤所致。肌肉微创伤可由一次损伤导致，也可由于反复微损伤或协同和拮抗肌单元慢性失平衡所致。

除了肌肉损伤以外，其他一系列因素似乎也参与肌筋膜疼痛综合征形成。"周末运动员"（突然参与平时不习惯的体育运动）常可导致肌筋膜疼痛综合征。坐在键盘前工作或看电视时的不良姿势也可能是发生肌筋膜疼痛综合征的易感因素。另外，前期损伤形成的肌肉功能异常也可能导致后续发生肌筋膜疼痛综合征。当易感因素在患者营养状况差或共存心理或行为异常（包括长期压抑和抑郁）时可能会被强化。在应激诱发的肌筋膜疼痛综合征中臀中肌是易感部位。

肌筋膜疼痛综合征患者常常伴随僵硬和疲劳，增加疾病相关功能障碍可能性及治疗并发症的发生概率。肌筋膜疼痛综合征可以以主要疾病形式存在，或者作为其他疼痛疾病的伴随疾病存在，包括根性病变和慢性区域性疼痛综合征。精神和行为异常，包括抑郁等，常常与肌筋膜疼痛综合征相关肌肉异常共存。因此，同时治疗心理和行为异常是成功治疗肌筋膜疼痛综合征必不可少的一部分。

体征和症状

激痛点是臀中肌综合征的病理损伤，特点是臀中肌上可触及明显的压痛点。按压或者牵拉激痛点不仅可产生臀中肌内侧和下侧的局部剧烈疼痛，还可沿后侧髂嵴线，往下牵涉至臀部，跨越骶髂关节，到达下肢后侧。除此之外，也常常存在跳跃征。

检查

对临床确定的激痛点进行活检，并无一致的异常组织学发现。有激痛点的肌肉被描述为"虫蚀"和含有"蜡样变性"。有研究者发现部分臀中肌综合征患者体内可发现血清肌红蛋白水平升高，但此结果并没有被其他研究者证实。电诊断法测验发现部分患者肌张力增高，同样，该结果无可复制性。由于缺乏客观诊断方法，临床医师必须排除其他可复制出臀中肌综合征类似症状的共存疾病（见于鉴别诊断）。

鉴别诊断

诊断臀中肌综合征是基于临床发现而非特定的实验室检查、电诊断法或者放射学检查。由于这一原因，有目的的病史询问和体格检查（系统性寻找激痛点和确定阳性跳跃征）必须在每一个怀疑患有臀中肌综合征患者身上实施。临床医师有责任排除其他可复制出臀中肌综合征类似症状的共存疾病，包括原发性炎性肌肉疾病、原发性髋关节病变、臀肌滑囊炎和臀上皮神经和臀上神经卡压（图 85-2）。使用电诊断法和放射学检查可以鉴别一些共存疾病，例如直肠或盆腔肿瘤，或腰骶神经损伤。临床医师也必须知道心理和行为异常可能表现为或者加剧臀中肌综合征相关症状。

治疗

治疗主要集中在消灭肌筋膜激痛点和使受累肌肉放松。通过打断疼痛恶性循环以期获得长期的疼痛缓解。此类治疗方法的具体机制仍不明确，因此在制定治疗计划过程中存在一些尝试和错误情况。

激痛点注射局部麻醉药或生理盐水是治疗臀中肌综合征的首选治疗方法。由于大量患者同时有潜在的抑郁和焦虑，所以抗抑郁药是大多数治疗方案中必不可少的一部分。其他治疗方法，包括物理治疗、热疗、冷疗、经皮神经刺激和电刺激，对于特定案例可能十分有用。如果上述传统治疗方法疗效不佳，需要考虑使用 A 型肉毒毒素。尽管目前没有被食品药品管理监督局（FDA）批准，但是激痛点直接注射微量 A 型肉毒毒素在治疗顽固性臀中肌综合征已经取得成功。

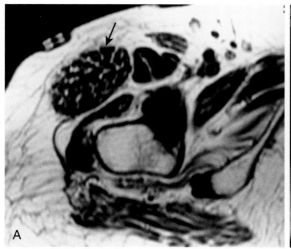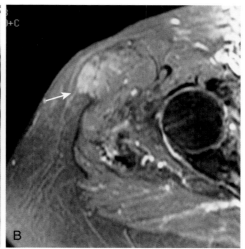

图 85-2　臀上神经可疑卡压

A. T1 加权自旋回波横截面磁共振影像显示阔筋膜张肌去神经性肥大（箭头）。B. 静脉注射钆后的抑脂序列 T1 加权自旋回波横截面磁共振影像可见阔筋膜张肌内相似肥大和高信号（From Resnick D: Diagnosis of bone and joint disorders, 4th ed, Philadelphia, 2002, Saunders, p 3551.）

并发症和注意事项

　　如果熟知并关注临床相关解剖，激痛点局部注射是十分安全的操作方法。注意无菌原则以避免感染，操作者需做综合性防护以减少对自身的风险。激痛点注射后大多数不良反应为注射针所导致的注射区域及深层组织的损伤。激痛点治疗后注射点直接加压按压可减少瘀斑和血肿的发生概率。避免使用过长的针头可减少深层结构损伤的发生概率。特别注意避免坐骨神经损伤。

临床要点

　　尽管臀中肌综合征是一种较为常见的疾病，但是常常被误诊。因此，对于怀疑患有臀中肌综合征的患者，必须仔细评估潜在疾病。臀中肌综合征常常与其他躯体和精神疾病并存。

原书参考文献

Arnold LM: The pathophysiology, diagnosis and treatment of fibromyalgia, Psychiatr Clin North Am 33:375–408, 2010.

Bradley LA: Pathophysiology of fibromyalgia, Am J Med 122(Suppl 1):S22–S30, 2009.

Imamura M, Cassius DA, Fregni F: Fibromyalgia: from treatment to rehabilitation, Eur J Pain Suppl 3:117–122, 2009.

Marsh M: Milnacipran, The comprehensive pharmacology reference, Philadelphia, 2008, Elsevier, pp 1–4.

Waldman SD: Atlas of pain management injection techniques, Philadelphia, 2007, Saunders, pp 378–380.

第 86 节

睾丸痛
（ORCHIALGIA）

ICD-9 编码 **608.9**

ICD-10 编码 **R10.2**

临床综合征

由于睾丸是男性灵魂的一部分而赋予独特意义，因此睾丸痛对于患者和临床医师来说都是十分棘手的问题。因此要想正确评估和成功治疗睾丸痛，正确认识这一事实十分重要。急性睾丸痛需要临床急诊，可能与创伤、感染、睾丸炎症或睾丸、精索扭转相关。慢性睾丸痛是一种疼痛持续时间超过三个月的疼痛，严重干扰患者日常生活。慢性睾丸痛可起源于阴囊外病变（如输尿管结石、腹股沟疝、髂腹股沟或生殖股神经卡压），腰椎和神经根病变，阴囊内病变（如慢性附睾炎，鞘膜积液，精索静脉曲张等）。慢性睾丸痛患者均应特别关注是否有性虐待史。

体征和症状

急性睾丸痛患者体格检查目的在于鉴别是否存在急性睾丸和精索扭转。继发于感染的急性睾丸痛，包括性传播疾病，表现为睾丸的显著压痛。对于慢性睾丸痛患者，体格检查常无特异性，睾丸常常轻压痛，除非存在特殊的病理改变（图 86-1）。继发于精索静脉曲张的慢性睾丸痛患者表现为阴囊区感觉像"一袋蠕虫"。慢性附睾炎患者压痛主要局限于附睾区域。睾丸痛患者均需警惕睾丸恶性肿瘤的可能性。体格检查表现多样，但是睾丸肿大常常是早期表现。

正如前面所述，阴囊外病理改变可能主要表现为睾丸痛症状。阴囊外起源睾丸痛最常见的病因之一是髂腹股沟神经或生殖股神经痛。髂腹股沟神经痛主要变现为髂腹股沟神经分布的内侧股部和阴囊区的感觉缺失。也可能表现为前腹壁肌肉虚弱。敲击髂腹股沟神经穿过腹横肌区域时可能诱发出"Tinel"征。髂腹股沟神经

或生殖股神经痛患者可采用身体向前弯曲（滑雪新手姿势）以缓解受累神经压力。

检查

所有患有睾丸痛患者均应行阴囊内容物超声检查。如果怀疑有血管受损则应行放射性核素和多普勒扫描。阴囊内容物透视可鉴别是否存在精索静脉曲张。肌电图有助于将髂腹股沟神经卡压和腰椎神经丛病变、腰椎根性病变和糖尿病多发神经病变区分开来。根据患者临床表现，可能需要做额外检查，包括全细胞计数、尿酸、红细胞沉降率、抗核抗体等。如果怀疑有肿瘤或者血肿，需行腰丛和骨盆磁共振检查（图 86-2）。

鉴别诊断

阴囊外病变，包括腹股沟疝，髂腹股沟神经痛，腰丛、神经根和脊髓病变等可表现为与睾丸痛类似症状，必须仔细行鉴别诊断（表 86-1）。由于髂腹股沟神经和生殖股神经解剖在患者间存在相当大变异，因此可导致患者临床表现各样。髂腹股沟神经是 L_1 神经根分支，部分患者 T_{12} 神经参与组成。髂腹股沟神经从 L_1 和部分 T_{12} 躯体神经起源，沿曲线走形至髂骨内凹陷区，然后在髂前上棘水平向前穿过腹横肌，该神经在继续向下、向内走形过程中可能会与髂腹下神经汇合，与精索伴行通过腹股沟环进入腹股沟管。由于髂腹股沟神经与髂腹下神经可能发生大量重叠，导致该神经感觉支配区域的患者间差异较大。一般来说，髂腹股沟神经主要支配股内侧上部和男性阴茎根部和阴囊上部区域皮肤。

治疗

关于睾丸痛的治疗方法多样，成功率各有不同（表 86-2）。基础治疗应该是联合应用非甾体抗炎药或 COX-2 抑制剂和物理治疗。局部应用热疗或者冷疗可能有益。应用支持内衣或护裆可能有助于缓解症状。如

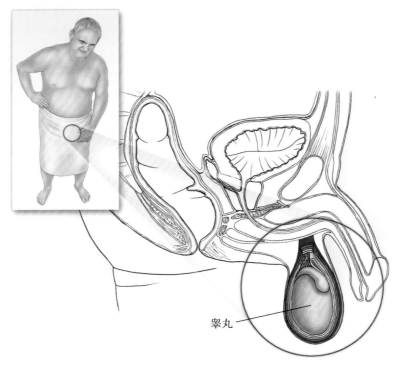

睾丸

图 86-1 慢性睾丸痛，体格检查常无特异性，睾丸常常轻压痛，除非存在特殊的病理改变

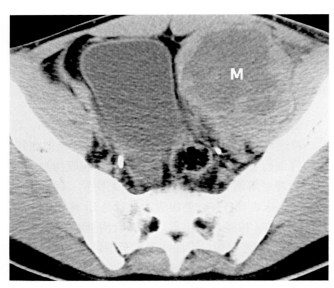

图 86-2 隐睾内的肿瘤

盆腔 CT 扫描显示一个大的囊性坏死样肿块（M），侵犯左侧髂腰肌。切除后病理结果提示睾丸畸胎瘤（From Haaga JR, Lanzieri CF, Gilkeson RC, editors: CT and MR imaging of the whole body, 4th ed, Philadelphia, 2003, Mosby, p 1727.）

表 86-1

慢性睾丸痛病因

糖尿病神经病变

附睾囊肿 / 精液囊肿

附睾炎

   感染（如沙眼衣原体、淋病奈瑟菌、解脲脲原体、大肠菌群）

   非感染（如尿液回流）

福尼尔坏疽

过敏性紫癜

鞘膜积液

特发性肿胀

腹股沟疝

间质性膀胱炎

输尿管中段结石

睾丸炎（如腮腺炎）

结节性多动脉炎

前期手术介入史（如输精管结扎术、疝修补术、阴囊手术）

前列腺炎

心源性（如性虐待史、关系压力）

生殖股或髂腹股沟神经（T10-L1）卡压导致的腹部或骨盆牵涉性疼痛，有或无手术史

睾丸扭转或睾丸附件扭转（间歇性）

没有射精的性唤起导致的睾丸血管充血

创伤

肿瘤（如睾丸、附睾、精索）

他汀类药物使用

精索静脉曲张

输精管结扎术（输精管结扎术后疼痛综合征）

From Heidelbaugh JJ: Academic men's health: case studies in clinical practice: chronic orchialgia, J Men's Health 6:220–225, 2009.

表 86-2

慢性睾丸痛的治疗方案

非手术治疗

　　抗生素和非甾体抗炎药

　　α - 肾上腺素能受体拮抗剂

　　三环类抗抑郁药，加巴喷丁，卡马西平

　　别嘌呤醇

　　经皮神经电刺激

　　脉冲射频

微创治疗方法

　　针吸或或摘除与疼痛部位有关的囊性病变

　　精索局部麻醉浸润，用或不用甲泼尼龙

　　经直肠超声引导行盆腔神经丛局部麻醉浸润

　　直接前列腺内注射抗生素和甲泼尼龙

手术干预

　　精索去神经

　　输精管吻合术或输精管附睾吻合术在输精管结扎术后疼痛
　　　中的应用

　　睾丸切除

From Granitsiotis P, Kirk D: Chronic testicular pain: an overview, Eur Urol 45:430–436, 2004.

果患者对于上述治疗无效，采用局部麻醉药和糖皮质激素行精索、髂腹股沟神经和生殖股神经药物注射治疗可能是较为理想的下一步治疗方法。如果睾丸痛症状仍然持续存在，应该考虑行外科手术探查阴囊内容物。另外，应该同时采取心理评估和干预。

并发症和注意事项

在诊治睾丸痛时主要的漏诊可能有以下 4 点：①漏诊导致患者疼痛的阴囊外病变，②漏诊睾丸恶性病变，③漏诊导致急性睾丸痛的血管损害或感染，④忽略心理因素的干扰。

临床要点

　　临床医师需要关注生殖器和男性心理的关系，会对睾丸痛治疗带来一些独特的挑战。要想治疗成功，行为和心理因素必须重点关注。睾丸恶性病变的可能性永远存在，在睾丸痛患者中需要仔细鉴别诊断。

原书参考文献

Christiansen CG, Sandlow JI: Testicular pain following vasectomy: a review of postvasectomy pain syndrome, J Androl 24:293–298, 2003.

Heidelbaugh JJ: Academic men's health: case studies in clinical practice: chronic orchialgia, J Men's Health 6:220–225, 2009.

Linnebur S, Hiatt WH: Probable statin-induced testicular pain, Ann Pharmacother 41:138–142, 2007.

Masarani M, Cox R: The aetiology, pathophysiology and management of chronic orchialgia, BJU Int 91:435–437, 2003.

Waldman SD: Orchialgia. In Waldman SD, editor: Pain review, Philadelphia, 2009, Saunders, pp 304–305.

Wampler SM, Llanes M: Common scrotal and testicular problems primary care, Clin Office Pract 37:613–626, 2010.

Wesselman U, Burnett AL, Heinburg LJ: The urogenital and rectal pain syndromes, Pain 73:269–294, 1997.

外阴痛

（VULVODYNIA）

ICD-9 编码 **625.9**

ICD-10 编码 **R10.2**

临床综合征

外阴痛是临床上盆腔疼痛不常见的病因。外阴痛可能不是一种单纯的临床疾病，而更像是可导致外阴解剖区域疼痛的各种不同疾病的杂合，其中包括女性泌尿生殖道慢性感染、无明确细菌、病毒或真菌感染的外阴区域皮肤和黏膜的慢性炎症、膀胱异常（包括膀胱炎、盆底肌肉病变和反射性交感神经营养不良）和精神心理因素等。这些疾病共同的特点在于导致慢性、不明确的外阴区疼痛，这也是外阴痛的标志性特点。

外阴痛的疼痛性质为外阴区域的钝痛、刺痛、酸痛或烧灼样疼痛。疼痛强度为轻度到中度，在洗浴、排尿或性交时可能加重。疼痛可能牵涉至会阴、直肠或大腿内侧。患者常常会合并存在尿液流出的刺激性症状或性功能障碍等，外阴痛是性交困难的首要原因之一（图 87-1）。针对所有患有慢性外阴痛的患者均应特别询问有无被性侵犯史、性转播疾病和性相关心理异常。

体征和症状

急性外阴痛患者体格检查的目的在于鉴别是否存在外阴、尿路或者两者均有的急性细菌感染，而这类感染是容易治愈的。急性感染患者，包括酵母菌感染和性转播疾病等，外阴常常发炎、红肿、触摸敏感和触痛明显。而对于慢性外阴痛患者体格检查常无特异性，外阴触痛轻微或者盆腔检查正常。疱疹感染、慢性瘙痒、炎症或冲洗也可能导致外阴区皮肤和黏膜改变。一部分外阴痛患者盆腔检查时可表现为盆底肌肉痉挛状态。患者也可能表现为外阴和会阴区痛觉异常，特别是当患者有创伤史时，例如手术、放疗或骑跨伤等。外阴痛患者同样不能忽略外阴恶性病变的可能性。

外阴外组织的病理变化可以表现为以外阴痛为主要临床表现。导致外阴痛的最常见病因之一是来源于外阴外的盆腔恶性肿瘤，而非外阴源性恶性肿瘤。肿瘤侵犯腰丛、马尾神经或下腹下神经丛极少数情况下也可表现为集中于外阴和会阴区的疼痛。外阴和直肠的恶性肿瘤行放射治疗后可诱发放疗后神经病变，从而表现为与外阴痛相似的症状。髂腹股沟神经或生殖股神经卡压可以表现为外阴痛症状。

检查

盆腔检查是诊断外阴痛的核心，仔细检查有无感染、皮下或黏膜下异常、压痛、肌肉痉挛、肿物对于避免漏诊外阴恶性肿瘤十分重要。所有外阴痛患者均应行盆腔超声检查。如果怀疑外阴或盆腔内容物有潜在的恶性肿瘤，就应该做盆腔的磁共振检查或 CT 检查，以排除盆腔脏器的恶性肿瘤或疾病，例如子宫内膜异位症，可能是导致疼痛的原因（图 87-2）。对于患有外阴痛的患者也推荐行尿液检查以排除尿路感染可能。另外，对于所有怀疑外阴痛患者也应该做包括疱疹在内的性传播疾病的病菌培养检查。

肌电图可帮助区分生殖股神经或髂腹股沟神经卡压性病变和腰丛病变或腰椎根性病变。基于患者的临床表现，可能需要做额外的检查，包括全血细胞计数、尿酸、红细胞沉降率和抗核抗体测试等。如果怀疑肿瘤或血肿就应该行腰丛 MRI 检查。

鉴别诊断

外阴外病理改变，包括反射性交感神经营养不良，腰丛、神经根和脊髓损伤等，都能出现与外阴痛类似的疼痛，所以必须仔细鉴别。正如前面所提及的，在评估和治疗可疑外阴痛患者时，忽略外阴或盆腔恶性病变可能会导致灾难性后果，所以恶性病变在鉴别诊断中必须予以重视。

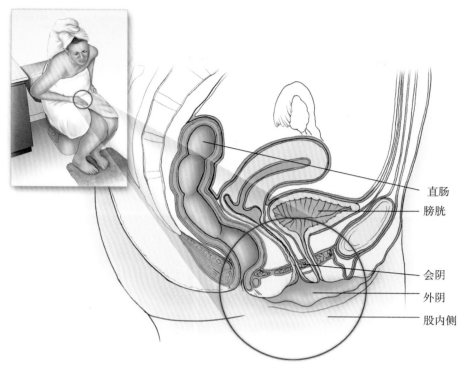

直肠

膀胱

会阴

外阴

股内侧

图 87-1　外阴痛

性质为外阴区域的钝痛、刺痛、酸痛或烧灼样疼痛。疼痛可能牵涉至会阴、直肠或大腿内侧

治疗

外阴痛治疗方法多样，成功率也各有不同（表 87-1 和表 87-2）。外阴痛的初始治疗方法见于表 87-1，应该联合应用非甾体抗炎药或环氧化酶 -2 镇痛。局部应用冷、热坐浴也可能有效。即使尿培养阴性，但是主观采用抗生素治疗也是值得尝试的，例如多西环素 100 mg、一天两次、连续两周。同时也应该考虑使用一个疗程抗生素治疗阴道菌群感染。有报道发现，采用辅助性镇痛药物，例如三环类抗抑郁药（例如去甲替林 25 mg 睡前服用，在无显著不良反应情况下往上逐渐滴定）或者加巴喷丁可减轻疼痛，因此，对于治疗无效、持续疼痛患者是可考虑的药物选择方案。

如果患者对于以上治疗均无反应，选用局部麻醉药和糖皮质激素经骶管硬膜外阻滞可能是较为理想的下一步治疗措施。如果疼痛依旧存在，则应考虑行腹腔镜探查术。由于盆腔疼痛综合征有很大概率合并心理问题，因此心理评估和干预也应同上述治疗同时进行。

并发症和注意事项

在治疗外阴痛时主要容易发生以下三点漏洞：①误诊导致患者疼痛的外阴外病变，②漏诊外阴或盆腔恶性病变，③忽略会阴痛常伴随心理问题。

临床要点

临床医师需要关注生殖器和女性心理的关系会对外阴痛治疗带来一些独特的挑战。要想治疗成功，行为和心理因素必须重点关注。外阴或盆腔恶性病变的可能性永远存在，在外阴痛患者中需要仔细鉴别诊断。

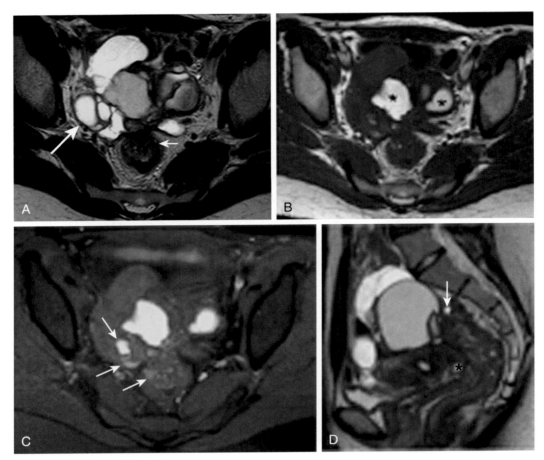

图 87-2　患有慢性盆腔痛的 41 岁女性，超声可疑多囊性盆腔肿物。A. 轴位 T2 加权磁共振影像显示复杂囊性肿物，在右后方与正常高信号卵泡相关（大箭头），而在左前方可能是双侧附件起源。囊肿左部分阴影提示为血流成分。直肠前壁异常增厚，包含高信号斑点（小箭头）。B. 与 A 同一层面的轴位 T1 加权磁共振影像显示高信号部分（星号）。C. 抑脂 T1 加权像磁共振影像提示在 B 中所见高信号部分依然存在，确认了双侧子宫内膜异位症的可疑性。抑制脂肪后大量较小的高信号病灶显示更加清晰（箭头）。D. 矢状位 T2 加权像磁共振影像确认了直肠前壁向卵巢的异常增厚（箭头）和宫颈后方直肠子宫陷凹内高信号的结节（星号）。双侧卵巢切除和直肠前壁切除后续的实验室检查证实了为与功能性卵巢囊肿相关的双侧子宫内膜异位症（From Edelman RR, Hesselink JR, Zlatkin MB, et al, editors: Clinical magnetic resonance imaging, 3rd ed, Philadelphia, 2006, Saunders, p2980.）

表 87-1
外阴痛的一线治疗方法
停止使用可能存在刺激性的香皂、乳液、喷雾或冲洗剂
排尿后使用蒸馏水清洗外阴皮肤
再用洗涤剂洗涤后，所有内衣均应用清水单独清洗一次
内衣上不要使用织物柔软剂
使用含棉量 100% 的经期护垫或棉条
只穿含棉量 100% 的内衣和长裤，而不是尼龙裤袜
用含有燕麦片、苏打粉、Aveeno 的水洗浴或用茶坐浴；不洗气泡浴；冷敷
使用维生素 E 油或植物油、护臀膏或 A&D 软膏进行局部润滑

From Glazer HI, Ledger WJ: Clinical management of vulvodynia, Rev Gynaecol Pract 2:83–90, 2002.

表 87-2

外阴痛的特殊治疗方法

治疗异常可见的情况，如感染、皮肤病、恶性和癌前病变

外阴护理措施；避免刺激物

局部用药

　　睡前 5% 利多卡因凝胶涂抹阴道口

　　硝酸甘油

　　2% 阿米替林，2% 巴氯芬（±2% 酮洛芬 2%）

　　辣椒素

口服用药

　　抗抑郁类药

　　三环类药物（≤ 150mg/d）

　　文拉法辛缓释剂（150mg/d）

　　度洛西汀（60mg，每天 2 次）

　　抗惊厥类

　　加巴喷丁（≤ 3000mg/d）

　　普瑞巴林（≤ 300mg 每天两次）

注射剂

　　曲安奈德 10 mg/ml，每个激痛点注射 0.2 ~ 0.4mL

　　A 型肉毒毒素注射剂

　　干扰素 -α（不再使用）

盆底物理治疗

盆底表面肌电图和生物反馈

补充柠檬酸钙的低草酸盐饮食（争议）

认知行为治疗；性咨询

手术（仅针对前庭痛）局部切除、前庭切除或会阴成形术

From Groysman V: Vulvodynia: new concepts and review of the literature, Derma- tol Clin 28:681–696, 2010.

原书参考文献

Edwards L: New concepts in vulvodynia, Am J Obstet Gynecol 189(Suppl 1):S24–S30, 2003.

Glazer HI, Ledger WJ: Clinical management of vulvodynia, Rev Gynaecol Pract 2:83–90, 2002.

Groysman V: Vulvodynia: new concepts and review of the literature, Dermatol Clin 28:681–696, 2010.

Masheb RM, Nash JM, Brondolo E, Kerns RD: Vulvodynia: an introduction and critical review of a chronic pain condition, Pain 86:3–10, 2000.

第 88 节

阴蒂异常勃起
（CLITORAL PRIAPISM）

ICD-9 编码　**625.8**

ICD-10 编码　**N94.89**

临床综合征

在健康人群中，性反应的一部分表现为男性阴茎和女性阴蒂以及外阴肿大，也称为勃起。勃起的生理学过程是交感神经和副交感神经、血管活性神经递质（包括前列腺素 E1）和血管活性肠多肽以及一氧化碳复杂交互作用的结果。少数情况下，可以在没有性唤醒时发生阴茎和阴蒂勃起，这一情况可能是由系统性疾病诱发，例如镰状细胞病，也可能由药物诱发，例如西地那非和曲唑酮（表 88-1）。偶然情况下，也可能无法找到确切原因。如果勃起时间过长，就称之为异常勃起。尽管大多数关注点都在男性阴茎异常勃起上，但现在越来越多女性阴蒂异常勃起被发现是女性盆腔痛的不常见原因之一。

体征和症状

阴蒂异常勃起定义为在没有性唤起情况下阴蒂疼痛

表 88-1

可能诱发男性和女性阴蒂异常勃起的药物
曲唑酮
安非他酮
利培酮
奥氮平
氟西汀
溴隐亭
奈法唑酮
西酞普兰
罂粟碱
可卡因
西地那非
伐地那非
他达拉非

和勃起时间延长（图 88-1）。勃起时间可持续数分钟至数小时不等，常常导致疼痛，性质为烧灼样疼痛，牵涉范围不仅仅是阴蒂，还包括外阴区域。患者可能由于害羞或不了解导致疼痛的原因，而不愿描述疼痛勃起的确切性质或部位。患者可能常常描述为阴道痛性肿胀，而且将原因归结为昆虫叮咬、尿道或阴道感染，或过敏反应。体格检查时常可发现阴蒂勃起和坚硬，阴蒂头收缩在肿大的阴蒂包皮之下。阴蒂皮肤常发炎红肿伴显著痛觉过敏。而作为女性性唤起一部分的阴道渗液却不存在。需要注意的是阴蒂肿大还有其他原因，其中一些伴有疼痛而另外一些不伴疼痛，例如浸润性肿瘤（表 88-2）。

检查

盆腔检查是诊断外阴痛的核心，仔细检查有无感染、皮下或黏膜下异常、压痛、肌肉痉挛或肿物对于避免漏诊阴蒂、外阴或盆腔恶性肿瘤十分重要。所有阴蒂异常勃起患者均应行盆腔超声检查。如果怀疑外阴或盆腔内容物有潜在的恶性肿瘤，就应该做盆腔的磁共振检查或 CT 检查，以排除是否盆腔脏器的恶性肿瘤或疾病可能是导致疼痛的原因（图 88-2）。对于患有阴蒂异常勃起的患者也推荐行尿液检查以排除尿路感染可能。

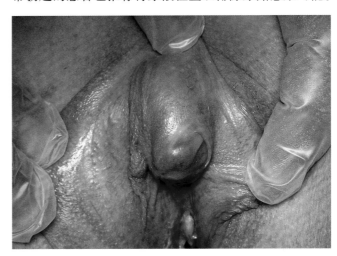

图 88-1　**阴蒂异常勃起**（From Bruni V, Pontello V, Dei M, et al: Hemangioma of the clitoris presenting as clitoromegaly: a case report, J Pediatr Adolesc Gynecol 22:e137–e138, 2009.）

另外，对于所有怀疑阴蒂异常勃起患者也应该做包括疱疹在内的性传播疾病的病菌培养检查。

基于患者的临床表现，可能需要做额外的检查，包括全血细胞计数、红细胞沉降率和抗核抗体测试等。如果怀疑肿瘤或血肿就应该行腰丛MRI检查和肌电图检查。

鉴别诊断

外阴病理改变，包括反射性交感神经营养不良，腰丛、神经根和脊髓损伤等，都能出现与外阴痛类似的疼

表 88-2
阴蒂肿大原因
先天的
先天性肾上腺皮质增生症，经典型
两性生殖器，孤立的或在综合征条件下
获得的
激素相关的
先天性肾上腺皮质增生症，迟发型
卵巢或肾上腺肿瘤（雄激素分泌）
医源性高雄激素水平暴露
非激素相关的
神经纤维瘤病
表皮样囊肿（自发性或外伤性，女性割礼）
阴蒂或包皮血管瘤
转移浸润
特发性

自 Bruni V, Pontello V, Dei M, et al: Hemangioma of the clitoris presenting as clitoromegaly: a case report, J Pediatr Adolesc Gynecol 22:el37–e138, 2009.

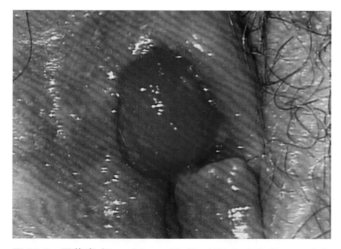

图 88-2　**阴蒂癌**（From Matsuo K, Hew KE, Im DD, Rosen- shein NB: Clitoral metastasis of anal adenocarcinoma associated with rec- tovaginal fistula in long standing Crohn's disease, Eur J Obstet Gynecol Reprod Biol 144:182–183, 2009.）

痛，所以必须仔细鉴别。正如前面所提及的，在评估和治疗可疑外阴痛患者时，忽略外阴或盆腔恶性病变可能会导致灾难性后果，所以恶性病变在鉴别诊断中必须予以重视。

治疗

阴蒂异常勃起的治疗基础是首先明确导致症状的原因，然后快速去除病因。因为大多数男性和女性异常勃起都是由于药物引起的，所以必须仔细询问检查是否药物应用史，包括合法和非法药物（表88-1）。另外，是否有蜘蛛或昆虫叮咬史也需要明确，因为黑寡妇蜘蛛和蝎子的毒液都能引起异常勃起。仔细检查患者心血管状态情况下，可以选用 α 肾上腺药物，例如肾上腺素和苯丙醇胺，行经验性治疗。

并发症和注意事项

在诊治阴蒂勃起异常时主要容易发生以下三点漏洞：①误诊导致患者疼痛的阴蒂外病变，②漏诊阴蒂、外阴或盆腔恶性病变，③忽略阴蒂异常勃起所致疼痛常伴随心理问题。

临床要点

　　阴蒂异常勃起最常见的原因是药物诱发的阴蒂功能障碍。临床医师需要关注生殖器和女性心理的关系会对阴蒂异常勃起的治疗带来一些独特的挑战。要想治疗成功，行为和心理因素必须重点关注。外阴或盆腔恶性病变的可能性永远存在，在阴蒂异常勃起患者中需要仔细加以鉴别。

原书参考文献

Compton MT, Miller AH: Priapism associated with conventional and atypical antipsychotic medications: a review, J Clin Psychiatry 62:362–366, 2001.

Fedele L, Fontana E, Bianchi S, Frontino G, Berlanda N: An unusual case of clito- romegaly, Eur J Obstet Gynecol Reprod Biol 140:287–288, 2008.

Gharahbaghian L: Clitoral priapism with no known risk factors, West J Emerg Med 9:235–237, 2008.

Levin R, Riley A: The physiology of human sexual function, Psychiatry 6:90–94, 2007.

Rosenberg I, Aniskin D, Bernay L: Psychiatric treatment of patients predisposed to priapism induced by quetiapine, trazodone and risperidone: a case report, Gen Hosp Psychiatry 31:98, 2009.

第 89 节

臀部滑囊炎
(GLUTEAL BURSITIS)

ICD-9 编码　**726.5**

ICD-10 编码　**M70.70**

临床综合征

臀部滑囊炎是臀部疼痛少见病因之一，而且常常被误诊为是原发性髋关节病变。臀部滑囊炎主要表现为臀部上外象限疼痛和下肢外展和过伸运动受限，疼痛牵涉至坐骨切迹区。患者常不能患侧卧位睡觉，且当过伸或外展髋关节时可能有非常敏锐的感觉，特别是在第一次睡醒后。

臀部滑囊位于臀大肌、臀中肌和臀小肌之间，以及臀部三肌和深层骨头之间。这些滑囊可能一个单独滑囊形式存在，或在一些患者中为分为多个小室多层次的滑囊。臀部滑囊容易受急性创伤和反复微创伤损伤。臀大肌的作用包括在骑马时向大腿反向屈曲躯干以保持坐姿（图89-1），而这一动作会刺激臀部滑囊，从而导致疼痛和炎症。急性损伤常见于包括臀部直接摔伤或反复肌肉内注射导致的滑囊直接损伤，以及过度使用，例如长距离跑步，特别在松软或者不平的地面上。如果臀部滑囊炎症变为慢性，则可能发生滑囊钙化。

体征和症状

臀部滑囊炎患者体格检查时可能能够在臀部外上象限找到压痛点。被动屈曲和内收受累下肢或者主动对抗受累下肢过伸和外展运动均可复制出疼痛。在做上述动作时突然撤销阻力会显著增加疼痛。

髋关节和骶髂关节检查常是正常的。受累下肢神经系统检查提示无神经源性受损。如果存在神经受损，则应该评估神经丛病变、神经根性病变或神经卡压病等可能。这些神经受损症状可与臀部滑囊炎并存，对于临床诊断造成干扰。

检查

髋关节 X 线可能发现滑囊钙化和与慢性炎症表现一致的结构变化。如果怀疑臀部有隐匿性肿块或肿瘤，则应该行磁共振检查。如果有神经系统异常则应行肌电图检查已排除神经丛病变、神经根性病变或神经卡压病等可能。基于患者的临床表现，可能需要做额外的检查，包括全血细胞计数、HLA B-27、红细胞沉降率和抗核抗体测试等。本节描述的注射技术对臀部滑囊炎是诊断和治疗方法。

鉴别诊断

臀部滑囊炎常被误诊为坐骨神经痛或原发性髋关节病变。髋关节 X 线和肌电图检查可以将臀部滑囊炎和产生臀部疼痛的腰椎根性病变区别开来。大多数腰椎根性病患者常有腰痛和相关的反射、肌力和感觉变化，而臀部滑囊炎患者仅有继发性腰痛，而无神经系统改变。梨状肌综合征有时候可能会与臀部滑囊炎混淆，但可通过有无受累坐骨神经感觉和肌力的改变加以鉴

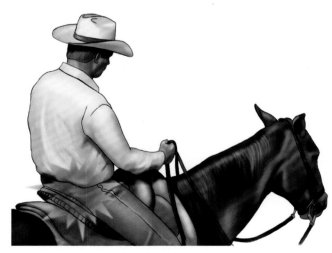

图 89-1　**臀大肌运动的作用（包括在骑马时向大腿方向屈曲躯干以保持坐姿）**

别。这些感觉和肌力的改变局限于坐骨切迹以下的坐骨神经分布区域。腰椎根性病和坐骨神经卡压可能以"双挤压综合征"形式与臀部滑囊炎共存。臀部滑囊炎疼痛可能会导致步态改变，可能与卡压性神经病变共存而导致继发性腰痛和根性症状。

治疗

臀部滑囊炎相关疼痛和功能障碍的起始治疗方法应该是联合使用 NSAID 或 COX-2 抑制剂和物理治疗。局部冷或热疗可能有效。应该避免反复做可诱发出疼痛的动作。对于上述治疗反应欠佳的患者，采用局部麻醉药和糖皮质激素行臀部滑囊内注射可能是较为理想的下一步治疗手段。

臀部滑囊注射时候，患者采取侧卧位，症状侧朝上，受累侧膝关节屈曲。臀部外上象限皮肤消毒。准备含有 0.25% 浓度不含防腐剂的丁哌卡因 4 ml 和 40 mg 甲泼尼龙的注射器，采用 25 号 4 cm 的注射针头。用戴有消毒手套的手指确定臀部外上象限最强压痛点。在穿刺之前应该告知患者如果出现下肢感觉异常应该立即告知医师，因为这提示针尖可能已经穿刺到坐骨神经。如果发生下肢感觉异常，针尖应该立即回退，向内侧调整进针位置。针尖应该与已确定穿刺点的皮肤垂直缓慢进针，直到穿刺到髂骨翼（图 89-2）。小心保持针尖

朝向内侧，而不是朝向外侧，否则可能刺伤坐骨神经。仔细回抽无血以及反复确认无感觉异常后，缓慢将治疗液注射入滑囊。注射时应该能感觉到轻微阻力。

并发症和注意事项

由于臀部滑囊靠近坐骨神经，所以只有十分清楚局部解剖结构和对介入疼痛治疗技术十分熟练的临床医师才允许做滑囊注射治疗。许多患者也抱怨在激痛点注射后暂时性疼痛增加。

临床要点

注射技术对于治疗臀部滑囊炎十分有效。如果对于特别留意相关注射区域解剖结构，那么注射治疗是十分安全的操作。必须注意无菌原则以预防感染，需做综合性防护以避免给操作者带来相关风险。注射后最常见并发症为注射针所导致的注射区域及深层组织的损伤。治疗后注射点直接加压按压可减少瘀斑和血肿的发生概率。避免应用过长的针头可减少深层结构损伤的发生概率。需要特别小心避免损伤坐骨神经。

在注射治疗几天后，应该行物理治疗，包括局部热疗和轻度伸展训练。应该避免剧烈运动，因为可能会加重症状。在注射治疗同时也可选用简单镇痛药、非甾体抗炎药或肌肉松弛剂，如替扎尼定等。

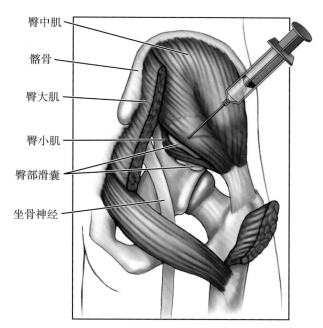

臀中肌
髂骨
臀大肌
臀小肌
臀部滑囊
坐骨神经

图 89-2　**注射治疗臀部滑囊炎**

原书参考文献

Bancroft LW, Peterson JJ, Kransdorf MJ: Cysts, geodes, and erosions, Radiol Clin North Am 42:73–87, 2004.

Hodnett PA, Shelly MJ, MacMahon PJ, Kavanagh EC, Eustace SJ: MR imaging of overuse injuries of the hip, MRI Clin North Am 17:667–679, 2009.

Tibor LM, Sekiya JK: Differential diagnosis of pain around the hip joint, Arthroscopy 24:1407–1421, 2008.

Waldman SD: Injection technique for gluteal bursitis. In Waldman SD, editor: Pain review, Philadelphia, 2009, Saunders, pp 549–551.

Waldman SD: The gluteal bursa. In Waldman SD, editor: Pain review, Philadel- phia, 2009, Saunders, pp 139–140.

第 90 节

肛提肌疼痛综合征
（LEVATOR ANI PAIN SYNDROME）

ICD-9 编码　**729.1**

ICD-10 编码　**M79.7**

临床综合征

　　肛提肌的主要功能为支撑盆腔内容物，通过上提盆底挤压尿道和阴道，以及向前牵拉肛门直肠交界区维持正常肛门直肠角。肛提肌起源于耻骨体部后表面、闭孔内肌筋膜及坐骨棘（图 90-1），止于肛尾韧带和尾骨。肛提肌由脊神经 S_{3-4} 腹侧分支支配。肛提肌容易因创伤受损，滥用或误用也易导致磨损和撕裂，可能发展为肌筋膜疼痛综合征，而综合征也有可能与臀部滑囊炎和尾骨痛相关，从而导致临床情况更加复杂。

　　肌筋膜疼痛综合征是一种影响身体局部或区域的慢性疼痛综合征。肌筋膜疼痛综合征必不可少的条件是在体格检查时找到肌筋膜激痛点。尽管这些激痛点一般局限在受累身体的局部，但是其疼痛却可以牵涉至其他解剖部位。这种牵涉性疼痛常常被误诊或被归类于其他脏器系统所致，从而导致过度评估和治疗不当。肛提肌综合征患者激痛点主要沿直肠和会阴区域分布（图 90-2）。触诊时常常可扪及绷紧的肌纤维束。尽管肌筋膜疼痛综合征患者体格检查确切，而且关于肌筋膜激痛点研究众多，但是其具体的病理生理机制仍然不十分明确。广泛认可的一种说法是激痛点是由于受累肌肉微创伤所致。肌肉微创伤可由一次损伤导致，也可由于反复微损伤或协同和拮抗肌单元慢性失平衡所致。

　　除了肌肉损伤以外，一系列其他因素也参与肌筋膜疼痛综合征形成。周末运动员（指某人突然从事平时不熟悉的体育锻炼）也经常会导致肌筋膜疼痛综合征的发生。坐在键盘前工作或看电视时的不良姿势也可能是发生肌筋膜疼痛综合征的易感因素。另外，前期损伤形成的肌肉功能异常也可能导致后续发生肌筋膜疼痛综合征。上述所有易感因素在患者营养状况差或存在心理或行为异常（包括长期压抑和抑郁）时可能会被强化。肛提肌对应激诱发的肌筋膜疼痛综合征特别易感。

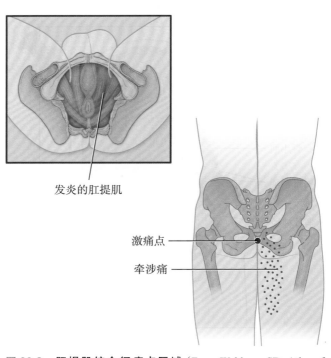

发炎的肛提肌

图 90-2　肛提肌综合征痛点区域（From Waldman SD: Atlas of pain manage- ment injection techniques, 2nd ed, Philadelphia, 2007, Saunders, p 385.）

激痛点

牵涉痛

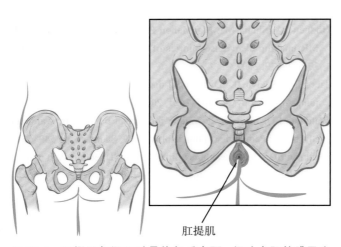

肛提肌

图 90-1　肛提肌起源于耻骨体部后表面、闭孔内肌筋膜及坐骨棘

肌筋膜疼痛综合征患者常伴随僵硬感和疲劳感，增加了该病发生功能障碍的可能性，也使治疗变得更加棘手。肌筋膜疼痛综合征可以以主要疾病形式存在，或者作为其他疼痛疾病的伴随疾病存在，包括根性病变和慢性区域性疼痛综合征。心理和行为异常，包括抑郁等，常常与肌筋膜疼痛综合征相关肌肉异常共存。因此，同时治疗心理和行为异常是成功治疗肌筋膜疼痛综合征必不可少的一部分。

症状和体征

激痛点是肌筋膜疼痛的特定病征，是受累肌肉微创伤所致。病理损伤特点为受累肌肉上可触及敏感的压痛点。按压或牵拉激痛点不仅可产生局部疼痛，也可产生牵涉痛。除了这些局部痛和牵涉性疼痛外，还可发生受累肌肉不由自主的收缩，称为跳跃征。跳跃征也是肌筋膜疼痛综合征的特点。肛提肌疼痛综合征患者激痛点主要沿直肠和会阴区分布（图 90-2）。

检查

肛提肌疼痛综合征没有特殊的检查。检查的主要目的在于鉴别是否存在隐匿的病理状态或其他可能产生与肌筋膜疼痛综合征疼痛类似的疾病（见于鉴别诊断）。X 线可帮助发现骨盆和髋部骨异常，包括关节炎、股骨头缺血性坏死、骨折、先天性异常和肿瘤等。所有近期发生肌筋膜疼痛综合征的患者应该行腰椎和骨盆磁共振以排除潜在病理变化。实验室检查，包括全细胞计数、红细胞沉降率、抗核抗体测试和自动化血液化学检测，都需要完成以排除潜在炎症性关节炎、感染和肿瘤等。

鉴别诊断

肛提肌疼痛综合征是一种需要联合应用病史、体格检查、X 线和磁共振的排他性临床诊断。其他能够复制出肛提肌疼痛综合征类似症状的包括：腰骶部根性病变、腰骶丛病变、骨盆和髋骨压力性骨折、臀中肌疼痛综合

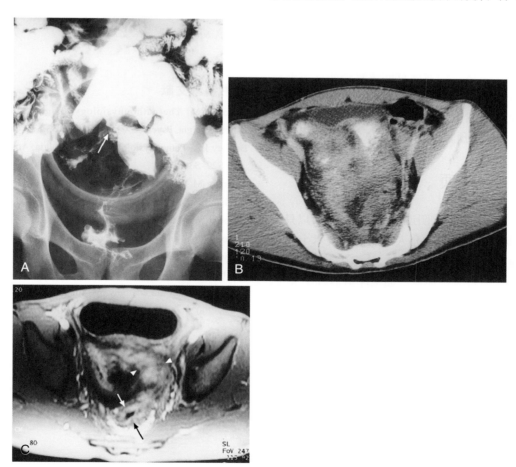

图 90-3　伴有小肠直肠瘘的克罗恩病
A. 小肠造影检查发现小肠直肠瘘管（箭）。B. CT 扫描发现结肠周围、直肠周围和小肠周围炎性浸润以及盆腔回肠袢肠壁增厚。C. 钆增强磁共振图像显示增厚的直肠壁造影剂显著强化（箭），瘘管周围可见炎性组织（箭头）（From Haaga JR, Lanzieri CF, Gilkeson RC, editors: CT and MR imaging of the whole body, 4th ed, Philadelphia, 2003, Mosby, p 1244.）

征等肌筋膜疼痛综合征、盆底肌肉劳损、炎症性关节炎和腰椎脊髓、神经根、神经丛和外周神经病变等。盆腔内肿瘤同样可能复制出肛提肌疼痛综合征类似疼痛症状（图 90-3）。

治疗

肛提肌疼痛综合征最好的治疗方法是多模式治疗。物理治疗，包括功能异常的纠正（例如：不良姿势、座椅或计算机高度不合适等）和热疗以及深度镇静按摩，同时联合应用非甾体抗炎药和肌肉松弛剂，是一个较为理想的基础治疗方法。如果上述方法无法快速缓解症状，采用局部麻醉药物和糖皮质激素行肌筋膜激痛点局部注射治疗是较为理想的手段。潜在的弥漫性肌肉疼痛、睡眠障碍和抑郁最好通过三环类抗抑郁配合治疗，例如去甲替林，起始剂量为睡前单次服用 25 mg。

激痛点注射前仔细检查有助于改善疗效。应该直接注射在原发激痛点上，而不是牵涉痛区域。需要向患者解释行激痛点注射的目的在于阻断激痛点诱发的持续性疼痛，以期望获得长期的疼痛缓解。对于大多数肌筋膜疼痛患者来说，需要通过不仅是单纯一种而是多种方法联用才能达到较为满意的缓解疼痛诊治的效果十分重要。检查、标记激痛点和激痛点注射时采用俯卧位或侧卧位，可减少迷走神经反射的发生概率。注射区域皮肤需要消毒预防感染。

并发症和注意事项

由于肛提肌靠近直肠、阴道和盆腔脏器，所以只有十分清楚局部解剖结构和对介入疼痛治疗技术十分熟练的临床医师才允许做激痛点治疗。许多患者都抱怨在激痛点注射后疼痛暂时性加重。如果注射器针头太长，可能会损伤腹膜后器官。

临床要点

如果仔细留意相关注射区域解剖结构，那么激痛点注射治疗是十分安全的操作。必须注意无菌原则以预防感染，需做综合性防护以避免对操作者的相关风险。激痛点注射后最常见的并发症为注射针所导致的注射区域及深层组织的损伤。激痛点治疗后注射点直接加压按压可减少瘀斑和血肿的发生概率。避免应用过长的针头可减少深层结构损伤的发生概率。如果激痛点靠近深层胸腔则需特别小心以预防发生气胸可能。抗抑郁药物是治疗肌筋膜疼痛综合征的主要的药物。在治疗此类疾病时三环类抗抑郁药要比选择性 5HT 再摄取抑制剂更有效。抗抑郁药物治疗肌筋膜疼痛综合征的具体作用机制目前仍不明确。一些研究者认为此类药物的主要效果在于治疗肌筋膜疼痛综合征患者潜在的抑郁状态。药物，例如阿米替林和去甲替林，是较好的第一选择，用法是睡前服用一次，起始剂量为 10~25 mg，如果无明显不良反应则慢慢往上滴定剂量。

原书参考文献

Arnold LM: The pathophysiology, diagnosis and treatment of fibromyalgia, Psychiatr Clin North Am 33:375–408, 2010.

Bradley LA: Pathophysiology of fibromyalgia, Am J Med 122(Suppl 1):S22–S30, 2009.

Imamura M, Cassius DA, Fregni F: Fibromyalgia: from treatment to rehabilitation, Eur J Pain Suppl 3:117–122, 2009.

Shobeiri SA, Chesson RR, Gasser RF: The internal innervation and morphology of the human female levator ani muscle, Am J Obstet Gynecol 199:686.e1–686.e6, 2008.

Singh K, Reid WMN, Berger LA: Magnetic resonance imaging of normal levator ani anatomy and function, Obstet Gynecol 99:433–438, 2002.

第 91 节

股骨头缺血性坏死
（AVASCULAR NECROSIS OF THE HIP）

ICD-9 编码　**733.40**

ICD-10 编码　**M87.00**

临床综合征

　　股骨头缺血性坏死也称为骨坏死，临床上常常被误诊。与舟骨类似，由于股骨头血液供应较少，因此对于缺血特别敏感。股骨头血液供应很容易被打断，常常导致股骨头近端缺血而营养供应不足，继而导致骨坏

死发生。除继发于免疫性疾病的股骨头缺血性坏死外，股骨头缺血性坏死一般在四五十岁人群高发，男性普遍高于女性，发病比例大概为 8:1（图 91-1）。双侧发病概率大概为 50% 到 55%。

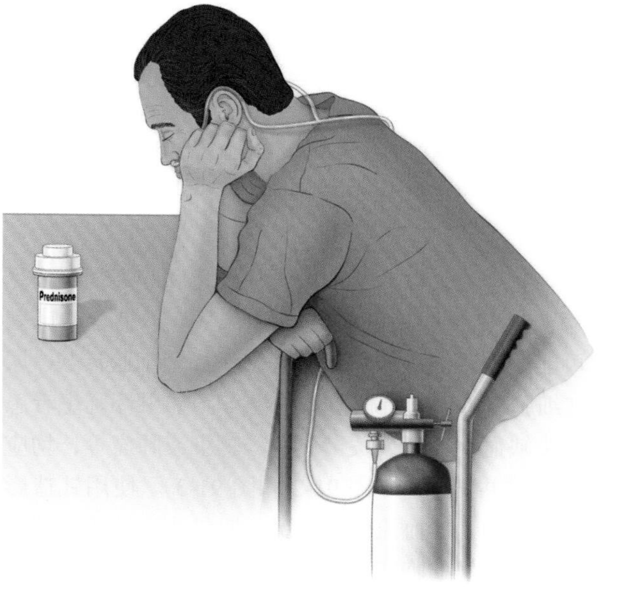

　　股骨头缺血性坏死易感因素见于表 91-1，包括股骨近端和髋臼的创伤；激素应用；库欣病；过量饮酒；结缔组织病，特别是系统性红斑狼疮；骨髓炎；人类免疫缺陷病毒（HIV）；器官移植；Legg-Calvé-Perthes 病；血红蛋白病，包括镰状细胞病；高脂血症；痛风；肾衰竭；妊娠；以及股骨头的放射治疗。股骨头缺血性坏死疼痛范围常超过病变部位，可放射至腹股沟、臀部和下肢近端。疼痛性质为深在的酸胀样疼痛，随着病情进展，髋关节活动范围下降。

图 91-1　**股骨头缺血性坏死**
一般在四五十岁人群高发，男性普遍高于女性，发病比例大概为 8:1

表 91-1
股骨头缺血性坏死的易感因素
股骨近端和髋臼的创伤
激素应用
库欣病
过量饮酒
结缔组织病，特别是系统性红斑狼疮
骨髓炎
人类免疫缺陷病毒（HIV）
器官移植
Legg-Calvé-Perthes 病
血红蛋白病，包括镰状细胞病
高脂血症
痛风
肾衰竭
妊娠
放射治疗

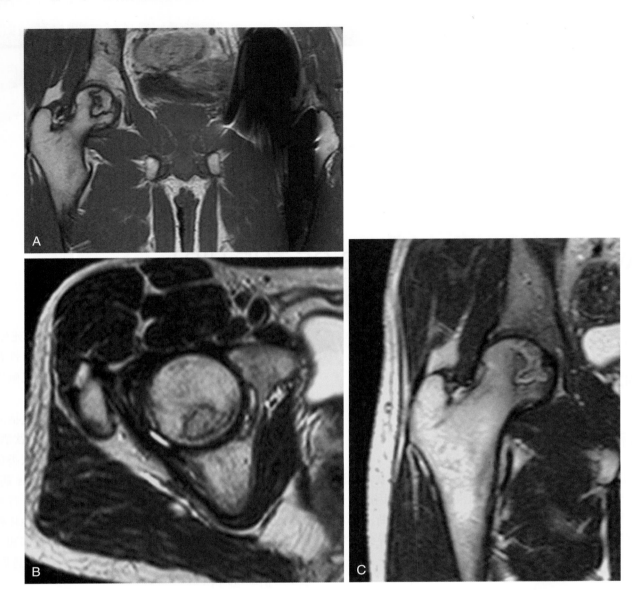

图 91-2　右髋关节骨坏死

　　35 岁男性。左髋关节已因晚期骨坏死和继发性骨关节炎行髋关节置换术。A. 冠状位 T1 加权像磁共振影像可见，与正常骨髓等信号的骨坏死区域被边界清楚的反应性边缘带包饶。B. 轴位 T2 加权像磁共振影像。股骨头骨坏死区域与正常骨髓相对等信号。C. 冠状位脂肪饱和 T2 加权像影像。双线征反应的是内在高信号成分，主要是血流丰富的肉芽组织和纤维血管增生以及外层等信号的纤维带（From Edelman RR, Hesselink JR, Zlatkin MB, et al, editors: Clinical magnetic resonance imaging, 3rd ed, Philadelphia, 2006, Saunders, p 3369.）

症状和体征

　　股骨头缺血性坏死患者体格检查表现为髋关节深部触痛。单腿被动活动和负重时疼痛更加明显。检查者活动患者髋关节到一定范围时可能还能感受到咔嗒声或咯咯声。患者可能表现为 Trendelenburg 步态，并存在活动范围减少。

检查

　　股骨头缺血性坏死患者均应行 X 线检查，以排除潜在的骨病理改变以及鉴别股骨头硬化和碎裂情况，尽管在病变早期 X 线检查常常不可靠。基于患者临床表现，可能还需要做一些额外检查，例如全细胞计数、尿酸、红细胞沉降率、抗核抗体检测等。如果怀疑患者患有股骨头缺血性坏死或关节不稳、感染或肿瘤等，均应行髋关节磁共振检查（图 91-2 和图 91-3）。使用钆造影的图像可帮助判断血流供应情况，股骨头近端造影剂强化常常提示较好的临床预后。如果并存腰椎根性病、腰丛病变或者两者皆有的时候，应该行肌电图检查。髋关节内注射少量局部麻醉药可立即显著改善疼痛以及帮助明确疼痛部位就是髋关节。最后，大部分股骨头

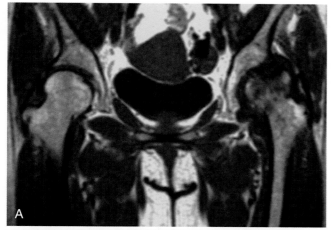

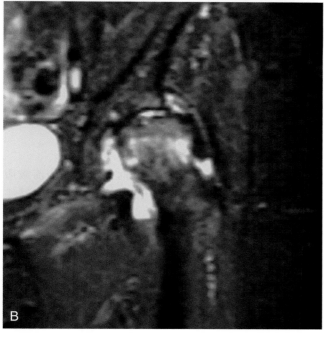

图 91-3　有软骨下骨塌陷和骨关节炎的左髋关节骨坏死

A. 冠状位 T1 加权像磁共振影像。股骨头上外方和邻近髋臼外侧面骨髓信号降低。同样可发现股骨头外侧半脱位。B. 冠状位脂肪饱和 T2 加权像影像。股骨头上外方关节面明显扁平化，提示软骨下骨塌陷。可观察到髋臼外侧面和股骨近端骨髓高信号增加，与反应性水肿和纤维血管增生相关。同时也可见左髋关节内大量积液（From Edelman RR, Hesselink JR, Zlatkin MB, et al, editors: Clinical magnetic resonance imaging, 3rd ed, Philadelphia, 2006, Saunders, p 3371.）

缺血性坏死患者都需要行髋关节置换手术。

鉴别诊断

　　髋关节炎、痛风和肌腱炎可能与股骨头缺血性坏死并存，从而加剧疼痛和功能障碍。盂唇和韧带撕裂、骨囊肿、骨挫伤、骨折和潜在的骨转移都可能表现出与股骨头缺血性坏死类似的症状。

治疗

　　对于股骨头缺血性坏死导致的疼痛和功能障碍的基础治疗是联合应用非甾体抗炎药或 COX-2 抑制剂和减少患肢负重。局部热疗和冷疗可能有效。对于上述治疗效果不佳患者，髋关节腔内注射局部麻醉药以缓解急性疼痛可能是较为理想的下一步方法。避免剧烈运动，因为会加重患者症状。最后，可能需要行外科全髋关节置换术。

并发症和注意事项

　　如果严重的股骨头缺血性坏死未行手术治疗常常会导致持续的疼痛和功能障碍，而且在大多数患者中髋关节损害会进行性加重（图 91-2）。如果临床医师小心谨慎的话，特别是避免高注射压力的前提下，髋关节内局部麻醉药注射是相对非常安全的操作。另外一个并发症就是感染，如果临床医师严格遵守无菌原则的话，感染概率是非常低的。大约 25% 患者在局部注射后会出现暂时性疼痛加重，因此需向患者说明。

临床要点

　　股骨头缺血性坏死常常被误诊，导致许多不必要的疼痛和功能障碍。临床医师应该在髋关节疼痛患者中仔细鉴别股骨头缺血性坏死的可能性，特别是如果患者存在表 91-1 中的易感因素的时候。并存的关节炎、肌腱炎和痛风也可能导致疼痛，可能需要其他治疗。使用物理治疗方法，例如局部热疗和冷疗以及减少患肢负重，可能有助于改善症状。剧烈运动可能会加重症状并导致髋关节进一步损害，因此应该避免。在局部药物注射同时应该考虑使用单纯镇痛药物和非甾体抗炎药。

原书参考文献

Israelite CL, Garino JP: Osteonecrosis of the hip, Semin Arthroplasty 16:27–32, 2005.

Malizos KN, Karantanas AH, Varitimidis SE, et al: Osteonecrosis of the femoral head: etiology, imaging and treatment, Eur J Radiol 63:16–28, 2007.

Waldman SD: Osteonecrosis of the hip. In Waldman SD, Campbell RSD, editors: Imaging of pain, Philadelphia, 2011, Saunders, pp 339–341.

Zibis AH, Karantanas AH, Roidis NT, et al: The role of MR imaging in staging femoral head osteonecrosis, Eur J Radiol 63:3–9, 2007

腰大肌滑囊炎
（PSOAS BURSITIS）

ICD-9 编码 **727.3**

ICD-10 编码 **M71.50**

临床综合征

腰大肌滑囊炎是臀部和腹股沟区疼痛的病因之一，临床上常常被误诊。患有腰大肌滑囊炎的患者常描述疼痛在腹股沟区域，局限于腹股沟前皱襞以下，疼痛可牵涉至髋关节。患者常不能患侧卧位睡觉，髋关节活动时可能会有突然的绞索感。

腰大肌的主要作用在于向躯干方向屈曲大腿，或当大腿固定的时候，向大腿方向屈曲躯干，例如做仰卧起坐时。这一类动作会刺激腰大肌滑囊，由于重复活动导致的反复创伤，包括爬楼梯或者过度使用加强下肢力量的器械等（图 92-1）。腰大肌由腰丛支配。腰大肌滑囊位于股三角内侧，在腰大肌肌腱和股骨颈前侧之间。腰大肌滑囊可一个单独滑囊形式存在，或在一些患者中为分为多个小室多层次的滑囊。腰大肌滑囊容易受急性创伤和反复微创伤损伤。急性损伤常见于安全带损伤导致的滑囊直接损伤，以及过度运用需要反复屈曲髋关节的动作导致的损伤，例如投掷标枪和跳芭蕾等。如果腰大肌滑囊炎症变为慢性，则可能发生滑囊钙化。

症状和体征

腰大肌滑囊炎患者体格检查时可在腹股沟前皱襞以下大腿上方找到压痛点。被动屈曲、内收受累下肢或者主动对抗受累下肢过伸和外展运动均可能复制出疼痛。在做上述动作时突然撤销阻力会显著增加疼痛。髋关节检查常是正常的，除非并存髋关节内部紊乱。

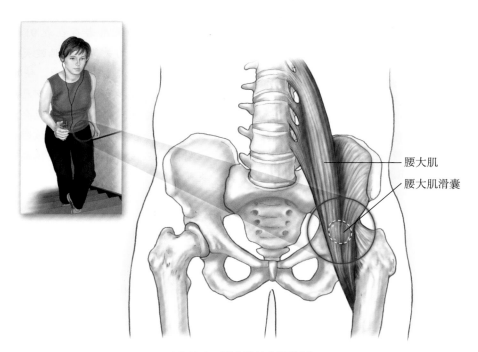

腰大肌

腰大肌滑囊

图 92-1　腰大肌的主要作用

向躯干方向屈曲大腿，或当大腿固定的时候，向大腿方向屈曲躯干，例如做仰卧起坐时。由于重复活动导致的反复创伤，包括爬楼梯或者过度使用加强下肢力量的器械等，这一类动作会刺激腰大肌滑囊

检查

髋关节 X 线可发现滑囊钙化和与慢性炎症一致的相关结构（图 92-2）。如果怀疑髋关节或腹股沟区有隐匿性肿块、脓肿或肿瘤，则应该行磁共振检查。如果怀疑免疫性疾病，则应行全血细胞计数和自动化学分析，包括尿酸水平、红细胞沉降率和抗核抗体检测等。腰大肌滑囊内局部麻醉药和糖皮质激素注射可作为一种诊断和治疗手段。

鉴别诊断

腰大肌滑囊炎常被误诊为腹股沟疝或原发性髋关节病变。髋关节 X 线和肌电图检查可以帮助将腰大肌滑囊炎和产生髋部疼痛的腰椎根性病变区别开来。大多数腰椎根性病患者常有腰痛和相关的反射、肌力和感觉变化，而腰大肌滑囊炎患者仅有由于步态改变导致的继发性腰痛，而无神经系统改变。股神经糖尿病周围神经病变有时候可能会与腰大肌滑囊炎混淆，但可通过有无受累股神经支配感觉和肌力的改变加以鉴别。这些感觉和肌力的改变局限于腹股沟韧带以下的股神经分布区域。髂腹股沟和生殖股神经病变也可能与腰大肌滑囊炎混淆。腰椎根性病和相关神经卡压可能以"双挤压综合征"形式与腰大肌滑囊炎共存。腰大肌滑囊炎疼痛可能会导致步态改变，也可能与卡压性神经病变共存而导致继发性腰痛和根性症状。

治疗

腰大肌滑囊炎相关疼痛和功能障碍的基础治疗方法应该是联合使用 NSAID 或 COX-2 抑制剂和物理治疗。局部冷疗或热疗可能有效。应该避免反复做可诱发出疼痛的动作。对于上述治疗反应欠佳的患者，采用局部麻醉药和糖皮质激素行腰大肌滑囊内注射可能是较为理想的下一步治疗手段。

并发症和注意事项

由于腰大肌滑囊靠近股神经，所以只有十分清楚局部解剖结构和对介入疼痛治疗技术十分熟练的临床医师才允许做滑囊内注射治疗。许多患者也抱怨在激痛点注射后疼痛暂时性增加。

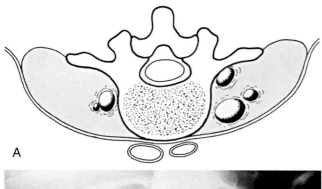
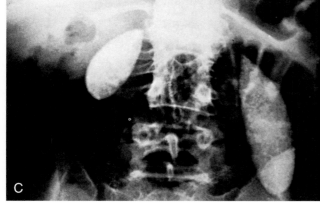
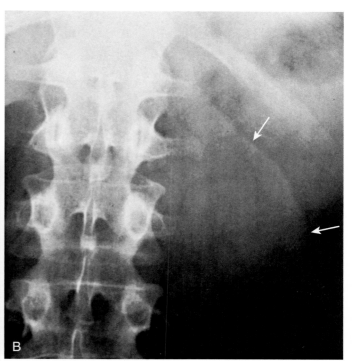

图 92-2　结核性脊柱炎：腰大肌脓肿

A. 腰椎椎体断层图谱显示腰大肌双侧梭形脓肿的典型表现。B. 可见左侧巨大非钙化的腰大肌脓肿（箭头）。C. 与脊柱异常相关的弥散性钙化性腰大肌脓肿（From Resnick D, editor: Diagnosis of bone and Joint disorders, 4th ed, Philadelphia, 2002, Saunders, p 2530.）

临床要点

　　排除其他引起腹股沟疼痛的原因十分重要，例如腹股沟疝，髂腹股沟神经、生殖股神经和股神经卡压性病变等。注射技术对于治疗腰大肌滑囊炎十分有效。需要特别小心避免损伤股神经。

　　在注射治疗几天后，应该行物理治疗，包括局部热疗和轻度伸展训练。应该避免剧烈运动，因为可能会加重症状。在注射治疗同时也可选用简单镇痛药、非甾体抗炎药或肌肉松弛剂，如替扎尼定等。

原书参考文献

Ilizaliturri VM Jr, Camacho-Galindo J, Evia Ramirez AN, et al: Soft tissue pathol- ogy around the hip, Clin Sports Med 30:391–415, 2011.

Patel K, Wallace R, Busconi BD: Radiology, Clin Sports Med 30:239–283, 2011. Valeriano-Marcet J, Carter JD, Vasey FB: Soft tissue disease, Rheum Dis Clin North Am 29:77–88, 2003.

Waldman SD: Injection technique for psoas bursitis. In Waldman SD, editor: Pain review, Philadelphia, 2009, Saunders, pp 551–552.

股神经痛
（FEMORAL NEUROPATHY）

ICD-9 编码　**355.8**

ICD-10 编码　**G57.90**

临床综合征

股神经痛是引起大腿前侧及小腿内侧疼痛众多原因中较为少见的一种，常因肿瘤、腹膜后血肿或脓肿产生的神经压迫所致。由于股神经在腹股沟韧带深层穿行，因此当髋关节过度屈伸时，位于该处的股神经可能会受到牵拉伤，从而出现神经病变。另外，外科手术或心内科导管术操作过程中产生的直接损伤，糖尿病导致的神经血管损害等，均可引起该临床综合征。

患者常诉有放射至大腿前侧和小腿内侧的疼痛，以及股四头肌无力等症状，从而导致严重的功能障碍。由于患侧膝关节无法完全伸展，出现屈曲变形，常引起患者意外摔倒。也有部分患者可同时出现屈髋肌群的无力，导致上楼梯困难。

症状和体征

患者的主要表现是放射至大腿前侧和小腿内侧的疼痛（图 93-1），疼痛可表现为中到重度的感觉异常或烧灼感。股四头肌的无力感可以很明显，长期无力可引起股四头肌萎缩（图 93-2），特别是那些合并有糖尿病的患者。患者有时候会诉有大腿前侧的灼烧感，或者膝关节打软的情况。

检查

肌电图检查可以明确神经损害的具体部位，明确诊断，因此应该作为怀疑该病的首选检查。脊柱、髋关节和骨盆的 X 线可以帮助排除是否合并有隐匿性骨病。结合患者的临床表现，可以进一步行相关实验室检查，如血液常规检测，红细胞沉降率，尿酸和肿瘤标记物检

测等。如果怀疑是肿瘤或者血肿压迫引起该病，则还需行脊柱和骨盆的磁共振检查（图 93-3）。另外在股三角区进行股神经阻滞可以作为一种诊断和治疗的手段。

鉴别诊断

临床上，股神经病变和 L4 神经根病变症状十分相似，难以区分。但 L4 神经根病变可能会有放射到足部的感觉异常以及足背伸无力等表现。骨盆内和腹膜后的肿瘤 / 血肿可以压迫腰丛，从而引起和股神经病变相似的临床表现。

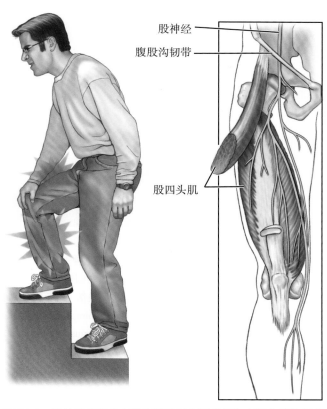

股神经
腹股沟韧带
股四头肌

图 93-1　**股神经病变患者常有放射至大腿前侧和小腿内侧的疼痛**

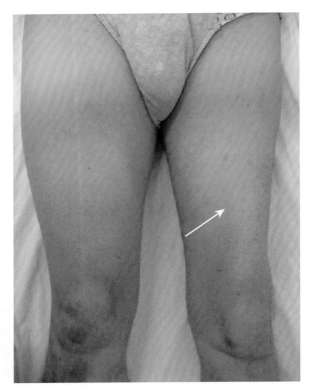

图 93-2　**左股四头肌萎缩**（From Jellad A,Boudokhane S, Ezzine S, et al: Femoral neuropathy caused by compressive iliopsoas hydatid cyst: a case report and review of the literature, Joint Bone Spine 77:371–372, 2010.）

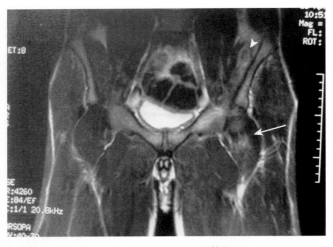

图 93-3　**左髋 MRI 冠状位**

T2 相可见左侧肌腹信号升高，提示局部血肿形成（白色箭头处）。筋膜水肿 / 出血表现为线性高信号。左侧髂腰肌远端肌腱连接处可见病理性高信号区域，提示局部损伤（白色箭状物）（From Seijo-Martínez M, Castro del Río M, Fontoira E, Fontoira M: Acute femoral neuropathy secondary to an iliacus muscle hematoma, J Neurol Sci 209:119–122, 2003.）

治疗

　　对于那些症状较轻的患者可仅行保守治疗，而对于大多数症状严重的患者，手术治疗往往是必需的。初始治疗包括初级镇痛药、非甾体抗炎药和环氧化酶 -2 抑制剂的应用，避免患处的反复刺激等（如髋关节的反复屈伸），从而达到减轻症状的目的。对于那些因糖尿病导致该病的患者，还应该严格控制血糖水平。如果上述措施没有达到预期效果，可进一步应用局部麻醉药和糖皮质激素对股神经进行阻滞治疗。

并发症和注意事项

　　明确股神经病变的原因非常重要。当患者合并有血糖控制不佳或者是腹膜后 / 盆腔肿瘤时，不能及时明确诊断可能会对其造成伤害。股神经阻滞的主要并发症是穿刺部位的出血和血肿，同时也有潜在神经损伤的风险。因此，穿刺过程中应注意轻柔操作，缓慢进退针，以免股神经损伤。

临床要点

　　股神经病变应与腰神经丛病 / 腰神经根病相鉴别，后两者也可以表现出股神经受压的症状。在双重卡压综合征的患者中，也可同时存在腰椎神经根病和股神经卡压的情况。在腕部，双重卡压综合征最常见的是正中神经卡压。

　　如前所述，股神经阻滞是一种简单有效的评估和控制疼痛方法。对于那些术前就存在神经损害的患者，尤其是临床症状明显的糖尿病和股神经病变患者，严格的神经系统查体是必要的，以避免和神经阻滞后产生的一过性神经功能障碍混淆。

原书参考文献

Busis NA: Femoral and obturator neuropathies, Neurol Clin 17:633–653, 1999.

Hsin HT, Hwang JJ: Isolated femoral nerve neuropathy after intra-aortic balloon pump treatment, J Formos Med Assoc 106:S29–S32, 2007.

Parmer SS, Carpenter JP, Fairman RM, et al: Femoral neuropathy following ret-roperitoneal hemorrhage: case series and review of the literature, Ann Vasc Surg 20:536–540, 2006.

Seijo-Martínez M, Castro del Río M, Fontoira E, Fontoira M: Acute femoral neu ropathy secondary to an iliacus muscle hematoma, J Neurol Sci 209:119–122, 2003.

第 94 节

隐神经痛
(SAPHENOUS NEURALGIA)

ICD-9 编码　**355.8**

ICD-10 编码　**G57.90**

临床综合征

隐神经痛是下肢手术后引起小腿内侧疼痛较为少见的原因之一（图 94-1）。随着膝关节置换手术的日益增多，隐神经髌下支的损伤发生率也相应增高，造成术后髌韧带区域的疼痛、麻木感。隐神经痛的患者可能会出现中度的类似间歇性跛行的症状，从而对诊断造成干扰，容易被误认为是腰椎管狭窄症。隐神经痛也可由收肌管（Hunter 氏管）附近的肿瘤、血肿或脓肿压迫所导致，同时，此处的牵拉伤也可导致神经损伤从而引起隐神经痛。隐神经在膝关节内侧走行区域对机械压迫比较敏感。许多冲浪爱好者会有"冲浪者膝"（surfer's knee）的情况，这是因为冲浪板边缘反复压迫膝关节内侧造成的。糖尿病同样可以引起隐神经病变，但往往与下肢的其他神经病变同时存在。

症状和体征

隐神经痛的患者会诉有放射至小腿内侧和内踝的疼痛（图 94-2），疼痛可表现为中到重度的感觉异常或烧灼感。隐神经损伤通常不会引起运动功能障碍，除非同时合并有脊神经根 / 丛或其他周围神经的病变等。患者也可能会有隐神经支配区域的灼烧感。

检查

首选肌电图检查，可以明确神经损害的具体部位，排除其他鉴别诊断。脊柱、髋关节、骨盆和股骨的 X

线可以帮助排除有无隐匿性骨病的可能。结合患者的临床表现，可以进一步行相关实验室检查，如血液常规检测，尿酸，红细胞沉降率和抗核抗体检测等。如果怀疑为肿瘤或者血肿压迫导致的该病，还应该行脊柱、骨盆和大腿的磁共振检查。使用局部麻醉药和糖皮质激素对 Hunter's 管处的隐神经阻滞可作为一种诊断和治疗方法。

鉴别诊断

仅凭患者的临床表现和体征很难区分隐神经痛和腰神经根病，此时，肌电图和神经传导检测就成为一种重要手段，它还有助于排除其他周围神经病变。骨盆内和腹膜后的肿瘤或血肿也可压迫腰丛产生与隐神经痛相似的临床表现，应注意鉴别。

治疗

症状较轻的患者可选择保守治疗，而症状严重的患者应选择手术治疗。保守治疗包括初级镇痛药、非甾体抗炎药和环氧化酶 -2 抑制剂的应用，避免患处的反复刺激等。糖尿病引起的隐神经痛应该严格控制血糖水平。其他辅助镇痛药物，如加巴喷丁和三环类抗抑郁药（去甲替林等）也可缓解疼痛。如果上述措施效果不佳，还可以行隐神经阻滞。对于解剖定位标志不明显的患者，可借助超声引导（图 94-3）。

并发症和注意事项

明确隐神经痛的病因非常重要，对于那些因糖尿病、骨盆或腹膜后肿瘤导致隐神经痛的患者，诊断不明时极易延误治疗。隐神经阻滞的主要风险是出血、血肿形成和潜在的神经损伤。因此，操作时应该尽可能轻柔，避免损伤神经和血管。

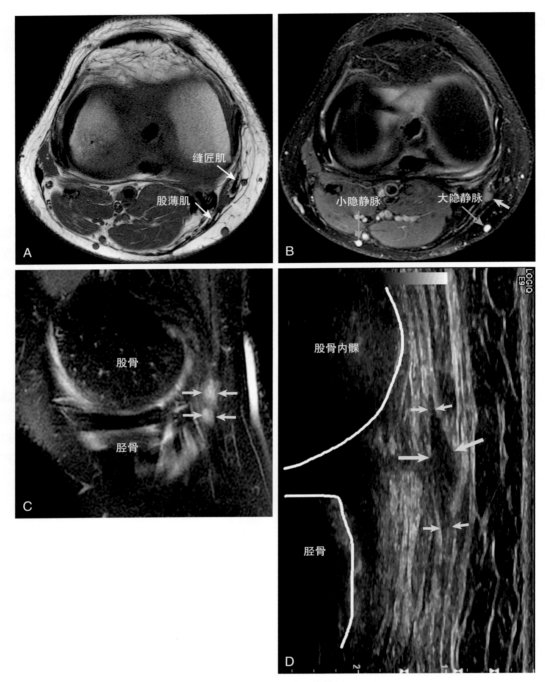

图 94-1　MRI 右膝关节轴位

　　T1 加权像（A）和压脂像（B），矢状位压脂像（C）和超声检查（箭状物处为术后神经瘤）（D）。术后神经瘤位于缝匠肌和股薄肌之间，隐神经在表浅走行区域，即隐神经终末支

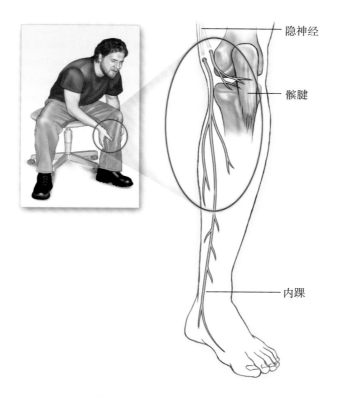

图 94-2　隐神经痛的患者有小腿内侧至内踝区域的放射痛

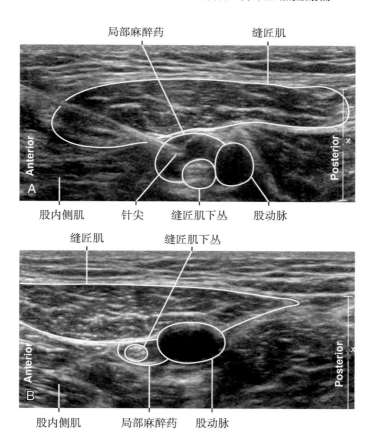

图 94-3　B 超辅助下行大腿中段缝匠肌下隐神经阻滞

　　短轴视图可见缝匠肌和缝匠肌下丛。平面内途径显示穿刺针穿过缝匠肌，指向股动脉前外侧区域筋膜处（A）。此例患者注射后可见局部麻醉药在缝匠肌下绕着缝匠肌下丛均匀分布（B）（From Gray AT: Atlas of ultrasound-guided regional anesthesia, Philadelphia, 2010, Saunders, p 158.）

临床要点

　　隐神经痛应与腰神经丛病 / 腰神经根病相鉴别，后两者有时也可引起类似隐神经受压的临床表现。在双重卡压综合征的患者中，腰神经根病与隐神经卡压可同时存在。在腕部，双重卡压综合征最常见的是正中神经卡压。

　　隐神经阻滞是一种简单有效的评估和控制疼痛方法。对于那些术前就存在神经损害的患者，尤其是临床症状明显的糖尿病和隐神经痛患者，严格的神经系统查体是必要的，以避免和神经阻滞术后产生的一过性神经功能障碍混淆。

原书参考文献

Dayan V, Cura L, Cubas S, Carriquiry G: Surgical anatomy of the saphenous nerve, Ann Thorac Surg 85:896–900, 2008.

Iizuka M, Yao R, Wainapel S: Saphenous nerve injury following medial knee joint injection: a case report, Arch Phys Med Rehabil 86:2062–2065, 2005.

Kalenak A: Saphenous nerve entrapment, Oper Tech Sports Med 40–45, 1996.

Mountney J, Wilkinson GAL: Saphenous neuralgia after coronary artery bypass grafting, Eur J Cardiothorac Surg 16:440–443, 1999.

Waldman SD: Saphenous nerve block at the knee. In Waldman SD, editor: Pain review, Philadelphia, 2009, Saunders, pp 573–574.

第 95 节

闭孔神经痛
(OBTURATOR NEURALGIA)

ICD-9 编码　355.8

ICD-10 编码　G57.90

临床综合征

　　闭孔神经痛是引起大腿内侧疼痛少见的原因之一，常由外伤所致，而且范围不超过膝盖。引起闭孔神经痛的常见原因有骨盆骨折、枪击伤和妊娠。近年来，随着全髋置换手术的增多，闭孔神经分支损伤的发生率也相应增高。肿瘤、血肿、脓肿、髋关节置换时的骨水泥或子宫内膜异位症等也可对神经造成压迫从而引起闭孔神经痛。过度牵拉也可对神经造成损伤从而导致闭孔神经痛。糖尿病同样可以引起闭孔神经病变，但通常与下肢的其他神经病变同时存在，尤其是股神经。

症状和体征

　　患者常诉有放射至大腿内侧的疼痛，但一般不超过膝盖（图 95-1）。疼痛可为中到重度的感觉异常或烧灼感，但神经支配区域的晒伤感较为少见。

检查

　　首选肌电图检查，可以明确神经损害的具体部位，排除其他鉴别诊断。脊柱、髋关节、骨盆和股骨近端的 X 线可以帮助排除有无隐匿性骨病。结合患者的临床表现，可以进一步行相关实验室检查，如血液常规检测，尿酸，红细胞沉降率和抗核抗体检测等。如果怀疑为肿瘤或者血肿压迫导致的该病，还应该进行脊柱、骨盆和大腿的磁共振检查（图 95-2）。另外，闭孔神经阻滞也可以作为一种诊断和治疗方法。

鉴别诊断

　　有时仅凭临床资料很难鉴别闭孔神经痛和腰神经丛 / 神经根病变。肌电图和神经传导检测有助于排除其他周围神经病变。骨盆内和腹膜后的肿瘤或血肿也可以压迫腰丛产生与闭孔神经痛相似的临床症状，应注意鉴别（图 95-3）。

治疗

　　症状较轻的患者可选择保守治疗，而大部分的严重患者则应该选择手术治疗。保守治疗包括初级镇痛药、非甾体抗炎药和环氧化酶 -2 抑制剂的应用，避免患处的反复刺激等。糖尿病引起的闭孔神经痛患者应该严格控制血糖水平。其他辅助镇痛药物的使用，如加巴喷丁和三环类抗抑郁药（去甲替林等）也可以缓解疼痛症状。如果上述措施效果不佳，还可以行闭孔神经阻滞。

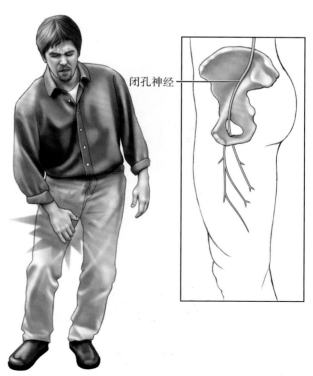

闭孔神经

图 95-1　**患者有放射至大腿内侧的疼痛，但一般不超过膝盖**

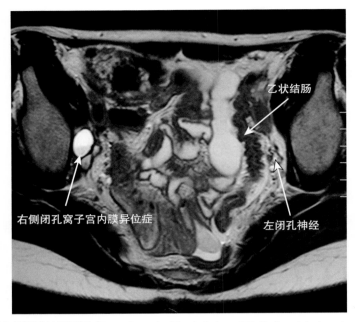

图 95-2　MRI 骨盆横断面显示右侧闭孔神经受压（From Langebrekke A,Qvigstad E: Endometriosis entrapment of the obturator nerve after previous cervical cancer surgery, Fertil Steril 91:622–623, 2009.）

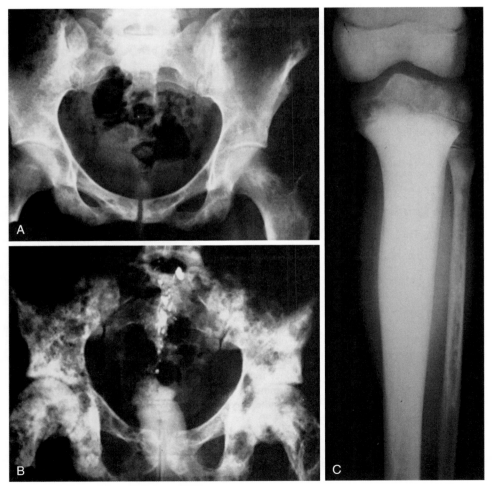

图 95-3　骨转移癌：髓母细胞瘤

A. 23 岁，女性，开颅切除髓母细胞瘤后 2 年，复查骨盆 X 线显示左侧髂嵴，右侧髋臼，耻骨联合区，双侧坐骨结节和左侧股骨颈都有斑片状骨硬化形成。B. 20 岁男性，髓母细胞瘤切除术后，骨盆 X 线显示脊柱、骨盆和股骨近端都有大范围骨转移。C. 12 岁，男孩，髓母细胞瘤切除术后，下肢 X 线显示广泛成骨性骨转移癌（From Resnick D, editor:Diagnosis of bone and joint disorders, 4th ed, Philadelphia, 2002, Saunders, p 4313.）

并发症和注意事项

明确闭孔神经痛的病因非常重要，对于那些因糖尿病、骨盆或腹膜后肿瘤导致闭孔神经痛的患者，当诊断不明时，极易延误患者治疗。闭孔神经阻滞的主要风险是出血、血肿和可能的神经损伤。因此，操作时应尽可能轻柔，避免损伤神经和血管。

临床要点

闭孔神经痛应与腰神经丛病/腰神经根病相鉴别，后两者有时也可引起类似闭孔神经受压的临床表现。在双重卡压综合征的患者中，腰神经根病与闭孔神经卡压可同时存在。在腕部，双重卡压综合征最常见的是正中神经卡压。

闭孔神经阻滞是一种简单有效的评估和控制疼痛方法。对于那些术前就存在神经损害的患者，尤其是临床症状明显的糖尿病和闭孔神经痛患者，严格的神经系统查体是必要的，以避免和神经阻滞术后产生的一过性神经功能障碍混淆。

原书参考文献

Cardosi RJ, Cox CS, Hoffman MS: Postoperative neuropathies after major pelvic surgery, Obstet Gynecol 100:240–244, 2002.

Langebrekke A, Qvigstad E: Endometriosis entrapment of the obturator nerve after previous cervical cancer surgery, Fertil Steril 91:622–623, 2009.

Toth C: Peripheral nerve injuries attributable to sport and recreation, Phys Med Rehabil Clin North Am 20:77–100, 2009.

Toussaint CP, Perry EC III, Pisansky MT, Anderson DE: What's new in the diagnosis and treatment of peripheral nerve entrapment, Neuropath Neurol Clin 28:979–1004, 2010.

Waldman SD: Obturator nerve block. In Waldman SD, editor: Pain review, Philadelphia,2009, Saunders, pp 565–566.

第 96 节

内收肌腱炎
（ADDUCTOR TENDINITIS）

ICD-9 编码　**726.90**

ICD-10 编码　**M77.9**

临床综合征

随着健身房里下肢力量锻炼器械使用频率的增加，临床上内收肌腱炎的发生率也明显增多。髋部的内收肌群包括股薄肌、长收肌、短收肌和大收肌。这些肌肉的内收主要由闭孔神经支配，而闭孔神经又极易因为骨盆骨折或肿瘤压迫而造成损伤。同时，这些内收肌肌腱的起点位于耻骨和坐骨支，这也是内收肌腱炎的好发部位。

内收肌肌腱和其相关的肌肉容易因为运动过量或牵拉伤而造成内收肌腱炎，比如下肢力量训练器械的过度练习，运动中对肌腱的急性牵扯（如棒球比赛中的滑垒）等。

内收肌腱炎产生的疼痛往往呈剧烈的持续性锐痛，常可影响睡眠。为了稳定发炎的肌腱，患者在行走时常将身体偏向患侧，呈现出特殊的收肌型蹒跚步态。由于疼痛较为剧烈且持续存在，患者的运动能力逐渐下降，髋关节的活动度逐渐丧失，直至无法完成简单的日常活动，最终导致废用性肌肉萎缩和粘连性髋关节滑囊炎。

症状和体征

查体可发现内收肌腱起点处压痛。髋关节被动外展或主动内收时施加抗力可复制出疼痛（图 96-1）。内收肌腱炎的患者也可以通过 Waldman 膝关节挤压试验来确定。嘱患者坐位，将一个网球置于患者的双膝之间并让其尽可能夹紧，患者可因诱发出的髋关节疼痛导致双膝外展，从而使网球掉落，称为挤压试验阳性。髋关节内收肌腱炎往往同时合并相应部位的滑囊炎，引起额外的疼痛和功能障碍。下肢和髋部的神经系统查

体可无异常发现，除非合并有牵拉导致的腰神经丛或闭孔神经损伤。

检查

对于有髋部、大腿和腹股沟区疼痛的患者应常规行相应部位的 X 线检查。结合患者的临床表现，可以进一步行相关实验室检查，如血液常规检测，红细胞沉降率和抗核抗体检测等。如果怀疑有股骨头缺血性坏死或者隐匿性肿瘤时，还应行髋部和骨盆的磁共振以及超声检查进一步明确。放射性核素骨扫描可用来排查那些疑似隐匿性骨盆骨折的患者。肌电图可用来排除神经压迫导致的神经丛或神经根病以及闭孔神经损伤。内收肌腱处的局部药物注射也可以作为一种诊断和治疗的手段。

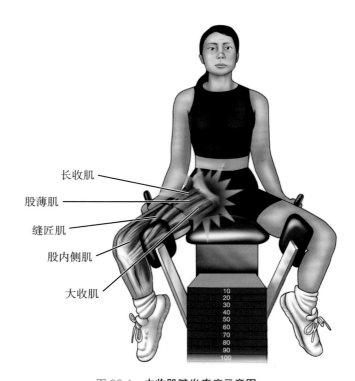

长收肌
股薄肌
缝匠肌
股内侧肌
大收肌

图 96-1　内收肌腱炎疼痛示意图
患者在内收肌腱起点处可触及压痛，被动外展髋关节或者在主动内收髋关节时施加一个对抗的力可复制出疼痛

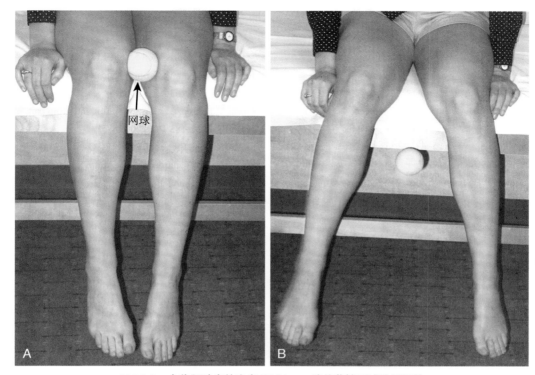

图 96-2　内收肌腱炎的患者 Waldman 膝关节挤压试验呈阳性

A. 患者将网球置于双膝之间轻轻夹住　B. 患者因疼痛导致双膝外展，使网球掉落（From Waldman SD: Physical diagnosis of pain: an atlas of signs and symptoms, Philadelphia, 2006, Saunders, pp 306–307.）

鉴别诊断

　　髋关节功能紊乱可表现出与内收肌腱炎相似的临床表现，应注意鉴别。有时腹股沟斜疝也可表现出类似的症状。如果患者有外伤史，还应警惕是否有骨盆隐匿性骨折的可能，特别是那些本身骨量减少或骨质疏松的患者，可行放射性核素骨扫描进一步明确。股骨头缺血性坏死同样可产生与内收肌腱炎相似的症状。若内收肌腱炎患者在查体时发现神经损害症状，应注意是否同时合并有髂腹股沟神经、生殖股神经、闭孔神经、腰神经丛或神经根的压迫或损伤。

治疗

　　对于内收肌腱炎引起的疼痛和功能障碍，首选治疗应包括药物治疗和物理治疗在内的综合治疗，药物治疗可选择非甾体抗炎药或环氧化酶 -2 抑制剂。局部的热敷或冷敷也可能有一定帮助。如果以上措施无效，还可以选择髋关节内收肌腱处的局部麻醉药和糖皮质激素注射治疗。

并发症和注意事项

　　如果患者有外伤史，应格外警惕隐匿性骨盆骨折、髋部及骨盆恶性肿瘤的可能。如果内收肌腱本身炎症较重，或者之前受过损伤，直接对该处行注射治疗可能会造成肌腱撕裂。如果在治疗过程中术者操作轻柔，且患者出现明显抗拒时立即停止操作，可极大降低肌腱损伤的风险。尽管如此，仍有 25% 的患者在注射治疗后会出现一过性疼痛加重现象，应在术前告知这种可能。

临床要点

　　健身器械的正确使用可显著降低内收肌腱炎的发生率，而局部的药物注射治疗可明显降低其引发的髋部疼痛。在进行局部药物注射时应注意动作轻柔，避免造成肌腱撕裂。如果同时合并有滑囊炎和关节炎，还应额外对相关部位进行精准封闭治疗。物理治疗，如局部热敷和运动康复锻炼，应在药物注射治疗后数天内开始。患病期间应避免剧烈运动，以免加重症状。另外，还可同时应用初级镇痛药物或非甾体抗炎药配合药物注射治疗。

原书参考文献

J.rvinen M, Orava S, Kujala UM: Groin pain (adductor syndrome), Oper Techn Sports Med 5:133–137, 1997.

Morelli V, Weaver V: Groin injuries and groin pain in athletes, part 1, Prim Care 32:163–183, 2005.

Morelli V, Espinoza L: Groin injuries and groin pain in athletes, part 2, Prim Care 32:185–200, 2005.

Noesberger B, Eichenberger AR: Overuse injuries of the hip and snapping hip syndrome, Oper Techn Sports Med 5:138–142, 1997.

Waldman SD: Adductor tendinitis. In Waldman SD, Campbell RSD, editors: Imaging of pain, Philadelphia, 2011, Saunders, pp 355–356.

髂耻滑囊炎
(ILIOPECTINATE BURSITIS)

ICD-9 编码　726.5

ICD-10 编码　M77.9

或者当腿部固定时，让躯干贴向大腿（由仰卧位变为坐姿）。因此，过度的下肢力量锻炼或者仰卧起坐会反复刺激髂腰肌滑囊，引起损伤（图 97-1）。髂肌由股神经所支配。

临床综合征

髂耻滑囊炎患者常有髋关节前部和腹股沟区的疼痛，疼痛一般局限在腹股沟横纹下方，可放射至髋关节和骨盆前部。患者通常不能向患侧卧位，活动髋关节时会有锐痛和"卡压"的感觉。髂耻滑囊炎通常合并有髋关节炎。

髂耻滑囊位于髂腰肌和髂耻隆突之间。髂耻隆突是髂骨和耻骨的交界融合处。腰大肌和髂肌在腰大肌侧方汇合成髂腰肌。髂肌和腰大肌的作用一样，具有使髋关节屈曲的功能，比如当躯干固定时，让大腿贴向躯干，

症状和体征

查体可在大腿上方、腹股沟横纹下方发现明确压痛点。患肢被动屈曲、内收、外展或者在其主动屈曲、内收时施加一个阻力均可诱发疼痛，当突然撤掉施加的阻力时，疼痛会明显加重。

髋关节和骶髂关节的检查通常呈阴性，下肢的神经系统检查也多无异常。如果有神经损害的表现时，还应进一步明确有无腰神经丛 / 神经根病或神经卡压，这些可与髂耻滑囊炎同时存在，干扰临床诊断。

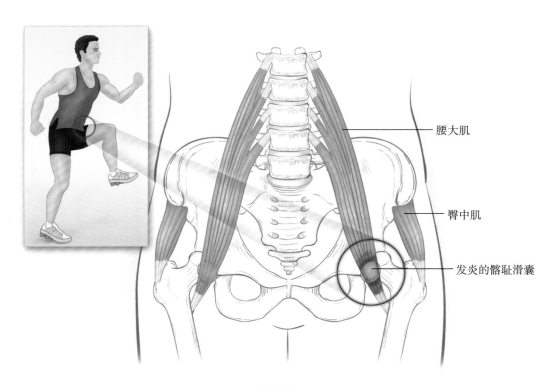

腰大肌

臀中肌

发炎的髂耻滑囊

图 97-1

检查

X 线检查可显示髂耻滑囊和相关组织由于慢性炎症而导致的钙化。如果怀疑髋部或腹股沟区有占位或肿瘤的话（图 97-2），还应行磁共振检查进一步明确。局部药物注射治疗也可以作为一种诊断性治疗手段。

鉴别诊断

髂耻滑囊炎通常是由髋关节或者腹股沟区的原发病变导致。髋部和骨盆的 X 线及肌电图可以将髂耻滑囊炎和腰椎神经根病 / 神经丛病这类也可引起髋部疼痛的疾病区分开来。大部分腰神经根病的患者，除了有腰背部疼痛，还常伴随反射和运动感觉的变化。髂耻滑囊炎只有继发性腰背痛，而没有神经损害症状。髂腹股沟神经痛和生殖股神经痛有时与髂耻滑囊炎难以区分，但前两者一般有相应神经支配区域感觉和运动功能的改变。在双重卡压综合征的患者中，腰椎神经根病和髂腹股沟神经卡压可同时存在。髂耻滑囊炎的疼痛可引起步态改变，导致继发性腰痛和与其他少见滑囊炎并存的神经根症状。

治疗

对于髂耻滑囊炎引起的疼痛和功能障碍，首选治疗应包括药物治疗和物理治疗在内的综合治疗，药物治疗可选择非甾体抗炎药或环氧化酶 -2 抑制剂。局部的热敷或冷疗也可能有一定帮助。同时应避免患处的反复刺激以免加重症状。如果以上措施无效，还可以选择对髂耻滑囊进行局部麻醉药和糖皮质激素注射。

在注射操作前应先向患者解释治疗的目的。患者取仰卧位，在腹股沟韧带中段触及股动脉搏动，向下 6.35 cm（2.5 英寸），旁开 8.89 cm（3.5 英寸）作为进针点，该处位于缝匠肌侧缘。用注射器抽取 0.25% 的丁哌卡因 9 ml 和 40 mg 甲泼尼龙，随后连接 10 cm 的 25 号针头。

在进针前，告知患者如果出现下肢感觉异常应立即反馈，提示穿刺针触及股神经。此时应立即退针，增加旁开角度后重新穿刺。穿刺针应向头侧倾斜 45°，从股动脉、股静脉和股神经下方穿过。注意轻柔操作，避免损伤股神经。缓缓进针直到穿刺针顶到骨性结构，即髂骨和耻骨交界部位（图 97-3）。将穿刺针拔出少许退至骨膜外，若无感觉异常且回抽无血，即可将药物注射至髂耻滑囊处，注射时应无明显阻力。

并发症和注意事项

由于穿刺路径毗邻股动脉、股静脉和股神经，因此该操作应由熟悉解剖结构、技术熟练的临床医师开展。很多患者主诉髂耻滑囊注射后有短暂疼痛加重的情况。

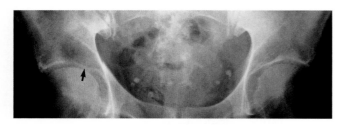

图 97-2　骨转移癌：髋臼上缘线消失，右侧髋臼上缘线消失（箭头处）提示邻近部位有溶骨性病变，可以和健侧进行对比（From Resnick D, editor : Diagnosis of bone and joint disorders, 4th ed, Philadelphia, 2002, Saunders, p 4299.）

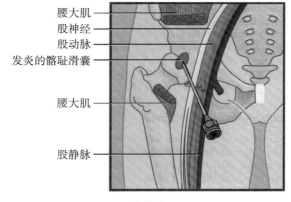

腰大肌
股神经
股动脉
发炎的髂耻滑囊
腰大肌
股静脉

图 97-3

临床要点

　　药物局部注射是一种行之有效的治疗髂耻滑囊炎的方法。穿刺过程中应小心避开重要解剖结构，保证操作安全。同时，操作过程中也要注意无菌操作，避免感染。该技术的主要风险是穿刺引起的局部和皮下结构损伤。操作完成后立即局部加压可以有效避免出血和血肿的发生。避免使用过长的针头可以减少皮下结构损伤的发生率。操作时一定要防止误伤坐骨神经。

　　物理治疗，如局部热敷和适度的拉伸锻炼，应在药物注射治疗后数天内开始。患病期间应避免剧烈运动，以免加重症状。在药物注射治疗中，还可同时应用基础镇痛药、非甾体抗炎药和替扎尼定等肌松药辅助。

原书参考文献

Morelli V, Weaver V: Groin injuries and groin pain in athletes, part 1, Prim Care 32:163–183, 2005.

Morelli V, Espinoza L: Groin injuries and groin pain in athletes, part 2, Prim Care 32:185–200, 2005.

Noesberger B, Eichenberger AR: Overuse injuries of the hip and snapping hip syndrome, Oper Techn Sports Med 5138–5142, 1997.

Waldman SD: Injection technique for iliopectineal bursitis. In Waldman SD, editor: Pain review, Philadelphia, 2009, Saunders, pp 553–554.

第 98 节

弹响髋综合征
(SNAPPING HIP SYNDROME)

ICD-9 编码　**727.09**

ICD-10 编码　**M65.80**

临床综合征

　　弹响髋综合征，也称 coxa sultans，是包括髋关节侧方弹响感、大转子区域突发锐痛在内的一系列症状总称。髋部弹响感和疼痛是由于髂腰肌肌腱在髂耻隆突或大转子上方来回滑动导致的（图 98-1），往往在患者由坐位变为站立，或者快速行走时出现。通常，弹响髋综合征的患者合并有转子滑囊炎，进一步加重疼痛和功能障碍。转子滑囊位于大转子和臀中肌、髂胫束的肌腱之间（图 98-2、图 98-3）。

症状和体征

　　查体时可发现由坐位变为站立，或者内收髋关节时可复制出髋部弹响感和疼痛（图 98-4）。转子滑囊处常可触及压痛点，提示该部位的炎症。严重的转子滑囊炎患者，其髋关节外展抵抗释放试验可为阳性。嘱患者取侧卧位，患肢在上，检查者抓紧患侧大腿，让患者主动外展髋部并对抗阻力（图 98-5 A），此时，检查者突然撤除施加的阻力（图 98-5 B），患者转子区域疼痛明显加重即为阳性。

检查

　　所有髋部疼痛的患者都应该行髋关节 X 线检查，帮助排除有无隐匿性骨病或者肿瘤的情况。结合患者的临床表现，还需要一些辅助检查，如血液常规检测，前列腺特异性抗原，红细胞沉降率和抗核抗体检测等。

如果怀疑有股骨头缺血性坏死或者隐匿性肿瘤时，还应该行髋关节磁共振以及超声检查进一步明确。局部药物注射治疗也可以作为一种诊断性治疗的手段。

鉴别诊断

　　弹响髋综合征患者往往同时合并有转子滑囊炎和髋关节炎，应同时治疗以缓解症状，改善功能。有时，弹响髋综合征易与感觉异常性股痛相混淆（图 98-6），因为两者都可引起大腿外侧疼痛，而后者没有前者的其他临床表现（如髋部弹响感等），但有股外侧皮神经支配区的感觉减退。肌电图检查可帮助进一步明确诊断。另外，临床上还应注意有无原发或继发性髋部肿瘤的可能。

治疗

　　弹响髋综合征患者的初始治疗可选择基础镇痛药、非甾体抗炎药或环氧化酶 -2 抑制剂在内的短程药物保守治疗。应避免患处的反复刺激，如在沙滩上跑步，以免加重症状。如果保守治疗效果不佳，则接下来应行局部药物注射治疗。

　　患者取侧卧位，患侧在上。找到大转子中点，局部消毒，用注射器抽取 0.25% 的丁哌卡因 2 ml 和 40 mg 甲泼尼龙，连接 8.89 cm（3.5 英寸）的 25 号针头。

　　在进针前，告知患者如果出现下肢感觉异常应立即反馈，提示穿刺针触及坐骨神经。此时应立即退针，增加旁开角度后重新穿刺。穿刺针应适当右倾，朝向大转子中部进针。注意轻柔操作，避免坐骨神经损伤。缓缓进针直到穿刺针顶到骨性结构（图 98-7）。将穿刺针拔出少许退至骨膜外，若患者无感觉异常，且回抽无血，可将药物注射至局部，注射时应无明显阻力。

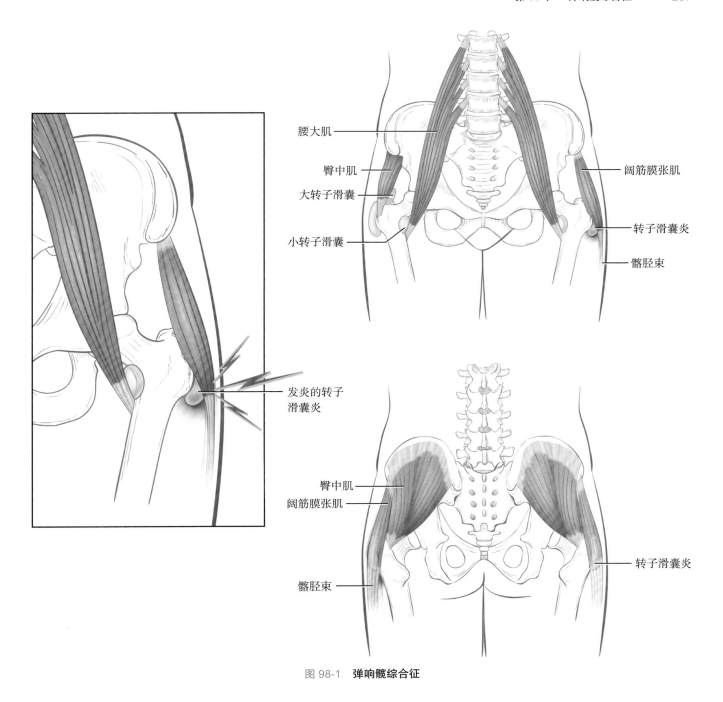

腰大肌

臀中肌

大转子滑囊

小转子滑囊

阔筋膜张肌

转子滑囊炎

髂胫束

发炎的转子
滑囊炎

臀中肌

阔筋膜张肌

髂胫束

转子滑囊炎

图 98-1　弹响髋综合征

并发症和注意事项

　　应注意排除与弹响髋综合征有类似表现的其他疾病。局部药物注射的主要风险是坐骨神经损伤，因此该操作应由熟悉解剖结构、技术熟练的临床医师开展。很多患者在术后会出现短暂疼痛加重。感染的风险虽然少见，但依然存在，因此在操作过程中应注意无菌操作。

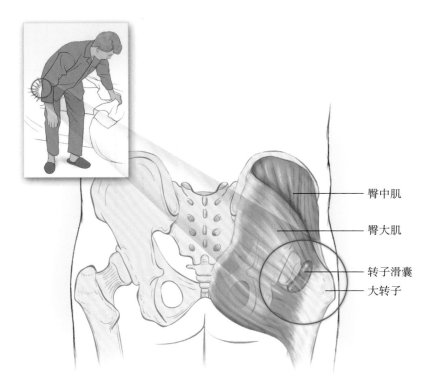

图 98-2　弹响髋综合征

症状往往由坐位变为站位或快速行走时出现，并且常合并转子滑囊炎，会加重疼痛和功能障碍

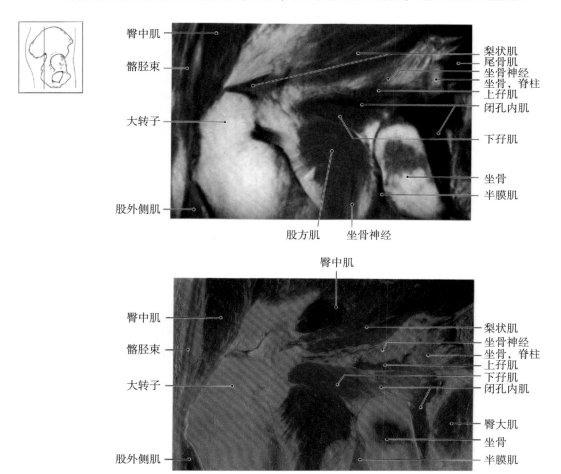

图 98-3　转子滑囊位于大转子和臀中肌、髂胫束肌腱之间（From Kang HS, Ahn JM, Resnick D, editors: MRI of the extremities , 2nd ed, Philadelphia, 2002, Saunders, p 221.）

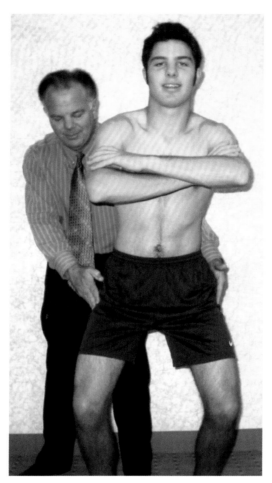

图 98-4　弹响髋查体

由坐位变为站位或者内收髋关节时可以复制出髋部弹性感和疼痛

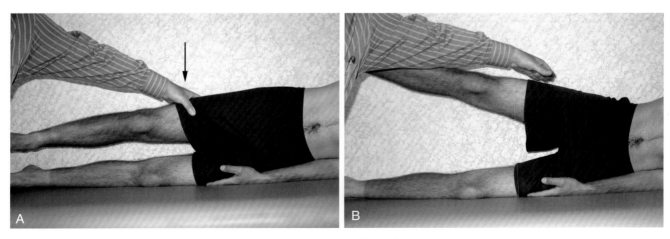

图 98-5　髋关节外展对抗释放试验

A. 侧位位，患肢在上，检查者紧按患者患侧大腿，让患者主动外展患肢并对抗检查者阻力；B. 检查者突然撤去施加在患肢的力

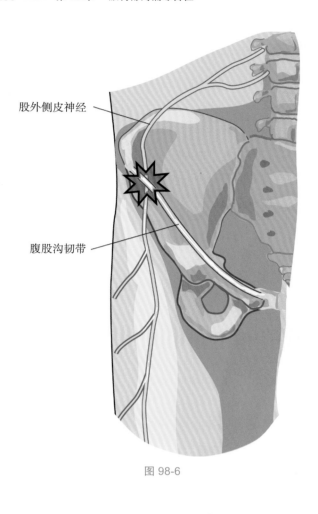

股外侧皮神经

腹股沟韧带

图 98-6

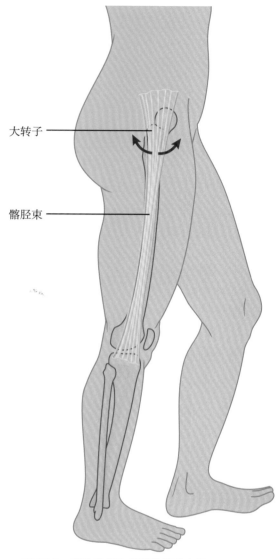

大转子

髂胫束

图 98-7　药物注射治疗弹性髋综合征

临床要点

　　弹响髋综合征患者常同时合并有转子滑囊炎和髋关节炎，应同时治疗以缓解症状，改善功能。药物局部注射是一种非常有效的治疗手段。穿刺过程中应小心避开重要解剖结构，保证操作的安全性。该操作最常见的并发症是穿刺带来的局部和皮下结构损伤。操作时一定要注意防止误伤坐骨神经。

　　物理治疗，如局部热敷和适度的拉伸锻炼，应在药物注射治疗后数天内开始。应避免剧烈运动，以免症状进一步加重。在药物注射治疗中，还可同时应用初级镇痛药、非甾体抗炎药和肌松药辅助。

原书参考文献

Allen WC, Cope R: Coxa saltans: the snapping hip revisited, J Am Acad Orthop Surg 3:303–308, 1995.

Byrd WT: Snapping hip, Oper Techn Sports Med 13:46–54, 2005.

Fery A, Sommelet J: The snapping hip: late results of 24 surgical cases, Int Orthop 12:277–282, 1988.

Ilizaliturri VM Jr, Camacho-Galindo J, Ramirez ANE, Lizette Y, et al: Soft tissue pathology around the hip, Clin Sports Med 30:391–415, 2011.

Waldman SD: Snapping hip. In Waldman SD, Campbell RSD, editors: Imaging of pain, Philadelphia, 2011, Saunders, pp 365–366.

第 99 节

胫腓疼痛综合征
（TIBIOFIBULAR PAIN SYNDROME）

ICD-9 编码	**715.96**
ICD-10 编码	**M17.9**

临床综合征

　　胫腓关节疼痛是胫腓关节炎症的常见结局。骨性关节炎是胫腓关节炎最常见的表现形式。风湿性关节炎和创伤性关节炎也是胫腓关节炎的常见病因。跌倒时若踝关节内旋，膝关节屈曲，则很容易引起胫腓关节损伤，导致创伤性关节炎。其他导致胫腓关节炎性疼痛的少见原因包括免疫性疾病、感染、绒毛结节性滑膜炎和莱姆病。除关节炎之外，肌腱炎、滑囊炎、韧带和肌腱断裂、软骨损伤等都可以引起胫腓关节损伤，导致疼痛和功能障碍。

　　大多数由骨性关节炎或创伤性关节炎导致该病的患者，疼痛多局限于胫腓关节和膝关节外侧。膝关节的活动，特别是屈曲和内旋，都会加重症状；制动和热敷可使疼痛缓解。疼痛呈持续性，有时可影响睡眠。

症状和体征

　　膝关节检查时可触及膝外侧压痛点。部分患者主诉关节活动时有摩擦感和爆裂感，查体时可闻及摩擦音。除了上述疼痛以外，胫腓关节活动度逐渐下降，功能逐渐失调，甚至连日常行走、爬楼和上下车都难以完成。有些人还会有晨僵以及久坐后的关节僵硬。后期还会出现废用性肌萎缩和肌力下降。由于失去肌肉和韧带

的保护，胫腓关节开始不稳。在不平的路面行走或上下楼梯时，这种不稳尤为明显（图 99-1）。

检查

　　患者应常规行膝关节 X 线检查。结合患者的临床表现，还需要一些辅助检查，如血液常规检测，红细胞沉降率和抗核抗体检测等。当怀疑有无菌性坏死或潜在肿瘤风险时，应进一步行膝关节磁共振检查明确诊断。骨扫描可帮助判断是否有潜在的应力性骨折，这对那

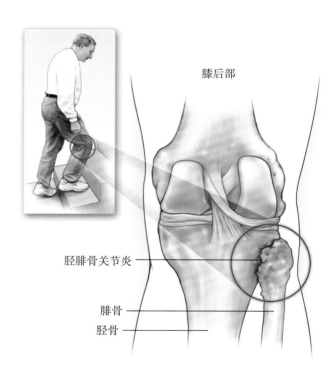

膝后部

胫腓骨关节炎

腓骨

胫骨

图 99-1　**胫腓疼痛综合征**

些有外伤史的患者更为必要。

鉴别诊断

很多因素都可造成关节软骨损伤，引发胫腓关节炎，导致胫腓关节疼痛。急性感染性关节炎通常伴随明显全身症状，如发热、萎靡不振等。有经验的临床医师很容易做出判断，并会根据血培养结果选择合适的抗生素治疗。免疫类疾病往往波及多个关节，而不仅仅局限在胫腓关节，尽管关节内药物注射治疗对其引起的胫腓关节疼痛也非常有效。腰神经根病也可引起下肢疼痛和功能障碍，但膝关节检查一般正常。卡压性神经病变，如感觉异常性股痛，以及膝关节滑囊炎，都可与胫腓关节炎同时存在，干扰诊断。脊柱和股骨的原发性肿瘤或转移瘤也可引起与该病类似的临床表现。

治疗

胫腓关节炎引起的疼痛和功能障碍，首选治疗应包括药物治疗和物理治疗在内的综合治疗，药物治疗可选择非甾体抗炎药或环氧化酶 -2 抑制剂。局部的热敷或冷敷也可能有一定帮助。如果以上措施无效，还可以选择关节内药物注射治疗。

并发症和注意事项

若未及时排除因脊柱或膝关节原发肿瘤或转移瘤引起的疼痛，可导致灾难性后果。关节内药物注射的主要并发症是感染，严格遵守无菌操作会使感染发生率大大降低。约有 25% 的患者术后会有短暂疼痛加重，应在术前告知这种可能。

临床要点

胫腓疼痛综合征患者常同时合并有滑囊炎和肌腱炎，引起胫腓关节疼痛，应同时给予相应部位的局部药物注射治疗。胫腓关节内药物注射是一种非常有效的治疗手段。穿刺过程中应小心避开重要解剖结构，保证操作的安全性，同时注意无菌操作，避免感染。物理治疗，如局部热敷和适度的功能锻炼，应在药物注射治疗后数天内开始。患病期间应避免剧烈运动，以免加重症状。

原书参考文献

Bozkurt M, Y.lmaz E, Akseki D, Hav.tc.o.lu H: Günal.The evaluation of the proximal tibiofibular joint for patients with lateral knee pain, Knee 11: 307–312, 2004.

Öztuna V, Y.ld.z A, .zer C, et al: Involvement of the proximal tibiofibular joint in osteoarthritis of the knee, Knee 10:347–349, 2003.

Rethnam U, Sinha A: Instability of the proximal tibiofibular joint, an unusual cause for knee pain, Injury Extra 37:190–192, 2006.

Waldman SD: Arthritis pain of the knee. In Waldman SD, editor: Pain review, Philadelphia, 2009, Saunders, p 316.

Waldman SD: Functional anatomy of the knee. In Waldman SD, editor: Pain review, Philadelphia, 2009, Saunders, pp 144–149.

第 100 节

跳跃者膝
（JUMPER'S KNEE）

ICD-9 编码　**727.09**

ICD-10 编码　**M65.80**

临床综合征

跳跃者膝主要表现为髌骨上缘或下缘的疼痛，大约 20% 的弹跳运动员在职业生涯中都经历过这种病痛。疼痛可涉及单侧或双侧膝关节，男性单膝关节的发病率是女性的两倍。该病主要是由于膝关节的过度或者不正确使用造成的，如在坚硬的地面上跑步、跳跃或过度训练，又如在足球或跆拳道比赛中腿踢或头部撞击股四头肌及其髌腱造成的直接损伤。其他可引起该病的风险因素包括股四头肌和腘绳肌群的柔韧性欠佳，膝关节的先天解剖异常，如高位或低位髌骨，以及双下肢长短不均等。

跳跃者膝是反复应力紊乱导致的股四头肌或髌腱的炎症，有别于股四头肌肌腱炎、髌腱炎或股四头肌扩张综合征，但这些疾病可以同时存在，干扰临床诊断。有假说认为落地时股四头肌的强离心收缩来收紧膝关节是关键因素，甚至比起跳更为重要。股四头肌肌腱容易发生急性钙化性肌腱炎，它可与急性牵拉损伤同时存在，也可与病程较缓的跳跃者膝同时存在。股四头肌急性钙化性肌腱炎在 X 线上可以看到髌骨前上缘有特征性的钙化斑形成。

跳跃者膝的疼痛多位于髌骨上下缘处。和股四头肌扩张综合征引起的髌骨内上缘处疼痛不同，跳跃者膝的疼痛多位于股四头肌的内侧缘以及髌腱处（图 100-1）。下坡或者下楼梯时疼痛明显加重。膝关节活动时，特别是跳跃，也会使疼痛加重；制动和热敷可使疼痛缓解。疼痛呈持续性，有时可影响睡眠。

症状和体征

查体时有股四头肌肌腱或者髌腱处的压痛，部分患者也可有关节积液。在患侧膝关节主动伸直时施加阻力会复制出疼痛。膝关节损伤可同时合并髌上或髌下滑囊炎、肌腱炎、关节炎或膝关节紊乱等，干扰临床诊断（图 100-2）。

检查

膝关节疼痛患者应常规行膝关节 X 线检查。结合患者的临床表现，还需要一些辅助检查，如血液常规检测，红细胞沉降率和抗核抗体检测等。当怀疑有跳跃者膝时，应进一步行膝关节磁共振和 B 超检查明确诊断，因为这两项检查可显示股四头肌肌腱和髌腱处的炎症（图 100-3）。骨扫描可帮助判断膝关节是否有潜在的应力性骨折，特别是那些有外伤史的患者。

鉴别诊断

膝关节前方疼痛最常见的原因是膝关节炎，该病可与跳跃者膝同时存在，X 线检查可帮助明确诊断。引起膝关节前方疼痛的另一个常见原因是髌骨周围滑囊炎（髌上、浅层、深层），该病与跳跃者膝有相似的临床表现，也可与跳跃者膝同时存在。膝关节紊乱或内侧半月板撕裂同样会干扰诊断，可行膝关节磁共振检查进一步明确。

治疗

跳跃者膝引起的疼痛和功能障碍，首选治疗应包括药物治疗和物理治疗在内的综合治疗，药物治疗可选择非甾体抗炎药或环氧化酶 -2 抑制剂。局部的热敷或冷敷也可能有一定帮助。如果以上措施无效，还可以选择髌上和髌下间隙进行局部麻醉药和糖皮质激素注射治疗。

并发症和注意事项

药物注射的主要并发症是感染，严格遵守无菌操作

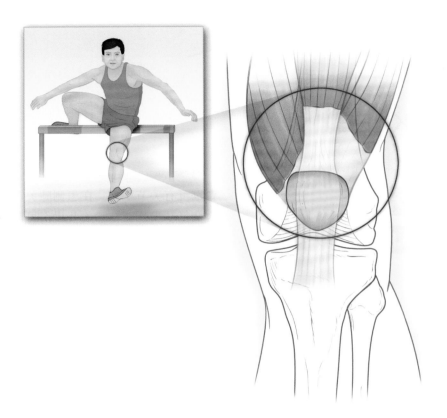

图 100-1　**跳跃者膝**
疼痛一般在髌骨上下缘处、股四头肌内侧缘

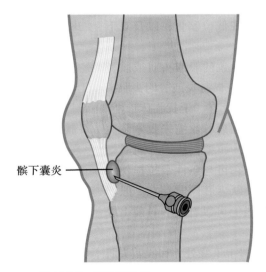

髌下囊炎 ——

图 100-2　**查体及治疗**

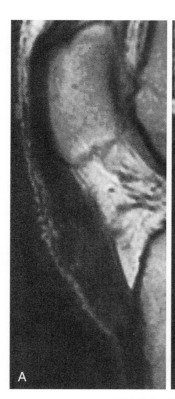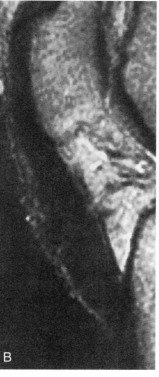

图 100-3　慢性髌腱炎

膝关节磁共振图像：A. 矢状位加权；B. T2 加权像。髌韧带增厚，髌腱前缘边界模糊不清

原书参考文献

Benjamin M, Kumai T, Milz S, et al: The skeletal attachment of tendons: tendon 'entheses,' Comp Biochem Physiol A Mol Integr Physiol 133:931–945, 2002.

Draghi F, Danesino GM, Coscia D, Precerutti M, Pagani C: Overload syndromes of the knee in adolescents: sonographic findings, J Ultrasound 11:151–157, 2008.

Eifert-Mangine M, Brewster C, Wong M, et al: Patellar tendinitis in the recreational athlete, Sports Med Rehabil Series 15:1359–1367, 1992.

Fritschy D: Jumper's knee, Oper Techn Sports Med 5:150–152, 1997.

Terslev L, Qvistgaard E, Torp-Pedersen S, et al: Ultrasound and power Doppler findings in jumper's knee: preliminary observations, Eur J Ultrasound13183–13189, 2001.

会使感染发生率大大降低。约有 25% 的患者术后会有短暂疼痛加重，应在术前告知这种可能。临床医师还应注意排除是否同时存在膝关节不稳定、原发或继发性肿瘤和感染的可能，否则可导致灾难性后果。

临床要点

　　膝关节局部药物注射是一种非常有效的治疗手段。跳跃者膝常同时合并有滑囊炎、肌腱炎、关节炎和膝关节紊乱，应同时予以相应部位的药物注射治疗。穿刺过程中应注意避开重要解剖结构，保证操作的安全性，同时注意无菌操作，避免感染。操作结束后立即局部加压，可有效避免出血和血肿的发生。

　　物理治疗，包括局部热敷和适度的功能锻炼，应在药物注射治疗后数天内开始。患病期间应避免剧烈运动，以免症状进一步加重。在药物注射治疗的同时还可应用非甾体抗炎药辅助。

第 101 节

半膜肌止点综合征
（SEMIMEMBRANOSUS INSERTION）

ICD-9 编码　**726.90**

ICD-10 编码　**M77.9**

临床综合征

　　半膜肌止点综合征是一系列包括膝关节内后方压痛，胫骨内侧髁后、半膜肌附着处剧烈触痛等症状在内的综合征（图 101-1），常继发于膝关节的过度或不正确使用，亦多见于剧烈运动后。足球运动中的铲球或断球等动作会对膝关节后方造成直接损伤，这也是引起该病的原因之一（图 101-2）。并存的半膜肌滑囊炎会进一步加重症状，该滑囊位于腓肠肌内侧头、股骨内上髁和半膜肌肌腱之间。

　　半膜肌起自坐骨结节，向下止于胫骨内髁表面的沟中（图 101-1）。半膜肌的主要作用使膝关节屈曲、内旋和髋关节外展。半膜肌在胫骨止点处斜向外上延伸成一韧性结缔组织结构，称为腘斜韧带，为膝关节后方提供保护。膝关节的过度、不正确使用以及创伤都容易使该处肌肉肌腱和韧带的止点产生局部炎症。半膜肌由坐骨神经的胫支所支配。腓总神经位于半膜肌止点处的近端，胫神经在其内侧。腘动脉和腘静脉位于关节中部。位于腓肠肌内侧头、股骨内上髁和半膜肌肌腱之间的半膜肌滑囊发生病变同样可引起膝关节后方疼痛。

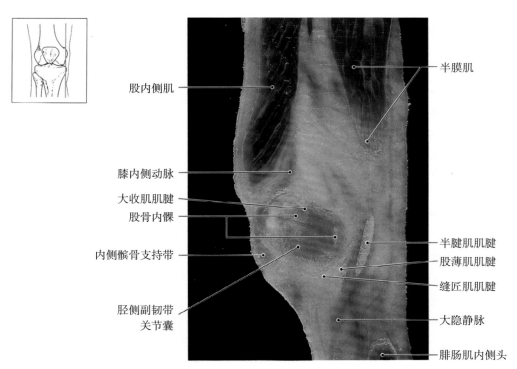

图 101-1　**膝关节解剖示意**

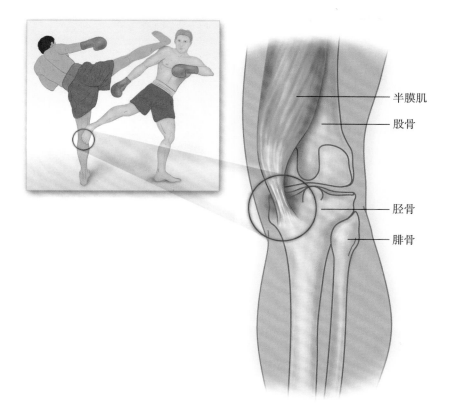

图 101-2　半膜肌止点综合征受伤机制

症状和体征

　　查体时可有胫骨内髁后方、半膜肌附着处的压痛。患者可能出现膝关节后方压痛，扭转试验呈阳性（图 101-3）。将患膝屈曲 20° 并旋转，若引出疼痛则为试验阳性。膝关节功能紊乱同样可引起类似症状，应进一步检查鉴别。

检查

　　怀疑该病的患者应常规行膝关节 X 线检查，以排除隐匿性骨病的可能，如胫骨平台骨折或者肿瘤。结合患者的临床表现，还需要一些辅助检查，如血液常规检测，前列腺特异性抗原，红细胞沉降率，抗核抗体检测等。如果怀疑有膝关节不稳定或者隐匿性肿瘤时，还应行膝关节磁共振检查进一步明确（图 101-4）。放射性核素骨扫描可以显示出 X 线上看不出的应力性骨折。局部药物注射治疗也可以作为一种诊断性治疗的手段。

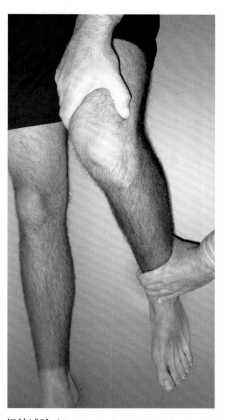

图101-3　**扭转试验**（From Waldman SD: Physical diagnosis of pain: an atlas of signs and symptoms, Philadelphia, 2006, Saunders, p 347.）

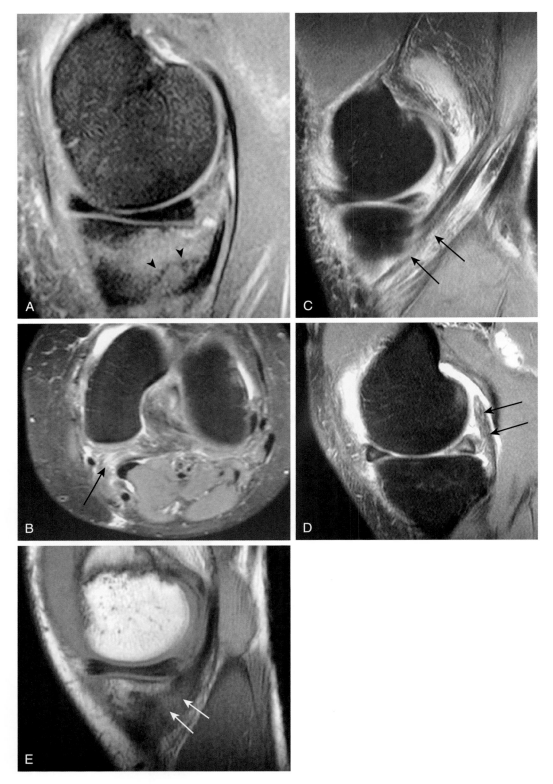

图 101-4　半膜肌损伤 MRI 表现

A. 胫骨平台后内侧骨挫伤及低信号骨折线；B. 半膜肌肌腱主体缺如；C. 胫骨半膜肌止点处水肿；D. 膝关节囊后内侧水肿；E. 胫骨半膜肌止点处明显增厚，呈中等强度信号（From House CV, Connell DA, Saifuddin A: Posteromedial corner injuries of the knee, Clin Radiol 62:539–546, 2007.）

鉴别诊断

膝关节不稳定或者腘窝囊肿破裂都可产生与半膜肌止点综合征类似的症状。对于创伤后出现疼痛的患者，还应该警惕胫骨平台骨折的可能，尤其是骨量减少或者骨质疏松的患者，此时需行放射性核素骨扫描进一步明确。膝关节绒毛结节状滑膜炎和关节腔内出血也有类似的临床表现。如果在对半膜肌止点综合征患者的查体中发现了神经损伤的表现，还应该注意有无坐骨神经胫支、腓总神经的压迫和 / 或牵拉伤以及有无腰椎神经丛病 / 神经根病，因为这些疾病可同时存在。

治疗

对于半膜肌止点综合征引起的疼痛和功能障碍，首选治疗应包括药物治疗和物理治疗在内的综合治疗，药物治疗可选择非甾体抗炎药或环氧化酶 -2 抑制剂。局部的热敷或冷敷也可能有一定帮助。如果以上措施无效，还可以选择半膜肌止点处的局部麻醉药和糖皮质激素注射治疗。

并发症和注意事项

如果患者有外伤史，应警惕有无潜在骨折、股骨远端和胫腓骨近端恶性肿瘤的可能。肌腱止点处的药物注射治疗依然会有肌腱损伤的可能性。如果肌腱本身炎症较重，或者之前受过损伤，直接对该处行注射治疗可能会造成肌腱撕裂。如果在治疗过程中医师操作轻柔，以及患者出现明显抗拒时立即停止操作，可极大降低肌腱损伤的风险。25% 的患者在注射治疗后会出现短暂的疼痛加重现象，应在术前告知这种可能。

临床要点

健身器械的正确使用可显著降低半膜肌止点综合征的发生率，而局部的药物注射治疗可明显降低其引发的膝关节疼痛。在进行局部药物注射时应注意动作轻柔，避免造成肌腱撕裂。如果同时合并有滑囊炎和关节炎，还应额外对相关部位进行精准封闭治疗。物理治疗，如局部热敷和运动康复锻炼，应在药物注射治疗后数天内开始。患病期间应避免剧烈运动，以免加重症状。在药物注射治疗中，还可同时应用初级镇痛药或非甾体抗炎药类药物辅助。

原书参考文献

Bencardino JT, Rosenber ZS, Brown RR, et al: Traumatic musculotendinous injuries of the knee: diagnosis with MR imaging, Radiographics 20:S103–S120, 2000.

Chan KK, Resnick D, Goodwin D, et al: Posteromedial tibial plateau injury including avulsion fracture of the semimembranosus tendon insertion site: ancillary sign of anterior cruciate ligament tear at MR imaging, Radiology 211:754–758, 1999.

El-Dieb A, Yu JS, Huang G-S, Farooki S: Pathologic conditions of the ligaments and tendons of the knee, Radiol Clin North Am 40:1061–1079, 2002.

House CV, Connell DA, Saifuddin A: Posteromedial corner injuries of the knee, Clin Radiol 62:539–546, 2007.

Waldman SD: Functional anatomy of the knee. In Waldman SD, editor: Pain review, Philadelphia, 2009, Saunders, pp 144–149.

第 102 节

冠状韧带损伤
（CORONARY LIGAMENT STRAIN）

ICD-9 编码　**844.8**

ICD-10 编码　**S83.8X9A**

临床综合征

　　冠状韧带损伤是引起膝关节内侧疼痛的少见原因之一，常被忽视，但却能导致明显的疼痛和功能障碍。冠状韧带是将内侧半月板固定在胫骨平台的纤维结缔组织薄带，实际上为关节囊的延伸部分。冠状韧带容易因膝关节暴力扭转造成的损伤而撕裂，最常见于内侧部分。

　　冠状韧带损伤的患者常诉膝关节内侧疼痛，当被动外旋膝关节时可使疼痛加重。膝关节活动时，尤其是屈伸和外旋，能明显加重症状（图 102-1）。制动和热敷可使疼痛缓解。疼痛呈持续性，有时可影响睡眠。有外伤史的患者，还应注意是否同时合并有滑囊炎、肌腱炎、关节炎或膝关节不稳定，特别是内侧半月板。

症状和体征

　　冠状韧带损伤的患者一般有膝关节扭伤史。查体可发现膝关节内侧压痛，被动外旋膝关节时疼痛明显加重，部分患者会有关节积液。由于伤后疼痛较为剧烈，患膝往往处于紧张状态，因而轻度的膝关节不稳定很难被发现。神经系统检查多无异常，但应注意同时合并的滑囊炎、肌腱炎、关节炎或膝关节不稳定，尤其是内侧半月板，这些都可干扰临床诊断。

检查

　　怀疑该病的患者应该常规行膝关节 X 线检查。结合患者的临床表现，还需要一些辅助检查，如血液常规

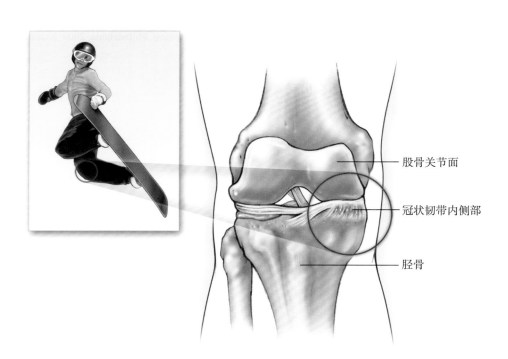

图 102-1　冠状韧带损伤

股骨关节面

冠状韧带内侧部

胫骨

检测，红细胞沉降率，抗核抗体检测等，应根据情况酌情选择。膝关节磁共振检查可以帮助明确膝关节不稳定的程度，排除隐匿性肿瘤的可能。骨扫描对判断有无关节应力性骨折很有帮助，特别是对那些有明确外伤史的患者。关节镜检查可作为最终的诊断和治疗手段。

鉴别诊断

膝关节内侧疼痛最常见的原因是退变性膝关节炎。其他疾病也可引起类似冠状韧带损伤的症状，如腰神经根病。与该病不同，腰椎神经根病的患者常有腰背部疼痛，且膝关节检查多无异常。下肢神经卡压，如股神经病变，以及膝关节滑囊炎，都可与冠状韧带损伤同时存在，干扰诊断。股骨和脊柱的原发性肿瘤或者转移瘤也可引起与冠状韧带损伤类似的症状。

治疗

对于冠状韧带损伤引起的疼痛和功能障碍，首选治疗应包括药物治疗和物理治疗在内的综合治疗，药物治疗可选择非甾体抗炎药或环氧化酶 -2 抑制剂。局部的热敷或冷敷也可能有一定帮助。如果以上措施无效，还可以选择对冠状韧带行局部麻醉药和糖皮质激素注射治疗。

并发症和注意事项

应注意排除脊柱或膝关节原发肿瘤或转移瘤引发的疼痛的可能，否则可导致灾难性后果。冠状韧带药物注射的主要并发症是感染，严格遵守无菌操作会使感染发生率极大降低。约有 25% 的患者术后会有短暂的疼痛加重现象，应在术前告知这种可能。

临床要点

冠状韧带损伤患者常同时合并有滑囊炎和肌腱炎，应同时给予相应部位的药物注射治疗。冠状韧带药物注射是一种非常有效的治疗手段。穿刺过程中应小心避开重要解剖结构，确保操作安全。物理治疗，如局部热敷和适度的功能锻炼，应在药物注射治疗后数天内开始。患病期间应避免剧烈运动，以免加重症状。

原书参考文献

Colletti JE, Kilgore KP, Derrick J: Traumatic knee pain, Ann Emerg Med 53(403):409, 2009.

El-Khoury GY, Usta HY, Berger RA: Meniscotibial (coronary) ligament tears, Skelet Radiol 11:191–196, 1984.

Lougher L, Southgate CRW, Holt MD: Coronary ligament rupture as a cause of medial knee pain, Arthroscopy 19:e157–e158, 2003.

Parvizi J, Kim GK: Knee ligament injuries, In Parvizi J (ed) High yield orthopaedics, Philadelphia, 2010, Saunders, pp 261–264.

第 103 节

蛙泳膝
（BREASTSTROKER'S KNEE）

ICD-9 编码　**717.82**

ICD-10 编码　**M23.50**

临床特点

蛙泳膝的特点是膝关节内侧的疼痛。这是由于反复蹬腿时，过多的外翻和旋转扭力对膝关节内侧副韧带的损伤所造成的。当腿快速的伸展和旋转，会使得内侧副韧带和内侧半月板的外翻应力显著增大，同时压迫外侧间室（图 103-1）。随着时间的推移，重复的内侧副韧带的微创伤会导致松弛，关节功能紊乱以及疼痛。内侧副韧带，也就是胫侧副韧带，是一个宽的、扁平的、带状的韧带，从股骨的内侧髁到胫骨干的中间部分，它附着在半膜肌附着的沟槽上方（图 103-2）。它还附着在内侧半月软骨的边缘。该韧带易受关节线处扭力或起止点处撕脱的影响。

体征和症状

蛙式膝的患者在膝关节内侧处有疼痛，被动外翻和外旋膝关节时疼痛加重。活动，尤其是膝盖的弯曲和外旋，会加重疼痛，而休息和热敷能缓解疼痛。疼痛

是恒定的，性质为酸痛，可能会影响睡眠。内侧副韧带受损的患者可能会主诉患侧膝盖交锁感和异响。同时存在的黏液囊炎，肌腱炎，关节炎或膝盖的力线失衡可能会使膝关节的状况更为复杂。

体格检查上，内侧副韧带损伤的患者表现为内侧副韧带全长的压痛，从股骨内侧髁到胫骨的止点，以及内侧股骨髁间嵴上方和髌骨内侧下方的压痛。如果韧带从骨止点处撕裂，压痛可能局限于近端或远端的韧带，而张力高的韧带会有更为广泛的压痛。损伤严重的患者可表现为外翻或内翻时关节松弛（图 103-3）。因为疼痛可能导致肌肉僵硬，膝关节磁共振对于证实这个临床情况可能是必要的。内侧副韧带损伤可表现为关节渗出和水肿，但这些也是关节内损伤的表现。此时可通过磁共振来协助诊断。

检查

有内侧副韧带疼痛的患者，如果怀疑有关节内部结构不稳定、隐性的肿物或肿瘤，建议行磁共振检查。此外，对于膝关节内侧韧带损伤患者，如果保守治疗无效或查体提示膝关节不稳定，也建议行磁共振检查。超声影像也可以用于评价内侧副韧带的完整性（图 103-4）。骨扫描可用于发现涉及关节的隐性应力骨折，尤其是受到创伤时。膝关节 X 线也可以发现髌骨关节炎，这

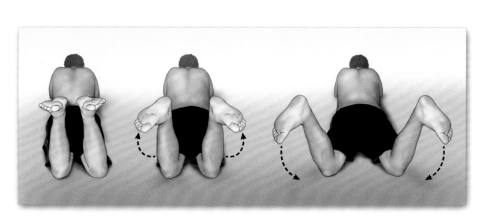

图 103-1　窄蹬腿使膝关节承受极度的外翻扭矩和旋转力，压迫外侧侧室，导致膝盖的重复微损伤

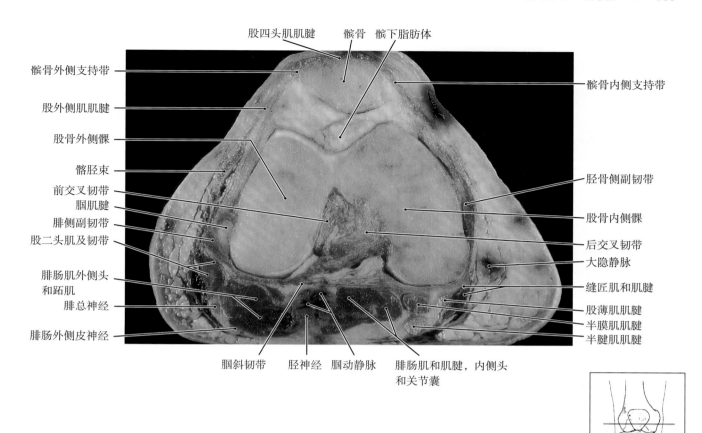

图 103-2　**膝盖横截面显示内侧（胫骨）副韧带的解剖结构**（From Kang A, Resnick D: MRI of the extremities: an anatomic atlas, 2nd ed, Philadelphia, 2002, Saunders, p 319.）

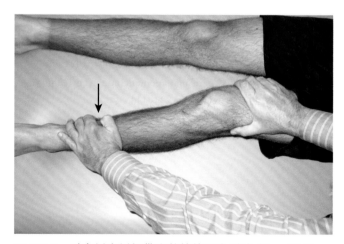

图 103-3　**对内侧旁侧韧带完整性的压力测试**（From Waldman SD: Physical diagnosis of pain: an atlas of signs and symptoms, 2nd ed, Philadelphia, 2006, Saunders, p 291.）

是蛙泳膝之前常见的病变。

根据患者的临床表现，一些额外的检查可能是必要，包括血细胞计数、红细胞沉降率、抗核抗体。

鉴别诊断

任何影响到膝关节内侧间室的情况可能会有类似于蛙泳膝相似的疼痛。滑囊炎、半月板损伤、关节炎、神经卡压以及膝关节和脊柱的原发肿瘤，也可能会混淆诊断。

治疗

对内侧副韧带受伤导致的疼痛和功能性残疾的初步治疗包括使用非甾体消炎镇痛药或环氧化酶 -2 抑制剂，以及物理治疗法。局部热敷和冰敷也可能有帮助。任何加剧症状的重复性活动都是应该避免的。对于那些上述治疗方法无效的患者，又没有需要手术修复的病变，局部药物注射治疗是一种合理的选择。

膝关节内侧副韧带治疗时，患者处仰卧位，在膝下面有一个卷毯，轻轻弯曲关节。使用消毒液消毒膝关节周围皮肤。使用无菌注射器，内含 2 ml 的 0.25% 无防

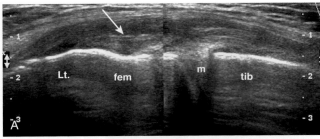

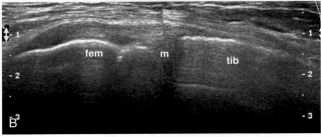

图 103-4

A. 2 度的内侧副韧带撕裂以及胫骨附属韧带的中断部分（箭头）. B. 一个正常的健侧的内侧副韧带 . Fem, 股；Lt, 左；m, 半月板；tib, 胫 (From Wakefield SD, D'Agostino MA: Essential application of musculoskeletal ultrasound in rheumatology, Philadelphia, 2010, Saunders, p 271.)

腐剂的丁哌卡因以及 40 mg 泼尼松龙，连接一个 5 cm，25 G 的针头，严格使用无菌技术进行注射。找到韧带压痛最重的部分，针尖于这一点以 45° 插入皮肤。小心地推进针尖，通过皮肤和皮下组织接近内侧副韧带。如果碰到骨头，退出针头到皮下组织，然后重新向浅部定向。定位准确后，缓慢进行注射。注射时应阻力应该很小。如果遇到阻力，针头可能在韧带或肌腱内部，应该再稍微进入或退回一些，直到可以轻易地没有明显阻力地注射。拔除针头，使用无菌敷料和冰袋覆盖注射部位。

并发症和注意事项

注射治疗的主要并发症为感染，尽管在严格使用无菌技术时发生率极低。大约 25% 的患者主诉注射后会出现暂时的疼痛加剧现象；需要提前告诉患者这种可能性。

临床要点

膝关节内侧副韧带损伤的患者最好在膝关节轻度屈曲位进行检查。医师应首先检查健侧膝盖，以减少患者的焦虑并了解正常的检查结果。注射治疗被认为是蛙泳膝继发疼痛的极为有效的治疗方式。伴随的滑囊炎，肌腱炎，关节炎，以及膝关节内部结构不稳定也会导致患者的疼痛，需要额外的局部注射治疗。

原书参考文献

Beall DP, Googe JD, Moss JT, et al: Magnetic resonance imaging of the collateral ligaments and the anatomic quadrants of the knee, Radiol Clin North Am 45:983–1002, 2007.

Jones L, Bismil Q, Alyas F, Connell D, Bell J: Persistent symptoms following nonoperative management in low grade MCL injury of the knee: the role of the deep MCL, Knee 16:64–68, 2009.

Kastelein M, Wagemakers HPA, Luijsterburg PAJ, et al: Assessing medial collateral ligament knee lesions in general practice, Am J Med 121:982–988, 2008.

Kennedy JC, Hawkins R, Krissoff WB: Orthopaedic manifestations of swimming, Am J Sports Med 6:309–322, 1978.

Malone WJ, Verde F, Weiss D, Fanelli GC: MR imaging of knee instability, MRI Clin North Am 17:6102–6724, 2009.

Stulberg SD, Shulman K, Stuart S, et al: Breaststroker's knee: pathology, etiology, and treatment, Am J Sports Med 8:164–171, 1980.

Vizsolyi P: Breaststroker's knee: an analysis of epidemiological and biomechanical factors, Am J Sports Med 15:63–71, 1987.

Waldman SD: Atlas of pain management injection techniques, Philadelphia, 2007, Saunders, pp 434–436.

第 104 节

股四头肌扩张综合征
(QUADRICEPS EXPANSION SYNDROME)

ICD-9 编码　**727.09**

ICD-10 编码　**M65.80**

临床表现

股四头肌扩张综合征是一种导致膝关节前方疼痛的一种少见的原因。该病的特征为髌骨上极的疼痛。这通常是过度使用或不正确使用膝的结果（如跑马拉松），或是足球比赛中踢球时直接损伤到四头肌肌腱。股四头肌腱也会受到急性钙化性腱炎的影响，该情况可能与急性应力损伤共存。股四头肌腱的钙化性腱炎典型的影像学表现为髌骨前上方有毛刺样改变。

股四头肌腱由组成股四头肌的四个肌肉的纤维组成：股外侧肌，股内侧肌，股中间肌，股直肌。股四头肌腱纤维围绕髌骨，在内侧和外侧髌骨支持带中延伸，可帮助加强膝关节的伸展。这些纤维被命名为扩张（expansions），当承受应力肌腱受损伤发展成为肌腱炎。

股四头肌扩张综合征的患者可表现为髌骨上极的疼痛，更常见于内侧，在下楼或下斜坡时疼痛加重（图 104-1）。膝关节的活动可以加重疼痛；休息或热敷可缓解。疼痛时持续的，表现为酸痛；可影响睡眠。

症状和体征

查体时，股四头肌扩张综合征的患者可表现为髌骨上极下方的压痛，内侧更为常见。膝关节主动抗伸

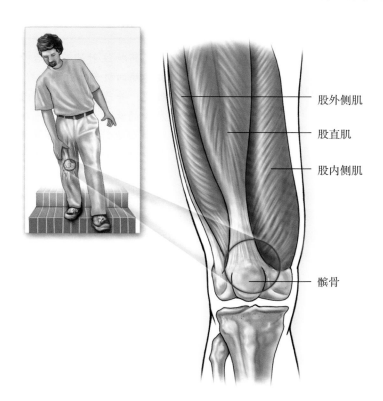

股外侧肌

股直肌

股内侧肌

髌骨

图 104-1　**股四头肌扩张综合征**
患者可表现为髌骨上极的疼痛，更常见于内侧，在下楼或下斜坡时疼痛加重

展运动可诱发疼痛。共存的髌骨上和髌骨下的滑囊炎，肌腱炎，关节炎，或膝关节内部结构不稳定（internal derangement of the knee）可能会使膝关节的创伤的临床情况更为复杂。

检查

对于股四头肌扩张综合征的患者，应进行膝关节 X 线检查。根据患者的临床表现，一些额外的检查是有意义的，如血细胞计数，红细胞沉降率，抗核抗体检测等。如果怀疑存在膝关节内部结构不稳定，隐形的肿物或肿瘤，应进行磁共振检查。骨扫描有利于发现涉及关节的潜在骨折，尤其是受外伤时。

鉴别诊断

膝关节前方疼痛最常见的病因为膝关节炎；这可以通过膝关节 X 线检查进行辨别，膝关节炎可能与股四头肌扩张综合征并存。另一个引起膝关节前方疼痛的，可能类似于股四头肌扩张综合征或者与之共存的常见病因为髌骨上或髌骨前滑囊炎。膝关节内部结构不稳定或内侧半月板撕裂可能会混淆诊断，但可以通过膝关节磁共振进行鉴别诊断。

治疗

对于股四头肌扩张综合征疼痛和功能障碍的初步治疗应包括物理治疗联合使用非甾体抗炎药物或环氧化酶 -2 抑制剂。局部的热敷或冷敷可能会有帮助。对于上述治疗没有效果的患者，股四头肌扩张处的局部药物注射是一种合理的选择。

治疗时，患者处仰卧位，在膝下面有一个卷毯，轻轻弯曲关节。使用消毒液消毒膝关节周围皮肤。使用无菌注射器，内含 2 ml 的 0.25% 无防腐剂的丁哌卡因以及 40 mg 泼尼松龙，连接一个 5 cm，25 G 的针头，严格使用无菌技术进行注射。找到髌骨上方内侧边缘，针尖于这一点以水平方穿向髌骨内侧缘。小心地推进针尖，通过皮肤和皮下组织直到触碰髌骨内侧缘。轻微退出针头到髌骨骨膜外，缓慢进行注射。注射时应阻力应该很小。如果遇到阻力，针头可能在韧带或肌腱内部，应该再稍微进入或退回一些，直到可以轻易地没有明显阻力地注射。拔除针头，使用无菌敷料和冰袋覆盖注射部位。

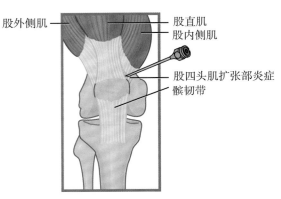

图 104-2　股四头肌扩张综合征注射治疗（From Waldman SD: Atlas of pain management injection techniques, Philadelphia, 2000, Saunders, p 266.）

图中标注：股外侧肌、股直肌、股内侧肌、股四头肌扩张部炎症、髌韧带

并发症和注意事项

注射治疗的主要并发症为感染。严格使用无菌技术时，并发症的概率是极低的。大约 25% 的患者主诉膝关节股四头肌腱注射治疗后会出现暂时性的疼痛加重现象，应在操作前告诉患者这种可能性。医师应了解是否并存有其他膝关节疾病，如膝关节内部结构不稳定，原发或转移肿瘤，感染等，这些情况如果漏诊了，会造成严重的后果。

临床要点

药物注射治疗是治疗股四头肌扩张综合征相关疼痛的极为有效的治疗方法。伴随的滑囊炎、肌腱炎、关节炎或膝关节内部结构不稳定也会引起患者的疼痛，需要其他部位的药物注射治疗。如果小心地针对临床解剖部位进行注射，这个技术是十分安全的。应该使用无菌技术以免造成感染，同时避免对术者的危险。物理治疗应该在注射后几天进行，包括局部热敷和小范围的锻炼。但是需要注意避免剧烈活动，因为有可能加重患者的症状。简单的镇痛药物和非甾体抗炎药药物可以与阻滞技术同时使用。

原书参考文献

Greenhill BJ: The importance of the medial quadriceps expansion in medial liga- ment injury, Can J Surg 10:312–317, 1967.

Heng RC, Haw CS: Patello-femoral pain syndrome: diagnosis and management from an anatomical and biomechanical perspective, Curr Orthop 10:256–266, 1996.

Waldman SD: Quadriceps expansion syndrome. In Waldman SD, editor: Atlas of pain management injection techniques, Philadelphia, 2013, Saunders, p 364.

Waldman SD: Functional anatomy of the knee. In Waldman SD, editor: Pain review, Philadelphia, 2009, Saunders, pp 144–149.

跑步膝
(RUNNER'S KNEE)

ICD-9 编码　**726.60**

ICD-10 编码　**M70.50**

临床表现

跑步膝是临床实践中导致膝关节外侧疼痛较为少见的一种原因。跑步膝也被称为髂胫束摩擦综合征，是髂胫束在跑步时反复的前后摩擦股骨外侧髁所导致的（图 105-1 和图 105-2）。跑步膝不同于髂胫滑囊炎，尽管这两种情况可以共存。跑步膝更常见于膝内翻和扁平足的患者，此外穿破损的慢跑鞋也可能引发此种疾病。

症状和体征

体格检查可发现股骨外侧髁髂胫束止点正上方的压痛点。如果伴有髂胫滑囊炎，可见髂胫滑囊处的肿胀和积液（见 107 节）。患者屈膝膝关节时按压该部位可引起异响或异动。主动抗阻力外展下肢以及被动内翻可诱发疼痛，如果突然撤掉阻力，会显著地加重疼痛。如果让患者患肢单足站立，随后弯曲膝关节 30°~40°，可诱发出疼痛。

检查

膝关节 X 线检查可表现为滑囊和相关结构的钙化，包括髂胫束，可伴随慢性炎症。膝关节磁共振或超声可鉴别跑步膝、髂胫束滑囊炎、膝关节内部结构不稳定、隐性肿物或肿瘤。肌电图有助于区分髂胫束滑囊炎和神经病变、腰椎间盘突出症和神经丛病变。髂胫束摩擦点局部药物注射可同时作为诊断性手段和治疗性手段。

鉴别诊断

引发膝关节外侧疼痛最常见的病因为膝关节退行性关节炎。其他病理过程可产生类似于跑步膝的疼痛和功能障碍。腰椎间盘突出症可引起类似于跑步膝的疼痛和功能障碍。对于这样的患者，通常会有腰部疼痛，膝关节检查通常是阴性。下肢神经卡压，如感觉异常性股痛，以及膝关节滑囊炎可能会混淆诊断；这两种疾病都可以与跑步膝并存。股骨或胫腓骨近端的原发或转移肿瘤可有类似于跑步膝的表现。

治疗

跑步膝引起的疼痛及功能障碍的初步治疗方式包括联合使用非甾体消炎镇痛药或环氧化酶 -2 抑制剂以及物理治疗。局部使用热敷或冷敷可能有效。对于以上治疗无效的患者，行髂胫束摩擦点药物注射治疗可能是一个合理的选择。

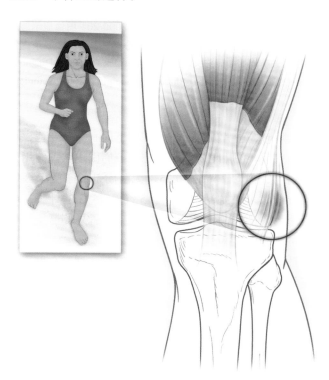

图 105-1　跑步膝

也被成为髂胫束摩擦综合征，是髂胫束在跑步时反复的前后摩擦股骨外侧髁所导致的

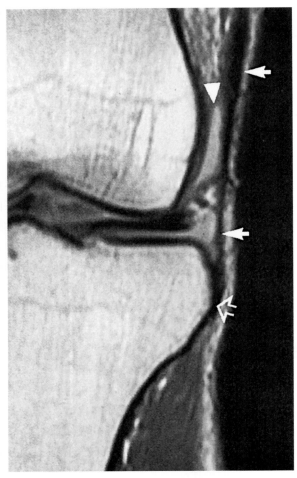

图 105-2　正常的髂胫束

冠状位磁共振中间加权相（TR/TE, 2000/20）图像显示髂胫束（实性箭头）附着在 Gerdy 结节（空心箭头）上。髂胫束内侧可见小的关节渗出（箭头头部）（From Resnick D, editor: Diagnosis of bone and joint disorders, 4th ed, Philadelphia, 2002, Saunders, p 3231.）

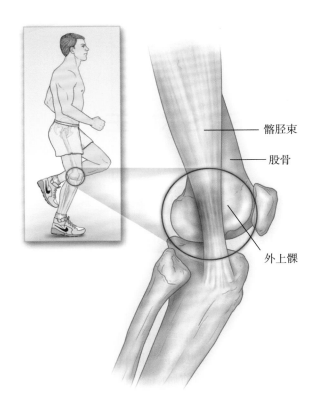

髂胫束
股骨
外上髁

图 105-3　跑步膝注射治疗〔Waldman SD: Atlas of pain management injection techniques, 3rd ed, Philadelphia, 2013, Saunders, p 391.〕

　　治疗时，患者处仰卧位，在膝下面有一个卷毯，轻轻弯曲关节。使用消毒液消毒膝关节周围皮肤。使用无菌注射器，内含 2 ml 的 0.25% 无防腐剂的丁哌卡因以及 40 mg 泼尼松龙，连接一个 5 cm，25 G 的针头，严格使用无菌技术进行注射。通过找到股骨外侧髁压痛最明显的地方，定位髂胫束滑囊，该滑囊通常位于痛点处。针尖于这一点以 45° 朝股骨髁穿刺，通过皮肤、皮下组织、髂胫束进入到髂胫束滑囊（图 105-3）。如果针头碰到股骨，轻微退出针头到滑囊内。当针头位于髂胫束滑囊的近端时，缓慢进行注射。注射时应阻力应该很小。如果遇到阻力，针头可能在韧带或肌腱内部，应该再稍微进入或退回一些，直到可以轻易地没有明显阻力地注射。拔除针头，使用无菌敷料和冰袋覆盖注射部位。

并发症和注意事项

　　漏诊导致疼痛的膝关节或脊柱原发或转移肿瘤会造成严重后果。髂胫束滑囊药物注射最主要的并发症为感染，如果严格使用无菌技术，该并发症的发生率是极低的。大约 25% 的患者会主诉药物注射后会出现暂时性疼痛加重现象，操作前应告知患者该种可能性。

临床要点

　　伴随的滑囊炎或肌腱炎也会引起膝关节疼痛，可能需要其他部位的阻滞。对于跑步膝引发的疼痛，药物注射治疗是极为有效的。如果仔细针对相关解剖部位进行操作，该技术是非常安全的。物理治疗应在药物注射后数天开始，包括局部热敷和小范围锻炼。应避免剧烈活动，因为可能加重患者的症状。

原书参考文献

Costa ML, Marshall T, Donell ST, Phillips H: Knee synovial cyst presenting as iliotibial band friction syndrome, Knee 11:247–248, 2004.

Draghi F, Danesino GM, Coscia D, Precerutti M, Pagani C: Overload syndromes of the knee in adolescents: sonographic findings, J Ultrasound 11:151–157, 2008.

Ellis R, Hing W, Reid D: Iliotibial band friction syndrome: a systematic review, Man Ther 12:200–208, 2007.

Hamill J, Miller R, Noehren B, Davis I: A prospective study of iliotibial band strain in runners, Clin Biomech 23:1018–1025, 2008.

Waldman SD: Iliotibial band syndrome. In Waldman SD, Campbell RSD, editors: Imaging of pain, Philadelphia, 2011, Saunders, pp 387–388.

第 106 节

膝关节血管球瘤
（GLOMUS TUMOR OF THE KNEE）

ICD-9 编码　**228.00**

ICD-10 编码　**D18.00**

临床表现

膝关节血管球瘤是导致膝关节疼痛的一种少见原因。血管球是神经肌肉血管附件，可调节外周血流进入真皮。血管球瘤常发生于手指指甲下方，但也可以发生于不富含血管球的身体其他部位（如肌肉、骨、血管和神经）。血管球瘤为单发的小肿瘤，有时也可以变得较大。

大多数血管球瘤患者为 30~50 岁女性。血管球瘤引发的疼痛是非常剧烈的，为刀割样疼痛，令人烦恼。血管球瘤患者通常表现为经典三联征：间断性剧痛；不耐受寒冷；触痛。如果肿瘤位置表浅，可见到皮下颜色变蓝，患者遇到寒冷时会明显加重。由于手指以外部位的血管球瘤比较罕见，通常会误诊。

症状和体征

膝关节血管球瘤的诊断主要基于患者病史中三个关键点：①肿瘤部位的局限而剧烈的疼痛，②触诊该区域可诱发疼痛（Love's 试验），③明显不耐受寒冷（Posner 寒冷诱发试验）。Hildreth's 试验也有利于诊断血管球瘤，通过于怀疑有肿瘤的区域近端围绕止血带，当远端缺血时，可诱发出血管球瘤特征性的尖锐的刀割样疼痛。如果肿瘤足够表浅，查体者可看到皮下颜色变蓝。膝关节血管球瘤患者通常会保护肿瘤区域以免诱发出疼痛。

检查

磁共振检查可显示受影响区域的血管球瘤，还可以显示肿瘤下方的侵蚀损害。该肿瘤在 T2 加权相中表现为高密度均匀信号（图 106-1 和图 106-2）。血管球瘤引起的膝关节骨性改变可通过 X 线发现，如果仔细的和对侧膝关节进行对比。放射性骨扫描也可显示局部骨质

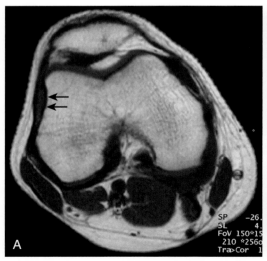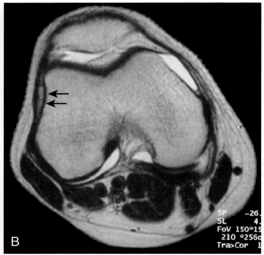

图 106-1　生理盐水注射到右膝关节后的轴位磁共振图像显示

A. T1 加权像低信号，B. T2 加权像高信号（From Kato S, Fujii H, Yoshida A, Hinoki S: Glomus tumor beneath the plica synovialis in the knee: a case report, Knee 14:164–166, 2007.）

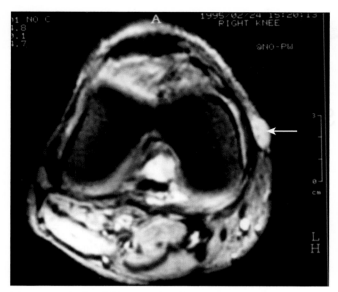

图 106-2　右膝关节轴位 T2 快速自旋回波磁共振成像显示损伤（箭头）（From Waseem M, Jari S, Paton RW: Glomus tumour, a rare cause of knee pain: a case report, Knee 9:161–163, 2002.）

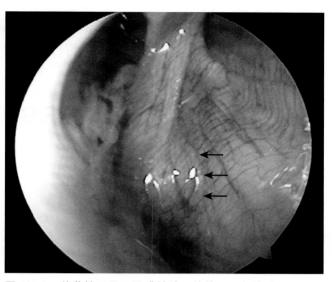

图 106-3　关节镜下显示滑膜皱襞下的软组织包块（From Kato S, Fujii H, Yoshida A, Hinoki S: Glomus tumor beneath the plica synovialis in the knee: a case report, Knee 14:164–166, 2007.）

破坏。根据患者的临床表现，可能需要进行额外的检查，如血细胞计数，尿酸水平，红细胞沉降率，抗核抗体检测。如果怀疑伴随有神经丛病变或神经根性病变，可行肌电图检查。受影响区域的手术探查对于确认诊断常常是必要的。最后关节镜或关节切开术可用于确定患者持续性膝关节疼痛的准确原因（图 106-3）。

鉴别诊断

局部间断性刀割样剧烈疼痛、触痛、不耐受寒冷三联征可以得出明确的诊断。膝关节血管球瘤应该与其他引起膝关节局限性疼痛的疾病进行鉴别。如果患者有创伤史，需要考虑骨折、骨髓炎、腱鞘炎、异物滑膜炎等原因。如果患者没有外伤史，需要考虑肿瘤、关节疾病及相关软组织疾病。血管球瘤需要与反射性交感性营养障碍进行鉴别，因为反射性交感性营养障碍的疼痛没有这么局限，并通常伴有远端皮肤和指甲营养性改变，以及血管舒张收缩障碍和排汗障碍。

治疗

血管球瘤最主要的治疗方式为手术切除。药物治疗通常效果不佳。痛点注射治疗通常可暂时的缓解疼痛，可阻断寒冷诱发疼痛反应。

并发症和注意事项

膝关节血管球瘤主要的问题为延迟诊断导致的周围骨和软组织的持续性破坏。尽管血管球瘤通常较为局限且被包裹完整，少数情况下可表现为侵蚀趋向，因此完全切除肿瘤和长期随访是必要的。

临床要点

如果医师了解膝关节血管球瘤的特征，诊断通常是直接明了的。由于罕见的潜在侵袭性，完整切除和仔细的随访是非常重要的。

原书参考文献

Clark ML, O'Hara C, Dobson PJ, Smith AL: Glomus tumor and knee pain: a report of four cases, Knee 16:231–234, 2009.

Kato S, Fujii H, Yoshida A, Hinoki S: Glomus tumor beneath the plica synovialis in the knee: a case report, Knee 14:164–166, 2007.

Öztekin HH: Popliteal glomangioma mimicking Baker's cyst in a 9-year-old child: an unusual location of a glomus tumor, Arthroscopy 19:e67–e71, 2003.

Waseem M, Jari S, Paton RW: Glomus tumour, a rare cause of knee pain: a case report, Knee 9:161–163, 2002.

第 107 节

髂胫束滑囊炎
(ILIOTIBIAL BAND BURSITIS)

ICD-9 编码　**726.60**

ICD-10 编码　**M70.50**

临床表现

随着大众对慢跑和长距离骑行兴趣的逐渐增加，髂胫束滑囊炎临床上变得越来越常见。髂胫束滑囊位于髂胫束和股骨外侧髁之间。髂胫束是阔筋膜张肌的延伸，止于胫骨外侧髁。髂胫束可在股骨外侧髁表面前后摩擦，刺激其下方的髂胫束滑囊。

髂胫束滑囊炎患者可表现为股骨远端外侧股骨外侧髁正上方的疼痛。髂胫束滑囊炎通常因为长距离骑行或使用磨损的没有足够缓冲的鞋子慢跑而引起。膝关节活动，尤其是抗阻力外展或被动内收下肢，可加重疼痛；休息和热敷可缓解。在很多髂胫束滑囊炎患者中，患侧膝关节屈曲也可诱发疼痛。通常，患者无法下蹲或下楼（图 107-1）。疼痛是持续的。疼痛通常影响睡眠。受到外伤后，伴随的滑囊炎、肌腱炎、关节炎或膝关节不稳定可能混淆临床诊断。如果髂胫束滑囊的炎症变为慢性，可出现滑囊钙化。

症状和体征

体格检查可发现股骨外侧髁上方的压痛点，在髂胫束止点的上方。滑囊周围的肿胀和积液是常见的。患者屈膝或伸膝时触诊这个区域可导致异响或异动感。主动抵抗阻力外展及被动内收下肢会引发疼痛。此时，突然释放阻力疼痛会明显加重。让患者用患侧单足站立，然后屈曲膝关节 30°~40°，可诱发疼痛。

检查

膝关节 X 线可见滑囊和相关组织钙化，包括髂胫束，伴随有慢性炎症。如果怀疑有膝关节内部结构不稳

定、潜在的肿物或肿瘤，可进行磁共振检查。如果怀疑有关节炎，可进行实验室检查，包括血细胞计数，红细胞沉降率，抗核抗体检测等。肌电图有助于鉴别髂胫束滑囊炎、神经病变、腰椎间盘突出症和神经丛病变。阻滞技术可作为诊断性手段以及治疗性手段。

鉴别诊断

导致膝关节外侧疼痛的最常见的原因为膝关节退行性关节炎。其他病理过程可类似于髂胫束滑囊炎造成的疼痛和功能障碍。腰椎间盘突出症可引发类似于髂胫束滑囊炎的疼痛和功能障碍。对于这些患者，通常存在腰部疼痛，膝关节检查结果是阴性的。下肢神经卡压如感觉异常性股痛，以及膝关节滑囊炎也可混淆诊断；这两种情况都可以与髂胫束滑囊炎并存。股骨和脊柱的原发或转移肿瘤也可与髂胫束滑囊炎有类似的临床表现。

治疗

髂胫束滑囊炎引起的疼痛和功能障碍的初步治疗包括联合使用非甾体抗炎药物或环氧化酶 -2 阻滞剂以及物理治疗。局部热敷或冷敷也可能有效。对于上述治疗无效的患者，局部注射治疗可能是一个比较好的治疗方法。

治疗时，患者处于仰卧位，在膝下面垫一个卷毯，轻轻弯曲关节。使用消毒液消毒膝关节周围皮肤。用无菌注射器，内含 2 ml 的 0.25% 无防腐剂丁哌卡因以及 40 mg 泼尼松龙，连接一个 5 cm，25 G 的针头，严格无菌操作。通过找到股骨外侧髁压痛最明显的地方，定位髂胫束滑囊，该滑囊通常位于痛点处。针尖于这一点以 45° 朝股骨髁穿刺，通过皮肤、皮下组织、髂胫束进入到髂胫束滑囊（图 107-2）。如果针头碰到股骨，轻微退出针头到滑囊内。当针头位于髂胫束滑囊的近端时，缓慢进行注射。注射时阻力应该很小。如果遇到阻力，针头可能在韧带或肌腱内部，应该再稍微进入或退回一

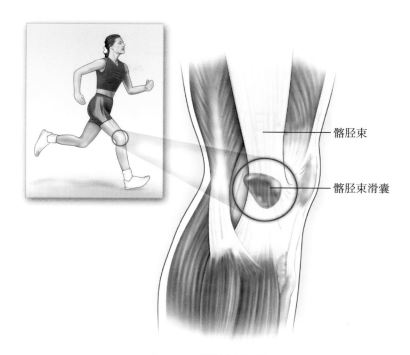

图 107-1　髂胫束滑囊炎

髂胫束滑囊炎通常因为长距离骑行或使用没有足够缓冲力的鞋慢跑而引起。患侧膝关节屈曲也可诱发疼痛。通常，患者无法下蹲或下楼

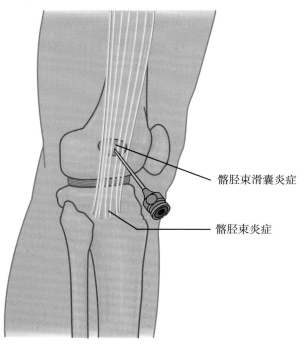

图 107-2　髂胫束滑囊注射治疗（From Waldman SD: Atlas of pain management injection techniques, Philadelphia, 2000, Saunders, p 283.）

些，直到可以轻易地没有明显阻力地注射。拔除针头后，使用无菌敷料和冰袋覆盖注射部位。

并发症和注意事项

漏诊膝关节或脊柱的原发或转移肿瘤可能对患者造成严重后果。髂胫束滑囊注射治疗的主要并发症为感染。如果严格使用无菌技术，该并发症的发生概率极低。大约 25% 的患者主诉注射后会出现暂时的疼痛加重现象，操作前应告诉患者这一可能性。

临床要点

共存的滑囊炎或肌腱炎可能导致膝关节疼痛，可能需要其他部位的阻滞。髂胫束滑囊的注射治疗对于治疗髂胫束滑囊炎引起的疼痛是十分有效。如果仔细地针对解剖部位进行注射，该技术是十分安全的。物理治疗措施应在注射后数日开始，包括局部热敷和小范围活动。应避免长距离活动，可能会加重症状。

原书参考文献

Beaman FD, Peterson JJ: MR imaging of cysts, ganglia, and bursae about the knee, Radiol Clin North Am 45:969–982, 2007.

O'Keeffe SA, Hogan BA, Eustace SJ, Kavanagh EC: Overuse injuries of the knee, Magn Res Imaging Clin North Am 17:725–739, 2009.

Waldman SD: Injection technique to relieve pain secondary to iliotibial band bur- sitis. In Waldman SD, editor: Atlas of pain management injection techniques, Philadelphia, 2000, Saunders, p 283.

Waldman SD: The iliotibial band bursa. In Waldman SD, editor: Pain review, Philadelphia, 2009, Saunders, pp 154–155.

腓肠豆综合征
（FABELLA SYNDROME）

ICD-9 编码　**733.99**

ICD-10 编码　**M89.8X9**

临床特点

　　膝关节的副骨是较为常见的，据报告腓肠豆的发生率约为 25%。腓肠豆（Fabella），在拉丁文中意思为小"小豆子"，在大多数患者中是没有症状的。然而，在一些患者中，腓肠豆可反复摩擦股骨外侧髁后方导致疼痛。

　　腓肠豆位于腓肠肌的外侧头，经常被误认为是关节游离体或骨赘，经常是在在膝关节影像检查中偶然被发现（图 108-1）。它可以是单侧的或双侧的，可以是两部分或三部分。腓肠豆可作为孤立的无症状的形式存在。腓肠豆的骨折或脱位曾被报道过，此外还有腓肠豆的肥大，导致腓总神经的压迫（图 108-2）。腓肠豆被透明软骨覆盖，易与股骨髁相结合；或者合并退行性关节炎。

症状和体征

　　继发于腓肠豆的膝关节疼痛其特征为膝关节后外侧的压痛和疼痛。患者经常感到他们的膝盖后方有碎石感，在活动膝关节时有摩擦感。反复被动屈伸膝关节会加重腓肠豆的疼痛。腓肠豆可与膝关节韧带炎及滑囊炎共存。查体时，可通过按压腓肠豆诱发出疼痛。检查者通过活动患者膝关节，偶尔可诱发出异响、异动、交锁感或摩擦感。

检查

　　所有腓肠豆综合征患者应进行膝关节 X 线检查，以排除骨折或其他副骨的炎症。膝关节 X 线通常还可以发现关节游离体。基于患者的临床表现，一些额外的检查可能是必要的，如血液常规检测、红细胞沉降

率、抗核抗体检测等。膝关节磁共振或超声可以发现滑囊炎、韧带炎、腘窝囊肿、关节不稳定、隐性的肿物或肿瘤，也可进一步诊断腓肠豆综合征（图 108-3 及图 108-4）。核素骨扫描可诊断 X 线可能漏诊的膝关节应力性骨折、膝关节肿瘤。对于怀疑化脓性关节炎或痛风性关节炎，可进行膝关节穿刺检查。

鉴别诊断

　　腓肠豆综合征是结合病史、查体、放射影像学、超声、核素骨扫描及磁共振综合得出的诊断。类似诊断包括膝关节原发性病变，包括痛风、隐性骨折以及滑囊炎、韧带炎，后两种疾病可与腓肠豆综合征共存。腘窝囊肿也可有类似的表现。膝关节原发或转移肿瘤也可有类似的症状。

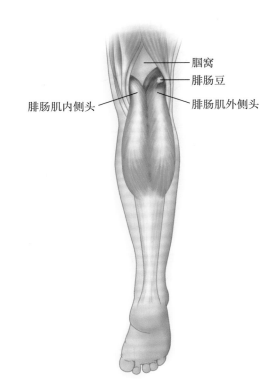

图 108-1　**腓肠豆位于腓肠肌外侧头，发生率约为 25%**

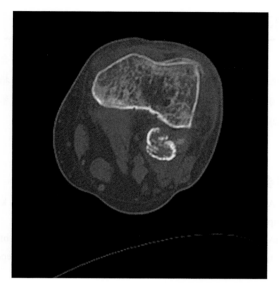

图 108-2　轴位 CT 显示腓肠豆肥大、脱位（From Franceschi F, Giuseppe Longo U, Ruzzini L, et al: Dislocation of an enlarged fabella as uncommon cause of knee pain: a case report, Knee 14:330–332, 2007.）

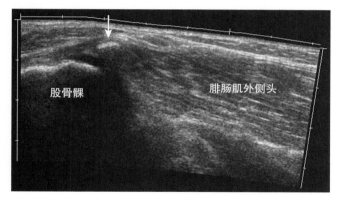

股骨髁　　　腓肠肌外侧头

图 108-3　沿着腓肠肌外侧头的宽的长轴超声

超声可显示腓肠豆，并可诱发典型的疼痛（From Draghi F, Danesino GM, Coscia D, Precerutti M, Pagani C: Overload syndromes of the knee in adolescents: sonographic findings, J Ultrasound11:151–157, 2008.）

治疗

腓肠豆综合征的初步治疗包括物理治疗联合使用非甾体抗炎药或环氧化酶 2 抑制剂。局部热敷或冰敷有助于缓解症状。对于那些上述治疗方法无效的患者，又有需要非手术修复的要求，局部注射治疗是一种合理的选择。

局部注射的目的应告诉患者。患者俯卧位，在踝关节下垫一个卷毯，轻轻弯曲膝关节。找到腘窝，并找到腘窝纹外侧两指及下方两指处，使用消毒液消毒膝

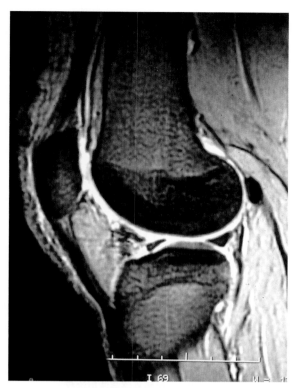

图 108-4　右膝磁共振 T2 加权像（矢状面）

腓肠豆位于股骨髁后方，正常形态（From Robertson A, Jones SCE, Paes R, Chakrabarty G: The fabella: a forgotten source of knee pain? Knee11:243–245, 2004.）

关节周围皮肤。戴上无菌手套，找到腓肠肌外侧头压痛点，使用无菌注射器，内含 2 ml 的 0.25% 无防腐剂丁哌卡因以及 40 mg 泼尼松龙，连接一个 5 cm，25 G 的针头。针尖以 45° 方向从腘窝内侧边缘进入，朝着包含腓肠豆的痛点进针。一边缓慢进针，一边不断回抽，以免损伤腓总神经或腓动静脉。针尖碰到腓肠豆时，如果腓总神经或胫神经支配区没有麻木，缓慢进行注射（图 108-5）。注射时应阻力应该很小。注射后应进行加压包扎，防止液体反流。有时，腓肠豆外科手术切除对于解决长期的疼痛是必要的。

并发症和注意事项

由于注射部位位于腓总神经和胫神经，以及腓动静脉的近端，因此建议熟悉该区域解剖的具有丰富经验的医师进行局部注射治疗。很多患者主诉注射后会出现暂时性疼痛加重。如果不严格使用无菌技术，可能会导致感染。

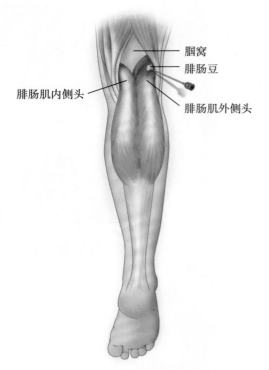

腘窝

腓肠豆

腓肠肌内侧头

腓肠肌外侧头

图 108-5　腓肠豆疼痛注射治疗

临床要点

　　膝关节疼痛是常见的临床问题。腓肠豆综合征应该与其他膝关节疼痛的病因进行鉴别，包括腘窝囊肿、滑囊炎、韧带炎及滑膜炎。仔细的鉴别诊断有助于医师做出正确的诊断。

原书参考文献

Clark AM, Matthews JG: Osteoarthritis of the fabella: a fourth knee compartment? JR Coll Surg Edinb 36:58, 1991.

Franceschi F, Giuseppe Longo U, Ruzzini L, et al: Dislocation of an enlarged fabella as uncommon cause of knee pain: a case report, Knee 14:330–332, 2007.

Kuur E: Painful fabella: a case report with review of the literature, Acta Orthop Scand 57:453–454, 1986.

Robertson A, Jones SCE, Paes R, Chakrabarty G: The fabella: a forgotten source of knee pain? Knee 11:243–245, 2004.

Weiner DS, McNab I: The 'fabella syndrome': an update, J Paediatr Orthop 2:405–408, 1982.

第 109 节

腘绳肌腱炎
（HAMSTRING TENDINITIS）

ICD-9 编码　**727.00**

ICD-10 编码　**M65.9**

临床特点

由于慢跑爱好者以及下肢力量训练者越来越多，腘绳肌腱炎的发病率也随之增高。腘绳肌腱炎的发病通常较为急促，在过度使用或不适当使用相关肌群后出现。诱发因素可包括长距离跑步，跳舞损伤或下肢肌肉力量训练。疼痛通常持续且严重，可影响睡眠。患者会试图着通过保持膝关节在轻度的屈曲位，以及倾斜的姿势来保护受损的肌腱。除了疼痛之外，腘绳肌腱炎的患者通常会逐渐出现膝关节活动度下降，导致日常的基本活动，如步行、爬楼梯或进入汽车等变得十分困难。当持续性失用时，肌肉可能出现萎缩，膝关节可能出现僵硬。

症状和体征

患者通常会有腘绳肌腱止点的剧烈压痛，肌腱的内侧部分比外侧部分更容易受影响（图 109-1）。当患者屈曲患侧膝时，可能会感到异响或异动。腘窝处不会像腘窝囊肿一样出现肿物。下肢神经功能功能检查通常是正常的。

检查

膝关节后方疼痛的患者，通常都建议行 X 线检查。基于患者的临床表现，一些额外的检查是有必要的，如血液常规检测、红细胞沉降率、抗核抗体检测等。如果怀疑有隐性的肿物、腘窝囊肿或部分韧带损伤，可进行膝关节磁共振检查。腘绳肌腱局部注射治疗可同时作为诊断性和治疗性措施。

鉴别诊断

导致膝关节后方疼痛最常见的原因是腘窝囊肿。它是由于膝关节滑膜囊疝出引起的，其可能会自发性破裂，或被误诊为血栓性静脉炎。有时候，内侧半月板的损伤可能会与腘绳肌腱炎混淆。局部原发性或转移性肿瘤虽然少见，但也应该在鉴别诊断时考虑到。

治疗

腘绳肌腱炎的初步治疗包括物理治疗联合使用非甾体抗炎药或环氧化酶 2 抑制剂。局部使用热敷或冰敷有助于缓解症状。患者应该避免可能导致疼痛的重复性运动。对于那些上述治疗方法无效的患者，局部注射治疗是一种合理的选择。

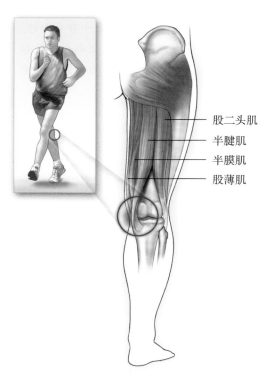

股二头肌
半腱肌
半膜肌
股薄肌

图 109-1　**腘绳肌腱炎的压痛点**

通常会出现腘绳肌腱止点的剧烈压痛，肌腱的内侧部分比外侧部分更容易受影响

并发症和注意事项

漏诊膝关节病理性改变（如内侧半月板撕裂）可能导致疼痛和功能障碍加重。膝关节磁共振可帮助鉴别膝关节内部结构问题。腘绳肌腱炎局部注射治疗可能会损伤肌腱本身。对于炎症很重的，或既往受过损伤的患者，注射时可能会造成肌腱断裂。如果医师操作时动作轻柔，当出现明显阻力时立即停止注射，并发症的概率会显著减少。由于靶点附近有腓总神经和胫神经以及腘动静脉，阻滞操作应由熟悉该区域解剖的有经验的医师来进行。很多患者主诉注射后暂时性疼痛加重。如果不严格使用无菌技术，可能会导致感染。

临床要点

腘绳肌肉群的肌腱止点处容易发生炎症的原因有两个。首先，膝关节在负重的状况下进行重复的运动；其次，肌腱组织的血供较差，导致微损伤的恢复困难。如果肌腱的炎症持续，会产生肌腱钙化，使治疗变得复杂。腘绳肌腱炎通常可伴有膝关节滑囊炎，导致额外的疼痛和功能障碍。局部注射技术对于腘绳肌腱炎引发的疼痛是十分有效的。伴随的滑囊炎或关节炎会造成膝关节疼痛，可能需要进行额外的局部注射治疗。如果注意注射区域的解剖结构，这项技术是十分安全的。注射数天后，应进行物理治疗，包括局部热敷和小范围活动。应避免剧烈活动，因为可能会加重症状。

原书参考文献

Bencardino JT, Mellado JM: Hamstring injuries of the hip, Magn Res Imaging Clin North Am 13:677–690, 2005.

O'Keeffe SA, Hogan BA, Eustace SJ, Kavanagh EC: Overuse injuries of the knee, Magn Res Imaging Clin North Am 17:725–739, 2009.

Orava S: Hamstring syndrome, Oper Techn Sports Med 5:143–149, 1997.

Ptasznik R: Ultrasound in acute and chronic knee injury, Radiol Clin North Am 37:797–830, 1999.

第 110 节

鹅足滑囊炎
(PES ANSERINE BURSITIS)

ICD-9 编码　**726.61**

ICD-10 编码　**M76.899**

临床表现

虽然比髌前和髌下滑囊炎少见，鹅足滑囊炎也可以引起严重的膝关节疼痛和功能障碍。鹅足滑囊位于缝匠肌、股薄肌以及半腱肌的联合肌腱和胫骨内侧之间。鹅足滑囊炎的患者疼痛位于膝关节内侧，被动外翻或外旋膝关节时会加重。膝关节活动，尤其是屈曲或外旋，可加重疼痛；休息和热敷可缓解。严重时患者不能下跪或下楼梯（图 110-1）。疼痛通常是持续的，表现为酸痛。疼痛可能会影响睡眠。常合并有髌前或髌下滑囊炎以及韧带炎，使得膝关节损伤后的情况较为复杂。通常情况下，如果患者持续受到膝关节内侧损伤，内侧副韧带也会受影响。如果鹅足滑囊的炎症慢性化，可能会出现滑囊钙化。

症状和体征

体格检查可发现膝关节前方内侧鹅足止点处的压痛。鹅足周围水肿和积液较常见。膝关节主动抗阻力屈曲可诱发出疼痛。突然撤掉阻力可增强疼痛。罕见情况下，鹅足滑囊可出现感染，类似于髌前滑囊感染。

检查

对于怀疑有鹅足滑囊炎的患者，应进行膝关节 X 线检查。基于患者的临床表现，有些额外的检查是必须的，包括血液常规检测、红细胞沉降率、抗核抗体检测等。膝关节磁共振可量化膝关节内部结构不稳定的程度，可除外隐性的肿物或肿瘤（图 110-2，图 110-3 及图 110-4）。核素骨扫描可发现膝关节隐性应力骨折，尤其是受过外伤的患者。

鉴别诊断

导致膝关节内侧疼痛最常见的原因是膝关节退行性关节炎。其他病理改变可类似于鹅足滑囊炎。腰椎神经根病变可引起类似于鹅足滑囊炎的疼痛和功能障碍。对于这些患者，腰痛是常见的，膝关节查体通常是阴性。冠状韧带紧张和膝关节其他滑囊的炎症也会引起膝关节内侧疼痛。下肢神经卡压，如股神经病变，可与鹅足滑囊炎伴随，导致诊断困难。股骨和脊柱的原发性和转移性肿瘤可有与鹅足滑囊炎类似的临床表现。

治疗

鹅足滑囊炎的初步治疗包括联合使用非甾体抗炎药或环氧化酶 -2 抑制剂以及物理治疗。局部热敷或冰敷可能有好处。患者应避免诱发疼痛的重复性活动。对于那些上述治疗无效的患者，局部注射治疗是一种合理的选择。

并发症和注意事项

漏诊膝关节或脊柱的原发性或转移性肿瘤会导致灾难性后果。鹅足滑囊注射治疗最主要的并发症为感染。如果严格使用无菌技术，此并发症的发生是及其罕见的。约有 25% 的患者主诉注射后会出现暂时性疼痛加重现象，应提前告诉患者该种可能性。

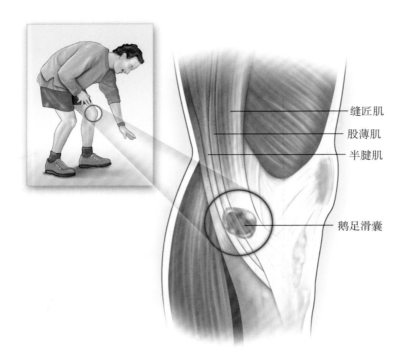

图 110-1　鹅足滑囊炎的患者

疼痛位于膝关节内侧，被动外翻或外旋膝关节时会加重。患者通常不能跪或下楼梯

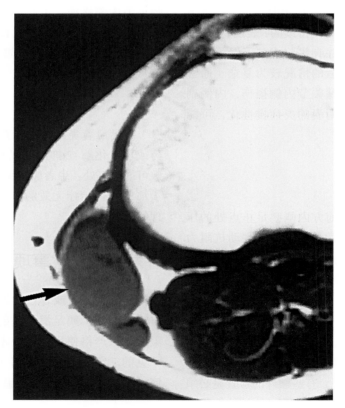

图 110-2　鹅足滑囊炎

磁共振 T2 加权像图像（SE，2000/20）展示了轴位上信号增高处（箭头）异常的液体聚集（From Stark DD, Bradley WG Jr: Magnetic resonance imaging, 3rd ed, St Louis, 1999, Mosby, p 857.）

标注：缝匠肌　股薄肌　半腱肌　鹅足滑囊

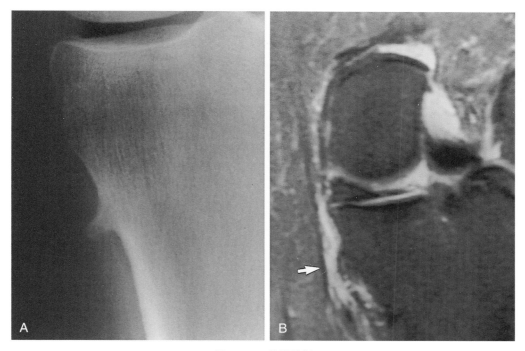

图 110-3　鹅足骨刺

A. 65 岁女性，有鹅足滑囊炎病史，X 线显示胫骨内侧的小骨性赘生物。B. 冠状面磁共振抑脂相（TR/TE，3600/34），可见骨赘周围高信号液体区（箭头）（From Resnick D, editor: Diagnosis of bone and joint disorders, 4th ed, Philadelphia, 2002, Saunders, p 3898.）

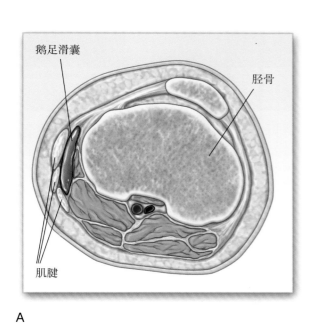

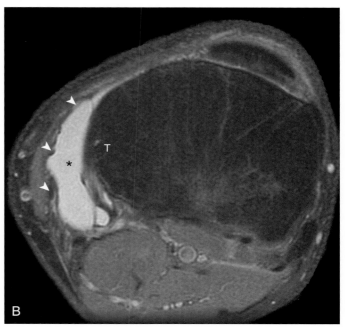

图 110-4　A. 鹅足滑膜炎图示。轴位图示显示鹅足滑囊（蓝色）位于胫骨内侧和形成鹅足的肌腱之间。（From anterior to posterior: sartorius, gracilis, and semitendinosus）。B. 轴位磁共振质子密度加权抑脂相显示鹅足（箭头）和胫骨内侧（T）之间的液体积聚（*），符合鹅足滑囊炎的表现（From Marra MD, Crema MD, Chung M, et al: MRI features of cystic lesions around the knee, Knee 15:423–438, 2008.）

临床要点

伴随的滑囊炎、韧带炎、关节炎以及膝关节内部不稳定也可导致患者的疼痛，需要局部注射治疗。注射治疗对于鹅足滑囊炎引发的疼痛是十分有效的。如果注射时仔细关注局部相关解剖，这种技术是十分安全的。注射后数日应进行物理治疗，包括局部热敷和小范围活动。应避免大范围活动，因为症状可能加重。简单的镇痛药物和非甾体抗炎药可与注射治疗同时进行。

原书参考文献

Marra MD, Crema MD, Chung M, et al: MRI features of cystic lesions around the knee, Knee 15:423–438, 2008.

O'Keeffe SA, Hogan BA, Eustace SJ, Kavanagh EC: Overuse injuries of the knee, Magn Res Imaging Clin North Am 17:725–739, 2009.

Waldman SD: Bursitis syndromes of the knee. In Waldman SD, editor: Pain review, Philadelphia, 2009, Saunders, pp 318–322.

Wasserman AR, Melville LD, Birkhahn RH: Septic bursitis: a case report and primer for the emergency clinician, J Emerg Med 37:269–272, 2009.

第 111 节

距下关节疼痛
(SUBTALAR JOINT PAIN)

ICD-9 编码　**715.97**

ICD-10 编码　**M19.90**

临床症状

在临床实践中偶尔会遇到由距下关节产生的踝关节和足跟部疼痛。距下关节是距骨和跟骨之间的滑膜平面关节（图 111-1）。距下关节骨关节炎是导致距下关节疼痛最常见的关节炎类型，尽管该关节也易受类风湿性关节炎和创伤后关节炎的损害。

大多数继发于骨关节炎和创伤后关节炎而产生距下关节疼痛的患者主要主诉足跟深处的疼痛，同时伴有踝关节继发性钝痛（图 111-2）。关节活动时，尤其是跟骨内收动作可加剧疼痛；而休息和热疗可使症状得以部分缓解。疼痛一般是恒定的，而且疼痛是主要特征，可能会干扰睡眠。部分患者主诉关节活动时会出现刺痛或撞击感，并可能在体检时出现痉挛。

除了疼痛之外，距下关节炎患者的关节运动功能和范围可能会逐渐受限，使得一些诸如步行和爬楼梯等类型的简单日常活动都显得非常困难。肌肉长时间失用可导致肌肉萎缩，并且可能进展成为继发于粘连性关节囊炎的"冰冻距下关节"。

体征和症状

对距下关节炎患者的踝关节进行检查时，触诊可有弥漫性压痛。足跟部可能触及皮温增高同时伴有肿胀。跟骨内收以及踝关节活动可使疼痛加剧。负重也可加剧疼痛，并可能表现为犹豫、防痛步态。关节在活动范围内通常出现骨擦音。

辅助检查

所有距下关节疼痛患者均应摄 X 线。根据患者的临床表现，可能需要行其他检查，包括全血细胞计数、红细胞沉降率和抗核抗体检测。如怀疑关节存在不稳定、隐匿性肿块或肿瘤时，建议行距下关节造影和磁共振成像检查（图 111-3）。

鉴别诊断

距下关节易从多种病症中发展成关节炎，这些病症都具有损害关节软骨的能力。骨性关节炎是最常见的关节炎类型，类风湿关节炎和创伤后关节炎也是引发距下关节疼痛的常见继发性关节炎类型。关节炎引起的距下关节疼痛少见原因包括免疫类疾病、感染和莱姆病。急性感染性关节炎通常伴随全身症状，包括发烧和全身不适；经验丰富的临床医师应该很容易识别这种情况，并及时行细菌培养和抗生素进行治疗，而非注射治疗。尽管继发于免疫类疾病的距下关节痛对关节腔内注射局部麻醉药和糖皮质激素反应良好，免疫类疾病通常表现为多关节病，而不仅仅是局限于距下关节的单关节病。

腰椎神经根病引起的疼痛及功能障碍可能与距下关节炎表现类似。这些患者的踝关节体征常为阴性。神经卡压症如踝管综合征和踝关节滑囊炎易混淆诊断，这

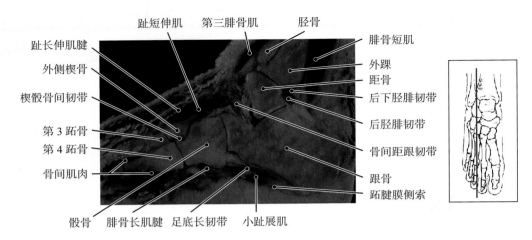

趾长伸肌腱
外侧楔骨
楔骰骨间韧带
第 3 跖骨
第 4 跖骨
骨间肌肉

趾短伸肌　第三腓骨肌　胫骨

腓骨短肌
外踝
距骨
后下胫腓韧带
后胫腓韧带
骨间距跟韧带
跟骨
跖腱膜侧索

骰骨　腓骨长肌腱　足底长韧带　小趾展肌

图 111-1　距下关节是距骨和跟骨之间的滑膜平面型关节（From Kang A, Resnick D: MRI of the extremities: an anatomic atlas, 2nd ed, Philadelphia, 2002, Saunders, p 447.）

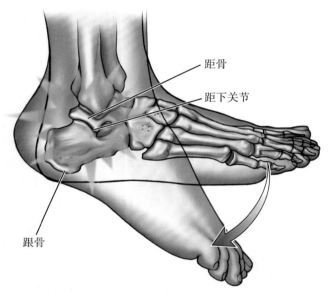

距骨
距下关节
跟骨

图 111-2　大多数继发于骨关节炎和创伤后关节炎的距下关节疼痛患者主诉是足跟深处局部疼痛以及踝关节继发性钝痛

两种情况都可能与距下关节炎共存。胫骨远端、腓骨和脊柱的原发性和转移性肿瘤以及隐匿性骨折也可以表现出与距下关节炎类似症状。

治疗

距下关节炎引发疼痛和功能障碍的初始治疗应包括非甾体抗炎药（NSAIDs）或环氧化酶 -2（COX-2）抑制剂和物理疗法的联合应用。局部热疗和冷疗可能有效。避免加重患者症状的重复活动且对踝关节进行短期制动可能会缓解症状。如果这些治疗方式对患者无效，可考虑在距下关节腔内注射局部麻醉药和糖皮质激素。如果解剖标志不能明确，那么可以在计算机断层扫描（CT）、透视或超声引导下进行距下关节腔内注射治疗。

并发症和注意事项

未能发现或识别踝关节或脊柱部位的原发性或转移性肿瘤可能带来灾难性后果。距下关节腔内注射主要并发症是感染。遵循严格无菌操作原则可以显著减少该并发症的发生。约 25% 的患者反馈在距下关节腔内注射药物后疼痛有短暂加剧，这种可能出现的情况应提前告知患者。

临床要点

如同时伴有滑囊炎和肌腱炎可能导致踝关节疼痛，并可能需接受更多额外治疗，如关节腔内注射局部麻醉药和长效糖皮质激素。距下关节腔内注射对于治疗继发于前述关节炎的疼痛症状被证明非常有效。如果能够熟练认识注射区域内的解剖结构，则该技术操作过程是安全的。患者因踝关节疼痛接受注射治疗几天后，应该适当予以物理治疗如局部热疗和适度运动练习。同时注意避免剧烈运动，因为这会加剧患者症状。

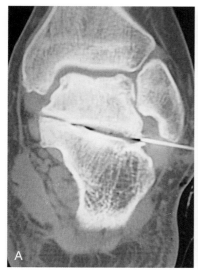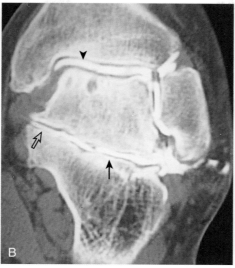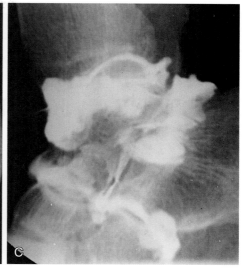

图 111-3 距下关节造影：创伤后异常表现

A. 最初，在计算机断层扫描（CT）扫描的冠状位上可见针已经从侧向入路进入骨关节炎性的后距下关节。还要注意伴有踝关节软骨下囊肿的退行性疾病。B. 在注射麻醉剂和造影剂后的类似扫描中，后距下关节（实心箭头）、距跟舟关节（空心箭头）和踝关节（箭头）的浑浊化非常显著。疼痛有缓解，但可能是因麻醉药物到达这些关节中的任意一个引起的。C. 在第二种情况下，后距下关节浑浊化导致了距跟舟关节、跟骰关节和踝关节出现类似的浑浊化（From Resnick D，编辑：Diagnosis of bone and joint disorders, 4th ed, Philadelphia, 2002, Saunders, p 303.）

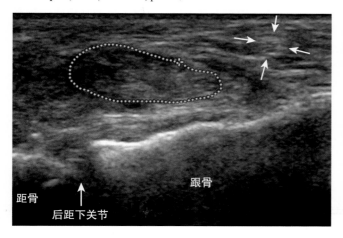

图 111-4 前外侧入路的超声视野

腓骨肌腱（圆圈处），腓肠神经（箭头围绕处）。左：头侧，右：尾侧，上：皮肤侧，下：皮下侧（From Henning T, Finnoff JT, Smith J: Sonographically guided posterior subtalar joint injections: anatomic study and validation of 3 approaches. PM R 1:925–931, 2009.）

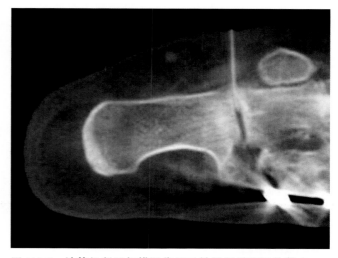

图 111-5 计算机断层扫描图像显示针置于后距下关节（From Saifuddin A, Abdus-Samee M, Mann C, Singh D, Angel JC: CT guided diagnostic foot injections, Clin Radiol 60:191–195, 2005.）

原书参考文献

Henning T, Finnoff JT, Smith J: Sonographically guided posterior subtalar joint injections: anatomic study and validation of 3 approaches, PM R 1:925–931, 2009.

Anatomy: special imaging considerations of the ankle and foot. In Waldman SD: Functional anatomy of the ankle and foot. In Waldman SD, editor: Pain review, Philadelphia, 2009, Saunders, pp 155–156.

Ward ST, Williams PL, Purkayastha S: Intra-articular corticosteroid injections in the foot and ankle: a prospective 1-year follow-up investigation, J Foot Ankle Surg 47:138–144, 2008.

第 112 节

跗中关节疼痛
（MIDTARSAL JOINT PAIN）

ICD-9 编码 `715.97`

ICD-10 编码 `M19.90`

临床症状

跗中关节炎是踝关节和足部疼痛的原因之一。跗中关节疼痛见于反复使用脚趾患者，如芭蕾舞者和足球运动员（图 112-1）。大多数附中关节疼痛患者多继发于骨关节炎和创伤后关节炎，常主诉疼痛主要局限于足背部。与跗中关节相连接的肌肉及其附着的肌腱也容易受到创伤或因过度使用和用力不当而产生磨损，从而产生临床症状。活动时，尤其是当跗中关节内翻和内收动作会使疼痛症状加剧；而休息和热疗可使症状得以部分缓解。疼痛一般是恒定的，而且疼痛是主要特征，可能会干扰睡眠。部分患者主诉关节活动时会出现刺痛或撞击感，并可能在体检时出现疼挛。除了疼痛之外，跗中关节炎患者的关节运动功能和范围可能会逐渐受限，使得做一些简单的日常活动（如步行和爬楼梯）也会变得非常困难。

体征和症状

对跗中关节炎患者的踝关节和足进行检查时，触诊可有弥漫性压痛。足踝和足背部可能触及皮温增高同时伴有肿胀。足内收和内翻以及踝关节活动可使疼痛加剧。负重也可加剧疼痛，并可能表现为防痛步态。关节在活动范围内通常出现骨擦音。

辅助检查

所有跗中关节疼痛患者均应摄 X 线。根据患者的临床表现，可能需要行其他检查，包括全血细胞计数、红细胞沉降率和抗核抗体检测。如怀疑关节存在不稳定、隐匿性肿块或肿瘤时，应行跗中关节磁共振成像来确认诊断（图 112-2）。

鉴别诊断

跗中关节易从多种病症中发展成关节炎，这些病症都具有损害关节软骨的能力。骨性关节炎是最常见的关节炎类型，常表现为关节的中度疼痛。类风湿关节炎和创伤后关节炎也是跗中关节疼痛的常见继发性关节炎类型。关节炎引起的跗中关节疼痛少见原因包括免疫类疾病、感染和莱姆病。急性感染性关节炎通常伴随全身症状，包括发热和全身不适；经验丰富的临床医师很容易识别这种情况，并及时行细菌培养和抗生素进行治疗，而非注射治疗。尽管继发于免疫类疾病的跗中关节痛对关节腔内注射局部麻醉药和糖皮质激素反应良好，免疫类疾病通常表现为多关节病，而不仅仅是局限于跗中关节的单关节病。

腰椎神经根病引起的疼痛及功能障碍可能与跗中关节炎表现类似。这些患者的踝关节体征常为阴性。神经卡压症如踝管综合征和踝关节滑囊炎易混淆诊断，这两种情况都可能与跗中关节炎共存。胫骨远端、腓骨和脊柱的原发性和转移性肿瘤以及隐匿性骨折也可以表现出与跗中关节炎类似症状。

治疗

跗中关节炎引发疼痛和功能障碍的初始治疗应包括非甾体抗炎药或环氧化酶 -2 抑制剂和物理疗法的联合应用。局部热疗和冷疗可能有效。避免加重患者症状的重复活动且对踝关节进行短期制动可能会缓解症状。如果这些治疗方式对患者无效，可考虑在跗中关节腔内注射局部麻醉药和糖皮质激素。

并发症和注意事项

未能发现或识别踝关节或脊柱部位的原发性或转移性肿瘤可能带来灾难性后果。跗中关节腔内注射主

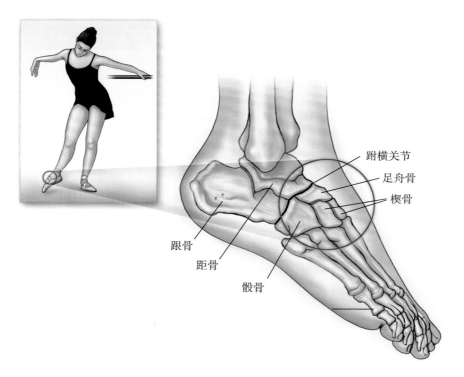

图 112-1　跗中关节疼痛见于反复点脚趾患者，如芭蕾舞者和足球运动员

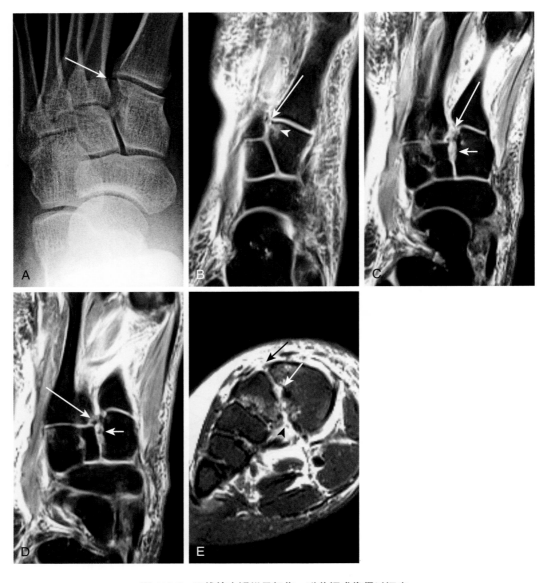

图 112-2　X 线检查疑似足扭伤，磁共振成像得以证实

　　一名 25 岁女性患者在跑步和足踝扭动时受伤。外院 X 线检查结果最初被认为是正常的，并且患者被告知可承受能耐受的重量。作者所在医院行 X 线检查认为存在可疑的足损伤，但 X 线检查并不能明确诊断因此完善了 MRI 检查。麻醉下透视检查证实了 MRI 所示的 Lisfranc 韧带复合体破裂以及第一至第三跖趾关节不稳定。A. 前后位负重 X 线显示由内侧楔骨或第一跖骨产生的微小碎骨片（箭头）。B. 通过足背获得的轴位 T2 加权脂肪饱和 MRI 显像示背侧 Lisfranc 韧带的破裂（箭头）和内侧楔骨（箭头）的骨髓水肿。C. 通过 Lisfranc 关节中段的轴位 T2 加权脂肪饱和 MRI 显像示骨间 Lisfranc 韧带的中段破裂（长箭头），且第一楔骨间韧带（短箭头）也有破裂。D. 通过 Lisfranc 关节足底方面的轴位 T2 加权脂肪饱和 MRI 显像示来自第二跖骨基底部的小撕脱碎骨片（长箭头），其在 X 线上不可见，而且第一足底楔骨间韧带（短箭头）也有破裂。E. 通过 Lisfranc 关节的冠状位 T2 加权脂肪饱和 MRI 显像示背侧 Lisfranc 韧带（黑色箭头）、骨间 Lisfranc 韧带（白色箭头）和足底 Lisfranc 韧带（黑色箭头）存在破裂（From Crim J：MR imaging evaluation of subtle Lisfranc injuries：the midfoot sprain, Magn Res Imaging Clin North Am 16:19–27, 2008.）

要并发症是感染。遵循严格无菌操作原则可以显著减少该并发症的发生。约 25% 的患者反馈在跗中关节腔内注射药物后有疼痛短暂加剧的现象，这种可能出现的情况应提前告知患者。

临床要点

来源跗中关节的疼痛常见于经常使用脚趾的患者，如芭蕾舞者和足球运动员。注射技术在治疗跗中关节炎疼痛方面非常有效。如同时伴有滑囊炎和肌腱炎可能导致跗中关节疼痛，需关节腔内注射局部麻醉药和长效糖皮质激素。如果能够熟练认识注射区域内的解剖结构，则该技术操作过程是安全的。必须注意的是，在操作过程中一定遵循无菌原则以避免感染，采用通用预防措施降低对操作员的风险。如果注射后立即在注射部位施加一定压力，则可以降低瘀斑和血肿形成的发生率。患者因跗中关节疼痛接受注射治疗几天后，应该适当予以物理治疗如局部热疗和适度运动练习。同时注意避免剧烈运动，因为这会加剧患者症状。镇痛药可与关节腔内注射技术联合使用。

原书参考文献

Reid JJ, Pinney SJ: Midfoot injuries in athletes: fundamentals of examination and treatment, Oper Techn Sports Med 18:46–49, 2010.

Waldman SD: Functional anatomy of the ankle and foot. In Waldman SD, editor: Pain review, Philadelphia, 2009, Saunders, pp 155–156.

Waldman SD: Anatomy: special imaging considerations of the ankle and foot. In Waldman SD, Campbell RSD, editors: Imaging of pain, Philadelphia, 2010, Saunders, pp 417–419.

Ward ST, Williams PL, Purkayastha S: Intra-articular corticosteroid injections in the foot and ankle: a prospective 1-year follow-up investigation, J Foot Ankle Surg 47138–47144, 2008.

胫骨后肌肌腱炎
(POSTERIOR TIBIAL TENDINITIS)

ICD-9 编码 **727.00**

ICD-10 编码 **M65.9**

临床综合征

随着慢跑和其他有氧运动越来越流行，胫骨后肌肌腱炎在临床中越来越多见。胫骨后肌肌腱（胫后肌腱）易发生肌腱炎，特别是反复运动可能导致轻微损伤，这种损伤因肌腱组织无血管分布往往愈合不良。跑步、民间舞蹈和高强度的有氧运动常被认为是急性胫后肌腱炎的诱因（图 113-1）。胫后肌腱炎常合并跟腱炎和踝后关节囊滑囊炎，造成疼痛和功能障碍加重。如果炎症持续不缓解可能会发生肌腱周围钙化，使得后续治疗更困难。发炎的肌腱受到持续创伤最终可能导致肌腱断裂

（图 113-2）。胫后肌腱断裂与跟腱断裂相比较，后者常常由急性创伤引起，而胫后肌腱断裂往往继发于慢性的肌腱变性和退变。女性胫后肌腱断裂发生率是男性的 3 倍，在出现胫后肌腱炎的第 5 年和第 6 年发生率最高。左侧断裂多发，且 90% 以上为单侧断裂。

症状和体征

胫后肌腱炎通常为逐渐起病，常常在踝关节过度运动或不当运动后出现。打网球或做高强度的有氧运动时，譬如跑步、突然停止和突然启动等活动是诱发因素。在运动前腓肠肌和胫后肌腱的不当拉伸与胫后肌腱炎和急性肌腱断裂的发生有关。胫后肌腱炎引起的疼痛常迁延不愈且程度重，疼痛部位多位于足弓内侧。随着时间的推移，足弓逐渐变平最终导致严重的扁平足畸形。患者常伴有明显的睡眠障碍。受累的踝关节

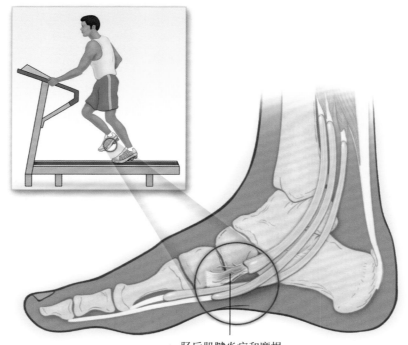

胫后肌腱炎症和磨损

图 113-1　跑步和高强度的有氧运动常被认为是急性胫后肌腱炎的诱因

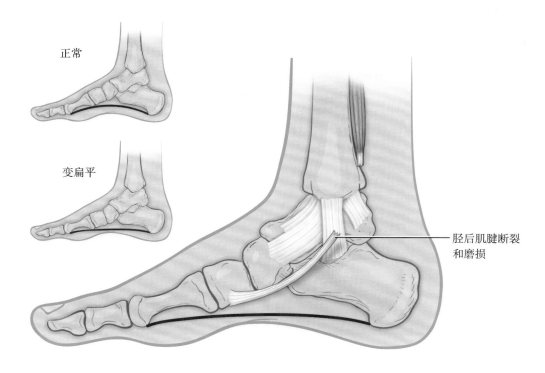

图 113-2　胫后肌腱炎

炎症持续不缓解可能导致肌腱周围钙化，使得后续治疗更困难。发炎的肌腱受到持续创伤最终可能导致肌腱断裂

胫后肌腱断裂和磨损

和足部承重时可观察到上述畸形，并且使足部外翻、距骨跖屈和前足外展。患有胫后肌腱炎或胫后肌腱断裂或两者均有的患者表现为踝关节和足的轻度内翻。当被动跖屈和足内翻时，可能会出现咯吱声或有摩擦感。如之前提到的，慢性炎症性胫后肌腱可能会在受到外力或在肌腱局部用力进行注射操作时断裂。

检查

所有的后踝疼痛患者均行 X、超声和磁共振成像检查；负重位 X 线常可显示与胫后肌腱断裂相关的畸形（图 113-3、图 113-4 和图 113-5）。根据患者的临床表现可行进一步的检查，包括全血细胞计数、红细胞沉降率和抗核抗体试验。如果怀疑关节不稳则可行踝关节的 MRI。放射性核素骨扫描可判断是否有潜在的胫骨应力骨折。局部麻醉和糖皮质激素注射可作为一种诊断和治疗的方法。

鉴别诊断

胫后肌腱炎一般在临床工作中容易鉴别。由于跟腱与胫骨、跟骨后上部之间有一滑囊，当合并滑囊炎时可能会混淆诊断。踝部和后足的应力性骨折可能与胫后肌腱炎表现类似，可通过 X 线或核素骨扫描鉴别。

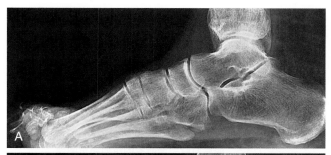

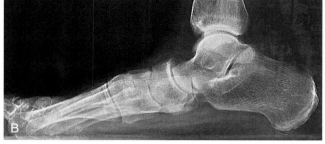

图 113-3　胫后肌腱损伤：完全撕裂

尽管普通侧位片（A）显示正常，但负重位侧位 X 线（B）显示距骨远端跖屈，距舟关节处排列不齐（From Myerson M, Solomon G, Shereff M:Posteriortibial tendon dysfunction: its association with seronegative inflammatorydisease, Foot Ankle 9:219–225, 1989.）

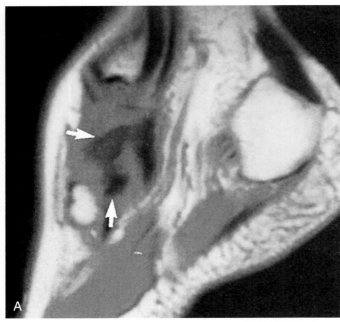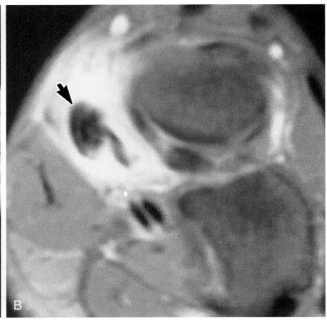

图 113-4　胫后肌腱损伤：急性完全撕裂

A. MRI 矢状位 T1 加权相（TR/TE，800/12）显示胫后肌腱（白色箭头）近舟骨附着处结构破坏。可见肌腱周围大片中等信号。B. MRI 冠状位 T1 加权抑脂像（TR/TE，650/20），静脉注射钆化合物后显示胫后肌腱撕裂（黑色箭头）。可见撕裂的肌腱周围的增强信号（From Resnick D, editor: Diagnosis of bone and joint disorders, 4th ed, Philadelphia, 2002, Saunders, p 3313.）

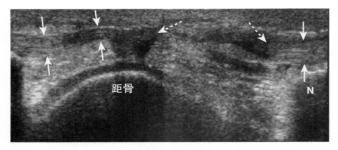

图 113-5　胫后肌腱完全断裂的纵向超声图像

在中踝水平下、距骨表浅水平、经过舟骨（N）处可见近端和远端肌腱（实心箭头）。可见撕裂的肌腱末端（虚线箭头），腱鞘内见少量无回声液体（From Waldman SD: Posterior tibial tendon rupture. InWaldman SD, Campbell RSD, editors: Imaging of pain, Philadelphia, 2010,Saunders, pp 435–436.）

治疗

　　胫后肌腱炎引起的疼痛和功能障碍，首选治疗方法是非甾体抗炎药或环氧化酶 -2 抑制剂与物理治疗联合使用。局部冷敷及热敷可能也有益处。应告知患者避免如慢跑等易加重肌腱炎的重复性运动。对以上治疗方式无效的患者，可尝试在内踝三角韧带下方注射局部麻醉药和糖皮质激素。对于胫后肌腱断裂的患者，需要手术治疗。

并发症和注意事项

　　注射治疗可能会引起胫后肌腱损伤。直接对重度炎症或已损伤的肌腱行注射治疗可能引起肌腱断裂。如果临床医师小心操作，当遇到明显的注射阻力时立即停止，则并发症发生率可大大减少。大约 25% 的患者在行注射治疗后会出现暂时疼痛加重现象，应在术前告知患者这种可能。

临床要点

　　胫后肌腱是一个强韧的肌腱，但也很容易断裂。注射治疗对于继发于肌腱炎引起的后踝疼痛是非常有效的。合并存在的滑囊炎和关节炎可能会加重后踝疼痛，可能需要额外的局部麻醉药物和甲泼尼龙注射治疗。

　　在充分了解注射区域局部解剖结构的情况下注射治疗是安全的。局部热疗和小范围的运动锻炼等物理治疗应在患者接受注射治疗几天后再进行。应避免剧烈运动，过度运动会加重症状。镇痛药和非甾体抗炎药可与注射治疗合用。肌腱一旦断裂需要手术修复，以保护踝和脚免受进一步损伤。

原书参考文献

Bowring B, Chockalingam N: Conservative treatment of tibialis posterior tendon dysfunction: a review, Foot 20:18–26, 2010.

Imhauser CW, Siegler S, Abidi NA, Frankel DZ: The effect of posterior tibialis tendon dysfunction on the plantar pressure characteristics and the kinematics of the arch and the hindfoot, Clin Biomech 19:161–169, 2004.

Noon M, Hoch AZ, McNamara L, Schimke J: Injury patterns in female Irish dancers, PM R 2:1030–1034, 2010.

Waldman SD: Posterior tibial tendinitis. In Waldman SD, editor: Atlas of pain management injection techniques, 2nd ed, Philadelphia, 2004, Saunders, pp 560–562.

Waldman SD: Posterior tibial tendon rupture. In Waldman SD, Campbell RSD, editors: Imaging of pain, Philadelphia, 2010, Saunders, pp 435–436.

第 114 节

跟腱滑囊炎
（ACHILLES BURSITIS）

ICD-9 编码 **727.00**

ICD-10 编码 **M65.9**

临床综合征

随着慢跑越来越流行，临床中可见到越来越多的跟腱滑囊炎病例。跟腱在其跟骨附着处和其上约 5 cm 最窄处最易发生滑囊炎。反复运动可能会导致跟腱轻微损伤，而由于肌腱乏血供往往会导致其愈合不良。跑步常被认为是急性跟腱滑囊炎的诱发因素。跟腱滑囊炎常合并跟腱炎，引起进一步疼痛和功能障碍。如果炎症持续不缓解，则可能会发生跟腱滑囊周围钙沉积，使得后续治疗更加困难。

症状和体征

跟腱滑囊炎通常急性起病，常常在踝关节过度运动或不当运动后出现。跑步、打网球时突然停止和突然启动等运动是诱发因素（图 114-1）。在运动前腓肠肌和跟腱的不当拉伸与跟腱滑囊炎、急性肌腱炎和肌腱断裂的发生有关。跟腱滑囊炎引起的疼痛常迁延不愈且程度重，疼痛部位多局限于后踝。患者常伴有明显的睡眠障碍。患者可能会采用扁平足步态来避免足跖屈，因为跟腱滑囊炎患者跖屈时会引起疼痛。当被动跖屈时，由于合并跟腱炎可能会出现咯吱声或有摩擦感。在此基础上，慢性炎症性跟腱可能会在受到外力或在做跟腱局部注射治疗时断裂。

检查

所有的后踝疼痛患者均行 X 线检查。根据患者的临床表现可行进一步的检查，包括全血细胞计数、红细胞沉降率和抗核抗体试验。如果怀疑关节不稳则可行踝关节的 MRI。放射性核素骨扫描可确定 X 线不可见

的胫骨应力骨折。局部注射疗法可作为一种诊断和治疗的方法。

鉴别诊断

跟腱滑囊炎一般在临床工作中容易鉴别。但由于滑囊炎常合并跟腱炎，诊断有时难以确定。踝部应力性骨折可能与跟腱滑囊炎及跟腱炎的表现类似，可通过 X 线、MRI 或核素骨扫描鉴别。

治疗

跟腱滑囊炎引起的疼痛和功能障碍的首选治疗方法是非甾体抗炎药或环氧化酶 -2 抑制剂与物理治疗联合。局部冷敷及热敷可能也有益处。应告知患者避免慢跑等易加重滑囊炎的重复性运动。对以上治疗方式无效的患者，可使用以下所述的方法行局部麻醉药和糖皮质激素的注射治疗。

注射时，患者取俯卧位，患足置于操作台边缘外。足轻度背屈便于识别跟腱边缘，以避免直接对跟腱行注射。在跟腱附着点或其上约 5 cm 的跟腱最窄处的压痛点做标记。

标记区域消毒。严格无菌操作，使用 25 号、5 cm 针头的无菌注射器抽吸 2 ml，0.25% 丁哌卡因和 40 mg 甲泼尼龙。触诊先前标记的点，小心地在跟腱旁进针并刺入皮下，注意不要刺入跟腱组织（图 114-2）。缓慢推注药物，缓慢撤回针头。注射药物的阻力应一直很小。如果注射时有明显阻力，则针尖可能在跟腱组织中，此时应该稍微退针直到注射时没有明显阻力。无菌辅料覆盖，冰敷。

并发症和注意事项

注射治疗可能会引起跟腱损伤。直接对重度炎症或已损伤的跟腱行注射治疗可能引起跟腱断裂。如果临床医师小心操作，当遇到明显的注射阻力时立即停止，

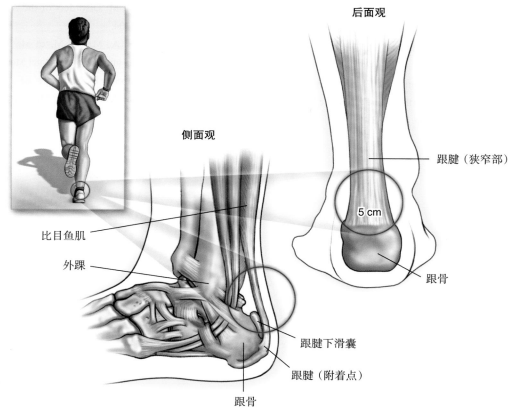

后面观

侧面观

跟腱（狭窄部）

5 cm

跟骨

比目鱼肌

外踝

跟腱下滑囊

跟腱（附着点）

跟骨

图 114-1　跟腱滑囊炎通常急性起病，常常在踝关节过度运动或不当运动后出现。跑步、打网球时突然停止和突然启动等运动是诱发因素

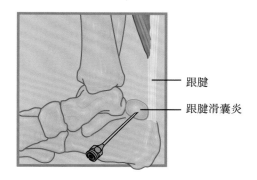

跟腱

跟腱滑囊炎

图 114-2　**注射治疗缓解跟腱滑囊炎引起的疼痛**（From Waldman SD: Atlas of pain management injection techniques, ed 3,Philadelphia, 2013, Saunders, p 443.）

则可大大减少并发症的发生率。大约 25% 的患者在行注射治疗后会出现暂时的疼痛加重现象，应在术前告知患者这种可能。

临床要点

　　跟腱是人体内最厚最强韧的肌腱，但也很容易断裂。跟腱起于腓肠肌总腱中部止于跟骨后方，此处易产生炎症。跟腱由上到下逐渐变窄，在跟骨附着处上方 5 cm 为最窄处，跟腱炎和滑囊炎均可在此最狭窄处出现。注射治疗对于继发于跟腱滑囊炎引起的后踝疼痛是非常有效的。合并存在的跟腱炎和关节炎可能会加重后踝疼痛，可能需要额外的局部麻醉药物和糖皮质激素类药物局部区域注射治疗。

　　在充分了解注射区域局部解剖结构的情况下注射治疗是安全的。局部热疗和小范围的运动锻炼等物理治疗应在患者接受注射治疗几天后再进行。应避免剧烈运动，过度运动会加重症状。镇痛药和非甾体抗炎药可与注射治疗合用。

原书参考文献

Aronow MS: Posterior heel pain (retrocalcaneal bursitis, insertional and noninsertional Achilles tendinopathy), Clin Podiatr Med Surg 2219–2243, 2005.

Hochman MG, Ramappa AJ, Newman JS, Farraher SW: Imaging of tendons and bursae imaging of arthritis and metabolic bone disease, Philadelphia, 2009, Saunders, pp 196–238.

Lesic A, Bumbasirevic M: Disorders of the Achilles tendon, Curr Orthop 18: 63–75, 2004.

Van der Wall H, Lee A, Magee M, et al: Radionuclide bone scintigraphy in sports injuries, Semin Nucl Med 40:16–30, 2010.

Vyce SD, Addis-Thomas E, Mathews EE, Perez SL: Painful prominences of the heel, Clin Podiatr Med Surg 27:443–462, 2010.

距腓前疼痛综合征
（ANTERIOR TALOFIBULAR PAIN）

ICD-9 编码　**845.09**

ICD-10 编码　**S93.499A**

临床综合征

随着慢跑和马拉松长跑越来越流行，临床中可见到越来越多的距腓疼痛综合征病例。距腓韧带从腓骨前缘起，向前和内侧穿过距骨，止于距骨的外侧关节面前，易受踝关节突然内翻和过度运动或不当运动造成的重复微损伤的影响。譬如在柔软的或不平坦的路面上长跑易致距腓韧带损伤（图 115-1）。有距腓韧带损伤的患者多有外踝下方的疼痛。踝内翻可加重疼痛。

症状和体征

体格检查外踝下方可有压痛点。急性外伤后韧带可见瘀斑。踝关节被动内翻可加重疼痛。患者可能合并滑囊炎、踝关节炎或距下关节炎，此时会混淆临床表现。因跑步爱好者发生足的应力性骨折越来越多，所以距腓疼痛综合征的患者需小心可能合并应力性骨折。

检查

对于所有的踝关节疼痛患者均行 X 线检查。根据患者的临床表现可行进一步的检查，包括全血细胞计数、红细胞沉降率和抗核抗体试验。如果怀疑距腓韧带损伤、关节不稳、隐匿性肿物或肿瘤则可行踝关节的 MRI。

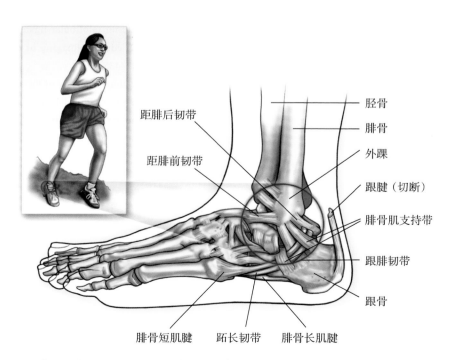

距腓后韧带
距腓前韧带
胫骨
腓骨
外踝
跟腱（切断）
腓骨肌支持带
跟腓韧带
跟骨
腓骨短肌腱　跖长韧带　腓骨长肌腱

图 115-1　踝关节突然内翻和过度运动或不当运动，譬如在柔软的或不平坦的路面上长跑易致距腓韧带损伤

鉴别诊断

跟骨、距骨、外踝和第五跖骨基底部的撕脱性骨折与距腓韧带损伤引起的疼痛类似。距腓韧带损伤可能合并滑囊炎、肌腱炎和跗骨间关节痛风，可能会混淆诊断。踝关节创伤后可能引起跗骨管综合征，临床表现类似易混淆诊断。

治疗

距腓疼痛综合征引起的疼痛和功能障碍的首选治疗方法是非甾体抗炎药或环氧化酶 -2 抑制剂与物理治疗联合。局部冷敷及热敷可能也有益处。避免易加重疼痛的重复性运动，短期的踝关节制动有缓解疼痛的作用。对以上治疗方式无效的患者，距腓韧带处行局部麻醉药和糖皮质激素注射治疗可作为进一步治疗。

并发症和注意事项

漏诊隐匿性踝关节和足部骨折的情况较多。故对所有不明原因的踝关节和足部疼痛的患者，特别是受外伤时，应进行放射性核素骨扫描或 MRI 检查。注射治疗的最主要并发症是感染。如果严格无菌操作则其发生率将极低。大约 25% 的患者在行距腓韧带注射治疗后会出现暂时的疼痛加重现象，应在术前告知患者这种可能。在张力较高的韧带周围行注射治疗应小心轻柔地操作，避免对其造成更多的创伤。

临床要点

每天大约有 25000 人扭伤脚踝。脚踝扭伤虽大多可恢复，但也可能导致持续疼痛甚至残疾。踝关节的主要韧带包括三角韧带、前距腓韧带、跟腓韧带和后距腓韧带，以上韧带是踝关节的主要稳定结构。距腓韧带不如三角韧带强韧，易受损伤。距腓韧带起自外踝的前缘止于距骨的外侧表面。

注射治疗对于继发于距腓韧带损伤引起的疼痛是非常有效的。合并存在的关节炎、滑囊炎和肌腱炎可能也会导致内踝疼痛，可能需要局部麻醉药物和糖皮质激素类药物局部区域注射治疗。局部热疗和小范围的运动锻炼等物理治疗应在患者接受注射治疗几天后再进行。应避免剧烈运动，过度运动会加重症状。镇痛药和非甾体抗炎药可与注射治疗合用。

原书参考文献

Bonnel F, Toullec E, Mabit C, et al: Chronic ankle instability: biomechanics and pathomechanics of ligaments injury and associated lesions, Orthop Traumatol Surg Res 96:424–432, 2010.

Haller J, Bernt R, Seeger T, et al: MR-imaging of anterior tibiotalar impingement syndrome: agreement, sensitivity and specificity of MR-imaging and indirect MR-arthrography, Eur J Radiol 58:450–460, 2006.

Waldman SD: Anterior talofibular ligament tear. In Waldman SD, Campbell RSD, editors: Imaging of pain, Philadelphia, 2010, Saunders, pp 437–438.

Waldman SD: Functional anatomy of the ankle and foot. In Waldman SD, editor: Pain review, Philadelphia, 2009, Saunders, pp 155–156.

Waldman SD: The anterior talofibular ligament. In Waldman SD, editor: Pain review, Philadelphia, 2009, Saunders, p 158.

副舟骨疼痛综合征
(ACCESSORY NAVICULAR PAIN SYNDROME)

ICD-9 编码	**733.99**
ICD-10 编码	**M89.8X9**

临床综合征

随着健身和健身器材的使用越来越流行，临床中可见到越来越多副舟骨疼痛综合征引起的足踝疼痛的病例。副舟骨疼痛综合征得名是由于有时可于舟骨内侧和胫后肌腱间发现副骨，可能引发疼痛（表 116-1）。研究认为副骨如副舟骨，由于其靠近关节可减少肌腱的摩擦和张力。肘部、手部、手腕和足都有类似的副骨。

副舟骨疼痛综合征引起的足踝疼痛的特点是足踝内侧的压痛。患者常穿着宽松的拖鞋找医师就诊，并告知医师不舒适的鞋会引起疼痛。足踝的反复运动或对足踝部有高冲击力的运动，如跳跃运动和体操运动会加重疼痛（图 116-1）。副舟骨疼痛综合征常与足踝关节游离体有关，可合并滑囊炎、胫后肌腱炎和跟腱炎。

症状和体征

在体格检查中，副舟骨和舟骨内侧可有压痛。如果胫后肌腱存在相当程度的损伤，可引起明显的扁平足畸形。其与跟腱滑囊炎患者的压痛区域不同，后者在跟腱滑囊的后方，而副舟骨疼痛综合征患者压痛最重的位置在副舟骨处。如果合并比较严重的胫后肌腱炎，在检查者使患者踝关节在活动范围内活动时可有咯吱声或有摩擦感。

检查

对于所有的副舟骨疼痛综合征患者均行 X 线检查排除骨折并帮助识别可能存在炎症的副骨。普通的 X 线也常可识别游离体或关节小体，这些常见于舟骨疼痛和副舟骨疼痛综合征的患者。根据患者的临床表现可行进一步的检查，包括全血细胞计数、红细胞沉降率和抗核抗体试验。如果怀疑关节不稳、存在关节游离体、隐匿性肿物或肿瘤则需行足踝关节的 MRI 以鉴别（图 116-2）。放射性核素骨扫描可确定 X 线易漏诊的足踝、肱骨远端的应力骨折及肿瘤。

鉴别诊断

舟骨粗隆的痛风和隐匿性骨折引起的足踝部的初期的病理改变可出现类似于副舟骨引起的疼痛和功能障碍。胫后神经卡压、滑囊炎和肌腱炎可能混淆诊断，以上疾病也可能与副舟骨疼痛综合征并存。Köhler 氏病、滑膜软骨瘤病、足和踝关节的原发性和转移性肿瘤等疾病也可有类似于副舟骨疼痛综合征引起的疼痛。

治疗

副舟骨疼痛综合征引起的疼痛和功能障碍的首选治疗方法是非甾体抗炎药或环氧化酶 -2 抑制剂与物理治疗联合使用。局部冷敷及热敷可能也有益处。避免易加重疼痛的重复性运动。对以上治疗方式无效的患者，副舟骨处行局部麻醉药和糖皮质激素注射治疗可作为进一步治疗。如果疼痛持续不缓解，引起足和踝关节损伤，可行手术切除副舟骨。

表 116-1

副舟骨分类

类型	定义
Ⅰ 型	孤立的，呈圆形或椭圆形的附骨。
Ⅰa 型	光滑的圆形或椭圆形的副骨，嵌入胫后肌腱内。
Ⅱa 型	三角形或心形的副骨，与跗骨舟骨通过软骨呈锐角（50°~70°）连接，易引起撕脱伤。
Ⅱb 型	三角形或心形的副骨，与跗骨舟骨通过软骨呈锐角（10°~35°）连接，易引起剪切伤。
Ⅲ 型	喙状的副骨，与跗骨舟骨通过骨桥连接，常引起临床症状。

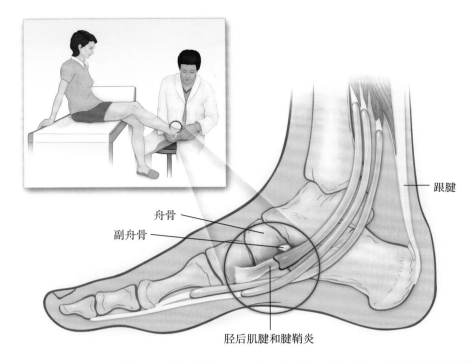

图 116-1　副舟骨疼痛综合征引起的足踝疼痛的特点是足踝内侧的压痛。足踝的反复运动或对足踝部有高冲击力的运动，如跳跃运动和体操运动会加重疼痛

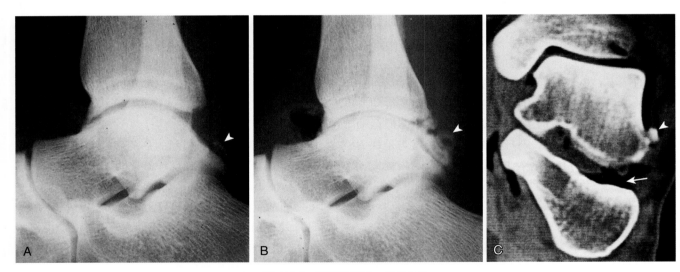

图 116-2　踝关节造影：关节内骨

A. X 线显示近距骨处的骨致密区（箭头）。B. 关节造影证实骨致密区在关节内的位置，在造影剂填充的关节腔中产生充盈缺损（箭头）。C. 另一位患者 CT 下行关节空气造影，冠状位显示关节外侧骨块（箭头）。注意距下关节内的空气（箭头）

并发症和注意事项

注射治疗的最主要并发症是感染，如果严格无菌操作则其发生率将极低。大约 25% 的患者在行距腓韧带注射治疗后会出现暂时的疼痛加重现象，应在术前告知患者这种可能。另外注射也可能造成伸肌腱损伤。

临床要点

足踝部疼痛是临床中常见的问题。副舟骨疼痛综合征需与足踝部骨折、副舟骨骨折、胫神经卡压、滑囊炎和肌腱炎相鉴别。在诊断副舟骨疼痛综合征的患者时，还应考虑引起足踝疼痛的少见原因，如 Köhler 氏病等。

原书参考文献

Emms NM, Walsh HPJ: Stress fracture of accessory navicular: a rare cause of foot pain, Foot Ankle Surg 7:241–243, 2001.

Jasiewicz B, Potaczek T, K.cki W, T.siorowski M, Lipik E: Results of simple excision technique in the surgical treatment of symptomatic accessory navicular bones, Foot Ankle Surg 14:57–61, 2008.

Kiter E, Günal I, Karatosun V, Korman E: The relationship between the tibialis posterior tendon and the accessory navicular, Ann Anat 182:65–68, 2000.

Leonard Z, Fortin PT: Adolescent accessory navicular, Foot Ankle Clin North Am 15:337–347, 2010.

Ugolini PA, Raikin SM: The accessory navicular, Foot Ankle Clin North Am 9:165–180, 2004.

第 117 节

跟腓疼痛综合征
（FIBULOCALCANEAL PAIN）

ICD-9 编码 **845.09**

ICD-10 编码 **S93.499A**

临床综合征

跟腓疼痛综合征是由跟腓韧带损伤造成的，通常是由于从高的台阶上踩空导致踝关节突然内翻引起的（图 117-1）。跟腓韧带起自腓骨外踝尖，向后下斜行止于跟骨外侧结节，容易由急性伤害导致损伤。急性伤害继发于过度使用或不当运动导致的反复的韧带微创伤，诸如在柔软的或不平坦的路面上长跑（图 117-2）。跟腓疼痛综合征患者常诉外踝前方和下方疼痛，踝关节内翻可加重疼痛。

症状和体征

体格检查外踝下方有压痛点。急性外伤时韧带上可见瘀斑。踝关节被动内翻可加重疼痛。患者可能合并滑囊炎、踝关节炎或距下关节炎，此时会混淆临床诊断。在跑步爱好者中足的应力性骨折发生率高，对所有认为是跟腓疼痛综合征的患者一定要考虑这个问题。

检查

对所有踝关节疼痛患者都要进行 X 线检查。根据患者的临床表现可行进一步的检查，包括全血细胞计数、红细胞沉降率和抗核抗体试验。如果怀疑跟腓韧带撕裂、关节不稳、隐匿性肿物或肿瘤时则可行踝关节 MRI。

鉴别诊断

跟骨、距骨、外踝和第五跖骨基底撕脱骨折与跟腓韧带损伤引起的疼痛类似。跟腓韧带损伤可能与滑囊炎、肌腱炎和跗骨间关节痛风共存，此时会混淆诊断。踝关节创伤可能引起跗管综合征，进一步混淆了临床表现。

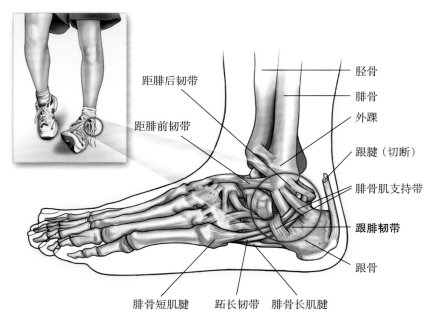

距腓后韧带

距腓前韧带

胫骨

腓骨

外踝

跟腱（切断）

腓骨肌支持带

跟腓韧带

跟骨

腓骨短肌腱　　跖长韧带　　腓骨长肌腱

图 117-1　跟腓疼痛综合征是由于跟腓韧带损伤造成的，通常是由于从高的台阶上踩空导致踝关节突然内翻引起的

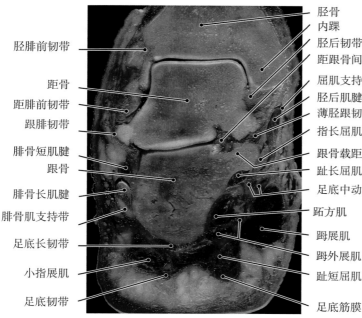

胫腓前韧带

距骨
距腓前韧带
跟腓韧带

腓骨短肌腱
跟骨

腓骨长肌腱

腓骨肌支持带

足底长韧带

小指展肌

足底韧带

胫骨
内踝
胫后韧带
距跟骨间韧带

屈肌支持带
胫后肌腱
薄胫跟韧带
指长屈肌腱

跟骨载距突
趾长屈肌腱
足底中动脉、神经

跖方肌

踇展肌

踇外展肌

趾短屈肌

足底筋膜

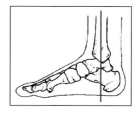

图 117-2　跟腓韧带起自腓骨外踝尖，向后下斜行止于跟骨外侧结节（From Kang A, Resnick D: MRI of the extremities: an anatomic atlas, 2nd ed, Philadelphia, 2002, Saunders, p 387.）

治疗

　　跟腓疼痛综合征引起的疼痛和功能障碍的首选治疗方法是非甾体抗炎药或环氧化酶-2 抑制剂与物理治疗联合使用。局部冷敷及热敷可能也有益处。避免易加重疼痛的重复性运动，短期的踝关节制动可缓解疼痛。对以上治疗方式无效的患者，跟腓韧带处行注射治疗可作为合理的下一步治疗方式。

并发症和注意事项

　　漏诊隐匿性踝关节和足部骨折可导致明显的病变。故对所有不明原因的踝关节和足部疼痛的患者，特别是受外伤时，应进行放射性核素骨扫描和 MRI 检查。前面提到的注射技术最主要的并发症是感染。如果严格无菌操作则其发生率将显著降低。大约 25% 的患者在行跟腓韧带注射治疗后会出现暂时的疼痛加重现象，应在术前告知患者这种可能。在张力较高的韧带周围行注射治疗应小心轻柔地操作，避免对已经损害的韧带造成进一步损伤。

临床要点

　　据估计，美国每天大约有 25000 人扭伤脚踝。尽管对公众而言预后良好，但脚踝扭伤也可能导致明显的永久性疼痛甚至功能障碍。踝关节的主要韧带包括三角韧带、前距腓韧带、跟腓韧带和后距腓韧带，以上韧带提供了踝关节最主要的强度。跟腓韧带的注射治疗对于继发于跟腓韧带损伤引起的疼痛是非常有效的。合并存在的关节炎、滑囊炎和肌腱炎可能也会导致内踝疼痛，可能需要额外的局部麻醉药物和糖皮质激素类药物局部注射治疗。局部热疗和小范围的运动锻炼等物理治疗应在患者经历踝关节注射治疗几天后再进行。应避免剧烈运动，因其可加重症状。简单的镇痛药和非甾体抗炎药可与注射技术同时应用。

原书参考文献

Amaral De Noronha M, Borges NG Jr: Lateral ankle sprain: isokinetic test reliability and comparison between invertors and evertors, Clin Biomech 19:868–871, 2004.

Chou MC, Yeh LR, Chen CK-H, et al: Comparison of plain MRI and MR arthrography in the evaluation of lateral ligamentous injury of the ankle joint, J Clin Med Assoc 69:26–31, 2006.

Hunt GC: Injuries of peripheral nerves of the leg, foot and ankle: an often unrecognized consequence of ankle sprains, Foot 13:14–18, 2003.

Joshy S, Abdulkadir U, Chaganti S, Sullivan S, Hariharanv K: Accuracy of MRI scan in the diagnosis of ligamentous and chondral pathology in the ankle, Foot Ankle Surg 16:78–80, 2010.

van Rijn RM, van Os AG, Bernsen RMD, et al: What is the clinical course of acute ankle sprains? A systematic literature review, Am J Med 121:324–331, e7. 2008.

Weber JM, Maleski RM: Conservative treatment of acute lateral ankle sprains, Clin Podiatr Med Surg 19:309–318, 2002.

三角骨疼痛综合征
(OS TRIGONUM PAIN SYNDROME)

ICD-9 编码 **733.99**

ICD-10 编码 **M89.8X9**

临床综合征

由于人们对健身和健身器材兴趣的增加，临床中见到越来越多三角骨疼痛综合征引起的足踝疼痛病例。三角骨疼痛综合征又叫后踝撞击综合征，是由于偶然发现其疼痛来自于足舟骨内侧和胫后肌腱间发现的副小骨而命名。研究认为副小骨如三角骨，可减少肌腱在通过关节近端时的摩擦和张力。肘部、手部、手腕和足都有类似的副骨（见第 31 节）。

三角骨疼痛综合征引起的足踝疼痛的特点是足踝内侧的压痛。患者常常主诉穿鞋会引起疼痛，三角骨疼痛综合征患者找医师就诊时患足常常穿着宽松的拖鞋。足踝的反复运动或对足踝部有高冲击力的运动，如跳跃运动和体操运动会加重三角骨疼痛综合征疼痛（图 118-1）。三角骨疼痛综合征常与足踝关节游离体有关，可合并滑囊炎、胫后肌腱炎和跟腱炎。

症状和体征

在体格检查中，按压三角骨和内侧舟骨可复制疼痛。胫后肌腱走行和止点异常可引起明显的扁平足畸形。与跟腱滑囊炎截然不同，后者压痛点区域位于跟腱的后侧，而三角骨疼痛综合征的最主要压痛只在这个副小骨本身。如果合并胫后肌腱炎，在检查者给患者做踝关节被动活动时胫后肌腱可有咯吱声或有摩擦感。

检查

对于所有三角骨疼痛综合征患者均行 X 线检查以排除骨折并确诊可能已经发炎的三角骨。X 线还可时常发现游离骨，这常见于三角骨疼痛综合征引起的足踝疼痛患者。根据患者的临床表现可行进一步的检查，包括全血细胞计数、红细胞沉降率和抗核抗体试验。如果怀疑关节不稳、存在关节游离体、隐匿性肿物或肿瘤则需行足踝关节的 MRI 和 CT，进一步明晰诊断（图 118-2）。放射性核素骨扫描可确定 X 线不能发现的足踝的应力骨折及肿瘤。

鉴别诊断

足舟骨粗隆的痛风和隐匿性骨折引起的足踝部的症状和体征类似于三角骨相关的疼痛和功能障碍。胫后神经卡压、滑囊炎和肌腱炎可能混淆诊断，以上所有疾病也可能与三角骨疼痛综合征并存。Köhler 氏病、滑膜软骨瘤病、足和踝关节的原发性和转移性肿瘤等疾病也可表现为类似于三角骨疼痛综合征引起的症状。

治疗

三角骨疼痛综合征引起的疼痛和功能障碍的首选治疗方法是非甾体抗炎药或环氧化酶 -2 抑制剂与物理治疗联合使用。局部冷敷及热敷可能也有益处。避免易加重疼痛的重复性运动。对以上治疗方式无效的患者，在三角骨处行局部麻醉药和糖皮质激素注射治疗可作为合理的下一步治疗。对于持续性疼痛，或者三角骨疼痛综合征引起足和踝关节损伤，可行手术切除。

并发症和注意事项

三角骨注射治疗的最主要并发症是感染。如果严格无菌操作则其发生率将显著降低。大约 25% 的患者在行距腓韧带注射治疗后会出现暂时的疼痛加重现象，应在术前告知患者这种可能。这种注射技术另外一个潜在风险是可造成伸肌腱损伤。

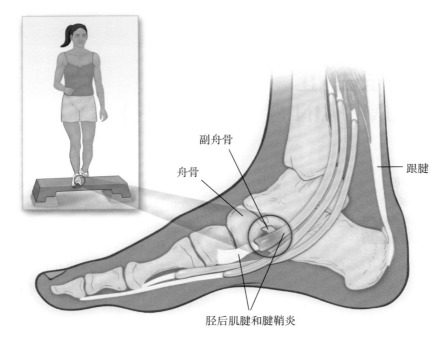

图 118-1　三角骨疼痛综合征引起的足踝疼痛常与对足踝部有高冲击力的运动有关

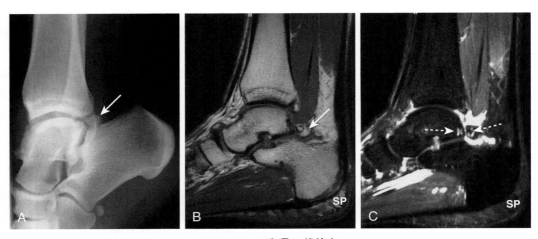

图 118-2　三角骨 X 线检查

A. 后踝撞击的患者行侧位 X 线检查，三角骨（箭头）位于胫骨后和跟骨之间。B. MRI 矢状位 T1 加权像示三角骨（箭头）骨髓信号。C. 在快速自旋 MRI T2 相示三角骨周围高信号液体，伴有距骨后和三角骨高信号的骨髓水肿（虚线箭头）（From Waldman SD: Os trigonum. In Waldman SD, Campbell RSD, editors: Imaging of pain, Philadelphia, 2010, Saunders, pp 449–450.）

临床要点

　　足踝部疼痛是临床中常见的问题。三角骨疼痛综合征需与足踝部骨折、三角骨本身骨折、胫神经卡压、滑囊炎和肌腱炎相鉴别。在评估被认为患有三角骨疼痛综合征的患者时，还应考虑引起足踝疼痛的少见原因，包括 Köhler 氏病等。

原书参考文献

Chao W: Os trigonum, Foot Ankle Clin North Am 9:787–796, 2004.

Soucanye de Landevoisin E, Jacopin S, Glard Y, et al: Surgical treatment of the symptomatic os trigonum in children, Orthop Traumatol Surg Res 95:159–163, 2009.

Waldman SD: Os trigonum. In Waldman SD, Campbell RSD, editors: Imaging of pain, Philadelphia, 2010, Saunders, pp 449–450.

Wansbrough GG, Eyres KS: Osteo-arthritis of the os trigonum–calcaneal joint, Foot 17:159–161, 2007.

第 119 节

小趾滑囊炎疼痛
（BUNIONETTE PAIN）

ICD-9 编码　**727.1**

ICD-10 编码　**M20.10**

临床综合征

小趾滑囊炎是引起足外侧疼痛的常见原因，比蹞趾滑囊炎的发生率低。小趾滑囊炎指的是一系列症状，包括第五跖趾关节软组织肿胀、第五跖骨头突出并向内侧异常成角（图 119-1）。小趾滑囊炎也被称为裁缝趾。这种畸形类似于蹞趾外翻畸形，更常见于女性。炎性囊发展过程中可伴随小趾滑囊炎形成，共同导致患者的疼痛。也有患者表现为第五跖骨头跖侧胼胝形成。引起小趾滑囊炎最常见的原因是穿着窄小的鞋（图 119-2）。穿高跟鞋可加重病情。

症状和体征

大多数小趾滑囊炎患者诉疼痛局限于患病的第五跖趾关节，且没有合适的鞋可穿。走路可加重疼痛，休息和热敷可以缓解疼痛。疼痛为持续性酸痛，一些患者诉关节活动时会有摩擦感或有弹响，体格检查时可能有捻发音。第五跖趾关节软组织肿胀伴有关节成角，即第五跖骨头突出并向内侧异常成角。

检查

对于所有的小趾滑囊炎疼痛患者均行 X 线检查。根据患者的临床表现可行进一步的检查，包括全血细胞计数、红细胞沉降率和抗核抗体试验。如果怀疑关节不稳、隐匿性肿物或肿瘤则可行第五跖趾关节的 MRI。

鉴别诊断

小趾滑囊炎在临床上诊断多明确。使其诊治复杂化的原因是该类患者往往合并足踝部的滑囊炎和肌腱炎。跖骨、趾骨或籽骨的应力骨折也可能混淆临床诊断且需要特定的治疗。

治疗

小趾滑囊炎引起的疼痛和功能障碍的首选治疗方法是非甾体抗炎药或环氧化酶 -2 抑制剂与物理治疗联合使用。局部冷敷及热敷可能也有益处。避免易加重疼痛的重复性运动，避免穿窄小的鞋、高跟鞋，短期的足趾制动有缓解疼痛的作用。对以上治疗方式无效的患者，行局部麻醉药和糖皮质激素注射治疗可作为合理的下一步治疗。

并发症和陷阱

未能识别患者足部疼痛是原发性或转移性肿瘤所

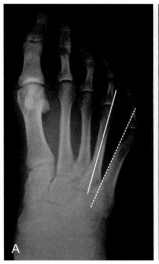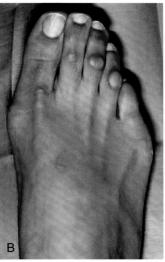

图 119-1　小趾滑囊炎 X 线

A. 裁缝趾畸形可在第五跖骨斜位 X 线进行评估。B. 临床上患者通常外侧或跖侧出现症状，常伴有第五趾的内收（From Clinical Practice Guideline Forefoot Disorders Panel; Thomas JL, Blitch EL IV, Chaney DM, et al: Diagnosis and treatment of forefoot disorders. IV. Tailor's bunion. J Foot Ankle Surg 2009;48:257–263.）

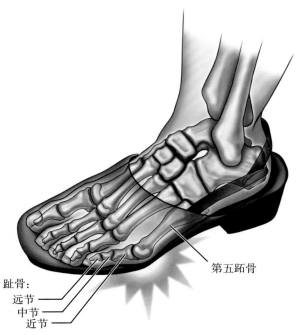

第五跖骨

趾骨：
　远节
　中节
　近节

图 119-2　引起小趾滑囊炎最常见的原因是穿窄小的鞋

致可产生严重后果。注射治疗最主要的并发症是感染。如果严格无菌操作则其发生率将显著降低。大约 25% 的患者在行距腓韧带注射治疗后会出现暂时的疼痛加重现象，应在术前告知患者这种可能。

临床要点

　　小趾滑囊炎引起的疼痛影响生活质量，且其引起的畸形从美观角度不能被很多患者接受。注射治疗对于继发于小趾滑囊炎引起的疼痛是非常有效的。合并存在的关节炎、滑囊炎和肌腱炎可能也会导致小趾滑囊炎疼痛，可能需要额外的麻醉药物和糖皮质激素类药物局部注射治疗。

　　小趾滑囊炎患者避免穿窄小的鞋。局部热疗和小范围的运动锻炼等物理治疗应在患者接受注射治疗几天后再进行。应避免剧烈运动，因其可加重症状。镇痛药和非甾体抗炎药可与注射治疗同时应用。

原书参考文献

Ajis A, Koti M, Maffulli N: Tailor's bunion: a review, J Foot Ankle Surg 44: 236–245, 2005.

Clinical Practice Guideline Forefoot Disorders Panel, Thomas JL, Blitch EL IV, Chaney DM, et al: Diagnosis and treatment of forefoot disorders. II. Central metatarsalgia, J Foot Ankle Surg 48:239–250, 2009.

Clinical Practice Guideline Forefoot Disorders Panel, Thomas JL, Blitch EL IV, Chaney DM, et al: Diagnosis and treatment of forefoot disorders. V. Trauma, J Foot Ankle Surg 48:264–272, 2009.

Roukis TS: The tailor's bunionette deformity: a field guide to surgical correction, Clin Podiatr Med Surg 22:223–245, 2005.

第 120 节

籽骨炎
（SESAMOIDITIS）

ICD-9 编码　**733.99**

ICD-10 编码　**M89.8X9**

临床综合征

随着慢跑和长跑越来越流行，临床中可见到越来越多的籽骨炎病例。籽骨是一个包埋在足屈肌腱中的小圆形结构，通常位于关节的近端。籽骨可降低屈肌腱通过关节近端的摩擦和张力。几乎所有患者第一跖骨头端存在籽骨，许多患者的第二跖骨和第五跖骨的屈肌腱中存在籽骨。

尽管第一跖骨头籽骨最常发生炎症，但第二跖骨和第五跖骨头的籽骨也会发生籽骨炎。籽骨炎特点是跖骨头疼痛和压痛。患者常常觉得走路的时候鞋里有块石头（图 120 -1）。长时间站立或长距离行走会加重疼痛，不合适的鞋和鞋垫会进一步加剧疼痛。籽骨炎的发生与足球运动摔倒受伤或在跑步、跳舞时的重复性微创伤有关。

症状和体征

体格检查时按压病变籽骨时可引发疼痛。与趾痛症相反，跖痛症患者压痛位于跖骨头，而籽骨炎患者主动弯曲脚趾时，压痛主要位于屈肌腱走行区。患有籽骨炎的患者常常尽量以减少患足负重的步态行走以减轻疼痛，籽骨受到急性创伤时可能出现跖骨表面瘀斑。

检查

对于所有的籽骨炎患者均行 X 线检查排除骨折并确认可能已经发炎的籽骨（图 120-2）。根据患者的临床表现可行进一步的检查，包括全血细胞计数、红细胞沉降率和抗核抗体试验。如果怀疑关节不稳、隐匿性肿物或肿瘤则可行跖骨 MRI。放射性核素骨扫描可确定 X线不能发现的籽骨和跖骨的应力骨折。

鉴别诊断

初期的足部病理改变包括痛风和隐匿性骨折，可出现类似于籽骨炎引起的疼痛和功能障碍。跗管综合征、滑囊炎和足底筋膜炎可能混淆诊断，以上疾病也可能与籽骨炎并存。跖痛症是前脚掌疼痛的另一常见原因，其与籽骨炎易于鉴别，跖痛症患者疼痛位于跖骨头且当患者主动弯曲脚趾时疼痛位置不变。足部原发性和转移性肿瘤等疾病也可有类似于跗骨间关节炎引起的疼痛。

治疗

籽骨炎引起的疼痛和功能障碍的首选治疗方法是非甾体抗炎药或环氧化酶 -2 抑制剂与物理治疗联合使用。局部冷敷及热敷可能也有益处。避免加重疼痛的重复性运动，短期的跗骨间关节制动有缓解疼痛的作用。对以上治疗方式无效的患者，对籽骨行局部麻醉药和糖皮质激素注射治疗可作为合理的下一步治疗。

并发症和注意事项

注射治疗的最主要并发症是感染。如果严格无菌操作则其发生率将显著降低。大约 25% 的患者在行籽骨注射治疗后会出现暂时的疼痛加重现象，应在术前告知患者这种可能。另外注射治疗也可能造成肌腱损伤。

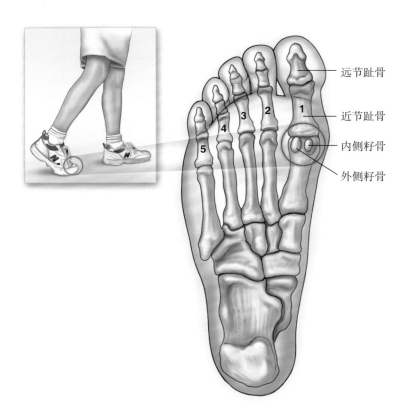

图 120-1　籽骨炎特点是跖骨头疼痛和压痛。患者常常觉得走路的时候鞋里有块石头

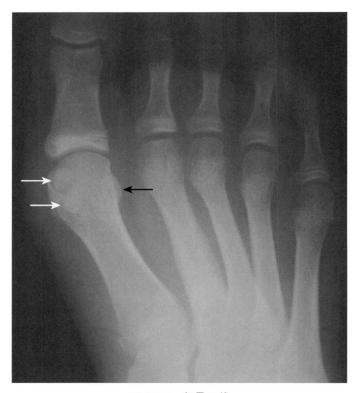

图 120-2　籽骨 X 线

　　无症状的内侧两个籽骨（白色箭头）和一个外侧籽骨（黑色箭头）的患者 X 线（From Waldman SD: Sesamoiditis. In Waldman SD, Campbell RSD, editors: Imaging of pain, Philadelphia, 2010, Saunders, pp 455–456.）

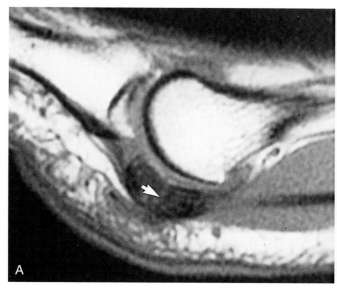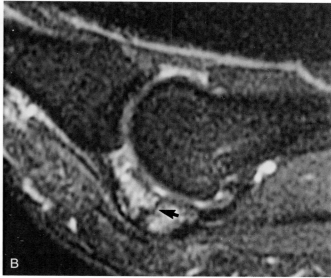

图 120-3　籽骨应力性骨折

　　一位 26 岁的跑步患者，矢状位 T1 加权（TR/TE，600/14）自旋回波（A）和抑脂相快速自旋回波（TR/TE，4000/68）（B）磁共振图像示：第一跖趾关节内侧籽骨的应力性骨折。骨折线（箭头）和骨髓水肿明显（From Waldman SD: Sesamoiditis In Resnick D, editor: Diagnosis of bone and joint disorders, 4th ed, Philadelphia, 2002, Saunders, p 2671.）

临床要点

　　前足疼痛临床上较常见。籽骨炎必须与跖骨的应力性骨折、跖痛症、Morton 神经瘤和籽骨骨折区别开来。虽然注射治疗能有效缓解籽骨炎引起的疼痛，但患者也需要使用有特殊鞋垫的鞋矫形器以缓解籽骨受压。合并存在的滑囊炎和肌腱炎可能也会导致跖骨疼痛，可能需要额外的麻醉药物和糖皮质激素类药物局部注射治疗。局部热疗和小范围的运动锻炼等物理治疗应在患者接受注射治疗几天后再进行。应避免剧烈运动，过度运动会加重症状。镇痛药和非甾体抗炎药可与注射治疗同时应用。

原书参考文献

Anwar R, Anjum SN, Nicholl JE: Sesamoids of the foot, Curr Orthop 19:40–48, 2005.

Cohen BE: Hallux sesamoid disorders, Foot Ankle Clin North Am 14:91–104, 2009.

Kennedy JG, Hodgkins CW, Columbier J-A, Hamilton WG: Baxter's the foot and ankle in sport, ed 2, Philadelphia, 2008, Mosby, pp 469–483.

Sanders TG, Rathur SK: Imaging of painful conditions of the hallucal sesamoid complex and plantar capsular structures of the first metatarsophalangeal joint, Radiol Clin North Am 46:1079–1092, 2008.

Umans HR: Imaging sports medicine injuries of the foot and toes, Clin Sports Med 25:763–780, 2006.

Waldman SD: Sesamoiditis. In Waldman SD, Campbell RSD, editors: Imaging of pain, Philadelphia, 2010, Saunders, pp 455–456.

第 121 节

跖骨痛
(METATARSALGIA)

ICD-9 编码 **726.70**

ICD-10 编码 **M77.40**

临床综合征

随着慢跑和长跑越来越流行，跖骨痛与籽骨炎一样，也是引起前足疼痛的常见临床疾病。跖骨痛特征是跖骨头压痛和疼痛。患者常常觉得走路的时候鞋里好像有块石头。长时间站立或长距离行走可加重疼痛，不合适的鞋和鞋垫可进一步加剧疼痛。跖痛症患者常常在第二和第三跖骨头形成坚硬的胼胝，这是由于患者试图将第一跖骨上的压力转移到第二跖骨和第三跖骨上以缓解疼痛而形成的。胼胝会增加跖骨头压力，加重患者的疼痛和功能障碍。

症状和体征

体格检查时按压跖骨头可复制出疼痛（图 121-1）。胼胝常出现在第二和第三跖骨头上，其与跖底疣的区别是缺少血栓性血管，表现为疣表面修理后可见黑色小点，而胼胝则没有。患有跖痛症的患者常常会尽量以减少患足负重的防痛步态行走以减轻疼痛。足横弓可能出现韧带松弛和扁平足畸形，导致足部张开外形。

检查

对于所有的跖痛症患者均行 X 线检查以排除骨折并识别可能已经发炎的籽骨。根据患者的临床表现可行进一步的检查，包括全血细胞计数、红细胞沉降率和抗核抗体试验。如果怀疑关节不稳、隐匿性肿物或肿瘤则可行跖骨的 MRI。放射性核素骨扫描可确定 X 线不能发现的足部应力骨折。

鉴别诊断

足部初期的病理改变包括痛风和隐匿性骨折，可表现为类似于跖痛症引起的疼痛和功能障碍（图 121-2）。卡压神经病包括跗管综合征、滑囊炎和足底筋膜炎也可能混淆诊断；滑囊炎和足底筋膜炎也可与籽骨炎并存。在部分患者，跖骨头下方可出现籽骨，并易于发展为炎症，称为籽骨炎。籽骨炎是前脚掌疼痛的另一常见原因，其与跖痛症鉴别在于，跖痛症患者疼痛位于跖骨头正中，且当患者主动弯曲脚趾时疼痛位置不变，而籽骨炎痛点会变化。过度运动或不当运动易导致跖骨关节的肌肉和附着肌腱创伤、磨损和撕裂也可导致前足疼痛。足部原发性和转移性肿瘤也可有类似于跗骨间关节炎的临床表现。

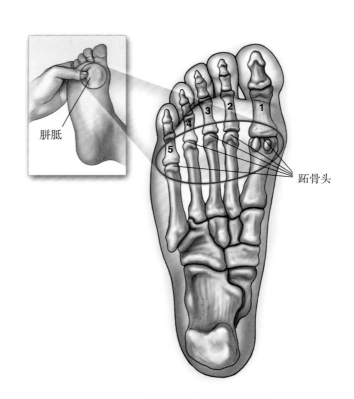

图 121-1　**体格检查时跖骨头有压痛**

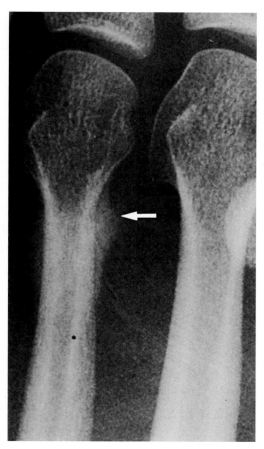

图 121-2　跖骨应力性骨折（"疲劳性骨折"）

正位 X 线示第三跖骨远端（箭头）骨膜有新生骨形成，患者足部疼痛16天（From Grainger RG, Allison D: Grainger and Allison's diagnostic radiology: a textbook of medical imaging, 3rd ed, New York, 1997, Churchill Livingstone, 1997, p 1610.）

治疗

籽骨炎引起疼痛和功能障碍的首选治疗方法是非甾体抗炎药或环氧化酶 -2 抑制剂与物理治疗联合使用。局部冷敷及热敷可能也有益处。避免易加重疼痛的重复性运动，短期的跖骨间关节制动有缓解疼痛的作用。对以上治疗方式无效的患者，对跖骨头行局部麻醉药和糖皮质激素注射治疗可作为下一步治疗方案。

并发症和注意事项

注射治疗最主要的并发症是感染。如果严格无菌操作则其发生率将显著降低。大约 25% 的患者在行籽骨注射治疗后会出现暂时的疼痛加重现象，应在术前告知患者这种可能性。另外注射治疗也可能造成肌腱损伤。

临床要点

前足疼痛是临床上较常见的问题。跖痛症必须与跖骨的应力性骨折、籽骨炎、Morton 神经瘤区别开来。虽然注射治疗能有效缓解跖痛症引起的疼痛，但患者也需要使用有跖骨嵴和鞋垫的矫形鞋以缓解跖骨头压力。合并存在的滑囊炎和肌腱炎也可导致跖骨疼痛，可能需要额外的麻醉药物和糖皮质激素类药物局部注射治疗。如果对注射部位的局部解剖结构高度关注，则在跖骨头注射局部麻醉药物和糖皮质激素类药物是一个安全的方法。局部热疗和小范围的运动锻炼等物理治疗应在患者接受注射治疗几天后再进行。避免剧烈运动加重症状。镇痛药和非甾体抗炎药可与注射治疗合同时应用。

原书参考文献

Armagan OE, Shereff MJ: Injuries to the toes and metatarsals, Orthop Clin North Am 32:1–10, 2001.

Bardelli M, Turelli L, Scoccianti G: Definition and classification of metatarsalgia, Foot Ankle Surg 9:79–85, 2003.

Gregg JM, Schneider T, Marks P: MR imaging and ultrasound of metatarsalgia: the lesser metatarsals, Radiol Clin North Am 46:1061–1078, 2008.

Umans HR: Imaging sports medicine injuries of the foot and toes, Clin Sports Med 25:763–780, 2006.

Waldman SD: Metatarsalgia. In Waldman SD, editor: Pain review, Philadelphia, 2009, Saunders, p 326.

第 122 节

跖骨下外膜滑囊炎
（SUBMETATARSAL ADVENTITIAL BURSITIS）

ICD-9 编码 **727.00**

ICD-10 编码 **M65.9**

临床综合征

足部受到一系列复杂排列的横向，纵向和垂直结构所支持，这些结构有助于保护骨骼、吸收施加在它上面的巨大力量。当受到反复的微损伤，这一支持矩阵则开始损坏并出现功能障碍，导致软组织异常，包括跖骨下外膜滑囊。与先天存在的滑囊如三角肌下滑囊不同，跖骨下滑囊为后天形成。其主要形成于跖骨头与重叠的支持软组织和皮肤之间反复受摩擦的区域。当其出现炎症时引起疼痛和步行困难。

症状和体征

跖骨下外膜滑囊炎通常急性起病，发生在足部过度运动或不当运动后。诱发因素包括这些运动，诸如打网球时跑步、突然停止和突然启动。跖骨下外膜滑囊炎的疼痛持续且重，位于跖骨头。负重和步行时加重。患有跖骨下外膜滑囊炎的患者常常会尽量以减少患足负重的防痛步态行走以减轻疼痛。跖骨头可有压痛。仔细触诊可发现局部皮温可能增高及触及可感知的包块。当病变转为慢性时，可感知与发炎滑囊毗邻的足底筋膜纤维化形成。

检查

对于所有的前足疼痛患者均应行 X 线检查。根据患者的临床表现可行进一步的检查，包括全血细胞计数、红细胞沉降率和抗核抗体试验。如果怀疑跖骨的应力性骨折、跖痛症、Morton 神经瘤则可行足部 MRI 证实诊断和识别（图 122-1）。放射性核素骨扫描可确定 X 线不能发现的跖骨应力骨折。超声成像和彩色多普勒也有助于识别跖骨下外膜囊炎（图 122-2）。

鉴别诊断

临床上跖骨下外膜滑囊炎易于鉴别。因为其他引起前足疼痛的疾病，包括跖痛症、跖骨的应力性骨折、

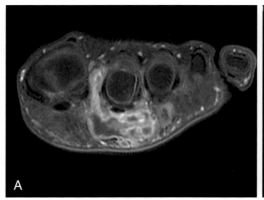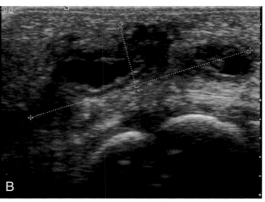

图 122-1　滑囊炎

A. 临床证实患滑囊炎。冠状位 T1 抑脂相示：从第一二跖间隙到足底可见一巨大囊性病变，囊壁有增强。B. 22 岁，患有风湿性关节炎。第五跖趾关节的纵向超声图示重度滑囊炎（From Gregg JM, Schneider T, Marks P: MR imaging and ultrasound of metatarsalgia: the lesser metatarsals, Radiol Clin North Am 46:1061–1078, 2008.）

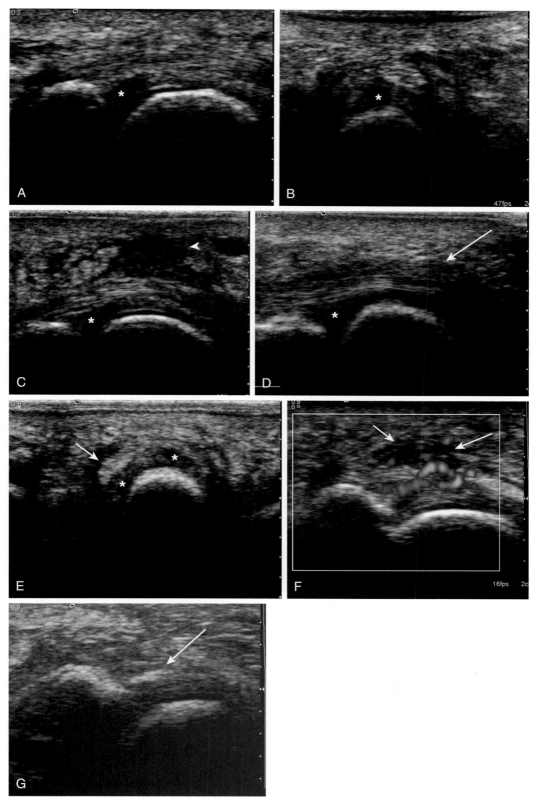

图 122-2　A. 矢状位超声图示跖板巨大的部分撕裂（星号）。B. 横断位超声图示跖板中央撕裂（星号）。C. 纵向超声图像示第二跖趾关节水平滑囊炎（箭头）和跖板全层撕裂（星号）。D. 第四跖趾关节的纵向超声图示跖板断裂（星号）和屈肌腱腱鞘炎（箭头）。E. 跖板断裂（星号）、屈肌腱外侧半脱位（箭头）和腱鞘炎的横断面图像。F. 跖板急性撕裂后富血供伴跖骨下滑囊炎（箭头）。G. 纵向超声图示第二跖板外侧纤维伴骨化（箭头）（From Gregg JM, Schneider T, Marks P: MR imaging and ultrasound of metatarsalgia: the lesser metatarsals, Radiol Clin North Am 46:1061–1078, 2008.）

Morton 神经瘤，常与跖骨下外膜囊炎并存，所以有时可能会混淆诊断。跖骨的应力性骨折 X 线上易被漏诊，必要时需核素骨扫描明确诊断。

治疗

跖骨下外膜滑囊炎引起的疼痛和功能障碍的首选治疗方法是非甾体抗炎药或环氧化酶 -2 抑制剂与物理治疗联合使用。局部冷敷及热敷可能也有益处。避免穿引起足痛或窄小的鞋，可穿着鞋垫较厚的矫形鞋以缓解发炎滑囊的压力。局部冷敷及热敷可能也有益处。避免易加重疼痛的活动如慢跑等重复性运动。对以上治疗方式无效的患者，行局部麻醉药和糖皮质激素注射可作为下一步治疗方案。有时，手术切除滑囊和削除引起疼痛的腓骨头是长期缓解前足疼痛的唯一选择。

并发症和注意事项

注射对前足造成创伤的可能性如前所述，大约 25% 的患者在行注射治疗后会出现暂时的疼痛加重现象，应在术前告知患者这种可能性。医师应考虑到不止一种疾病可与跖骨下外膜滑囊炎共存的可能性，从而采取最佳的治疗方法。

临床要点

跖骨下外膜滑囊炎发生于跖骨头与重叠的支持软组织和皮肤之间反复受摩擦的区域。它常常与其他引起前足疾病共存，此时需要额外的麻醉药物和糖皮质激素类药物行局部注射治疗。

如果对注射部位的局部解剖结构高度关注，则在跖骨头注射局部麻醉药物和糖皮质激素类药物是一个安全的方法。跖骨下外膜滑囊炎治疗的关键是识别形成外膜滑囊的原因及潜在病理并积极治疗。

原书参考文献

Bardelli M, Turelli L, Scoccianti G: Definition and classification of metatarsalgia, Foot Ankle Surg 9:79–85, 2003.

Hochman MG, Ramappa AJ, Newman JS, Farraher SW: Imaging of tendons and bursae. In Weissman BN, editor: Imaging of arthritis and metabolic bone disease, Philadelphia, 2009, Saunders, pp 196–238.

Sanders TG, Rathur SK: Imaging of painful conditions of the hallucal sesamoid complex and plantar capsular structures of the first metatarsophalangeal joint, Radiol Clin North Am 46:1079–1092, 2008.

Studler U, Mengiardi B, Bode B, et al: Fibrosis and adventitious bursae in plantar fat pad of forefoot: MR imaging findings in asymptomatic volunteers and MR imaging—histologic comparison, Radiology 246:863–870, 2008.

Waldman SD: Metatarsalgia. In Waldman SD, editor: Pain review, Philadelphia, 2009, Saunders, p 326.